ALIMENTAÇÃO EQUINA
NUTRIÇÃO, SAÚDE E BEM-ESTAR

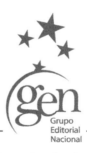

O GEN | Grupo Editorial Nacional – maior plataforma editorial brasileira no segmento científico, técnico e profissional – publica conteúdos nas áreas de ciências da saúde, exatas, humanas, jurídicas e sociais aplicadas, além de prover serviços direcionados à educação continuada e à preparação para concursos.

As editoras que integram o GEN, das mais respeitadas no mercado editorial, construíram catálogos inigualáveis, com obras decisivas para a formação acadêmica e o aperfeiçoamento de várias gerações de profissionais e estudantes, tendo se tornado sinônimo de qualidade e seriedade.

A missão do GEN e dos núcleos de conteúdo que o compõem é prover a melhor informação científica e distribuí-la de maneira flexível e conveniente, a preços justos, gerando benefícios e servindo a autores, docentes, livreiros, funcionários, colaboradores e acionistas.

Nosso comportamento ético incondicional e nossa responsabilidade social e ambiental são reforçados pela natureza educacional de nossa atividade e dão sustentabilidade ao crescimento contínuo e à rentabilidade do grupo.

ALIMENTAÇÃO EQUINA
NUTRIÇÃO, SAÚDE E BEM-ESTAR

André G. Cintra
Médico-veterinário graduado pela Universidade de São Paulo (USP). Especialista em Gestão de Empresas e Negócios com ênfase em Marketing pela Faculdade Integrada Metropolitana de Campinas (Metrocamp). MBA em Gestão de Empresas e Negócios pela Metrocamp. Especialista em Docência no Ensino Superior pela Faculdade Jaguariúna (FAJ). Professor das Disciplinas de Etologia e Bem-estar Animal, Produção de Equinos e Nutrição Animal do Departamento de Medicina Veterinária da Faculdade Jaguariúna (FAJ).

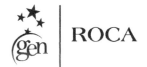

- O autor deste livro e a EDITORA ROCA empenharam seus melhores esforços para assegurar que as informações e os procedimentos apresentados no texto estejam em acordo com os padrões aceitos à época da publicação, *e todos os dados foram atualizados pelo autor até a data da entrega dos originais à editora.* Entretanto, tendo em conta a evolução das ciências da saúde, as mudanças regulamentares governamentais e o constante fluxo de novas informações sobre terapêutica medicamentosa e reações adversas a fármacos, recomendamos enfaticamente que os leitores consultem sempre outras fontes fidedignas, de modo a se certificarem de que as informações contidas neste livro estão corretas e de que não houve alterações nas dosagens recomendadas ou na legislação regulamentadora.

- O autor e a editora se empenharam para citar adequadamente e dar o devido crédito a todos os detentores de direitos autorais de qualquer material utilizado neste livro, dispondo-se a possíveis acertos posteriores caso, inadvertida e involuntariamente, a identificação de algum deles tenha sido omitida.

- **Atendimento ao cliente: (11) 5080-0751 | faleconosco@grupogen.com.br**

- Direitos exclusivos para a língua portuguesa
  Copyright © 2016 by **EDITORA GUANABARA KOOGAN LTDA.**
  Publicado pela Editora Roca, um selo integrante do GEN | Grupo Editorial Nacional
  Travessa do Ouvidor, 11
  Rio de Janeiro – RJ – CEP 20040-040
  www.grupogen.com.br

- Reservados todos os direitos. É proibida a duplicação ou reprodução deste volume, no todo ou em parte, em quaisquer formas ou por quaisquer meios (eletrônico, mecânico, gravação, fotocópia, distribuição pela Internet ou outros), sem permissão, por escrito, da EDITORA GUANABARA KOOGAN LTDA.

- Capa: Bruno Sales

- Foto da capa: Camilla Cintra

- Editoração eletrônica: Alexandre Miasato Uehara

- Ficha catalográfica

C518

    Cintra, André G.
    Alimentação equina : nutrição, saúde e bem-estar / André G. Cintra. - 1. ed. [Reimpr.]. - Rio de Janeiro : Roca, 2023.
    360 p.: il. ; 24 cm.

    Inclui bibliografia e índice
    ISBN 978-85-277-2975-8

    1. Cavalo - Alimentação e rações. 2. Cavalo - Nutrição. 3. Medicina veterinária. I. Título.

16-33173   CDD: 636.1
                                        CDU: 636.1

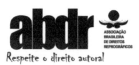

Colaboradores

Adriana Spinelli Rino
Médica-veterinária. Mestre em Medicina Veterinária pela Universidade Estadual Paulista (Unesp).

José Luiz Domingues
Engenheiro agrônomo. Mestre em Agronomia na área de Ciência Animal e Pastagens pela Escola Superior de Agricultura "Luiz de Queiroz" da Universidade de São Paulo (ESALQ-USP). Doutor em Zootecnia na área de Nutrição Animal pela Faculdade de Zootecnia e Engenharia de Alimentos da Universidade de São Paulo (FZEA-USP). Professor das Disciplinas Nutrição Animal, Forragicultura e Manejo de Pastagens. Palestrante e capacitador no curso de Especialização em Equinocultura da Faculdade Jaguariúna (FAJ).

Karina Antero Rosa Ribeiro
Bióloga. Especialista em Análises Clínicas pelo Centro Universitário Hermínio Ometto (Uniararas). Mestre e Doutora em Clínica Médica pela Universidade Estadual de Campinas (Unicamp).

Luiz Fernando Rapp de Oliveira Pimentel
Medico-veterinário. Especialista em Odontologia Equina. Mestre em Clínica Cirúrgica Veterinária e Doutor em Ciências pela Universidade de São Paulo (USP). Pós-doutorando no Departamento de Cirurgia, Prótese e Traumatologia Maxilofaciais da Faculdade de Odontologia da Universidade de São Paulo (FOUSP). Professor convidado, responsável pelo treinamento em Diagnóstico de Distúrbios Odontológicos em Equinos dos residentes do Hospital Veterinário de Grandes Animais da Faculdade de Medicina Veterinária e Zootecnia da Universidade de São Paulo (FMVZ-USP).

Rita de Cássia Ferreira
Médica-veterinária. Mestre em Biologia Funcional e Molecular pelo Departamento de Biologia da Universidade Estadual de Campinas (Unicamp). Doutora em Clínica Médica pela Faculdade de Ciências Médicas da Unicamp. Professora da disciplina Fisiologia do Departamento de Ciências Biológicas e Saúde da Universidade Estadual de Roraima (UERR).

Dedicatória

Aos colegas médicos-veterinários, zootecnistas, agrônomos, profissionais do cavalo e a todos aqueles que consideram especiais esses animais. Que este livro possa ser um grande auxiliar na oferta de melhor qualidade de vida aos nossos amigos equestres. E aos cavalos. Que este livro seja uma pequena contribuição para tornar a vida deles mais fácil junto ao ser humano.

André G. Cintra

Agradecimentos

A Deus, acima de tudo, pois somente por Ele e com Sua grande contribuição pude, mais uma vez, escrever estas palavras.

Aos meus amados filhos, Camilla, futura médica-veterinária, e Leonardo, futuro chefe-escoteiro, fontes de minha inspiração e perseverança para continuar no meio equestre.

Aos meus pais, Beatriz e João Baptista, pilares de minha formação moral, espiritual e de vida. Foi com eles que tudo começou, nos idos de 1979.

Aos meus irmãos, Maria Angélica, Tarcísio, Regina, Renata, Luis Fernando e Beatriz (*in memoriam*). Só por serem meus irmãos, meu muito obrigado, mas também agradeço pelo apoio em todos os momentos e por, a cada dia mais, acreditarem que o caçulinha da família poderia fazer mais que ser o irmão mais novo.

Aos amigos e colegas docentes Armen Thomassian, Geraldo Eleno e Raquel Baccarin, que sempre me honraram, respeitaram e incentivaram na área de nutrição equina e que me deram a grata satisfação de prefaciar e apresentar este livro.

Aos amigos e colegas docentes Rita Ferreira, Karina Ribeiro, Adriana Rino, Luiz Fernando Rapp e José Luiz Domingues, que muito contribuíram com seus respectivos capítulos, engrandecendo e tornando esta obra mais completa e acessível aos leitores.

À minha aluna Sânia, que me auxiliou sempre que possível, tanto na docência quanto em alguns tópicos deste livro.

Ao meu ex-estagiário Rodolfo Noal, gaúcho da região de Santa Maria. Esta obra está finalizada por sua persistência e seu incentivo na área.

À paulista e atualmente gaúcha Profa. Dra. Juliana Sarubbi – palavras ditas no momento certo fazem-nos perseverar perante as pedras do caminho.

A todos os amigos e colegas veterinários que de alguma forma contribuíram para que este livro pudesse ser escrito.

Aos meus alunos e a todos aqueles que desejam aprender mais sobre uma disciplina tão mal compreendida – espero estar no caminho certo.

Ao Grupo GEN e a toda sua equipe, que acreditaram em meu trabalho e incentivam autores brasileiros a publicarem suas obras, contribuindo para a boa formação intelectual de mestres e alunos.

E ainda a todos aqueles que, apesar da inveja, das pedras e maldades, me estimularam a mostrar que cheguei aqui porque ainda tenho algo mais a oferecer ao mundo equestre, seja como criador, técnico, profissional ou docente, mas, acima de tudo, como amante do cavalo.

E, finalmente, aos cavalos. Isso tudo é por eles e para eles.

André G. Cintra

Apresentação

Honrada pelo convite para apresentar o livro *Alimentação Equina | Nutrição, Saúde e Bem-estar*, tive a oportunidade de conhecer este excelente trabalho realizado pelo professor André G. Cintra. Esta obra engrandece a Medicina Equina brasileira e com certeza é presença obrigatória nas estantes de todas as faculdades do país.

Os 23 capítulos englobam todos os temas da alimentação e da nutrição dos cavalos. O conteúdo é distribuído de forma crescente e complementar, culminando com o completo entendimento do assunto. A linguagem, além de precisa, é de fácil compreensão e de agradável leitura.

Cabe-me unicamente cumprimentar o autor por mais este trabalho, que certamente será de grande utilidade àqueles que militam pela Medicina Veterinária de equinos.

Raquel Yvonne Arantes Baccarin
Professora Doutora do Departamento de Clínica Médica
da Faculdade de Medicina Veterinária e Zootecnia
da Universidade de São Paulo (FMVZ-USP)

Prefácio

Alimentação Equina | Nutrição, Saúde e Bem-estar é um livro técnico e profissional que contribui significativamente para os que se interessam e militam na equinocultura, sejam estudantes, profissionais ou criadores. A obra é constituída de um acervo rico de informações, lições e dicas, sistematizada em capítulos redigidos de maneira clara e didática. Pelo perfil acadêmico, torna-se conteúdo obrigatório para todo aspirante a cursar e militar nas diversas áreas da clínica de equinos, a exemplo do que se exige nos cursos sobre *Animal Science,* em alguns países.

Nos Capítulos 1 e 2 são abordados assuntos indispensáveis ao entendimento da fisiologia metabólica animal. Conceitos e mecanismos, fisiológicos e bioquímicos, foram tratados e esquematizados de maneira didática, tornando o conteúdo livre de seu antigo estigma de ser complicado e cansativo. Em tempo oportuno foram enfatizadas particularidades sobre bioenergética e eletroquímica, metabolismos de carboidratos, lipídios e proteínas, ciclos de Krebs e de Cori.

O Capítulo 3 apresenta a parte inicial e fundamental da gastrenterologia e da odontologia, considerando-as campos indissociáveis de estudo. Os princípios biomecânicos da mastigação, importantes na digestão dos alimentos, foram considerados de maneira a contemplar leitores interessados em diferentes áreas da hipologia, em particular os amantes da odontologia equina.

A importância da atenção ao equilíbrio da dieta do cavalo, com base nas adequadas proporções de seus constituintes, está presente no Capítulo 4. Já no Capítulo 5 foram abordadas, de maneira pormenorizada e clara, as diferentes formas e fontes de energia, sendo didaticamente demonstradas fórmulas para cálculos e ilustrados esquemas e tabelas. Ao final, foram consideradas oportunamente as possíveis consequências do excesso de energia.

Dos Capítulos 6 a 8, a abordagem dos aspectos específicos sobre aminoácidos, minerais e vitaminas, além de adequada para estudantes e profissionais de diferentes estágios do conhecimento, faz referência a particularidades desses nutrientes em diferentes espécies de animais.

No Capítulo 9, as informações apresentadas com base na literatura analisada pelo autor contemplam conceitos relacionados aos alimentos (volumosos ou concentrados) destinados aos equinos. Inúmeros alimentos são particularmente considerados, permitindo ao leitor uma visão ampla também sobre suplementos e aditivos.

Lições sobre forrageiras e pastagens, nos Capítulos 10 e 11, abordam as principais espécies de gramíneas e leguminosas adequadas para os equinos. Detalhes e dicas sobre manejo de cultivares, exigências de solo, tratos e rendimentos também foram contemplados.

Em meio a um conhecimento ainda escasso sobre flora e digestão biológica em equinos, no Capítulo 12 são considerados diversos fenômenos e mecanismos importantes acerca do tema. Além disso, foi dispensada ênfase mais do que oportuna à realidade dos equinos no que diz respeito às disbioses gastrintestinais.

No Capítulo 13, aborda-se um assunto contemporâneo de grande relevância no contexto da nutrição do equino atleta: o emprego de óleo para aperfeiçoar a elevação da densidade de energia da dieta com menos risco de indigestão. E, no Capítulo 14, foram abordados aspectos fundamentalmente relacionados à etologia equina, com destaque para a importância do equilíbrio psicossomático para a qualidade de vida e o bem-estar do cavalo enquanto herbívoro e digestor de fibra.

As necessidades nutricionais de acordo com a diversidade de faixa etária e das atividades-fim de cada agrupamento animal são discutidas entre os Capítulos 15 e 20, destacando-se, nesse contexto, a nutrição do cavalo idoso e do atleta. Dessa maneira, priorizam-se a individualidade e o respeito à fisiologia nutricional dos agrupamentos etários e funcionais.

Nos três capítulos finais, são apresentadas técnicas para formular e avaliar rações a partir de diferentes matérias-primas, de modo a garantir o balanceamento sem riscos de desnutrição, indigestões e, portanto, prejuízos.

Finalmente, resta enaltecer a experiência, o trabalho e a dedicação aos cavalos do Prof. Dr. André G. Cintra e de sua equipe de colaboradores que, com esta obra, contribuem de maneira singular para o acervo técnico-científico a favor da equideocultura brasileira.

Geraldo Eleno Silveira Alves
Professor Doutor da Escola de Veterinária da
Universidade Federal de Minas Gerais (UFMG)

Armen Thomassian
Professor Doutor da Faculdade de Medicina
Veterinária e Zootecnia da
Universidade Estadual Paulista (Unesp)

Sumário

Introdução 1

1 Anatomia e Fisiologia do
Sistema Digestório dos Equinos 5

2 Metabolismo Bioquímico 39

3 Fisiologia da Mastigação |
Influência na Gastroenterologia e na
Digestibilidade dos Equinos 59

4 Avaliação dos Nutrientes 65

5 Energia 71

6 Proteínas 83

7 Minerais 95

8 Vitaminas 111

9 Alimentos para Equinos 123

10 Forrageiras para Equinos 145

11 Volumosos para Equinos 161

12 Probióticos e Prebióticos 173

13 Óleos para Equinos 179

14 Necessidades Básicas dos Cavalos 189

15 Alimentação e Nutrição de
Equinos em Manutenção 205

16 Alimentação e Nutrição de Garanhões 215

17 Alimentação e Nutrição de
Éguas Reprodutoras 225

18 Alimentação e Nutrição de Potros 247

19 Alimentação e Nutrição de
Cavalos de Esporte 261

20 Alimentação e Nutrição
do Cavalo Idoso 281

21 Formulação de Ração 285

22 Elaboração de Dieta 303

23 Avaliação de Produto Nutricional 309

Bibliografia 319

Índice Alfabético 331

Introdução

Certamente o leitor mais atento irá observar que muitas informações deste livro se sobrepõem às contidas em *O Cavalo | Características, Manejo e Alimentação* (2010), do mesmo autor. Não poderia ser diferente, pois *Alimentação Equina | Nutrição, Saúde e Bem-Estar* procura aprofundar as informações já apresentadas, levando ao profissional ou estudante da área – ou mesmo ao amante de cavalos – conhecimento mais atualizado e mais bem direcionado para o universo da nutrição. Além disso, este livro tem como objetivo associar nutrição com alimentação, colocando na prática cálculos para o fornecimento de alimentos equilibrados que busquem a melhor performance do animal e otimizem a dieta da melhor forma possível.

Ao longo da obra, apresenta-se um manejo focado na realidade brasileira. No entanto, no que diz respeito às necessidades, foi necessário trabalhar com os níveis recomendados pelo Institut du Recherche Agricole (INRA), parâmetro utilizado em toda a Europa, e pelo National Research Council (NRC), empregado nas Américas. Cabe ao leitor definir qual padrão nutricional atende melhor às necessidades do seu cavalo. Isso ocorreu porque as pesquisas brasileiras referentes às necessidades dos equinos ainda são escassas para elaborar um direcionamento próprio, embora estejam melhorando a cada ano.

Para abordar de maneira mais detalhada alguns tópicos essenciais à boa nutrição do equino, foi imprescindível a colaboração de profissionais renomados, que atenderam às expectativas com total competência. Durante a elaboração da obra, um deles, não especialista em equinos e tomando conhecimento dos muitos aspectos da nutrição da espécie, questionou como a boa nutrição podia ser realizada nas propriedades se abrange tantos detalhes.

Isso nos leva a refletir sobre a verdadeira situação do cavalo no Brasil e no mundo. Segundo White (2006), a cólica equina é a terceira causa de mortes animais no mundo (a primeira é a velhice, a segunda são as lesões em geral), sendo a segunda entre as enfermidades. White, citando diversos outros autores, relata que uma incidência de cólica na ordem de 4 a 10% é esperada no prazo de um ano, podendo chegar a 30% em algumas propriedades. Esses números são assustadores, se for levado em consideração que mais de 95% das cólicas (estimativa a partir de minha experiência pessoal) são decorrentes de problemas de manejo – nas instalações, na rotina diária ou nos próprios aspectos nutricionais. É possível concluir, portanto, que o ser humano é responsável pela imensa maioria das ocorrências de cólica nos equinos.

Desequilíbrios nutricionais também levam a problemas no aparelho locomotor, de malformação e claudicações. Apesar de, infelizmente, serem uma rotina em muitos criatórios, tais problemas nem sempre são atribuídos a erros na nutrição, sendo tratados como adversidades normais.

O correto na rotina diária de trabalho de um profissional da área de saúde animal é entender que o estado normal é o estado de saúde. Enfermidades que acometem o animal em hipótese alguma podem ser consideradas normais, devendo ser tratadas com severidade. Além disso, deve-se ter em mente que medidas de prevenção podem e devem ser adotadas para o bom andamento do trabalho diário.

O bom manejo

Profissionais da área deparam cada vez mais com situações em que o proprietário ou criador exige conhecimento mais aprofundado e direcionado para conseguir uma melhor performance de seus animais. Para se conseguir essa melhoria no desempenho, qualquer que seja a categoria, deve-se buscar um equilíbrio entre os pilares que sustentam o sucesso da criação e do esporte.

Nos animais de criação, o equilíbrio é conseguido entre genética, manejo e alimentação. Para os cavalos de esporte, a esse tripé deve-se adicionar treinamento, que deve ser específico e direcionado à categoria que se deseja praticar.

Sabendo-se que esses quatro componentes são fundamentais no desempenho e na saúde do cavalo, deve-se tomar os devidos cuidados para ter e oferecer o melhor para ele.

Manejo, treinamento e alimentação são fatores profundamente relacionados com meio ambiente e influenciam drasticamente o fenótipo do indivíduo, dando-lhe características externas boas ou ruins, dependendo das condições a que os animais são submetidos. A genética é um fator limitante muito importante para que a alimentação e o manejo possam produzir um animal acima da média, e a recíproca também é verdadeira, sendo que a alimentação, o manejo ou o treinamento podem limitar drasticamente uma excelente seleção genética.

O manejo diário do cavalo, independentemente da categoria, deve ser uma tarefa delegada a pessoas competentes. Essa competência não pode ser traduzida como alto nível de escolaridade ou elevado nível social, mas devem-se buscar pessoas interessadas, abertas a novos conhecimentos, tranquilas, que realmente gostem de cavalos e que sejam atentas aos detalhes do cotidiano, pois estes podem fazer a diferença. Tanto assim que, hoje em dia, é muito comum encontrar, em haras, centros de treinamento ou hípicas, mulheres trabalhando com equinos, principalmente nos serviços que exigem maior atenção, como responsáveis pelos detalhes da rotina diária, pelo fornecimento de suplementos e pela supervisão dos trabalhos, quando necessário. As mulheres, em geral, são mais atentas e preocupadas com os pequenos detalhes, além de terem muito mais paciência no manejo diário, sendo mais gentis com os animais, o que definitivamente faz a diferença no resultado final do desempenho do animal ou do sistema de criação.

O cavalo, como qualquer ser vivo, é muito suscetível ao humor de quem o trata. Portanto, se o tratador não souber separar o trabalho da vida pessoal, talvez o cavalo apresente mais problemas que benefícios. O despreparo do profissional pode levar a situações quase irreversíveis para o equilíbrio mental do cavalo, que irão interferir na forma de ingestão e absorção de nutrientes, comprometendo a performance do animal.

Alimentação e nutrição dos cavalos

A chamada "alimentação racional" procura fornecer ao animal alimentos capazes de manter sua vida e proporcionar, com o máximo de rendimento, a produção ou o desempenho que o homem pretende desse animal.

Antes de qualquer coisa, deve-se ter em mente que a boa alimentação do cavalo visa levar a este um estado de saúde adequado, buscando sempre seu bem-estar físico e mental. À medida que avança a especialização genética, aumentam as necessidades de uma nutrição e uma alimentação mais especializadas para se aproveitar melhor esse potencial genético.

Entende-se por nutrição a parte teórica que determina as necessidades de cada animal de acordo com suas características e sua categoria. Por outro lado, o termo alimentação se refere à tradução, de forma prática, das necessidades nutritivas teóricas em necessidades alimentares reais, em que se procura formular rações e regimes alimentares que permitam ao animal ter sua nutrição equilibrada.

Enquanto a nutrição é baseada em números técnicos e científicos, fundamentais para o bom desempenho diário, a alimentação coloca esses números na prática do dia a dia, o que é muito mais complexo e implica outros aspectos do alimento, como:

- Isenção de substâncias nocivas
- Ausência de substâncias tóxicas, considerando-se a toxicidade por espécie
- Adaptação às partes anatômicas do indivíduo (ver Capítulo 3)
- Concordância com a capacidade de utilização de cada animal
- Excelente aceitação pelo animal (ser altamente palatável)
- Fornecimento que otimiza ao máximo a absorção de nutrientes pelo animal.

A preocupação com o tipo e a qualidade do alimento disponível para o equino deve ser constante na rotina diária do bom profissional, pois os alimentos variam muito na capacidade de aproveitamento pelo equino, cuja digestibilidade dos nutrientes varia de 30%, para palhas, até 90%, para o grão de milho.

No mercado existe uma enorme oferta de alimentos industrializados, desde rações concentradas até suplementos nas mais diversas apresentações, tornando muitas vezes difícil a escolha do melhor produto completo ou complementar, sem abusar dos custos e dos excessos nutricionais, que são tão prejudiciais quanto as deficiências, ou mais que elas.

Para a utilização de alimentos industrializados, é fundamental ter em mente dois conceitos básicos de nutrição:

- Se não houver ou você desconhecer uma boa razão para acreditar que o animal exige determinado nutriente ou substância cuja eficácia ainda não foi cientificamente comprovada, este não deve ser administrada ao animal
- Acima de tudo, não prejudique.

A alimentação básica do cavalo deve ser composta de no mínimo 50% de volumoso, sob diversas apresentações, e o restante pode ser distribuído entre ração concentrada e suplemento, dependendo principalmente das necessidades do animal. Mais que levar em consideração todos os fatores que podem exigir este ou aquele alimento, deve-se observar com atenção as reais necessidades do animal, ofertando a ele aquilo de que realmente precisa.

Para isso, a boa alimentação inicia com a nutrição: são calculadas as necessidades médias do animal conforme o peso e a categoria, passa do pelo equilíbrio entre essas carências e a oferta de nutrientes dos alimentos disponíveis.

O equilíbrio parte da escolha da melhor ração concentrada e estende-se até o possível uso de suplementos, buscando otimizar e potencializar o desempenho do animal.

Suplementos devem ser usados com muito critério, sendo importante ressaltar que a utilização adequada dos complementos nutricionais pode melhorar a performance de um animal sem caracterizar *doping*, pois são substâncias naturais que, aliadas ao treinamento e ao manejo corretos, estimulam o organismo do animal até o limite de seu potencial genético.

Por fim, a alimentação busca acompanhar como o fornecimento desses alimentos otimiza o potencial genético do animal. Deve-se levar em consideração que, como citado, a nutrição se baseia em números científicos, que nada mais são que a média de uma população sob determinadas circunstâncias, e que, portanto, pode ser necessário fazer adaptações àquele animal.

1 Anatomia e Fisiologia do Sistema Digestório dos Equinos

Rita de Cássia Ferreira

Introdução

O sistema digestório garante o suprimento contínuo de água, eletrólitos e nutrientes ao animal. Para tanto, requer movimentos contínuos e secreção de diferentes soluções, circulação sanguínea pelas estruturas gastrintestinais, absorção de água, eletrólitos e nutrientes obtidos da dieta, além do controle de todas as suas funções por mecanismos neurais e endócrinos específicos.

Cada segmento do sistema digestório dos equinos é adaptado a funções específicas, algumas para o simples deslocamento do alimento, como o esôfago, outras para digestão e absorção, como o intestino delgado (ID).

Os equinos são classificados como herbívoros não ruminantes com capacidade de digerir grande quantidade de alimento, consumida de maneira lenta e constante. Eles têm estômago simples, com capacidade gástrica que representa apenas 10% de todo o volume do sistema digestório. A presença de microrganismos no ceco e no cólon é imprescindível para a sobrevivência dessa espécie, visto que ela utiliza os subprodutos da fermentação microbiana como fonte energética, com o propósito de atender a suas necessidades.

É importante considerar que conhecer os mecanismos envolvidos no processo digestivo da espécie equina possibilita a formulação de dietas mais eficientes, com respostas mais produtivas e mais seguras e com possibilidade de contribuir para o bem-estar do animal.

Organização do sistema digestório

O sistema digestório consiste em um tubo muscular que tem início na cavidade oral e estende-se até o ânus (Figura 1.1). Essa estrutura possibilita ao animal a ingestão, a mastigação e a redução do alimento ingerido a partículas capazes de se deslocar, por mecanismos de transporte específicos, para o sistema circulatório e, a partir daí, para todos os demais sistemas orgânicos. As estruturas que compõem o sistema digestório dos equinos são: cavidade oral, faringe, esôfago, estômago, ID, intestino grosso (IG), ânus, glândulas salivares, fígado e pâncreas.

Controle sobre diferentes funções no sistema digestório

Duas funções são básicas na descrição da fisiologia do sistema digestório: a digestão e a absorção. A digestão descreve a quebra dos nutrientes obtidos da dieta. Tal quebra pode ser física ou mecânica, desenvolvida por meio de processos como a mastigação ou a motilidade ao longo do sistema gastrintestinal. Também pode ser classificada como digestão química, quando a ação de secreções desenvolve efeito de redução de partículas obtidas da dieta. Entende-se que partículas devidamente reduzidas após os eventos mecânicos e químicos estão aptas a se deslocar do lúmen do sistema digestório para o sangue por meio de mecanismos específicos de transporte. Esse processo é conhecido como absorção (Figura 1.2).

O sistema cardiovascular é completamente fechado – uma vez que o nutriente da dieta tenha alcançado o sangue mediante a absorção, poderá ser disponibilizado aos diferentes sistemas orgânicos.

Os eventos associados à digestão e à absorção são regulados por um complexo sistema de controle, que envolve a participação do sistema nervoso

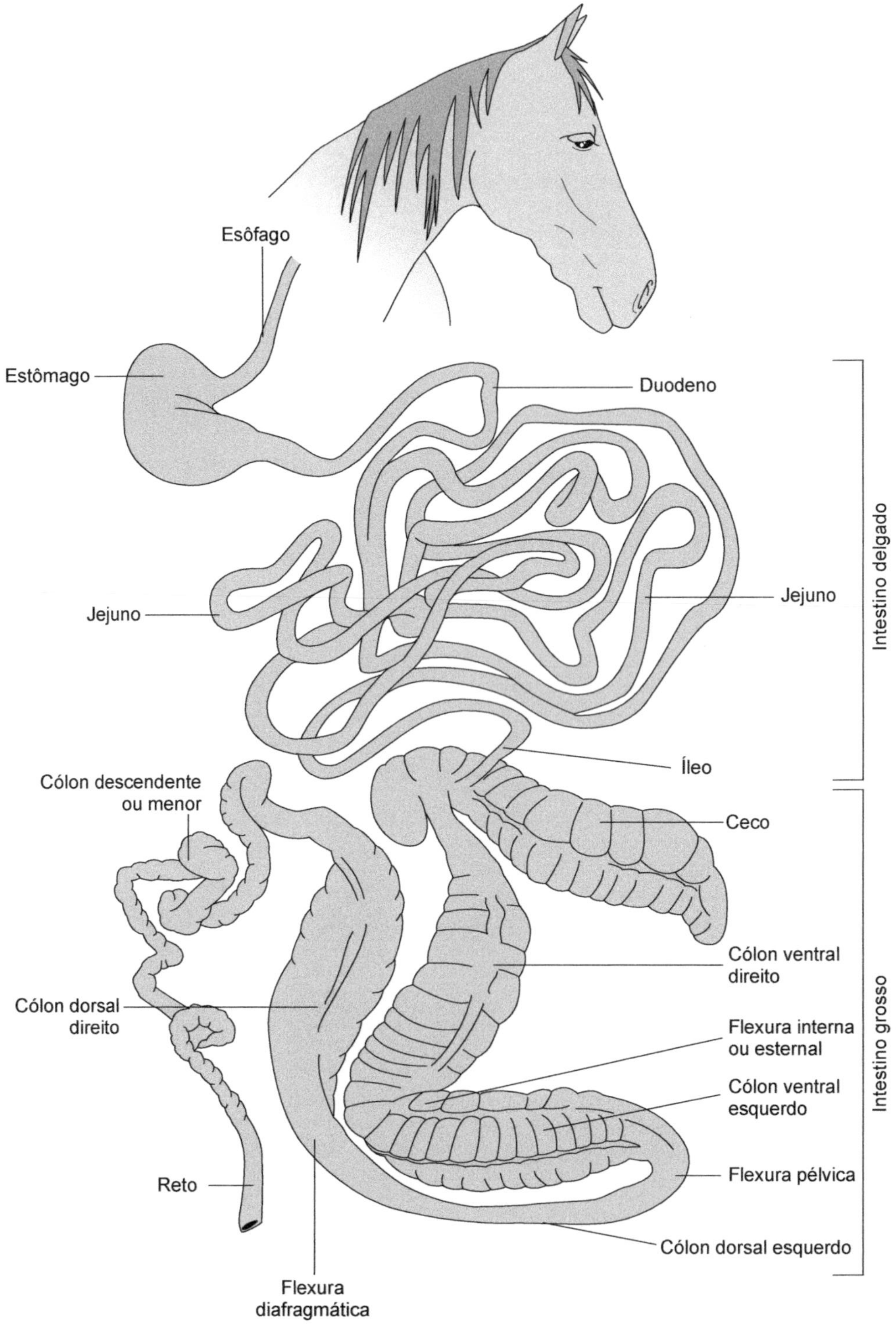

6 Alimentação Equina | Nutrição, Saúde e Bem-estar

Figura 1.1 Estruturas do sistema gastrintestinal do cavalo.

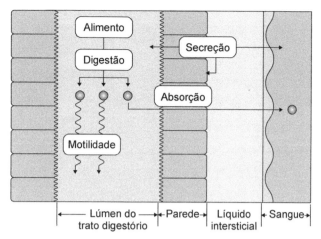

Figura 1.2 Os quatro processos básicos do sistema digestório: digestão do alimento em unidades menores, absorção de substâncias do lúmen para o líquido extracelular, motilidade caracterizada pelo movimento do conteúdo em sistema gastrintestinal e secreção de substâncias para o lúmen.

central (SNC) e do sistema endócrino (SE), de maneira semelhante ao que ocorre com os demais sistemas orgânicos e que define, no sistema digestório, o controle desenvolvido pelo sistema nervoso extrínseco (SNE), representado por inervações simpáticas e parassimpáticas do sistema nervoso autônomo (SNA). Existe ainda a participação de um segundo nível de controle exclusivo para o sistema digestório, exercido por componentes neurais e endócrinos localizados no próprio sistema, do esôfago até o ânus, e que representa o sistema nervoso intrínseco (também denominado sistema nervoso entérico), capaz de possibilitar o controle funcional conforme condições locais. Considera-se que o controle das funções gastrintestinais, assim como o da relação entre essas funções e os demais sistemas orgânicos, é alcançado por causa da integração entre o controle extrínseco e o intrínseco sobre o sistema.

A parede intestinal consiste na sobreposição de uma série de elementos estruturais (Figura 1.3), incluindo as seguintes camadas, de fora para dentro: serosa, muscular longitudinal, muscular circular, submucosa e mucosa. Entre a camada muscular longitudinal e a circular, observa-se a presença de corpos neuronais e seus axônios associados, arranjados sob a forma de um plexo denominado mioentérico (ou plexo de Auerbach); localizado na camada submucosa, observa-se o plexo submucoso (ou plexo de Meissner). São inúmeras e complexas as conexões neurais no interior e entre esses dois plexos.

O plexo mioentérico é representado por um circuito neuronal que se estende ao longo do comprimento do sistema gastrintestinal e está localizado entre a camada muscular longitudinal e a circular. Ele está envolvido principalmente com funções como o aumento do tônus, da intensidade e do ritmo de contrações musculares da parede, o que colabora para aumento da motilidade.

Apesar das funções descritas, o plexo mioentérico não pode ser definido somente como excitatório, uma vez que alguns de seus neurônios liberam neurotransmissores (p. ex., polipeptídio intestinal vasoativo; VIP) para os quais existem receptores inibitórios que, quando ativados, determinam a inibição de músculos de alguns dos esfíncteres intestinais que impedem a movimentação do alimento pelos segmentos sucessivos do sistema gastrintestinal, como o esfíncter do piloro, que controla o esvaziamento do estômago para o duodeno, ou o esfíncter ileocecal, que controla o esvaziamento do ID para o ceco.

Em contraste com o plexo mioentérico, o plexo submucoso está basicamente envolvido no controle de pequenos segmentos da parede intestinal. O controle sobre a secreção, a absorção e a contração muscular local é realizado por meio de sinais sensoriais originados na parede gastrintestinal e integrados no plexo submucoso, criando padrões variados de comportamento da parede muscular ao longo do sistema gastrintestinal.

Inúmeros neurotransmissores foram identificados nas sinapses entre os neurônios do SNE. Sabe-se que a acetilcolina excita diferentes atividades gastrintestinais, enquanto a norepinefrina, assim como a epinefrina plasmática, liberada pela medula suprarrenal, inibe a atividade gastrintestinal. Para os demais neurotransmissores isolados, há receptores excitatórios e inibitórios capazes de garantir um padrão modulatório sobre as atividades colinérgicas e adrenérgicas em diferentes segmentos do sistema digestório.

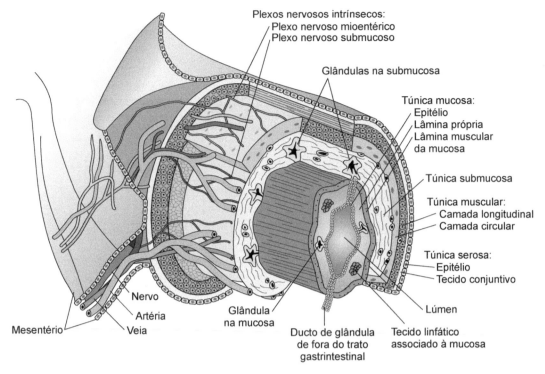

Figura 1.3 Elementos estruturais básicos do sistema gastrintestinal.

O controle autônomo sobre o sistema gastrintestinal é dado pelos sistemas simpático e parassimpático (Figura 1.4), representantes do SNE, como citado anteriormente. O sistema parassimpático tem origens cranianas e sacrais e é identificado pela habilidade de garantir ação sobre o tecido-alvo pela liberação de acetilcolina. Exceto por um pequeno número de fibras parassimpáticas para a região oral e faríngea, as inervações parassimpáticas cranianas sobre o sistema gastrintestinal são representadas por inervações vagais (nervo vago, X par de nervos cranianos) que se estendem até a primeira metade do IG. Inervações parassimpáticas sacrais são representadas pelos nervos pélvicos que garantem a inervação dos segmentos finais do IG e do ânus. A inervação parassimpática é mais expressiva nas extremidades oral e anal do sistema digestório.

Os neurônios pós-ganglionares do sistema parassimpático têm seus corpos localizados no plexo mioentérico e submucoso, e a estimulação da inervação parassimpática intensifica a atividade da maioria das funções gastrintestinais, particularmente aquelas funções associadas à secreção e à motilidade.

A inervação simpática sobre o sistema gastrintestinal origina-se entre os segmentos T_v e L_{ii} da medula espinal, descrevendo o sistema simpático como sistema toracolombar. Após deixar a medula, os neurônios pré-ganglionares simpáticos estendem-se pela cadeia vertebral simpática até o gânglio celíaco e diversos gânglios mesentéricos. A maioria dos corpos de neurônios simpáticos pós-ganglionares está nesses gânglios e seus axônios distribuem-se amplamente por todo o sistema gastrintestinal. As terminações nervosas simpáticas secretam norepinefrina e se estendem igualmente por todo o sistema gastrintestinal, causando inibição das atividades e, portanto, mantendo ação oposta àquela do sistema parassimpático.

A atividade de inibição é definida não só pela ação direta das fibras simpáticas sobre a musculatura lisa do sistema gastrintestinal, mas também, e em maior intensidade, pela inibição sobre os neurônios do SNE. A intensa estimulação do sistema nervoso simpático pode inibir a motilidade intestinal a ponto de bloquear o deslocamento de conteúdo. Essa condição tem grande importância na função digestória dos equinos, uma vez que justifica a manifestação da ocorrência clínica frequente identificada como síndrome cólica.

Além das inervações já descritas, terminações nervosas sensoriais originam-se do epitélio ou da parede gastrintestinal e enviam fibras aos plexos do SNE, aos gânglios pré-vertebrais

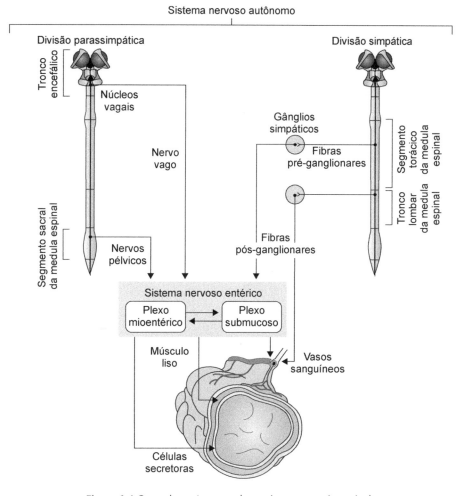

Figura 1.4 Controle autônomo sobre o sistema gastrintestinal.

do sistema nervoso simpático e à medula espinal. Essas fibras sensoriais podem possibilitar a identificação de sensações dolorosas associadas a irritação da mucosa, distensão excessiva ou presença de substâncias químicas específicas e resultar em diminuição acentuada de toda a motilidade gastrintestinal, por garantir estimulação simpática exacerbada. Apesar da variedade de fatores associados à manifestação da síndrome cólica, muitas vezes a dor, em virtude da diminuição da motilidade, está associada à dieta oferecida ao animal.

O sistema gastrintestinal tem uma variedade de células endócrinas e parácrinas distribuídas difusamente por todo o epitélio gástrico, intestinal e pancreático. Essas células sintetizam hormônios peptídicos e aminas que são liberados em resposta a diferentes estímulos específicos. As células endócrinas são reconhecidas pela habilidade de manter, diante de estímulos específicos, a síntese e a secreção de compostos diretamente no sangue (hormônios), pelo qual se distribuem e localizam seus alvos para ação mediante a identificação de receptores específicos. Por outro lado, as substâncias parácrinas são secretadas por tipos celulares específicos no líquido intersticial e exercem seus efeitos localmente. Após a secreção, movem-se por difusão até seus receptores localizados em células-alvo próximas.

Tanto as células endócrinas quanto as parácrinas são células epiteliais colunares com base ampla e ápice estreito (Figura 1.5). O ápice mantém contínuo contato permanente com o conteúdo intestinal, sendo capaz de identificar alterações que tornam possível modificar o padrão de secreção para o sangue ou interstício desde a base celular. Apesar da semelhança existente entre as células secretoras gastrintestinais, populações celulares

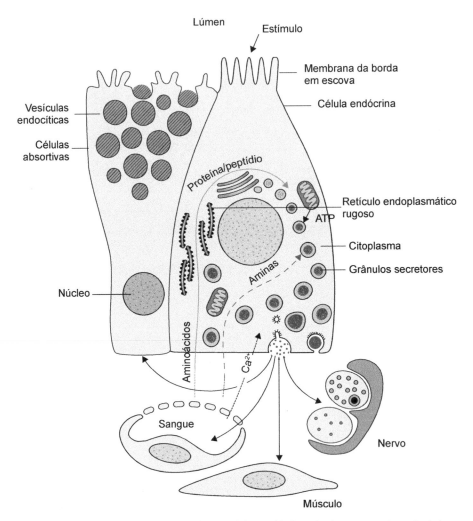

Figura 1.5 Célula endócrina gastrintestinal. Todas as células endócrinas do sistema gastrintestinal têm estrutura similar, mas cada uma produz um tipo de hormônio.

distintas produzem diferentes substâncias identificadas como substâncias reguladoras. Muitas dessas células apresentam distribuição característica no sistema gastrintestinal, sugerindo que possam responder a diferentes tipos de estímulos.

A Tabela 1.1 ilustra algumas substâncias hormonais secretadas pelas células endócrinas do sistema gastrintestinal, entre elas a motilina, seu mecanismo primário de ação e fatores associados à sua secreção.

Motilidade gastrintestinal

O músculo liso do sistema gastrintestinal é excitado por atividade elétrica intrínseca, contínua e lenta, nas membranas das fibras musculares. Essa atividade consiste em dois tipos básicos de ondas elétricas: as ondas lentas e os potenciais em ponta.

No músculo liso intestinal, o ritmo de contrações é estabelecido por despolarizações graduadas, que são as denominadas ondas lentas. Essas ondas não são potenciais de ação, mas variações lentas e ondulantes do potencial de repouso da membrana. Apesar de a intensidade e a frequência dessas ondas serem constantes em alguns locais do sistema gastrintestinal, elas têm ocorrência variável em outros. A frequência de ondas lentas diminui gradualmente do duodeno para o íleo, por exemplo. Na região proximal do duodeno, a frequência mais elevada produz contrações mais repetidas, associadas ao maior deslocamento de conteúdo intestinal, ao passo que a frequência diminuída no íleo retarda o trânsito do conteúdo.

Não se conhece exatamente a causa das ondas lentas, embora pareçam ser provocadas por

Tabela 1.1 Hormônios gastrintestinais.

Hormônio	Local de síntese	Ação	Estímulo secretor
Gastrina	Células G (antrogástrico)	Secreção de HCl pelas células parietais Motilidade gástrica Crescimento da mucosa gástrica	Distensão gástrica Produtos da digestão de proteínas Aumento do pH gástrico Estimulação vagal
Secretina	Células S da mucosa duodenal	Secreção de pepsina e bicarbonato pancreático Inibe secreção de HCl	Presença de conteúdo ácido transferido do estômago ao duodeno
Colecistocinina (CCK)	Células I da mucosa do duodeno e jejuno	Secreção de enzimas pancreáticas Diminuição da motilidade gástrica	Produtos da digestão de gorduras Ácidos graxos e monoglicerídios
Peptídio inibidor gástrico (GIP)	Células K da mucosa do duodeno e jejuno	Diminui motilidade gástrica e secreção de HCl Estimula secreção de insulina	Presença de ácidos graxos e aminoácidos e, em menor extensão, de carboidratos no intestino delgado
Motilina	Células M da mucosa do duodeno e jejuno	Aumenta a motilidade gastrintestinal Regula a motilidade no período entre as refeições Regula o tônus do esfíncter esofágico inferior	Acetilcolina das terminações nervosas vagais

interações complexas entre as células do músculo liso e as células especializadas, denominadas células intersticiais de Cajal, que supostamente atuam como marca-passos elétricos das células musculares lisas intestinais. Os potenciais de membrana das células intersticiais de Cajal passam por mudanças cíclicas, em virtude dos canais iônicos específicos que, periodicamente, se abrem, garantindo influxo de íons capazes de produzirem a onda lenta.

As ondas lentas produzidas pelas células intersticiais de Cajal disseminam-se de uma célula muscular lisa a outra por meio de sinapses elétricas entre essas células; portanto, pelo fluxo contínuo de cargas elétricas entre as células musculares. Contudo, potenciais de ação são necessários para que ocorram contrações significativas. Quando uma onda lenta se encontra acima de –40 mV (o potencial de repouso fisiológico da membrana do músculo liso intestinal é de –50 a –60 mV), ela desencadeia potenciais de ação nas células musculares lisas por meio da abertura de canais de Ca^{2+} (cálcio) dependentes de milivoltagem (mV), chamados potenciais em ponta. O influxo de Ca^{2+} e, em menor quantidade, de Na^+ (sódio), por canais conhecidos como canais cálcio-sódio, garante a manifestação de despolarização celular ao mesmo tempo que determina, junto ao Ca^{2+} adicional disponibilizado pelo retículo sarcoplasmático, a contração da célula muscular lisa. O processo lento de abertura e fechamento dos canais de cálcio-sódio é responsável pela longa duração dos potenciais de ação das células musculares lisas.

Além das ondas lentas e dos potenciais em ponta, o nível basal de mV do potencial de repouso da membrana pode variar conforme a ação de diferentes fatores. A inervação autonômica modifica essas contrações automáticas. A acetilcolina liberada pelas terminações nervosas parassimpáticas aumenta a amplitude e a duração das ondas lentas; portanto, aumenta a produção de potenciais de ação e promove motilidade e contrações intestinais. Em contraste, outros neurotransmissores, como a norepinefrina, hiperpolarizam a membrana da fibra muscular lisa e, consequentemente, reduzem a atividade intestinal. Além da acetilcolina, a estimulação pode ocorrer com a ação de diversos hormônios gastrintestinais e por meio do estiramento do músculo liso, por causa da presença de conteúdo da dieta, por exemplo.

Em algumas áreas, o músculo liso gastrintestinal apresenta contrações tônicas, que muitas vezes aumentam ou diminuem de intensidade, mas são contínuas. A contração tônica pode ser causada por potenciais em ponta de grande frequência, por hormônios ou por outros fatores capazes de promover a despolarização parcial contínua da membrana do músculo liso sem provocar potenciais de ação.

Tipos funcionais de movimentos no sistema gastrintestinal

No sistema gastrintestinal ocorrem dois padrões de movimento: os movimentos propulsivos, responsáveis pelo deslocamento do conteúdo ao longo do sistema gastrintestinal, com velocidade adequada para que sejam garantidas a digestão e a absorção, e os movimentos constritivos ou de mistura, responsáveis pela renovação contínua do conteúdo que mantém contato com a superfície mucosa absortiva (Figura 1.6).

O movimento propulsivo é o peristaltismo, que existe em todo o sistema gastrintestinal desde o esôfago. A estimulação em qualquer ponto do intestino pode fazer com que um anel contrátil surja na musculatura circular da parede intestinal e se mova para adiante. O estímulo usual para o peristaltismo é a distensão do sistema gastrintestinal. Se uma quantidade de alimento distende a parede, isso é interpretado como um estímulo pelo SNE, de maneira particular, pelas fibras do plexo mioentérico, e, na sequência, no segmento que antecede a distensão, surge o anel contrátil que inicia o movimento peristáltico. Ao mesmo tempo, o intestino relaxa no segmento que se coloca à frente da distensão, caracterizando o chamado "relaxamento receptivo", efeito promovido pela contração das fibras musculares longitudinais da parede. O efeito de contração e relaxamento descrito a partir do ponto de distensão impulsiona o deslocamento do alimento no sentido aboral (inicia-se na extremidade oral e se desenvolve na direção do ânus). Entre os estímulos que iniciam o peristaltismo estão a irritação química ou física da mucosa intestinal, além da estimulação parassimpática.

Os movimentos constritivos ou de mistura são identificados por um padrão de movimento

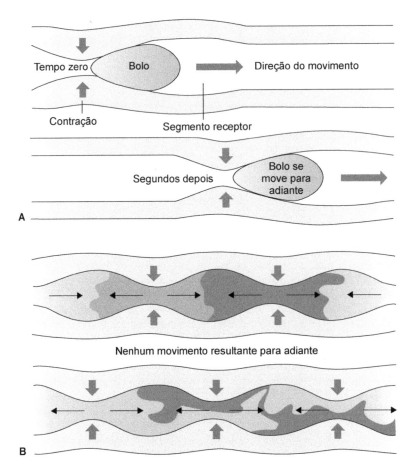

Figura 1.6 Contrações peristálticas e segmentares do sistema gastrintestinal. **A.** As contrações peristálticas são responsáveis pelo movimento para adiante. **B.** As contrações segmentares são responsáveis pela mistura.

conhecido como segmentação, que resulta de contrações localizadas no músculo circular e ocorre de maneira evidente no segmento intestinal. Porções do segmento intestinal contraem-se fortemente, dividindo o intestino em segmentos dilatados nas áreas preenchidas por conteúdo. Em intervalos periódicos, as áreas de constrição e dilatação se alternam, exercendo a ação de mistura sobre o conteúdo. Essa ação tende a mover o conteúdo intestinal para a frente e para trás, misturando-o com as secreções e renovando continuamente a superfície de contato com a mucosa absortiva.

Os movimentos peristálticos e constritivos são modificados em diferentes segmentos do sistema gastrintestinal para propulsão e mistura adequadas.

Circulação esplâncnica | Fluxo sanguíneo gastrintestinal

Os vasos sanguíneos que descrevem o fluxo sanguíneo gastrintestinal fazem parte da circulação esplâncnica, que inclui o fluxo de sangue por intestino, baço, pâncreas e fígado. Esse sistema se organiza de maneira a possibilitar que todo o sangue que se desloca por intestino, baço e pâncreas possa seguir para o fígado por meio da veia porta. No fígado, o sangue flui pelos sinusoides hepáticos e sai do órgão pelas veias hepáticas, que desembocam na veia cava. A passagem do sangue pelo fígado antes de alcançar a circulação sistêmica possibilita que células especializadas, denominadas células reticuloendoteliais e que envolvem os sinusoides hepáticos, removam bactérias e partículas estranhas, impedindo o deslocamento desses elementos do sangue intestinal para o restante do organismo.

Os ramos mesentéricos superior e inferior da aorta garantem fluxo de sangue arterial para os intestinos delgado e grosso, respectivamente. A artéria celíaca garante o fluxo para o estômago. Na parede do sistema gastrintestinal, essas artérias se ramificam em ramos progressivamente menores que penetram a parede em todas as suas camadas, de modo a atender os eventos absortivos e secretores do sistema gastrintestinal.

Inúmeros fatores regulam o fluxo sanguíneo gastrintestinal, mas o controle é determinado principalmente pelas exigências teciduais locais. Apesar do controle complexo, que envolve diferentes substâncias químicas, a diminuição da oferta de oxigênio sobre a parede intestinal colabora para o aumento significativo do volume de sangue deslocado para essa área.

Nas vilosidades intestinais, há influxo de sangue arterial e efluxo de sangue venoso; deslocam-se, portanto, em direções opostas (Figura 1.7). Como a estrutura do vilo é muito estreita, grande parte da pressão de oxigênio, que se desloca pelas arteríolas, se difunde para as vênulas que saem do vilo. Essa condição é denominada fluxo sanguíneo em contracorrente das vilosidades e não é lesiva à extremidade da vilosidade. Entretanto, a diminuição acentuada do fluxo sanguíneo para a parede intestinal compromete a estrutura das vilosidades, caracterizando um processo isquêmico, que leva a grande comprometimento da capacidade absortiva da mucosa.

Propulsão e mistura do conteúdo da dieta no sistema digestório

O período que o alimento permanece em cada segmento do sistema digestório é importante para que os nutrientes possam ser processados de maneira adequada. A propulsão desloca, enquanto a segmentação mistura o conteúdo da dieta, colocando os nutrientes em contato com as superfícies mucosas absortivas.

Preensão e mastigação

Para manter o suprimento nutricional adequado, o animal deve desenvolver a preensão, seguida da mastigação e da deglutição do alimento. Os equinos têm a habilidade de deslocar abrangentemente os lábios na preensão de alimentos. Essa característica possibilita que os dentes incisivos (que tornam possível a ação de cortar) cortem as gramíneas em sua base, conseguindo, assim, alimento mesmo em pastos onde estas se encontram baixas.

O lábio superior é utilizado para colocar a forragem entre os dentes. Uma vez que o alimento está na cavidade oral, o animal deve iniciar a mastigação, evento importante para a digestão, pois torna possível reduzir o alimento a partículas capazes de se deslocarem pelo esôfago sem causar dano. Além disso, garante que o alimento seja misturado à saliva. A saliva dos equinos não contém expressiva variedade e concentração de enzimas digestivas, exceto pela pouca enzima amilase. Por causa da sua viscosidade, a saliva possibilita que, durante a mastigação, forme-se na cavidade oral um bolo compacto e lubrificado, capaz de se deslocar facilmente pelo esôfago durante a deglutição.

Os equinos apresentam dentes com superfícies cortantes irregulares que garantem grande eficiência trituradora sobre o alimento e mantêm a mastigação por meio de considerável movimento lateral da mandíbula. Apesar de os equinos normalmente só mastigarem de um lado, com alterações periódicas (60 a 80 movimentos mastigatórios/min), a mastigação fraciona o alimento deslocado para a boca e essa condição é essencial para a manutenção do trânsito intestinal normal.

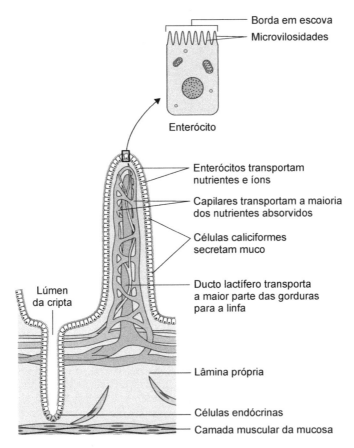

Figura 1.7 As vilosidades e as criptas no intestino delgado colaboram para o aumento da área de superfície efetiva no ID.

Em animais com anormalidades na dentição, é possível identificar distúrbios digestórios, por isso a importância da dentição nos equinos. A prensagem promovida pelos molares libera proteínas e açúcares que podem ser rapidamente, porém não completamente, utilizados no estômago e no ID. Esse processo será mais bem descrito no Capítulo 3.

Deglutição | Faringe e esôfago

A deglutição define o ato de engolir e é um evento complexo, constituído de duas fases: uma voluntária seguida de outra involuntária. A fase voluntária inicia o processo de deglutição e é identificada quando o bolo alimentar, moldado e lubrificado, é deslocado pela língua em direção à faringe.

A faringe é uma estrutura anatômica que pertence tanto ao sistema digestório quanto ao sistema respiratório e sua principal característica funcional é possibilitar que alimento e água sejam deslocados para o esôfago, enquanto o ar é deslocado para a traqueia.

A presença de terminações nervosas sensoriais na faringe colabora para o início da fase involuntária do processo, que ocorre na faringe e no esôfago. O estímulo identificado pelas terminações nervosas sensoriais dos nervos trigêmeo e glossofaríngeo é conduzido a núcleos específicos bulbares (definem a área da deglutição ou o centro da deglutição) que, por sua vez, coordenam o início de uma série de contrações musculares faríngeas. O palato mole é deslocado para cima, evento que fecha a região posterior da cavidade nasal e impede a entrada de alimento nessa área. As pregas palatofaríngeas se aproximam medialmente, criando o espaço pelo qual o alimento deverá passar até alcançar o esôfago. Esse evento é importante porque possibilita selecionar a dimensão da partícula de alimento devidamente lubrificado que será deslocada, valorizando novamente a importância da mastigação.

Os núcleos bulbares coordenam, também, a aproximação medial da laringe, que é deslocada para cima e, antes, pelos músculos do pescoço.

Esse movimento desloca a epiglote para trás, fechando a abertura laríngea, ou seja, até aqui, evita-se que o alimento seja deslocado para as narinas ou para a traqueia.

A tração da laringe para cima também colabora para a abertura superior do esôfago (esfíncter esofágico superior ou faringo-esofágico) e para a contração de toda a faringe sob a forma de uma onda contrátil, com início na região superior desse órgão, que impulsiona o alimento para o esôfago. Uma vez que o bolo alimentar tenha sido deslocado, a pressão sobre a faringe diminui e o esfíncter esofágico superior volta a manter o tônus natural.

Os núcleos bulbares relacionados com o controle da deglutição inibem, de maneira específica, o centro respiratório bulbar durante todo o processo, interrompendo a atividade respiratória durante a deglutição.

O esôfago é um tubo muscular com estrutura semelhante às demais porções do sistema digestório. Entretanto, nos equinos, o primeiro segmento esofágico é constituído de músculo estriado esquelético e somente sua porção distal é composta de músculo liso. O músculo estriado esquelético é controlado por terminações nervosas somáticas, enquanto o músculo liso é controlado pelo SNE e pelo SNA. O plexo mioentérico existe em toda a extensão esofágica e provavelmente tem, entre as fibras estriadas esqueléticas, função sensorial.

A parede esofágica realiza peristaltismo, que se desenvolve no sentido do estômago. Portanto, uma vez que o bolo alimentar devidamente lubrificado tenha sido pressionado contra o esfíncter esofágico superior, ele deve estimular o início de ondas peristálticas que deslocam o bolo alimentar para o estômago. Esse evento é facilmente possível por causa das ondas peristálticas, da lubrificação do bolo e da força da gravidade. As ondas peristálticas são descritas como o relaxamento da parede muscular no segmento que se segue ao bolo. Assim, no momento em que o bolo atinge a proximidade do esfíncter esofágico inferior (esfíncter gastresofágico), este deve relaxar e garantir o deslocamento do bolo para o compartimento gástrico. É importante considerar que o relaxamento observado no esfíncter esofágico inferior se estende ao estômago, caracterizando evento conhecido como relaxamento receptivo do estômago, provavelmente comandado por neurônios mioentéricos inibitórios.

Na sequência, o esfíncter esofágico inferior, denominado cárdia e extremamente desenvolvido nos equinos, se mantém em constrição. Exceto em circunstâncias anormais, não há refluxo do conteúdo gástrico em direção ao esôfago. A mucosa esofágica não é adaptada às secreções gástricas e, por isso, não resiste muito tempo à ação digestiva dessas secreções, daí a importância do relaxamento e da recuperação do tônus muscular do esfíncter gastresofágico.

A inserção oblíqua que o esôfago mantém com o estômago possibilita que a distensão gástrica definida pela presença de conteúdo bloqueie a abertura esofágica de maneira semelhante a uma válvula. Em condições naturais, o arranjo muscular e o tônus mantido nessa área são muito desenvolvidos nos equinos, o que dificulta o refluxo de conteúdo gástrico ou o vômito nesses animais. Em condições patológicas, o aumento acentuado da pressão em compartimento gástrico pode colaborar para a ruptura dessa estrutura, mas dificilmente irá colaborar para a manifestação do vômito.

O esôfago apresenta dois padrões de movimentos peristálticos, denominados peristaltismo primário e peristaltismo secundário. O peristaltismo primário descreve a onda de contração que se inicia na faringe e percorre todo o tubo esofágico. Se a onda primária não mover todo o alimento do esôfago para o estômago, a distensão causada pelo alimento retido inicia as ondas peristálticas secundárias, que continuam até o completo esvaziamento esofágico. O tempo médio de trânsito do alimento pelo esôfago em um equino é de 10 a 15 s.

Digestão gástrica

A capacidade média do estômago do cavalo é de 8 a 15 ℓ, o que corresponde a cerca de 8 a 12% da capacidade de todo o sistema digestório. Trata-se de um compartimento adaptado à recepção contínua de pequenas quantidades de alimento. A maior parte do conteúdo fica retida por um período relativamente curto em compartimento gástrico, cerca de 2 a 6 h, mas essa estrutura dificilmente permanece totalmente vazia. À medida que o alimento distende o estômago, um reflexo vasovagal do estômago para o tronco encefálico e de volta para o estômago reduz o tônus muscular da parede gástrica, fazendo com que esta relaxe. Esse processo é denominado relaxamento adaptativo e possibilita ao compartimento gástrico se adaptar ao recebimento de quantidades maiores de alimento sem alteração da sua pressão interna (Figura 1.8).

Os equinos têm uma espécie de estômago simples, que apresenta posição caudal e à esquerda do diafragma. Estruturalmente, o estômago é dividido em três porções: o fundo, o corpo e o antro. Funcionalmente, a estrutura gástrica é dividida em região proximal, que abrange o fundo e aproximadamente dois terços do corpo, e região distal, que abrange o restante do corpo e o antro gástrico.

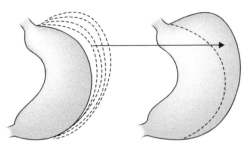

Figura 1.8 O relaxamento adaptativo refere-se à dilatação promovida pelo relaxamento muscular da parede gástrica quando este compartimento está repleto e é acompanhado de pouca ou nenhuma alteração da pressão interna ao compartimento gástrico.

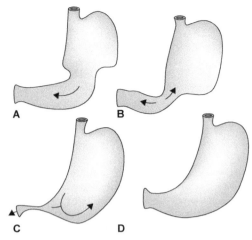

Figura 1.9 Atividade de quebra e mistura do estômago distal. **A.** A onda peristáltica se inicia na porção proximal gástrica e se desloca em direção ao piloro. **B.** À medida que a onda peristáltica se aproxima do piloro, este se constringe, fazendo com que parte do conteúdo seja esmagada pelo anel peristáltico e retorne ao estômago proximal. **C.** Quando o anel peristáltico atinge o piloro, somente conteúdo devidamente fracionado é capaz de se deslocar em direção ao duodeno. **D.** Entre as contrações gástricas não há movimento brusco do conteúdo.

A região proximal tem função de armazenamento de conteúdo e apresenta em sua parede contração fraca e contínua que garante a propulsão lenta de conteúdo para a região distal gástrica. Em virtude da lentidão das contrações, pouca atividade de mistura é observada nessa região. Por outro lado, a região distal garante a função de mistura ao compartimento gástrico e possibilita que o alimento insalivado tenha contato com as secreções gástricas. Enquanto o alimento estiver no estômago, ondas contráteis de mistura se iniciam próximas ao meio do compartimento e se deslocam em direção ao antro. Essas ondas contráteis são ondas lentas que ganham grande intensidade, e são identificadas como potenciais de ação verdadeiros conforme se aproximam do antro. Essa força de contração desloca o conteúdo contra o piloro e é identificada como um anel peristáltico. Como a abertura do piloro é pequena, e à medida que o anel peristáltico se aproxima do piloro este tende a contrair, a quantidade de conteúdo que passa do compartimento gástrico para o duodenal é pequena e praticamente fluida.

Por causa da onda de contração sob a forma de anel, conforme o piloro se contrai, grande parte do conteúdo que não alcança o duodeno é lançada de volta, na direção do corpo gástrico, caracterizando o que é denominado ejeção retrógrada. Isso possibilita que nova atividade de mistura seja observada no compartimento gástrico e um novo anel peristáltico inicie o deslocamento do conteúdo em direção ao antro, para que o processo, assim, se repita. A ação de bombeamento de conteúdo, identificada pela ejeção retrógrada, é denominada bomba pilórica (Figura 1.9). O músculo circular pilórico permanece em leve contração tônica continuamente e, por isso, é denominado esfíncter pilórico. A frequência de contrações gástricas nos equinos, estabelecida pelas ondas lentas, é de 4 a 5 por minuto.

Depois de todo o processo de mistura, definido pela função pilórica, apenas conteúdo com consistência fluida a pastosa é capaz de se deslocar para o duodeno. Esse conteúdo é denominado quimo, cuja consistência depende do tipo de alimento, da água, das secreções gástricas e do grau de digestão que ocorreu. É importante lembrar que o processo de mastigação e insalivação da dieta influencia bastante na descrição da consistência do quimo. O tipo de dieta oferecida aos equinos pode possibilitar que grãos sejam observados inteiros nas fezes, apesar de todo o processo descrito anteriormente. Por exemplo, o grão de milho, que, se não for bem mastigado, limita a ação das secreções gástricas; assim, o grão somente irá se deslocar para o duodeno se escapar, junto ao quimo, à intensa contração pilórica.

Esvaziamento gástrico

O esvaziamento gástrico é garantido pelo deslocamento do anel peristáltico no antro gástrico ao mesmo tempo que é reduzido pela resistência à passagem do quimo pelo piloro.

O ritmo para o esvaziamento gástrico é regulado por sinais gástricos e duodenais. Entretanto, os sinais duodenais são mais potentes, impedindo que o esvaziamento ocorra sem que o duodeno tenha condições de possibilitar digestão e absorção adequadas no ID.

A distensão gástrica é capaz de desencadear reflexos mioentéricos locais que aumentam a atividade da bomba pilórica ao mesmo tempo que inibem o piloro. Além disso, o hormônio gastrina, secretado pelas células G da mucosa antral, regula a acidez no compartimento gástrico, como será visto adiante, mas também intensifica a atividade da bomba pilórica, sendo provável sua participação na promoção do esvaziamento gástrico.

Quando o quimo atinge o duodeno, reflexos de origem duodenal diminuem o esvaziamento gástrico, ou até mesmo o interrompem, caso o volume de quimo no duodeno seja excessivo. Esses reflexos, denominados reflexos enterogástricos, são definidos diretamente pelo SNE e descritos por inervação da parede intestinal sobre a parede gástrica. A inervação extrínseca simpática também colabora para a diminuição da motilidade gástrica quando o volume de quimo no duodeno é excessivo.

Os fatores monitorados pelo duodeno para que se iniciem os reflexos estão normalmente associados ao grau de distensão, acidez e osmolaridade do quimo duodenal, à presença de proteínas e, com menor ação, à de gorduras. Por exemplo, sempre que o pH do quimo duodenal chega a 3,5 a 4,0, os reflexos enterogástricos são ativados para impedir a transferência adicional de conteúdo ácido do compartimento gástrico para o duodeno, até que secreções, como as pancreáticas, colaborem para o tamponamento do conteúdo duodenal. Para garantir controle sobre a absorção de substâncias no duodeno e, por consequência, sobre a concentração dos líquidos corpóreos, a presença de solução hipertônica no duodeno também colabora para a diminuição da motilidade gástrica, por meio da ativação dos reflexos inibitórios.

Além dessas características, há um controle endócrino sobre o esvaziamento gástrico. Não se sabe exatamente quais hormônios fazem *feedback* inibitório sobre o estômago, mas especula-se a participação de uma série deles nesse processo. O mais potente parece ser a colecistocinina (CCK), secretada quando o quimo ácido ou rico em gordura proveniente do estômago atinge o duodeno. Entretanto, hormônios como a secretina e o peptídio inibidor gástrico (GIP) também são possíveis inibidores do esvaziamento gástrico.

Intestino delgado | Motilidade

O ID do cavalo é relativamente curto; mede cerca de 20 a 25 m, o que corresponde a 30% da extensão do sistema gastrintestinal. A velocidade de deslocamento de conteúdo é de 20 a 30 cm/min. Portanto, o tempo médio de esvaziamento é de 90 a 120 min para alimentos sólidos e de 45 a 60 min para líquidos.

A motilidade no ID é definida por ondas de mistura e propulsão. Nesse segmento, a motilidade ocorre em duas fases distintas, uma digestiva e uma interdigestiva. A fase digestiva compreende o período após a ingestão do alimento, e nela observa-se a presença de ondas de mistura ou segmentação que não contribuem muito para a propulsão aboral do conteúdo. Além das ondas de mistura, contrações peristálticas propulsoras iniciadas pelas ondas lentas deslocam o conteúdo por curtas distâncias até que novas ondas de mistura se iniciem. Esse padrão de motilidade no ID evidencia sua função intimamente associada à absorção de nutrientes. A sequência de ondas de mistura alternadas a pequena propulsão garante renovação contínua do conteúdo que mantém contato com a mucosa absortiva.

A fase interdigestiva da motilidade no ID é caracterizada por ondas peristálticas vigorosas que se estendem por longos segmentos e, às vezes, por toda a extensão do ID. Essas ondas são definidas como complexo de motilidade migratória (CMM) e têm a função de deslocamento de todo o material não digerido, além de colaborar para a manutenção da população bacteriana, impedindo a migração de microrganismos do íleo para o duodeno.

Função da valva ileocecal

A principal função da valva ileocecal é impedir o refluxo de conteúdo do cólon para o ID. Além da parede do íleo, na transição entre íleo e ceco, existe uma musculatura espessa denominada esfíncter ileocecal. Essa região permanece, quase continuamente, levemente contraída, retardando o deslocamento de conteúdo do íleo para o ceco. Esse retardamento facilita a absorção de nutrientes pela mucosa no íleo. O esfíncter pode relaxar diante de atividade peristáltica mais intensa no íleo, possibilitando o movimento de conteúdo para o ceco. Quando o ceco se distende, a contração do esfíncter se intensifica e o peristaltismo no íleo é inibido, retardando o deslocamento de maior volume de conteúdo para o ceco.

Intestino grosso | Movimentos do cólon

O IG dos equinos é muito desenvolvido e seu volume representa cerca de 60% do volume total do sistema gastrintestinal. A forma anatômica e a motilidade do ceco e do cólon dos equinos favorecem o maior tempo de retenção do alimento. Com relação aos outros compartimentos, o que possibilita a ação dos microrganismos na digestão dos constituintes da parede celular das forragens é, entre outros fatores, o tempo de permanência do conteúdo nesses compartimentos. O tempo médio de retenção (TMR) do alimento no IG varia de acordo com sua natureza. Nos equinos, o tempo de passagem é influenciado pelo aspecto físico da dieta.

O IG do cavalo compreende seções volumosas, bem articuladas e compartimentalizadas. Na porção distal do íleo, encontra-se o ceco, com capacidade média de 25 a 35 ℓ, ligado ao cólon ventral direito, o qual, junto com o cólon ventral esquerdo e as porções esquerda e direita do cólon dorsal, compõe o cólon maior, que mede cerca de 3 a 4 m e tem o dobro da capacidade do ceco. Os quatro segmentos do cólon estão conectados por flexuras que delimitam a população microbiana de região para região. A flexura pélvica do cólon maior e a junção entre o cólon maior e o menor têm diâmetros relativamente pequenos, fazendo com que o deslocamento de partículas grandes seja restrito por essas áreas.

Nos equinos, a dieta entra primeiro no ceco e depois é deslocada para o cólon. O cólon maior é o local primário de digestão microbiana. A motilidade do ceco equino consiste em mistura, com ocasionais movimentos em massa que transferem grandes quantidades de conteúdo para o cólon.

O cólon tem funções associadas à absorção de água e eletrólitos, armazenamento de fezes e fermentação de matéria orgânica que escapa da digestão e absorção no ID. O extenso e amplo cólon do cavalo garante todas essas funções com base em um padrão de motilidade que envolve ondas de mistura, importantes tanto para a absorção quanto para a fermentação. Grandes constrições circulares ocorrem no cólon, o que faz as áreas não estimuladas se inflarem em sacos denominados haustrações, que realizam a função de misturar e conferir resistência ao fluxo.

Outra característica da motilidade do cólon é que ele realiza a retropropulsão ou antiperistaltismo, que define o movimento em direção oral (Figura 1.10). Essa condição é possível por causa da presença de células de Cajal (identificadas como verdadeiros marca-passos), capazes de produzir ondas lentas cuja direção de propagação é inversa àquela do peristaltismo. O movimento antiperistáltico causa intensa atividade de mistura, desloca o conteúdo para as porções mais proximais do cólon e retarda o deslocamento do conteúdo, característica associada à maior exposição do conteúdo à superfície mucosa.

No cólon, há ainda períodos de intensa motilidade propulsora, descritos pelos movimentos em massa. Trata-se de um tipo de peristaltismo modificado no qual um anel constritivo muscular se forma deslocando-se pela parede muscular e colaborando para o deslocamento adiante em massa do conteúdo no cólon. No momento em que a massa de conteúdo, identificada pelas fezes, atinge o reto, é reconhecida a necessidade de evacuar. Irritações do cólon devem colaborar para o início de movimentos em massa bastante intensos.

Pouco se sabe sobre a regulação da motilidade no cólon menor dos equinos. A forma esférica das fezes, denominada cíbala, provavelmente resulta da intensa motilidade do tipo segmentação no cólon menor, onde as fezes são formadas.

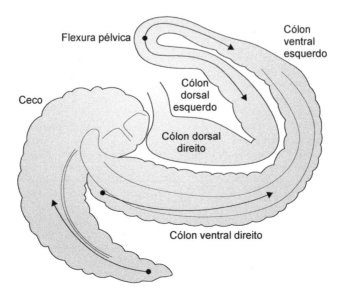

Figura 1.10 Marca-passos no cólon definem o movimento antiperistáltico.

Defecação

O ânus é formado por dois esfíncteres, um interno, constituído de músculo liso, representado pela musculatura circular que se estende desde o reto, e um externo, constituído de músculo estriado esquelético. O esfíncter interno recebe inervação parassimpática, representada pelo nervo pélvico, capaz de promover efeito de relaxamento nessa área, e inervação simpática, representada pelo nervo hipogástrico, responsável pela constrição do esfíncter. O esfíncter anal externo, por outro lado, mantém contração tônica regulada por inervação motora representada pelo nervo pudendo.

No momento em que as fezes entram no reto, ocorre a distensão da parede muscular, e esse evento desencadeia sinais aferentes que se propagam pelo plexo mioentérico e desenvolvem ondas peristálticas que empurram as fezes em direção ao reto. À medida que a onda peristáltica se aproxima do ânus, o esfíncter anal interno se relaxa e, se o esfíncter externo estiver relaxado conscientemente, ocorre a defecação. Entretanto, somente esses sinais não são suficientes para o deslocamento de grande quantidade de fezes. Somado a esse mecanismo, há o reflexo retroesfinctérico. A presença de fezes no reto define a estimulação de terminações nervosas cujos sinais são transmitidos para a medula espinal e de volta ao cólon, ao reto e ao ânus pelas fibras do nervo pélvico. Esses sinais intensificam as ondas peristálticas e relaxam o esfíncter interno, convertendo o que era inicialmente um estímulo para contração fraca a um estímulo intenso e capaz de esvaziar extensão significativa do cólon e do reto (Figura 1.11).

Secreções no sistema gastrintestinal

Existe uma grande variação na composição das secreções nas diferentes regiões do tubo gastrintestinal. Contudo, essas secreções consistem em uma combinação de água, eletrólitos, muco e enzimas. A maior parte da água e dos eletrólitos é reabsorvida à medida que se desloca ao longo do tubo. As enzimas participam principalmente da função de digestão química, enquanto o muco funciona como um lubrificante espesso que ajuda a evitar lesões mecânicas e enzimáticas sobre a mucosa gastrintestinal.

As secreções das glândulas salivares e gástricas, do pâncreas e a secreção biliar são lançadas no lúmen do sistema gastrintestinal. Com exceção das secreções biliares, as demais secreções apresentam enzimas que hidrolisam carboidratos, gorduras e proteínas, além de apresentarem eletrólitos importantes para a ação enzimática e para a regulação do pH em diferentes segmentos do tubo gastrintestinal.

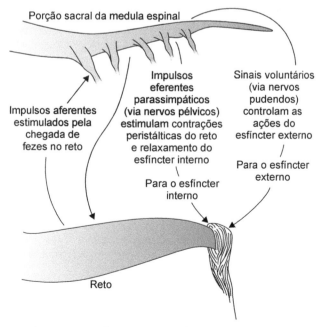

Figura 1.11 Reflexo retroesfinctérico. O reflexo é iniciado pelo movimento das fezes no reto e resulta em movimento peristáltico da parede retal e relaxamento do esfíncter anal interno, e, diante do relaxamento voluntário do esfíncter anal externo, ocorre a defecação.

Em condições naturais, a maioria das secreções é formada principalmente quando da presença de conteúdo em sistema digestório e acredita-se que o estímulo para secreção seja dado pelo contato direto do conteúdo com as células glandulares superficiais, seja por meio de estimulação tátil ou química, seja pela distensão da parede. Entretanto, deve-se considerar uma fase cefálica de secreção, que diz respeito à manifestação da secreção mesmo na ausência de conteúdo. Essa fase da secreção ocorre quando o animal se mantém na expectativa de uma dieta, portanto, na ausência de conteúdo no tubo gastrintestinal, e é importante pois prepara o ambiente para a recepção da dieta. Por outro lado, caso não ocorra o fornecimento do alimento ao animal, essa secreção poderá ocorrer em um ambiente sem o alimento, o que facilitará o aparecimento de lesões na mucosa, desencadeando gastrites e, em casos mais graves, úlceras. Assim, o fornecimento de alimentos a animais estabulados ou com restrição de alimento deve ser feito sempre respeitando os horários para um melhor aproveitamento e para evitar doenças no animal.

Controle da secreção

A secreção em sistema gastrintestinal é mantida, em sua maior extensão, por estimulação parassimpática. Essa condição é evidente na porção anterior do sistema gastrintestinal, mas também na porção distal do IG, representada pelos nervos pélvicos. Nas demais regiões, a secreção ocorre em resposta a estímulos neurais locais e hormonais, apesar de, em muitos locais, ocorrer sobreposição desses efeitos.

O sistema simpático apresenta pequeno efeito de estimulação sobre a atividade secretora. Por outro lado, também promove vasoconstrição acentuada dos vasos que suprem as glândulas e, portanto, reduz a secreção em razão da diminuição do suprimento sanguíneo.

Secreção salivar

Os equinos têm três pares de glândulas salivares: glândulas parótidas, cujas dimensões são consideráveis, glândulas submandibulares e glândulas linguais. Cada uma dessas glândulas drena para um ducto com abertura na cavidade oral. Além dessas glândulas, outras menores podem ser identificadas em toda a mucosa oral, garantindo secreção ampla. A secreção pelas diferentes glândulas é descrita como conteúdo de viscosidade serosa à mucosa. As glândulas salivares são compostas de ácinos e ductos salivares.

Nos equinos, a saliva é produzida durante a mastigação. Assim, o tempo de mastigação tem grande influência sobre a função secretora.

Equinos produzem de 40 a 90 mℓ de saliva por minuto, quantidade que é variável de acordo com a natureza do alimento, e não há grandes evidências de secreção em fase cefálica. A saliva dos equinos não contém concentrações significativas de enzimas digestivas, mas, sim, expressivas quantidades de eletrólitos e bicarbonato (50 mEq/ℓ), que provavelmente servem para neutralizar os ácidos formados na porção inicial do estômago, evitando o aparecimento de úlceras gástricas, além de umedecer o alimento e possibilitar que este seja moldado em bolos lubrificados que favorecem a deglutição e a mistura ao suco gástrico. Na boca, o sistema mecânico definido pela mastigação, aliado ao sistema bioquímico, identificado pela saliva, desenvolve lentamente a pré-digestão da celulose da dieta, como modo de preparar e poupar tempo da digestão no intestino. O tipo de dieta oferecida ao animal deve colaborar para a mastigação e, consequentemente, para a secreção de grande volume de saliva.

A secreção de saliva é realizada em duas etapas. Primeiro, os ácinos garantem a secreção primária rica em eletrólitos em concentrações próximas às plasmáticas. À medida que esses eletrólitos se deslocam pelos ductos, por transporte ativo, íons Na^+ são reabsorvidos em troca da secreção de K^+. Portanto, a concentração de Na^+ na secreção diminui, enquanto a de K^+ aumenta; contudo, mais Na^+ é reabsorvido do que K^+ secretado. Essa condição cria uma diferença elétrica entre os líquidos corpóreos que envolvem a área e os ductos salivares (por causa da reabsorção de cargas positivas representadas pelo Na^+). A menor positividade do conteúdo do ducto possibilita reabsorção de Cl^-, atraído pelas cargas elétricas do Na^+. Assim, a concentração de Cl^- na secreção salivar também tende a diminuir, acompanhando a diminuição das concentrações de Na^+.

Na segunda etapa da secreção salivar, observa-se secreção ativa de bicarbonato (HCO_3^-) pelas células epiteliais do ducto. Parte do HCO_3^- é secretada por meio da troca por Cl^- que foi reabsorvido.

O resultado final dos transportes em ducto após a secreção acinar é de saliva com baixas concentrações de Na^+ e Cl^-, enquanto as concentrações de K^+ e HCO_3^- são elevadas. Não há um componente regulador endócrino sobre as glândulas salivares.

Secreção gástrica

Os cavalos apresentam a porção proximal gástrica recoberta por epitélio escamoso estratificado não glandular, enquanto a porção distal apresenta estrutura glandular e, portanto, secretora. A mucosa não glandular ocupa a maior parte da extremidade oral gástrica e sua espessura impede a absorção adequada. Outra característica é que a região não glandular não apresenta qualquer glândula mucosa, de maneira que a lubrificação da superfície é mantida totalmente por ação das secreções salivares deglutidas junto à dieta.

Apesar de a função da porção não glandular não estar clara, sabe-se que nessa região ocorre fermentação sob a ação de microrganismos que degradam açúcares, amido e proteínas. A porção não glandular do estômago dos equinos é povoada por bactérias gram-positivas, sem capacidade de se fixar na mucosa, que não formam associações com outras bactérias, mas são capazes de inibir as bactérias potencialmente patogênicas de se fixarem na mucosa, possivelmente por competição pelo substrato.

Como há pouca atividade de mistura no estômago proximal, o conteúdo da dieta na região não glandular deve ser protegido das secreções da região glandular. Essa condição é importante pois impede que as secreções ácidas comprometam a viabilidade das bactérias, mantendo a função fermentativa.

A região glandular gástrica apresenta dois tipos glandulares: as glândulas gástricas (ou oxínticas) secretoras de ácido clorídrico, pepsinogênio e muco e as glândulas pilóricas, secretoras de muco, que protege a mucosa pilórica da ação das demais secreções gástricas. As glândulas pilóricas também secretam o hormônio gastrina.

A glândula gástrica (ou oxíntica) é composta de células mucosas do cólon, que secretam muco alcalino, células pépticas (ou principais), que secretam altas concentrações de pepsinogênio, e células parietais (ou oxínticas), que secretam ácido clorídrico e fator intrínseco (Figura 1.12).

Os equinos mantêm síntese contínua de ácido clorídrico (HCl) no compartimento gástrico, em contraste com outras espécies que apresentam síntese modulada pela presença ou possibilidade de antecipação da dieta ou pela ingestão de alimento. Trata-se de animais adaptados à ingestão praticamente contínua de alimento.

Secreção de ácido clorídrico pelas células parietais

A estimulação das células parietais possibilita que a solução de HCl gástrica tenha pH da ordem de 0,8. A estrutura das células parietais, situadas na profundidade das glândulas gástricas, apresenta um grande número de canalículos intracelulares ramificados que ampliam a superfície secretora de íons H^+ e Cl^- e garantem espaço para que esses íons se associem e sintetizem HCl, que é deslocado para o lúmen gástrico.

Nas células parietais, a água (H_2O) reage com o dióxido de carbono (CO_2) que se origina do metabolismo celular, mas que também chega pelo sangue. A reação, catalisada pela enzima anidrase carbônica, dá origem ao ácido carbônico (H_2CO_3), que se dissocia em H^+ e HCO_3^-. O H^+ é transportado para o lúmen gástrico e, por transporte ativo, trocado pelo potássio. O transporte é realizado por uma bomba denominada H^+/K^+ ATPase, também conhecida como bomba de prótons. Como a bomba Na^+/K^+ ATPase mantém altas concentrações de K^+ no meio intracelular, somente outra bomba colaboraria para o retorno do K^+ ao citoplasma. Até aqui se observa secreção de H^+.

O HCO_3^- resultante da dissociação do H_2CO_3 é transportado para o líquido extracelular por mecanismo de troca (transporte ativo secundário) com o Cl^-. O Cl^- ganha o citoplasma e, em seguida, por meio de canais de Cl^-, é secretado pela extremidade dos canalículos em direção ao lúmen gástrico. É no ambiente da proximidade dos canalículos que H^+ e Cl^- se associam, dando origem ao HCl (Figura 1.13). Grande número de moléculas passa para os canalículos, deslocadas por osmose, por causa da grande concentração de íons secretados. Apesar de o ácido estar diluído em meio às secreções gástricas, uma barreira gástrica o impede de vazar para a mucosa de acordo com o seu gradiente químico. A barreira gástrica é representada pelas junções estreitas entre as células epiteliais e a secreção de muco alcalino protetor.

A liberação de HCO_3^- para os líquidos corpóreos tende a manter ligeira alcalinização do sangue durante a digestão. Tal evento é denominado maré alcalina ou alcalose pós-prandial. Em condições normais, essa alcalose é revertida quando o HCO_3^- do sangue é consumido na neutralização das secreções gástricas, no momento em que o conteúdo ácido entra no duodeno. Portanto, em condições fisiológicas, a síntese de ácido em compartimento gástrico resulta em discretas e transitórias alterações sobre o pH sanguíneo.

A acetilcolina liberada pelas terminações parassimpáticas excita a célula parietal na manutenção da sua função e garante a síntese gástrica de HCl. Como observado anteriormente, a acidez no ambiente gástrico pode ser bem elevada, com pH próximo de 0,8. Entretanto, a atividade da célula parietal é controlada continuamente por sinais que ampliam a ação da acetilcolina. As células parietais têm sua função regulada por outro tipo celular e são denominadas enterocromafins, cuja função primária é secretar histamina. As células semelhantes às enterocromafins localizam-se na camada submucosa e, portanto, secretam histamina em uma região muito próxima às células parietais das glândulas gástricas. A histamina

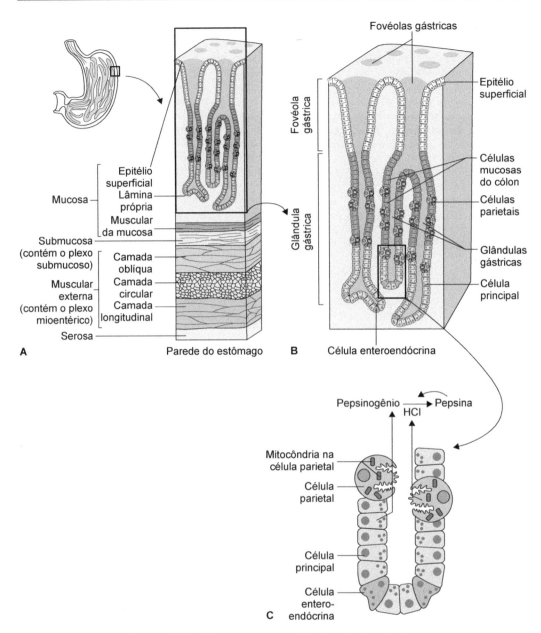

Figura 1.12 A a C. Estrutura esquemática da glândula gástrica.

secretada atua sobre receptores histaminérgicos do tipo 2 (H_2), excitatórios, localizados na membrana das células parietais. A síntese de HCl é relacionada diretamente à concentração de histamina secretada, e a secreção de histamina é, por sua vez, estimulada por substâncias hormonais secretadas pelo SNE e pela gastrina.

A gastrina é um hormônio cuja síntese e secreção são feitas pelas células da própria gastrina, conhecidas como células G. Essas células se localizam nas glândulas pilóricas, portanto, no estômago distal. A gastrina é um peptídio secretado em resposta à presença de proteína no compartimento gástrico. Uma vez secretada, facilmente alcança receptores excitatórios localizados na membrana das células semelhantes às enterocromafins, causando a liberação de histamina, que age rapidamente, estimulando as células parietais. Além dos receptores para acetilcolina e histamina, as células parietais também apresentam receptores para gastrina.

A presença de conteúdo proteico e a distensão são capazes de ativar receptores de estiramento na

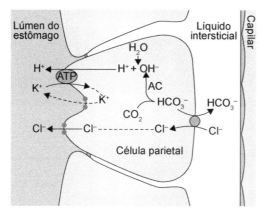

Figura 1.13 As células parietais garantem a síntese de HCl no lúmen gástrico.

parede gástrica, estimulando as células G e garantindo a liberação de acetilcolina através do SNE. Nos equinos, a visualização do alimento apresenta pouco efeito sobre essa secreção. A acidez aumentada no compartimento gástrico inibe as células G, porém a presença de alimento desenvolve efeito de tamponamento, removendo o efeito do ácido sobre as células G, estimulando secreção de gastrina e, assim, aumentando a síntese de ácido em compartimento gástrico com a atividade das células parietais.

A atividade das células parietais colabora para a redução do pH gástrico; todavia, a diminuição do pH para próximo de 2 inibe as células G e, consequentemente, diminui a secreção de gastrina. Assim, o estímulo da gastrina sobre as células parietais é removido gradualmente e a síntese ácida no compartimento gástrico também. Associados a isso, à medida que o alimento sai do estômago, os estímulos iniciais, induzindo liberação de gastrina, diminuem. Observa-se elevação do pH gástrico.

A ação combinada das três substâncias (acetilcolina, gastrina e histamina) sobre a célula parietal resulta em alta síntese gástrica de HCl. A histamina desenvolve sua ação por meio da síntese intracelular de cAMP (adenosina monofosfato cíclico) e potencializa a atividade das células parietais estimuladas pela acetilcolina e pela gastrina, que desenvolvem ação empregando o cálcio como segundo mensageiro.

Outro fator que colabora com a descrição de controle sobre as células parietais é a acidez duodenal. Acredita-se que uma alça de *feedback* colabore para diminuir a atividade das células parietais quando ácido gástrico flui para o duodeno, diminuindo o pH duodenal. A alça ocorre de maneira a proteger a mucosa duodenal, não

adaptada à acidez extrema. É provável que o hormônio secretina, produzido por células endócrinas duodenais, garanta tal mecanismo.

Junto à secreção de HCl, a célula parietal faz a secreção da substância fator intrínseco, essencial para a absorção de vitamina B_{12} no íleo.

Secreção de pepsinogênio pelas células principais

Vários pepsinogênios, identificados como zimogênios (proenzima inativa) são armazenados e secretados pelas células principais da glândula gástrica. Diferentes pepsinogênios desenvolvem as mesmas funções; no entanto, necessitam ser ativados. Quando secretado, o pepsinogênio não apresenta função, mas em contato com as secreções ácidas é clivado para dar origem a uma proteína denominada pepsina, que descreve a forma enzimática ativa. A pepsina tem ação proteolítica garantida em meio ácido com pH entre 1,8 e 3,5. A secreção de pepsinogênio pelas células principais é estimulada pela acidez gástrica e pela acetilcolina, liberada pelo plexo mioentérico. É provável que a acidez não estimule diretamente, mas provoque reflexos nervosos entéricos que amplificam os sinais colinérgicos para as células principais.

Função das células mucosas

As glândulas pilóricas praticamente não contêm células parietais ou principais; ao contrário, contêm inúmeras células mucosas, semelhantes às células mucosas do cólon identificadas nas glândulas gástricas. A descrição funcional de ambas é a mesma.

Essas células secretam grande quantidade de muco, que auxilia na lubrificação e na proteção da parede gástrica contra a digestão desenvolvida pelas demais substâncias secretadas no ambiente gástrico.

Todo o epitélio glandular gástrico apresenta entre as células epiteliais as denominadas células mucosas superficiais. Elas são responsáveis por grande secreção de muco viscoso que recobre a superfície mucosa gástrica, promovendo uma barreira mucosa espessa e protetora, bem como contribuindo para a lubrificação e o deslocamento do conteúdo em compartimento gástrico.

O muco secretado é identificado como muco alcalino, em razão da habilidade das células de secretar HCO_3^- junto ao muco. Assim, a parede gástrica não é exposta diretamente à ação proteolítica da pepsina e do HCl (Figura 1.14), caracterizando a barreira gástrica.

As glândulas pilóricas secretam gastrina, que tem papel associado ao controle da secreção sobre a atividade da célula parietal e, portanto, sobre o pH gástrico.

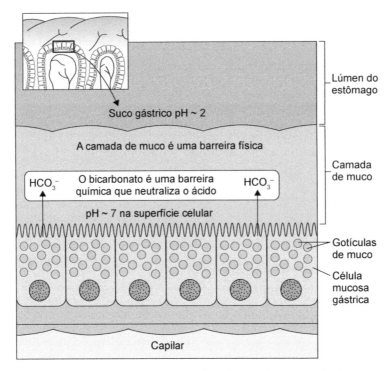

Figura 1.14 A e B Barreira mucobicarbonato da mucosa gástrica.

As células mucosas são estimuladas pela acetilcolina das terminações nervosas do plexo mioentérico e pela prostaglandina E_2 (PGE_2). As prostaglandinas, secretadas pelas células semelhantes às enterocromafins, também comprometem a síntese de cAMP pelas células parietais, reduzindo o estímulo mantido pela histamina para a secreção dos íons H^+ e Cl^-. Observa-se que a ação da prostaglandina garante aumento do muco alcalino e diminuição das secreções ácidas em compartimento gástrico.

Os anti-inflamatórios não esteroidais (AINE) podem colaborar para a manifestação de grande irritação gástrica. A razão da sensibilidade é explicada pelo fato de essas substâncias garantirem diminuição de PGE_2, o que visa a diminuir a manifestação do processo inflamatório, mas também diminui a secreção de muco alcalino sobre a mucosa gástrica e aumenta a síntese gástrica de HCl.

Secreção pancreática exócrina

A estrutura glandular pancreática é bastante semelhante à das glândulas salivares (Figura 1.15), porém o pâncreas é composto de dois tipos glandulares funcionalmente distintos. A menor porção representa apenas 2% do tecido pancreático, é constituída pelas ilhotas de Langerhans, secretoras de diferentes hormônios, e identifica o pâncreas endócrino. O restante do tecido pancreático representa o pâncreas exócrino e tem função relacionada com a síntese de secreções digestivas que são liberadas para o intestino.

As enzimas pancreáticas são secretadas pelos ácinos pancreáticos e grande volume de solução de bicarbonato de sódio ($NaHCO_3$) é secretado pelos ductos que se originam nos ácinos. As diferentes enzimas podem garantir a digestão de proteínas, carboidratos e gorduras. Assim, as secreções pancreáticas apresentam dois componentes: um aquoso, isotônico em relação ao plasma e constituído por concentração de $NaHCO_3$ superior à plasmática e capaz de neutralizar, no duodeno, o quimo ácido proveniente do estômago (essa secreção é mantida pelas células dos ductos pancreáticos); e outro proteico e constituído de diferentes precursores enzimáticos, denominados zimogênios, sintetizados pelas células acinares. Assim, a secreção pancreática exócrina é o produto da combinação dos dois componentes, secretados por duas populações de células distintas e cujo controle também difere.

As enzimas mais importantes responsáveis pela digestão de proteínas são tripsina (a mais abundante), quimotripsina e carboxipeptidase. A tripsina e a quimotripsina hidrolisam proteínas, mas não as reduzem a aminoácidos individuais.

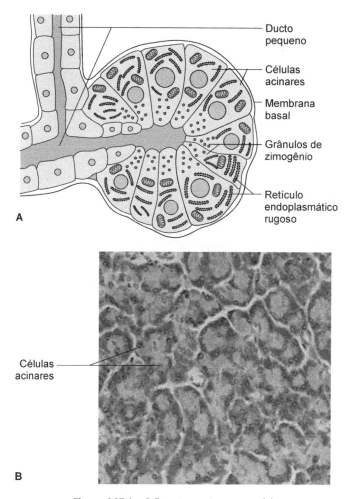

Figura 1.15 A e B Estrutura acinar pancreática.

Contudo, a carboxipeptidase consegue reduzir a proteína até o aminoácido individual e, portanto, conclui a digestão de proteínas. Como essas enzimas digerem proteínas, elas são potencialmente lesivas às células pancreáticas; por isso, sintetizadas, são armazenadas em grânulos citoplasmáticos sob a forma de zimogênios. As formas inativas das enzimas proteolíticas pancreáticas são: tripsinogênio, quimotripsinogênio e procarboxipeptidase. Elas são ativadas somente quando alcançam o ID. No intestino, o tripsinogênio é ativado pela enzima enteropeptidase, secretada pelas células epiteliais no ID proximal, após o contato do quimo com a mucosa. Por ação da enteropeptidase, o tripsinogênio é convertido em tripsina e, na sequência, outro tripsinogênio pode ser convertido por ação da tripsina formada. A mesma tripsina ativa as demais proteases pancreáticas (Figura 1.16).

Para que a tripsina e as demais enzimas não iniciem a digestão do tecido pancreático, as mesmas células secretoras das enzimas proteolíticas secretam uma substância inibidora da tripsina. Assim, a ativação da tripsina só poderá ser observada no intestino sob a ação da enteropeptidase.

As células epiteliais dos ductos que se originam nos ácinos pancreáticos secretam água e HCO_3^-, que devem ser deslocados para o duodeno na intenção de neutralizar o ácido vindo do compartimento gástrico. À semelhança das células parietais gástricas, as células dos ductos pancreáticos mantêm produção contínua de H^+ e HCO_3^- a contar da ação da anidrase carbônica. Na membrana luminal das células do ducto, HCO_3^- e Na^+ são transportados ativamente para o lúmen, enquanto, por transporte ativo secundário, H^+ é trocado por Na^+ na membrana basal da mesma célula. O movimento de íons Na^+ e HCO_3^- do sangue para o lúmen do ducto pancreático cria gradiente de pressão osmótica que causa fluxo de água, garantindo a formação de solução de HCO_3^- isosmótica.

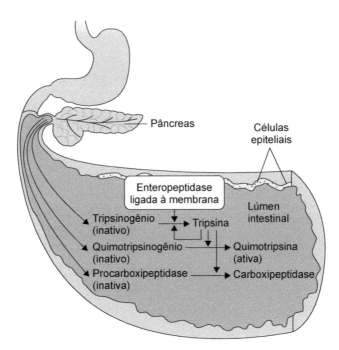

Figura 1.16 Ativação das proteases pancreáticas no ID. As proteases pancreáticas são secretadas sob a forma inativa e ativadas no duodeno.

Assim, o H^+ e o HCO_3^- formados pela degradação do ácido carbônico são transportados por membranas opostas da célula, e a célula secretora pancreática mantém função contrária àquela da célula parietal e neutraliza o HCl no segmento proximal do duodeno. Em condições naturais, todo o H^+ secretado pelo estômago retorna aos fluidos extracelulares, mesmo que não seja o mesmo íon H^+ secretado pelo estômago, e todo o HCO_3^- que entrou no fluido extracelular durante a secreção gástrica retorna agora ao duodeno via pâncreas.

A adição de HCO_3^- ao duodeno é necessária para evitar a lesão da mucosa, uma vez que, além de possibilitar a neutralização dos íons H^+, colabora com o aumento do pH local, o que inativa a pepsina que chega ao duodeno, impedindo sua ação sobre a mucosa duodenal, mas colaborando para a ativação das enzimas pancreáticas.

A regulação da secreção pancreática pode ser observada nas fases cefálica, gástrica e intestinal. A fase cefálica é aquela na qual a secreção ocorre em algum grau, no momento em que o animal antecipa a possibilidade da dieta; as fases gástrica e intestinal são definidas pela presença de conteúdo em compartimentos gástrico e intestinal, respectivamente. As fases cefálica e gástrica são mantidas principalmente por estimulação colinérgica pelas terminações nervosas vagais, enquanto a fase intestinal é garantida não só por essa estimulação, mas também por ação do sistema endócrino intestinal.

A presença de alimento em segmento proximal do ID faz com que as células I da mucosa duodenal secretem o hormônio CCK. A secreção de CCK é estimulada pela presença de proteína e gordura do quimo no duodeno. A CCK chega ao pâncreas pela circulação sanguínea e promove, principalmente, a secreção de mais enzimas digestivas pancreáticas pelas células acinares, função que se soma àquela da acetilcolina vagal.

Outro hormônio, conhecido como secretina e produzido nas células S da mucosa duodenal e do jejuno, é secretado quando quimo ácido, com pH inferior a 5,0, chega ao duodeno, vindo do estômago. A secretina, via circulação sanguínea, alcança as células epiteliais dos ductos pancreáticos e as estimula na secreção de grandes concentrações de HCO_3^- (Figura 1.17). Receptores para secretina, CCK e acetilcolina estão presentes tanto nas células acinares quanto nas células do ducto, e vias de sinalização citoplasmática são potencializadas no momento em que os três tipos de receptores são ativados.

Secreção biliar
Uma das muitas funções do fígado é secretar bile de maneira contínua para o ID, uma vez que, nos

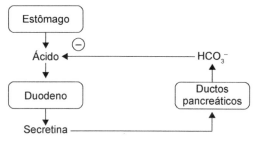

Figura 1.17 Função da secretina. A secretina é secretada no duodeno, em resposta ao pH reduzido, e circula na corrente sanguínea para causar secreção de bicarbonato pelos ductos pancreáticos (assim como pelos ductos biliares e pela mucosa pancreática), neutralizando o ácido gástrico no lúmen duodenal.

equinos, a ausência da vesícula biliar não torna possível o armazenamento da bile. A bile se relaciona com a digestão e a absorção de gorduras, pois apresenta, em sua composição, grande concentração de ácidos biliares que emulsificam a gordura da dieta, possibilitando a formação de gotículas de gordura capazes de sofrer ação das lipases secretadas junto ao suco pancreático. A bile também serve como via de excreção de diferentes produtos do sangue, incluindo a bilirrubina, como produto final da destruição da hemoglobina.

Os hepatócitos iniciam a secreção de bile. Essa secreção inicial tem grande concentração de ácidos biliares, colesterol e outros constituintes orgânicos. A bile é secretada para os canalículos biliares que se originam no espaço entre as células hepáticas; em seguida, flui pelos canalículos em direção aos septos interlobulares para desembocar nos ductos biliares terminais e daí para ductos progressivamente maiores, chegando ao ducto hepático e ao ducto biliar comum. Através deste último, a bile flui diretamente para o duodeno. Durante o percurso pelos ductos biliares, é acrescentada ao volume inicial de bile uma secreção aquosa de íons Na^+ e HCO_3^-, secretados pelas células epiteliais que revestem os canalículos e ductos. Essas células epiteliais do ducto biliar funcionam de maneira semelhante às células dos ductos pancreáticos. O estímulo sobre essas células é dado pela secretina, que garante a secreção de HCO_3^- para complementar a secreção pancreática na função de neutralização do quimo ácido que chega do estômago.

Os hepatócitos sintetizam os ácidos biliares com o colesterol. O colesterol é quase totalmente insolúvel em água, porém alterações químicas específicas o convertem em ácidos biliares, resultando em moléculas com uma porção hidrossolúvel e uma lipossolúvel, característica de moléculas detergentes. Por causa da dupla solubilidade, os ácidos biliares possibilitam que os lipídios mantenham-se solúveis em água. Os sais desses ácidos biliares emulsificam os lipídios da dieta e solubilizam os produtos da digestão de gorduras.

A ação detergente dos sais biliares é observada porque estes diminuem a tensão superficial das gotas de gordura e garantem que, a começar da atividade de mistura e diante da temperatura visceral, as gotas de gordura sejam reduzidas a gotículas, o que é denominado emulsificação. Os sais biliares ajudam na absorção de ácidos graxos, monoglicerídios, colesterol e outros lipídios do trato intestinal, como será visto adiante.

Secreções intestinais

No início da inserção do duodeno ao compartimento gástrico há um grande número de glândulas mucosas compostas denominadas glândulas de Brünner. Essas glândulas secretam grande quantidade de muco alcalino em resposta a estímulos irritantes sobre a mucosa duodenal, à estimulação vagal (que se faz simultânea à estimulação da secreção gástrica e pancreática) e ao hormônio secretina. A função do muco é proteger a mucosa da acidez do conteúdo que chega do estômago. É importante considerar que o muco secretado pelas glândulas de Brünner é rico em bicarbonato, que se soma ao bicarbonato do suco pancreático e da bile com finalidade de neutralização do HCl na região. Enquanto a ação vagal determina estímulo sobre as glândulas de Brünner, a ação simpática define inibição da secreção. Sendo o sistema simpático identificado como sistema do estresse, condições diversas associadas ao estresse podem colaborar para a diminuição do efeito protetor nessa área, favorecendo manifestação de úlceras pépticas.

Ainda na superfície mucosa do ID, existem depressões denominadas criptas de Lieberkühn, presentes entre as vilosidades intestinais (Figura 1.18). O epitélio das criptas e vilosidades é constituído de pequeno número de células caliciformes capazes de secretar muco, que lubrifica e protege a superfície intestinal, e inúmeros enterócitos, os quais, nas criptas, secretam água e eletrólitos ao mesmo tempo que absorvem água, eletrólitos e produtos finais da digestão. Essas secreções são semelhantes ao líquido extracelular e têm pH que tende à alcalinidade. O fluxo de líquido das criptas para as vilosidades proporciona veículo aquoso para a absorção de substâncias do quimo, em contato com as vilosidades.

O mecanismo exato da secreção pelas criptas não é claro, mas sabe-se da secreção ativa de íons Cl^- e HCO_3^-. A secreção dos dois íons cria um

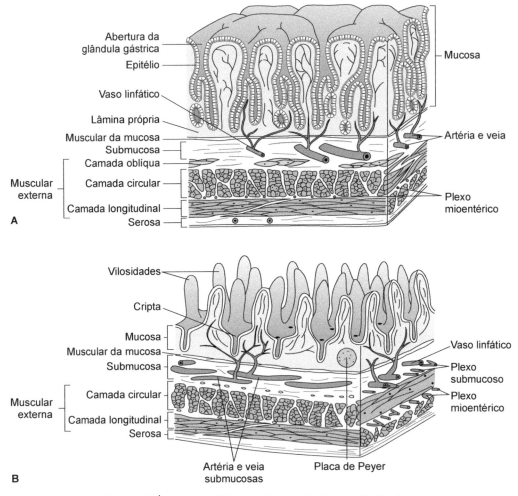

Figura 1.18 A e B. Área de superfície intestinal ampliada pelas vilosidades e criptas.

gradiente elétrico que arrasta o Na^+ para o líquido secretado. Por fim, todos os íons criam fluxo osmótico de água, caracterizando a secreção.

A secreção pelos enterócitos da mucosa que recobrem as vilosidades apresenta enzimas digestivas, entre as quais diversas peptidases, enzimas associadas à hidrólise de dissacarídios e pequenas quantidades de lipase intestinal. A regulação sobre as secreções intestinais é dada pelo SNE, principalmente diante do estímulo irritante do conteúdo ácido sobre a mucosa intestinal.

As células epiteliais das criptas de Lieberkühn continuamente sofrem mitose e suas novas células migram para a base das criptas, renovando o epitélio dos vilos. À medida que as células dos vilos envelhecem, elas se desprendem destes, sendo excretadas nas secreções intestinais. O crescimento de novas células possibilita o reparo das escoriações que ocorrem na mucosa.

A mucosa do IG, assim como a do ID, apresenta inúmeras criptas de Lieberkühn, constituídas principalmente por células secretoras de muco. A secreção é regulada pelo estímulo de contato do conteúdo intestinal com as células secretoras, por reflexos locais que estimulam as células mucosas nas criptas de Lieberkühn e pela estimulação parassimpática representada pelas ramificações pélvicas no IG.

Digestão e absorção intestinal

Sem a digestão preliminar, os nutrientes da dieta não podem ser absorvidos, pois não se apresentam em suas formas disponíveis aos tecidos até que sejam quebrados em seus componentes básicos. O processo de digestão compreende eventos físicos e químicos. A redução física ou mecânica da dieta é importante porque reduz a partícula de alimento e, assim, colabora para aumentar a área de superfície de ação das enzimas digestivas. A redução das partículas de alimento por meios físicos é concluída quando o alimento deixa o estômago. A digestão tem início na boca e continua no estômago; entretanto, com exceção dos processos fermentativos que acontecem no IG, grande parcela da digestão e da absorção de nutrientes ocorre no ID. As diferentes porções do sistema gastrintestinal têm particularidades quanto aos processos digestivos.

A digestão dos nutrientes da dieta até seus nutrientes básicos ocorre por hidrólise, por meio da inserção de uma molécula de água que rompe ligações químicas. Os carboidratos da dieta são combinações de monossacarídios ligados uns aos outros por condensação; dois monossacarídios se combinam em locais de remoção de íons H^+ e OH^-, formando uma molécula de água. Durante a digestão, esse processo é invertido e os carboidratos são convertidos em monossacarídios por meio da ação de enzimas específicas presentes nas secreções do sistema gastrintestinal e que garantem a reinserção dos íons H^+ e OH^- obtidos da água aos polissacarídios que, assim, se separam em monossacarídios novamente.

Com relação às gorduras que consistem em triglicerídios, são formadas por três moléculas de ácidos graxos condensadas e uma molécula de glicerol. Durante a condensação, três moléculas de água são removidas. Do mesmo modo, a digestão dos triglicerídios da dieta consiste no processo inverso. As enzimas digestivas reinserem três moléculas de água na molécula do triglicerídio, separando as moléculas de ácido graxo e glicerol.

Ligações peptídicas entre os aminoácidos formam as proteínas. Da mesma maneira, na ligação entre os aminoácidos, um íon H^+ foi removido de um aminoácido, e um íon OH^- foi removido de outro, garantindo a ligação por condensação. A hidrólise mantida por ação de enzimas proteolíticas digestivas reinsere a molécula de água perdida nas moléculas de proteína, para cliválas aos seus aminoácidos.

A química da digestão é simples, acontece sempre por meio do mesmo processo básico. A diferença está nas enzimas necessárias para a promoção de hidrólise a cada tipo de alimento. Existem enzimas digestivas que atuam no lúmen do trato gastrintestinal, em uma fase definida como luminal da digestão, e outras que atuam sobre a superfície de membrana das células intestinais, em uma fase definida como fase membranosa da digestão. As enzimas que atuam no lúmen do trato gastrintestinal estão completamente misturadas ao conteúdo e têm origem no pâncreas, mas também na saliva e em secreções gástricas.

As enzimas que catalisam reações na fase luminal da digestão induzem hidrólise completa dos nutrientes, mas o processo é completado por enzimas ligadas à superfície epitelial no ID e descreve a fase membranosa da digestão, que é seguida pela absorção. As enzimas da fase membranosa são sintetizadas pelos enterócitos e quimicamente ligadas à membrana dessas células. Essas enzimas permanecem ligadas à superfície da célula por um segmento de ancoragem, enquanto sua porção catalítica se projeta no sentido do lúmen intestinal. O substrato enzimático precisa estar em contato com o epitélio para que ocorra a ação enzimática.

A superfície mucosa do ID é revestida de projeções semelhantes a dedos, conhecidas como vilos, capazes de ampliar grandemente a superfície intestinal, e os próprios vilos são cobertos com uma superfície de membrana composta de microvilos submicroscópicos e semelhantes a uma escova, caracterizando a borda em escova. Esses microvilos ampliam ainda mais a área de superfície intestinal.

No espaço entre os enterócitos, existem células globosas secretoras de grande quantidade de muco sobre a superfície mucosa intestinal. Esse muco se liga ao glicocálice da borda em escova (camada gelatinosa de glicoproteínas que recobre os microvilos), formando uma superfície viscosa que aprisiona moléculas nas proximidades da membrana. Além disso, a água do lúmen do trato intestinal tende a fluir e encontrar maior resistência ao seu deslocamento nas proximidades da superfície de membrana, onde flui mais lentamente, denominando o que é conhecido como camada estável de água. A camada estável de água forma o microambiente no qual ocorre a fase membranosa da digestão. O conjunto de muco, glicocálice e camada estável de água forma uma importante barreira de difusão, por meio da qual os nutrientes precisam passar antes de chegar aos enterócitos para a absorção.

Suprimento sanguíneo da vilosidade

Uma arteríola central que emerge da artéria submucosa transporta sangue oxigenado até a extremidade (ponta) da vilosidade, onde uma rede capilar se ramifica para fora e é coletada por vênulas e veias, as quais progridem para baixo, na periferia imediatamente abaixo do epitélio mucoso (ver Figura 1.7).

Esse arranjo mantém o suprimento sanguíneo contracorrente da vilosidade. O sangue arterial entra na vilosidade com pressão elevada de oxigênio, mas, à medida que o sangue flui pela arteríola central em direção à ponta da vilosidade, o oxigênio difunde-se pelas veias, onde a pressão do gás é menor. Por causa do arranjo contracorrente do suprimento sanguíneo na vilosidade, ela fica vulnerável a processos isquêmicos que resultam em perda celular da ponta da vilosidade em direção à sua base. Durante processos isquêmicos, pode ser observado o comprometimento na secreção de muco, que deixa a mucosa suscetível à ação das proteases, o desequilíbrio no transporte de eletrólitos (cujos mecanismos serão descritos adiante) e a absorção de toxinas intestinais. Essas consequências podem ser bastante amplas e até fatais para o animal.

Digestão e absorção de carboidratos

Os carboidratos da dieta são representados por amido, sacarose, lactose e fibras. As fibras representam uma importante fonte de energia para o cavalo. Contudo, as fibras vegetais, representadas por hemiceluloses e celulose, não estão sujeitas à digestão hidrolítica desenvolvida pelas enzimas descritas até o momento. A digestão do carboidrato fibroso ocorre no IG, como será visto adiante. A α-amilase pancreática não tem acesso às ligações que possibilitam quebrar as fibras obtidas da dieta.

O amido é um polímero da glicose, com duas formas químicas: a amilose e a amilopectina. Ambas são polímeros de glicose de cadeia longa e a enzima relacionada com a digestão luminal do amido é a α-amilase, capaz de quebrar as cadeias de amido em seus segmentos médios, o que resulta em polissacarídeos de cadeias de extensão intermediária, conhecidos como dextrinas. Essas cadeias continuam sendo quebradas até formarem açúcares complexos denominados maltose e isomaltose.

As enzimas da fase membranosa da digestão dos carboidratos têm como substratos carboidratos complexos, como a sacarose e a lactose, bem como os produtos da digestão luminal do amido, incluindo maltose e isomaltose. Essas enzimas da fase membranosa recebem denominação de acordo com o seu substrato, sendo nomeadas maltase, isomaltase, sacarase e lactase. O único produto da digestão da maltose e da isomaltose é a glicose, enquanto, além deste, a frutose e a galactose são produzidas como consequência da digestão da sacarose e da lactose, respectivamente. Assim, todos os polissacarídeos são reduzidos a monossacarídeos (Figura 1.19).

A presença de um grande número de bombas Na^+/K^+ ATPase junto às membranas basolaterais dos enterócitos possibilita deslocar alta concentração de Na^+ para fora da célula. Essa condição cria diferença de concentração de Na^+ dos dois lados da membrana e torna possível o fluxo de Na^+, pela borda em escova, de volta para o citoplasma. O retorno do Na^+ ocorre por transporte ativo secundário, representado pelo cotransporte com a glicose. A proteína transportadora liga o Na^+ e a glicose e transporta ambos para o citoplasma da célula. Assim, a baixa concentração intracelular de Na^+ arrasta este íon para o citoplasma, levando com ele a glicose.

Uma vez no citoplasma, o Na^+ volta ao lúmen intestinal, pelas membranas basolaterais, por ação

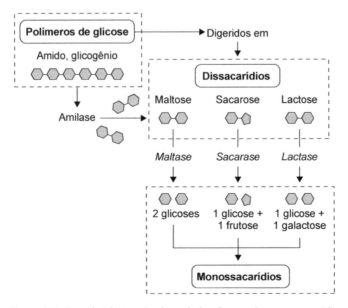

Figura 1.19 Os carboidratos são degradados, formando monossacarídeos.

das bombas de Na^+/K^+ ATPase, que são a força motriz para mover a glicose em direção ao citoplasma. Uma vez no meio intracelular, proteínas que fazem a difusão facilitada deslocam a glicose em direção ao meio extracelular e, em seguida, para o sangue. A galactose é absorvida por mecanismo idêntico ao da glicose, mas a frutose é transportada por difusão facilitada, não acoplada ao Na^+ pelo epitélio intestinal. Grande parte da frutose é fosforilada e, então, convertida em glicose e, em seguida, transportada para o sangue (Figura 1.20).

Digestão e absorção de proteínas

A digestão das proteínas ocorre principalmente no segmento proximal do ID, apesar de ocorrer também no estômago. Os principais produtos da digestão promovida pelas proteases pancreáticas são os aminoácidos, os dipeptídios e os tripeptídios.

Conforme considerado anteriormente, as proteínas da dieta são cadeias de aminoácidos conectadas por ligações peptídicas. As características de cada proteína são determinadas pelos tipos de aminoácidos que compõem a cadeia e pela sequência em que esses aminoácidos aparecem. Assim, a digestão das proteínas difere daquela dos carboidratos, em razão da eficiência das proteases em clivar ligações peptídicas entre os tipos específicos de aminoácidos.

A pepsina é uma enzima que é mais ativa em pH ácido, colabora com a digestão de proteínas em compartimento gástrico e, assim como o HCl, mantém digestão proteica por causa da sua ação hidrolítica. Entretanto, a maior parte da digestão de proteínas resulta da ação das enzimas proteolíticas pancreáticas sobre os produtos da degradação proteica parcial que chegam do estômago. As principais enzimas proteolíticas pancreáticas são tripsina, quimotripsina e carboxipeptidase. Tanto a tripsina quanto a quimotripsina clivam as moléculas proteicas em pequenos polipeptídios, enquanto a carboxipeptidase libera aminoácidos individuais dos terminais carboxila dos polipeptídios. Apenas pequena porcentagem das proteínas é reduzida completamente aos seus aminoácidos individuais por ação das proteases pancreáticas. A maioria é digerida até dar origem a dipeptídio e tripeptídio.

O próximo estágio da digestão de proteínas é feito pelos enterócitos no ID, especialmente no duodeno e no jejuno. As microvilosidades da borda em escova apresentam múltiplas peptidases que se projetam pela membrana e entram em contato com o conteúdo intestinal. Dois tipos de peptidase são importantes: as aminopolipeptidases e as dipeptidases. Elas continuam a hidrólise dos polipeptídios em tripeptídios, dipeptídios e aminoácidos que são facilmente transportados pela membrana apical para o citoplasma do enterócito, contrastando com o transporte dos carboidratos, que são levados somente sob a forma de monômeros simples, representados pela glicose. Os tripeptídios e os dipeptídios, no citoplasma do enterócito, sofrem ação das peptidases intracelulares, o que resulta na formação de aminoácidos que são então disponibilizados para o sangue. Os aminoácidos são absorvidos por mecanismos de cotransporte dependente de Na^+ por meio da membrana apical e, em seguida, podem difundir-se pela membrana basolateral para o sangue porta por carreadores de difusão facilitada (Figura 1.21).

Digestão e absorção de gorduras

A maior parte da gordura da dieta é composta por gorduras neutras conhecidas como triglicerídios. Estes são formados por glicerol esterificado e três

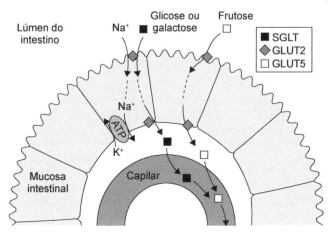

Figura 1.20 Absorção de carboidratos no ID.

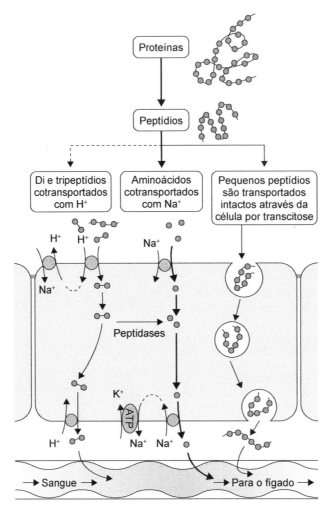

Figura 1.21 Absorção de peptídios. Após a digestão, as proteínas são absorvidas, principalmente como aminoácidos livres. Alguns peptídios maiores podem ser absorvidos por transcitose.

moléculas de ácidos graxos e estão pouco presentes nos vegetais, representando uma pequena porção da dieta natural de um cavalo adulto. No entanto, a capacidade desses animais de realizar digestão e absorção em quantidades maiores do que aquela da sua dieta natural possibilita a oferta de suplementos lipídicos de acordo com o trabalho do animal. Além disso, o leite ingerido pelo neonato apresenta grande teor de gorduras. Entre os lipídios da dieta do cavalo, estão também fosfolipídios e vitaminas lipossolúveis (A, D, E e K). A presença de colesterol no lúmen intestinal se deve, por exemplo, a membranas dos enterócitos que se desprendem da mucosa e tem pequena ou nenhuma representação na dieta oferecida ao animal.

Praticamente toda a digestão de gorduras ocorre no ID; entretanto, o processo inicia no estômago, com a dieta sujeita à temperatura visceral e a emulsificação sendo estabelecida pelo processo de mistura com as secreções gástricas. A atividade do estômago, principalmente em seu segmento distal, tende a quebrar os glóbulos de gordura em gotículas que se mantêm estáveis em água e então passam para o ID. A maior parte da emulsificação ocorre no duodeno, sob influência da bile. A ação detergente dos ácidos biliares e fosfolipídios (com importância para a lecitina) reduz a tensão superficial dos lipídios e possibilita que as gotículas tenham seu tamanho ainda mais reduzido. Sob essa forma, as gotículas de gordura têm sua área superficial ampliada e sofrem ação das enzimas pancreáticas.

A enzima mais importante para a digestão de gorduras é a lipase pancreática, que, para atuar, necessita de um cofator, denominado colipase ou secreção pancreática. Como as lipases são hidrossolúveis, conseguem desenvolver ação somente sobre a superfície da gotícula lipídica, de maneira que a emulsificação descreve um evento importante no processo de digestão de gorduras, quando colabora para ampliar a área de superfície para a ação enzimática.

A função da colipase é garantir o acesso da lipase por meio dos produtos da bile que envolvem a gotícula lipídica. A ação hidrolítica da lipase cliva os ácidos graxos de cada extremidade do triglicerídio, dando origem a dois ácidos graxos livres e um monoglicerídio. Outras enzimas pancreáticas secretadas junto com a lipase são a colesterol-esterase e fosfolipase A_2. As hidrólises do colesterol e dos fosfolipídios por ação dessas enzimas dão origem a ácidos graxos não esterificados, colesterol e lisofosfolipídios.

A hidrólise dos triglicerídios é descrita por uma reação reversível. Portanto, à medida que a lipase atua e garante a liberação de ácidos graxos livres e monoglicerídios nas proximidades, a reversibilidade da reação dificulta que a hidrólise continue. Os sais biliares, na presença de água, colaboram na remoção contínua de ácidos graxos e monoglicerídios obtidos da hidrólise pela formação de micelas. Cada molécula de sal biliar tem um núcleo esterol muito lipossolúvel e um polar muito hidrossolúvel. O núcleo esterol envolve os produtos da digestão de gorduras, agrupando-os em pequenos glóbulos, e mantém o seu grupo polar hidrossolúvel se projetando para fora de maneira a recobrir toda a superfície dessa estrutura agora denominada micela. Essa estrutura possibilita que os produtos da digestão da gordura sejam mantidos nos líquidos das secreções no intestino, de maneira estável, até sua total absorção (Figura 1.22).

O mecanismo total da absorção de lipídios não é totalmente compreendido. Quando as micelas penetram os espaços entre as vilosidades da mucosa intestinal, os monoglicerídios e os ácidos graxos são transportados para o citoplasma dos enterócitos. Moléculas de ácidos graxos de cadeia mais longa têm, junto à membrana apical, uma proteína transportadora denominada *fatty acid binding protein* (FABP), que realiza o transporte facilitado dos ácidos graxos para o citoplasma. Existem diversas outras proteínas transportadoras de lipídios, capazes de transportar não só os ácidos graxos, mas os demais produtos da digestão das gorduras. As micelas dos sais biliares continuam no quimo, onde são reutilizadas para a incorporação dos produtos da digestão de gorduras.

No ambiente intracelular, os lipídios são direcionados ao retículo endoplasmático para a

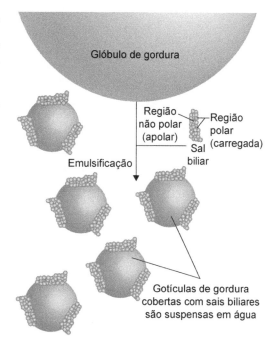

Figura 1.22 Papel dos sais biliares na emulsificação das gorduras. Quando grandes aglomerados de gordura entram no ID, os sais biliares aderem às moléculas de gordura por meio de suas porções não polares. Suas porções polares, voltadas para sua fase aquosa, interagem com a água e repelem umas às outras, fazendo com que os glóbulos de gordura sejam fisicamente quebrados em gotículas de gordura menores.

ressíntese de triglicerídios. Os triglicerídios formados, assim como os fosfolipídios, o colesterol e as vitaminas lipossolúveis, são unidos às apolipoproteínas (que ajudam a estabilizar a superfície, uma vez que são hidrossolúveis), sintetizadas no retículo endoplasmático rugoso para garantir a formação de arranjos com um centro de triglicerídios, ésteres de colesterol e vitaminas lipossolúveis e uma superfície de fosfolipídios, colesterol livre e apolipoproteínas, conhecidas como quilomícrons. Os quilomícrons são transportados em grânulos de secreção que se fundem à membrana basolateral das células para liberação do seu conteúdo ao líquido extracelular.

Por causa de sua dimensão, os quilomícrons não conseguem ultrapassar os poros capilares, mas se deslocam facilmente para os capilares linfáticos, ganhando posteriormente a circulação sistêmica (Figura 1.23). Praticamente toda a gordura da dieta é absorvida antes de alcançar o íleo.

Como já observado, as micelas dos sais biliares permanecem no quimo e são novamente usadas na digestão de gorduras. Entretanto,

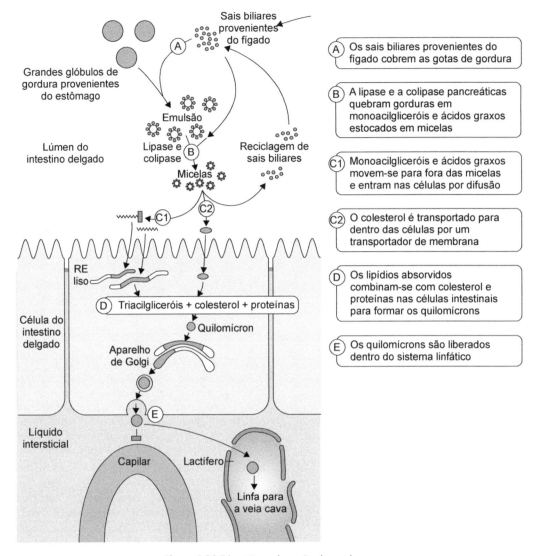

Figura 1.23 Digestão e absorção de gorduras.

quando atingem o íleo, estão em um estado relativamente livre, sem os lipídios, pois estes já foram absorvidos. No íleo, existe um sistema de cotransporte com Na^+ para a reabsorção quase completa dos sais biliares, que são deslocados para o sangue porta e, daí, de volta ao fígado para serem reciclados na bile, fazendo com que a detecção de sais biliares na circulação sistêmica seja pequena.

Absorção de água e eletrólitos

A absorção de água e eletrólitos (entre eles Na^+, K^+, Cl^- e HCO_3^-) é imprescindível para a manutenção das diferentes condições orgânicas e, por meio do sistema gastrintestinal, esses elementos chegam até a circulação sanguínea e daí aos diferentes tecidos. O próprio sistema gastrintestinal também contém em suas secreções grandes quantidades desses elementos que devem ser reabsorvidas.

A concentração de Na^+ perdido nas fezes é mínima, pois ele é absorvido rapidamente pela mucosa intestinal com o intuito de manutenção das concentrações extracelulares. O transporte é guiado da seguinte maneira: a presença de bombas Na^+/K^+ ATPase junto às membranas basolaterais dos enterócitos desloca Na^+ para os espaços paracelulares, com gasto de energia sob a forma de adenosina trifosfato (ATP). Isso colabora para a diminuição das concentrações intracelulares do íon, cria a força motriz para a absorção e garante que o Na^+ se mova com um gradiente eletroquímico, do quimo em direção ao citoplasma do enterócito, por meio da borda em escova.

Uma vez no espaço paracelular, facilmente o Na^+ se desloca pelos poros dos capilares que vascularizam a mucosa, caracterizando a absorção. A absorção do íon Na^+ cria eletronegatividade no quimo e eletropositividade nos espaços paracelulares entre as células epiteliais. Esse gradiente elétrico desloca Cl^-, que se move pela diferença elétrica criada pelo transporte do Na^+.

O Cl^- também é absorvido pela membrana da borda em escova no íleo e no IG, por meio de um contratransportador Cl^-/HCO_3^-. O Cl^- ganha o citoplasma do enterócito e, em seguida, sai pela membrana basolateral e daí para o sangue, enquanto o HCO_3^- é lançado no lúmen intestinal.

A absorção de Na^+ também garante a atividade de proteínas de cotransporte Na^+/glicose, Na^+/aminoácido e contratransporte Na^+/H^+ pela membrana da borda em escova, e fornece ainda mais Na^+ para que as bombas Na^+/K^+ ATPase desloquem os íons sódio em direção ao espaço paracelular e daí para o sangue. O principal meio de absorção de Na^+ é representado pelo cotransporte Na^+/glicose e Na^+/aminoácido.

Uma concentração considerável de íon HCO_3^- perdido pelas secreções pancreáticas e biliares permanece no intestino após a neutralização do conteúdo ácido vindo do estômago. Esse HCO_3^- é reabsorvido principalmente no íleo e no cólon.

O HCO_3^-, é absorvido de maneira indireta. Conforme já observado em relação ao transporte de Na^+, há um contratransportador Na^+/H^+ junto à membrana da borda em escova, capaz de garantir grande secreção de H^+, assim como o contratransportador Cl^-/HCO_3^- desloca HCO_3^- para o lúmen intestinal. No lúmen intestinal, H^+ combina-se com HCO_3^-, formando ácido carbônico (H_2CO_3), que então se dissocia formando água e CO_2. A água permanece como parte do quimo no intestino, mas o CO_2 é deslocado para o sangue e expirado pelos pulmões. Esse mecanismo é denominado absorção ativa de bicarbonato.

No IG, o HCO_3^- é secretado em troca de Cl^-, que é reabsorvido. Será visto adiante que essa condição é importante na neutralização das grandes concentrações dos produtos ácidos formados pela atividade bacteriana no cólon.

Os íons Ca^{2+} são absorvidos ativamente em grande parte do duodeno, e essa absorção é controlada dentro de limites estreitos pelo hormônio da paratireoide (PTH), secretado pelas glândulas paratireoides. Outro fator importante na absorção de Ca^{2+} é a vitamina D. O hormônio PTH ativa a vitamina D, que tem função associada à síntese de transportadores para o íon Ca^{2+}.

A água é transportada pela membrana intestinal por osmose. Quando o quimo está suficientemente diluído, a água é absorvida para o sangue das vilosidades da mucosa intestinal, quase inteiramente por osmose. A água também pode ser transportada na direção oposta. Quando o quimo hiperosmótico chega ao duodeno, grande volume de água é transferido por osmose para manter o quimo isosmótico em relação ao plasma.

Quando se trata do transporte dos diferentes íons citados, considera-se também que há uma grande concentração de diferentes íons no espaço paracelular. Essa condição garante o fluxo osmótico de água pelas vias paracelulares e transcelulares (por meio da própria célula), colaborando para a absorção de água.

É interessante considerar que, diante da diminuição da volemia, grande quantidade do hormônio aldosterona é secretada pelo córtex adrenal. Essa aldosterona tem papel bastante conhecido no sistema renal; entretanto, também provoca a ativação de mecanismos de transporte associados à absorção de Na^+ pelas células intestinais. A maior absorção de Na^+, por sua vez, aumenta a absorção de Cl^- e água. Esse evento é bem definido no cólon.

Há grande concentração de K^+ na dieta dos animais, o que garante que a concentração desse íon no intestino seja relativamente alta se comparada à concentração de Na^+. Além disso, a concentração de K^+ é observada em razão da absorção de outros nutrientes, eletrólitos e água, desacompanhada da absorção ativa de K^+. À medida que a digestão e a absorção de outras moléculas ocorrem, a concentração de K^+ no lúmen intestinal aumenta. Essa condição é importante pois cria um gradiente de concentração favorável ao deslocamento de K^+ pelo epitélio intestinal, principalmente com relação à água. A absorção de água no intestino proximal concentra ainda mais o K^+ no intestino distal (cólon) e cria o gradiente favorável para sua difusão pelos espaços paracelulares em direção ao sangue.

Digestão microbiana no intestino grosso

A principal diferença entre a digestão fermentativa e a digestão glandular, discutida até o momento, reside no fato de que, na digestão fermentativa, os substratos da dieta são degradados por hidrólise enzimática, mas as enzimas têm origem microbiana. Além disso, a modificação do substrato é maior e ocorre de maneira mais lenta.

No cavalo, a digestão fermentativa ocorre no ceco e no cólon, apesar de alguma digestão fermentativa ocorrer na região não glandular gástrica. O ceco e o cólon representam segmentos intestinais capazes de garantir pH e osmolalidade, umidade, anaerobiose, força iônica e oxirredução (compatíveis com o crescimento microbiano) e retenção do substrato aliada à remoção contínua dos produtos finais da fermentação. A digestão fermentativa no ceco e no cólon depende da atividade de bactérias e protozoários ciliados. Esses compartimentos não fazem secreção enzimática, sendo capazes de manter somente a secreção de muco. No cólon, a função absortiva, descrita anteriormente como associada à absorção de água e eletrólitos, e a função fermentativa são complementares.

A umidade e a ação do HCl sobre as partículas vegetais podem aumentar a suscetibilidade à ação microbiana e, portanto, aumentar a taxa de digestão no IG. Observa-se aqui a importância da passagem do conteúdo da dieta, mesmo que de maneira rápida, pelo estômago e pelo ID antes de chegar ao compartimento fermentativo do equino. Além disso, apesar de as secreções salivares dos equinos não colaborarem, como nos ruminantes, com o tamponamento do compartimento fermentativo, as secreções pancreáticas e biliares, aliadas à secreção de HCO_3^- pelo íleo, o fazem.

O número de bactérias envolvidas na fermentação varia de $0,5 \times 10^9$ a 5×10^9/g de substrato. A maioria dos microrganismos é anaeróbia restrita, embora existam os anaeróbios facultativos. O número de bactérias celulolíticas (envolvidas diretamente com a degradação de celulose) varia entre 10^4 e 10^7 g/mℓ, com maior abundância no ceco que no cólon, indicando que o ceco pode ser o principal sítio de digestão de fibras. É válido lembrar que existem inúmeros trabalhos relacionados com a identificação e o conhecimento da atividade metabólica das bactérias envolvidas na digestão das fibras de origem vegetal.

Conforme já mencionado, a digestão fermentativa é desenvolvida por bactérias e protozoários ciliados. Os protozoários alcançam cerca de 10^{-4} da população microbiana ($0,5 \times 10^5$ a 5×10^5/mℓ do substrato). Já foram descritas 72 espécies de protozoários anaeróbios no IG de equinos, e há uma tendência à identificação de determinadas espécies em diferentes compartimentos. A contribuição do protozoário ao metabolismo é inferior à das bactérias, porém o processo fermentativo é definido pela inter-relação entre os microrganismos.

Carboidratos estruturais e não estruturais, assim como proteínas, formam os principais substratos para a fermentação. As forragens apresentam parede celular complexa constituída de diferentes carboidratos, entre os quais celulose, hemicelulose e pectina. A celulose é composta de monômeros de glicose unidos por ligações glicosídicas. A pectina e a hemicelulose são compostas de diferentes açúcares. Nenhum desses elementos da parede celular pode ser digerido pelas enzimas das glândulas digestivas; no entanto, estão sujeitos à ação hidrolítica de um complexo de enzimas de origem microbiana denominadas celulases. As celulases liberam monossacarídios e oligossacarídios dos carboidratos da parede celular. Contudo, os açúcares liberados não se tornam disponíveis para serem absorvidos pelo equino. Ao contrário, são metabolizados e modificados pelos microrganismos do compartimento fermentativo.

As enzimas de origem microbiana fazem parte da superfície dos microrganismos. Para que seja observado o efeito catalítico enzimático, o microrganismo deve manter grande proximidade com o substrato a ser degradado. A ação enzimática libera principalmente glicose, além de outros monossacarídios e polissacarídios de cadeia curta, que são rapidamente envolvidos pelos microrganismos. Uma vez dentro das células microbianas, a glicose entra na via glicolítica (a mesma via glicolítica das células dos mamíferos) e produz duas moléculas de piruvato para cada molécula de glicose metabolizada. A via glicolítica possibilita síntese de duas moléculas de ATP para cada molécula de glicose. A energia representada pelo ATP não é disponibilizada ao equino, mas representa a principal fonte de energia para a manutenção e o crescimento microbiano.

Na digestão fermentativa, o piruvato pode atuar como um receptor de elétrons e produzir adenina dinucleotídio (NAD), que garante a produção adicional de ATP. Além disso, o CO_2 também pode receber elétrons para produção de NAD e, posteriormente, ser reduzido a gás metano. Essas vias bioquímicas envolvidas na digestão fermentativa dos carboidratos são complexas, interdependentes e têm como produtos finais os ácidos graxos voláteis (AGV). Os principais AGV são o ácido acético, o ácido propiônico e o ácido butírico, frequentemente denominados pelo nome de seus íons dissociados: acetato, propionato e butirato, respectivamente. Outros AGV são sintetizados em menor concentração: ácido valérico, ácido isovalérico, ácido isobutírico e ácido 2-metilbutírico. A síntese de AGV varia de acordo com a dieta oferecida e sua concentração tem consequências nutricionais e metabólicas importantes para os equinos.

A digestão glandular de carboidratos nos equinos não é eficiente, possibilitando que amido e açúcares alcancem o ceco. Além disso, os carboidratos estruturais (da parede celular) interferem na digestão ou absorção de carboidratos não estruturais. As refeições com alto conteúdo de carboidratos estruturais resultam em digestão e absorção de amido relativamente pequena no ID de equinos.

O alimento chega ao ceco, para início da produção de AGV, cerca de 2 h após a refeição. Quando o conteúdo sai do ceco em direção ao cólon, a produção de AGV continua. As moléculas de AGV osmoticamente ativas e a secreção direta de água pelas criptas do epitélio do cólon colaboram para que grande volume de água seja perdido para o lúmen. Junto à água, Na^+, Cl^- e HCO_3^-, combinados com as secreções pancreáticas e do íleo, são responsáveis pelo tamponamento do conteúdo. A absorção de água ocorre em associação à absorção de AGVs e Na^+, provavelmente por via transcelular. A mucosa do cólon menor recupera água e eletrólitos que não foram absorvidos no cólon dorsal.

Com relação às proteínas da dieta, quando essas entram no ceco e no cólon, sofrem ação das proteases microbianas e dão origem a peptídios de cadeia curta. Esses peptídios, à semelhança da glicose, são deslocados para o interior do microrganismo e aproveitados para a síntese de proteína microbiana ou degradados a AGV.

A absorção das proteínas no ID pode levar à deficiência de nitrogênio para os microrganismos envolvidos na fermentação no IG. Entretanto, a reciclagem de ureia para dentro do cólon e do ceco supre essa deficiência. A ureia é sintetizada no fígado como produto do catabolismo proteico. Em condições nas quais a oferta de carboidrato é alta em relação à disponibilidade de nitrogênio em compartimento fermentativo, a ureia migra do sangue para o ceco e o cólon. Assim, a ureia colabora, junto à proteína, que eventualmente escapou da digestão no ID, para suprir as necessidades de nitrogênio dos microrganismos.

As proteínas de origem microbiana não são aproveitadas pelos equinos, pois não há qualquer compartimento, após o cólon, responsável pela degradação dos microrganismos e pela posterior absorção desses nutrientes. Assim, a proteína de origem microbiana é totalmente perdida nas fezes. Entretanto, vale reforçar que excessos de proteína na dieta elevam consideravelmente o nível de proteína que chega ao ceco/cólon e a produção de ureia que também chegará ao ceco/cólon, potencializando a fermentação e podendo, assim, favorecer a proliferação de flora patogênica, em detrimento da simbiótica.

No cólon dos equinos, a absorção de AGV acompanha a absorção de Na^+ e induz a absorção de água através das células intestinais. O cólon descendente recupera água, eletrólitos e AGV que não foram absorvidos no cólon ascendente e, portanto, alterações absortivas no cólon colaboram para grande comprometimento da volemia do animal.

As características anatômicas e os padrões de motilidade do ceco e do cólon são responsáveis pela retenção seletiva de partículas longas, possibilitando exposição suficiente do conteúdo às enzimas microbianas.

As contrações do ceco ocorrem a cada 3 ou 4 min. Durante a contração, o corpo e o ápice do ceco encurtam e deslocam o conteúdo em direção à sua base. A contração da base força o deslocamento do conteúdo por meio do orifício ceco-cólico em direção ao cólon ventral direito. A ausência de fluxo retrógrado de conteúdo entre ceco e cólon garante que a composição do conteúdo entre os dois compartimentos seja diferente.

No cólon ventral direito e esquerdo, a motilidade é definida por segmentação haustral e propulsão e retropropulsão peristáltica. A segmentação ocorre principalmente no cólon ventral e descreve ondas de mistura que auxiliam no processo de fermentação, além de garantir que os AGV mantenham contato contínuo com a mucosa absortiva. A propulsão se origina no cólon ventral e parece caracterizar um movimento que se continua com aquele do ceco. A atividade peristáltica no cólon ventral proximal desloca o conteúdo para o cólon ventral esquerdo, onde movimentos retropropulsivos retardam o deslocamento do conteúdo e, portanto, aumentam o tempo para que ocorra a digestão fermentativa.

A redução das partículas da dieta pela ação fermentativa e pela atividade de mistura possibilita que as partículas fluam junto ao conteúdo líquido para deixarem o cólon. O deslocamento do conteúdo no cólon dorsal é criado pela restrição ao tamanho na junção do cólon dorsal direito com o cólon menor. Além disso, pode haver movimento retropropulsivo originado no segmento distal do cólon dorsal direito, próximo à junção com o cólon descendente. Essas ações tendem a impedir o movimento do conteúdo pelo cólon dorsal, sujeitando o material a uma nova rotina de digestão fermentativa, como ocorre no cólon ventral.

O retardo no fluxo do conteúdo, criado pela ação combinada entre cólon ventral e dorsal, resulta em retenção do material pelo período de muitas horas, o que aumenta a eficiência do processo fermentativo. No Capítulo 12, discute-se mais sobre o tema da flora digestiva dos equinos.

2 Metabolismo Bioquímico

Karina Antero Rosa Ribeiro e Adriana Spinelli Rino

Introdução

A palavra-chave para o sucesso de qualquer organismo, humano ou animal, é energia. O modo como é produzida, "armazenada" e utilizada é o que torna todos os animais capazes de executar desde as mais simples tarefas cotidianas até as mais habilidosas e ardilosas.

Todas as células de um organismo, sem exceção, necessitam de energia para se manter vivas. Isso significa que elas precisam de energia para a realização dos processos que envolvem sua sobrevivência, a manutenção de seu papel dentro do sistema em que atuam, sua regeneração e, inclusive, sua reprodução. Sem energia, cessam as reações químicas fundamentais para a ocorrência de todos esses processos, o que pode culminar na morte da célula, especialmente em função dos danos que a ausência de energia causa aos tecidos, órgãos e sistemas do indivíduo.

A ciência responsável por estudar a energia e sua metabolização é denominada Bioenergética. Por meio dela, torna-se possível compreender os mecanismos utilizados pelo corpo para a síntese, a utilização e o armazenamento dos mais diferentes precursores energéticos. Nos organismos vivos, energia é sinônimo de adenosina trifosfato (ATP), uma importante molécula química composta de uma adenosina associada a três grupos fosfatos.

Dados técnicos acerca dos diferentes tipos de energia e dos cálculos para sua correta obtenção serão tratados com maior ênfase no Capítulo 7. Neste capítulo, serão discutidos os modos como a molécula de ATP é processada dentro do complexo metabolismo bioquímico animal.

A maior porção da molécula de ATP se origina no citoplasma das células, mais precisamente no interior de uma organela denominada mitocôndria (à exceção das células que fazem metabolismo anaeróbico). Alguns elementos básicos que devem necessariamente estar presentes para que haja a síntese da ATP são os elementos precursores para a formação da energia e o oxigênio (O_2). Eis, inclusive, a razão pela qual os animais superiores não sobrevivem à ausência do O_2, vital para o processo de síntese de ATP.

Durante o estado alimentado, também chamado de absortivo, os precursores energéticos são obtidos por meio da dieta e degradados por processos digestivos até que possam ser absorvidos. Uma vez no sangue, segue-se a distribuição dos nutrientes e uma série de reações químicas específicas nas células para que haja a síntese da ATP.

Os precursores exógenos mais importantes para a síntese de ATP são a glicose, obtida da ingestão de carboidratos (açúcares), os ácidos graxos, obtidos do consumo de óleos e gorduras, e os aminoácidos, originados do consumo de proteínas. Prioritariamente, o organismo animal está adaptado a utilizar glicose como fonte para a produção de ATP, o que pode ser facilmente notado pela exclusividade de alguns órgãos em utilizar apenas esse monossacarídio como fonte de energia, como as células do sangue (eritrócitos e leucócitos) e algumas estruturas do sistema nervoso.

Quando há níveis satisfatórios de glicose no sangue, oriunda da alimentação, uma parte dessas moléculas de glicose é conduzida ao armazenamento no fígado e nos músculos, por meio da formação de polímeros denominados glicogênio hepático e glicogênio muscular, respectivamente. Esses estoques de glicose, ou seja, estoques de precursores energéticos, têm por objetivo impedir a ocorrência de danos à célula por falta de ATP nos períodos em que a disponibilidade de açúcares plasmáticos não é suficiente para suprir as necessidades energéticas da célula, o que ocorre, por exemplo, no período do jejum noturno.

Rotineiramente, os ácidos graxos são utilizados como fonte de energia secundária à glicose, porém sua utilização pode ser otimizada pelo condicionamento físico obtido da prática regular de exercícios físicos, capazes de aumentar a oxidação/utilização do triacilglicerol estocado no tecido adiposo, promovendo a "economia" dos estoques de glicogênio do organismo e aumentando a queima calórica da gordura corporal.

Os aminoácidos exercem inúmeras funções vitais no organismo e são necessários na regulação de quase todos os processos funcionais das células, na constituição de hormônios, enzimas, anticorpos e moléculas estruturais e até mesmo na produção de energia. Contudo, a utilização de aminoácidos (derivados das proteínas musculares) para a síntese de ATP pela gliconeogênese, ainda que deva ser evitada, para que não ocorra a proteólise muscular, não é excepcional e não ocorre somente em condições extremas, sendo, ao contrário, um caminho habitual que contribui de maneira significativa para a manutenção do jejum prolongado.

Uma avaliação inicial das informações apresentadas possibilita compreender que há momentos em que os organismos têm à sua disposição "sobras" energéticas (período absortivo) e que, em outras circunstâncias, como no jejum, a ausência de precursores energéticos faz recorrer às fontes de substratos armazenados, para que seja possível produzir ATP. Os estoques utilizados nesses casos para a manutenção da glicemia são: glicogênio hepático (o glicogênio muscular é usado como fonte de energia exclusivamente pela própria fibra muscular), triacilglicerídios, armazenados no tecido adiposo e, ainda, as proteínas do músculo. Todas essas reservas são sintetizadas nos períodos de "fartura alimentar" para serem utilizadas durante os intervalos de "escassez".

A organização de todas as reações químicas que ocorrem para que haja o controle do uso, a produção e a administração das fontes energéticas ante as necessidades do organismo está a cargo do complexo conjunto de reações químicas do metabolismo bioquímico, regulado por hormônios e enzimas envolvidos na produção e na utilização da ATP. Para facilitar seu estudo, o metabolismo é dividido de acordo com o tipo de reação química que ele processa em determinado período metabólico. Têm-se, assim, duas importantes fases metabólicas: o anabolismo e o catabolismo (Figura 2.1).

O anabolismo correlaciona-se ao período em que ocorrem as reações *anabólicas*, que dizem respeito a todas as reações químicas que se processam

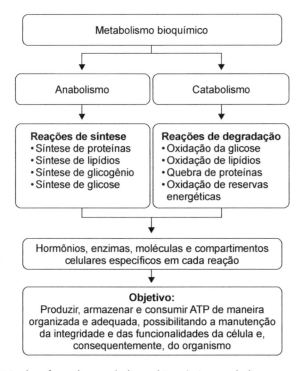

Figura 2.1 As duas fases do metabolismo bioquímico: anabolismo e catabolismo.

com o intuito de "construir" novas estruturas, ou seja, a síntese endógena de moléculas orgânicas. Assim, todos os processos bioquímicos envolvidos na síntese de glicogênio (glicogênese), proteínas musculares (proteogênese), triglicerídios no tecido adiposo (lipogênese), colesterol e outros macroelementos denominam-se *anabolismo*.

É importante salientar que, para ocorrer uma reação anabólica, inicialmente, são necessárias a existência e a disponibilidade de oligoelementos, isto é, pequenas moléculas ou estruturas que serão utilizadas para a construção das macromoléculas. Um exemplo clássico é a necessidade e a disponibilidade do monossacarídio glicose (C_6 $H_{12}O_6$) para a realização da reação anabólica que sintetizará o polímero glicogênio. Dessa maneira, a maioria das reações anabólicas é dependente da ocorrência inicial das reações *catabólicas* durante o período denominado *catabolismo*.

O catabolismo diz respeito à oxidação das macromoléculas, ou seja, sua "quebra química" em moléculas menores, que poderão ser utilizadas mais tarde nas reações anabólicas, como precursoras das macromoléculas. Um exemplo é a oxidação do triacilglicerídio, que origina três moléculas de ácidos graxos e uma molécula de glicerol. As moléculas de ácidos graxos podem ser utilizadas de diferentes maneiras pelo organismo, de acordo com sua necessidade, podendo, inclusive, ser armazenadas no tecido adiposo na forma de triacilglicerídio novamente, o que dependerá da ocorrência de reações anabólicas para que ocorra a síntese dessas moléculas no fígado a partir da acetilcoenzima A (acetil-CoA) e de sua posterior estocagem no tecido adiposo. Já o glicerol pode ser utilizado de maneira bastante útil na síntese de glicose em uma rota anabólica denominada gliconeogênese, que será descrita mais à frente. Nesse último caso, não se utiliza o produto do catabolismo para a produção de macromoléculas; afinal, a glicose é um monossacarídio, mas, por ter havido a construção de uma nova molécula (glicose a partir de glicerol), também se atribui a essa reação a classificação de rota anabólica. Para sua ocorrência, foram necessárias a ingestão de triglicerídios por meio do consumo de gorduras e/ou óleos e a ocorrência de reações catabólicas para a liberação do glicerol e, somente depois, sua utilização em reações anabólicas que culminarão na produção de glicose.

Para facilitar ainda mais a compreensão da ocorrência das reações anabólicas e catabólicas, o metabolismo pode ser dividido em períodos metabólicos, que variam de acordo com a disponibilidade de nutrientes energéticos. Basicamente, existem dois períodos metabólicos: absortivo, também chamado de período alimentado, e jejum, que corresponde ao período em que não há ingestão de nutrientes.

O período absortivo inicia logo após a ingestão do alimento, quando ocorre a absorção dos nutrientes advindos da dieta. Dura em média de 2 a 4 h, mas esse tempo depende do alimento ingerido, da quantidade e do modo de preparo. Nesse período, ocorre uma série de reações de "quebra" que degradam macromoléculas vindas da alimentação, produzindo precursores energéticos que, por meio de reações anabólicas, como a glicogênese e a lipogênese, irão promover a síntese de reservas energéticas.

Ao término do período absortivo, inicia a fase de jejum, na qual o organismo, dependente de energia para a sua sobrevivência, terá de utilizar uma série de reações catabólicas para "quebrar e utilizar" as reservas de energia armazenadas nas células (glicose do glicogênio, triacilglicerol do tecido adiposo e proteínas do músculo) durante o período absortivo, liberando os precursores energéticos (p. ex., glicose, ácidos graxos e glicerol) para que as células possam utilizá-los na produção de ATP até que uma nova refeição seja feita e aumente novamente a disponibilidade de nutrientes, dando início a um novo ciclo de reações catabólicas e anabólicas (síntese das reservas).

Todas essas reações metabólicas não ocorrem ao acaso, cada uma delas tem o momento certo para acontecer e, além disso, para que não haja conflito entre as reações catabólicas e anabólicas, elas geralmente sucedem em compartimentos celulares distintos, como o catabolismo de ácidos graxos para a produção de ATP, que ocorre no interior das mitocôndrias, enquanto sua síntese acontece no citosol. Além da diferença entre os compartimentos celulares, as reações anabólicas e catabólicas também são rigidamente controladas por enzimas e hormônios específicos para cada uma das rotas.

Reguladores metabólicos

Os hormônios, substâncias produzidas pelas glândulas endócrinas ou por tecido neurossecretor, agem como reguladores extracelulares do metabolismo bioquímico. Eles enviam uma série de ordens às células, e estas as executam em virtude da presença de enzimas, que atuam como reguladores intracelulares. Esse controle hormonal e enzimático é fundamental para que a célula compreenda o momento em que deve sintetizar, armazenar ou consumir ATP, possibilitando a realização de todas as suas funções de modo organizado e estruturado. Hormônios e enzimas agem como "diretor e gerente" de uma imensa fábrica (célula), onde há diferentes trabalhos sendo executados de maneira sistemática ao mesmo tempo. Diversas são as enzimas que atuam nas mais diferentes reações do metabolismo bioquímico, e cada uma delas será apresentada quando cada reação específica for apresentada.

Os hormônios mais atuantes no controle das reações anabólicas e catabólicas podem ser visualizados na Tabela 2.1.

Os hormônios insulina e glucagon atuam de maneira antagônica no metabolismo energético – enquanto um estimula vias de síntese, inibindo vias de degradação, o outro atua exatamente no sentido contrário. Ambos os hormônios podem ser produzidos ao mesmo tempo, porém em concentrações muito distintas, o que possibilita diferenciar claramente os períodos metabólicos da atuação de cada um.

Transportadores de elétrons

Além das enzimas e dos hormônios, a ocorrência das reações metabólicas também depende de elementos que sejam capazes de transportar os elétrons produzidos durante o metabolismo. Esses elementos, essenciais às reações químicas, recebem o nome de *transportadores de elétrons*, sendo os mais importantes: nicotinamida adenina dinucleotídio (NADH), nicotinamida adenina dinucleotídio fosfato (NADPH) e flavina adenina dinucleotídio (FADH$_2$).

Esses transportadores são necessários para a ocorrência das reações de oxidação (perda de elétrons) e redução (ganho de elétrons) durante os processos anabólicos e catabólicos, uma vez que elas recebem e/ou doam elétrons de uma molécula à outra, possibilitando a ocorrência das reações. Partindo desse princípio, pode-se dizer que o fluxo de elétrons nas reações de oxirredução é responsável, direta e indiretamente, por todo o trabalho realizado pelos organismos vivos.

O caminho do fluxo dos elétrons no metabolismo é complexo. Eles se movem de diferentes intermediários metabólicos para os transportadores especializados, em reações catalisadas por enzimas. Os transportadores, quando requisitados, doam elétrons para receptores com alta afinidade, promovendo a liberação de energia. Todas as células contêm grande variedade de transdutores moleculares de energia que convertem a energia do fluxo de elétrons em trabalho. Ambos, NAD$^+$ e NADP$^+$, aceitam dois elétrons e um próton. O FAD é capaz de aceitar um ou dois elétrons e um ou dois prótons.

O próximo passo para o estudo do metabolismo bioquímico relaciona-se com o conhecimento da estrutura da molécula energética, a ATP, das principais rotas metabólicas, das moléculas químicas necessárias à ocorrência dessas reações, do modo de atuação dos hormônios e enzimas fundamentais para a manutenção e a integridade de todo o metabolismo bioquímico e, consequentemente, do organismo.

Adenosina trifosfato (ATP)

Trifosfato de adenosina, adenosina trifosfato ou simplesmente ATP, é um composto altamente

Tabela 2.1 Principais hormônios relacionados com o metabolismo bioquímico e vias de manutenção da glicemia que cada um regula.

Hormônio	Local de síntese	Período	Local de ação	Vias que regula
Insulina	Células α-pancreáticas	Absortivo	Tecido adiposo Tecido muscular Tecido hepático Outros tecidos e células	Glicólise (ativação) Glicogênese (ativação) Lipogênese (ativação) Síntese de proteínas (ativação) Lipólise (inibição) Proteólise (inibição) Glicogenólise (inibição) Gliconeogênese (inibição)
Glucagon	Células α-pancreáticas	Jejum	Tecido adiposo Tecido muscular Tecido hepático Outros tecidos e células	Glicogênese (inibição) Lipogênese (inibição) Síntese de proteínas musculares (inibição) Lipólise (ativação) Proteólise (ativação) Glicogenólise (ativação) Gliconeogênese (ativação)
Epinefrina	Glândula adrenal	Estresse, hipoglicemia e exercício extenuante	Músculos e coração	Glicogenólise muscular (ativação)
Cortisol	Glândula adrenal	Jejum e estresse crônico	Músculos	Proteólise muscular (ativação)

capaz de armazenar energia em suas ligações químicas entre os grupos fosfato (Figura 2.2).

A principal reação para a produção química da ATP é a fosforilação oxidativa, por meio da qual um radical fosfato inorgânico (P_i) é adicionado a uma molécula de ADP preexistente, utilizando, para isso, na maioria das vezes, a energia proveniente da decomposição da glicose (na fosforilação oxidativa, por meio do transporte de elétrons).

Existem enzimas especializadas no rompimento da ligação que mantém os fosfatos unidos à molécula da ATP. Quando ocorre a quebra química, a ATP libera um fosfato e, consequentemente, produz energia e uma molécula de ADP. Em certas ocasiões, a ATP é degradada até sua forma mais simples, adenosina monofosfato (AMP), por meio da liberação, nesse caso, de dois fosfatos e uma quantidade maior de energia.

Fornecimento de energia por meio da ATP

A ATP é capaz de fornecer energia para transportar um íon ou uma molécula, por meio de uma membrana, para outro compartimento aquoso, no qual sua concentração é mais elevada; ou seja, a ATP possibilita o transporte ativo das moléculas.

Os processos de transporte celular são os principais consumidores da energia produzida pelo organismo; nos rins e no cérebro, por exemplo, dois terços da energia quando em repouso são usados para bombear sódio e potássio pela membrana plasmática por meio da enzima sódio-potássio-ATPase. O transporte de sódio e potássio é impulsionado pela fosforilação e pela desfosforilação cíclicas da proteína transportadora, sendo a ATP o doador do grupo fosforil.

A fosforilação dependente de sódio da enzima sódio-potássio-ATPase induz uma alteração conformacional da proteína transportadora, e a desfosforilação dependente de potássio favorece o retorno à conformação original. Cada ciclo do processo de transporte resulta na conversão de ATP em ADP e P_i, sendo a variação de energia livre da hidrólise da ATP responsável pelas alterações cíclicas na conformação da proteína que resultam no bombeamento eletrogênico de sódio e potássio.

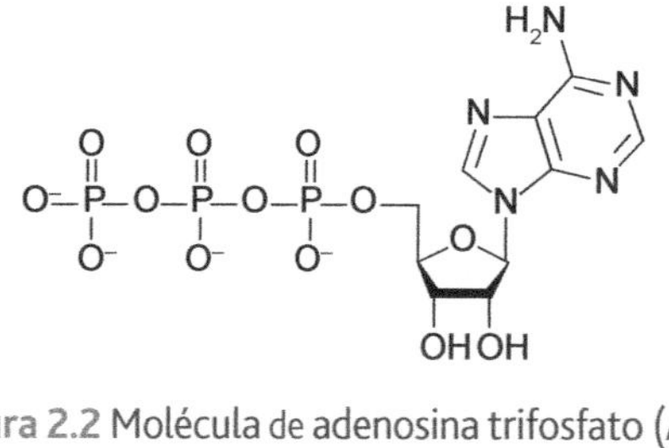

No sistema contrátil das células do musculoesquelético, a miosina e a actina destacam-se por serem proteínas especializadas em traduzir a energia química da ATP em movimento. A ATP liga-se fortemente a determinada conformação da miosina, mantendo essa proteína na condição de contração muscular. Quando a miosina catalisa a hidrólise da ATP a ela ligada, ocorre a dissociação de ADP e P_i, possibilitando o relaxamento da proteína em uma segunda conformação até que outra molécula de ATP se ligue, promovendo uma nova contração das fibras musculares.

Rotas metabólicas

Metabolismo da glicose

Glicólise

A glicose ocupa posição central no metabolismo de plantas, animais e de muitos microrganismos. É uma molécula relativamente rica em energia potencial e, por isso, um bom combustível energético. Por meio do armazenamento da glicose como um polímero de alta massa molecular, o glicogênio e as células hepáticas e musculares podem estocar grandes quantidades de unidades de glicose, enquanto mantêm a osmolaridade citosólica relativamente baixa. Quando a demanda de energia aumenta, a glicose pode ser liberada desse polímero de armazenamento intracelular e utilizada para produzir ATP de maneira aeróbica ou anaeróbica.

Nos animais, a glicose tem quatro destinos principais: ser usada na síntese de polissacarídios complexos direcionados ao espaço extracelular; ser armazenada nas células (como polissacarídios ou como sacarose); ser oxidada a compostos de três átomos de carbono (piruvato) por meio da glicólise, para fornecer ATP e intermediários metabólicos; ou ser oxidada pela via das pentoses-fosfato (fosfogliconato), produzindo ribose-5-fosfato para síntese de ácidos nucleicos e NADPH para processos biossintéticos redutores.

A primeira via metabólica a ser elucidada, e provavelmente a mais bem entendida atualmente, é a glicólise (do grego *glykys*, "doce" ou "açúcar", e *lysis*, "quebra"). Trata-se de uma via central quase universal do catabolismo da glicose, a via com maior fluxo de carbono na maioria das células. A quebra "glicolítica" da glicose é a única fonte de energia metabólica em alguns tecidos e células de mamíferos, como os eritrócitos, a medula renal, o cérebro e as gônadas. Fermentação é um termo geral utilizado para designar a degradação anaeróbica da glicose ou de outros nutrientes orgânicos para obtenção de energia, conservada como ATP.

A glicólise ocorre quando o animal se encontra no estado absortivo, assim como quando em

Figura 2.2 Molécula de adenosina trifosfato (ATP).

jejum; mais abundantemente no primeiro estado, em função da grande disponibilidade de substratos energéticos. Nessa rota, mediante a liberação e a atuação do hormônio insulina, a glicose é carreada para o interior da célula e, assim, é estimulada a oxidação, que culmina na produção de energia por meio do transporte de seus elétrons.

Inicialmente, uma molécula de glicose é oxidada em uma série de reações catalisadas por enzimas, e produz duas moléculas do composto de três átomos de carbono, o piruvato. Durante as reações sequenciais, parte da energia livre da glicose é conservada na forma de ATP e NADH.

Fases da glicólise

A glicólise ocorre no citoplasma, em que a glicose, formada por seis átomos de carbono, é quebrada em duas moléculas de piruvato, cada uma com três átomos de carbono. Ocorre em dez etapas, descritas a seguir, sendo que as cinco primeiras constituem a fase preparatória (Figura 2.3 A), na qual ocorre consumo de ATP, e as subsequentes constituem a fase compensatória, com liberação de ATP.

> Etapa 1. Ativação da glicose. A glicose é inicialmente fosforilada no grupo hidroxila ligado ao C-6 pela enzima hexoquinase, que catalisa a transferência de um radical fosfato da ATP para o carbono 6 da glicose, formando a glicose-6-fosfato. Nessa reação, cada vez que uma molécula de glicose é ativada, a célula perde energia, ou seja, consome 1 ATP.

> Etapa 2. A glicose-6-fosfato assim formada é convertida em frutose-6-fosfato, e a via glicolítica propriamente dita inicia-se por essa conversão, catalisada pela enzima fosfo-hexose-isomerase.

> Etapa 3. A frutose-6-fosfato é novamente fosforilada, dessa vez em C-1, para formar frutose-1,6-bifosfato, catalisada pela enzima fosfofrutoquinase, que transfere um radical fosfato da ATP para o carbono 1 da frutose-6-fosfato. Nas duas reações de fosforilação, a ATP é o doador de grupos fosforil, ou seja, ocorre o consumo de mais uma molécula de ATP.

> Etapa 4. A frutose-1,6-bifosfato é dividida, pela ação da enzima aldolase, em duas moléculas de três carbonos, a di-hidroxiacetona-fosfato e o gliceraldeído-3-fosfato, sendo isomerizada a uma segunda molécula, ou seja, a frutose-1,6-bifosfato sofre uma cisão catalítica. Nessa etapa, a célula não ganha nem perde energia.

> Etapa 5. Etapa de lise, que dá nome à via. A di-hidroxiacetona-fosfato é isomerizada a uma segunda molécula de gliceraldeído-3-fosfato, regido pela enzima desidrogenase, finalizando a primeira fase da glicólise.

De uma perspectiva química, a isomerização na etapa 2 é crítica para a ocorrência da fosforilação e as reações de clivagem da reação C-C nas etapas 3 e 4. Nota-se que duas moléculas de ATP são consumidas antes da clivagem da glicose.

Para resumir, na fase preparatória da glicólise, a energia da ATP é consumida, aumentando o conteúdo de energia livre dos intermediários, e as cadeias de carbono de todas as hexoses metabolizadas são convertidas em um produto comum, o gliceraldeído-3-fosfato. O ganho de energia provém da fase de compensação da glicólise (Figura 2.3).

O piruvato é o produto final da segunda fase da glicólise. Para cada molécula de glicose, duas ATP são consumidas na fase preparatória e quatro ATP são produzidas na fase de compensação, com rendimento de duas ATP por molécula de glicose convertida em piruvato.

> Etapa 6. Cada molécula de gliceraldeído-3-fosfato é oxidada e fosforilada por fosfato inorgânico (não por ATP) para formar 1,3-bifosfoglicerato, pela ação da enzima glicerato quinase. A fosforilação da ADP a ATP ocorre pela transferência do P_i diretamente do substrato, daí tem-se um ganho de duas ATP por molécula de glicose, compensando o consumo anterior.

> Etapas 7 a 10. Ocorre liberação de energia quando as duas moléculas de 1,3-bifosfoglicerato são convertidas em duas moléculas de piruvato.

Grande parte dessa energia é conservada pela fosforilação acoplada de quatro moléculas de ADP a ATP. O rendimento líquido são duas moléculas de ATP por molécula de glicose utilizada, já que duas moléculas de ATP foram consumidas na fase preparatória. A energia também é conservada na fase de compensação com a formação de duas moléculas do transportador de elétrons NADH por molécula de glicose.

Destinos do piruvato

O piruvato oriundo da degradação da glicose será metabolizado por três rotas catabólicas (Figura 2.4).

Em condições aeróbicas, o piruvato será oxidado com a perda do seu grupo carboxila na forma de CO_2, para produzir o grupo acetil-CoA; o grupo acetil é então oxidado por completo a CO_2 no ciclo do ácido cítrico (ciclo de Krebs), fase que acontece no interior mitocondrial. Os elétrons liberados dessas oxidações são transferidos ao O_2 por uma cadeia transportadora de elétrons na mitocôndria, formando H_2O. A energia liberada nas reações de transferência de elétrons impulsiona a síntese de ATP na mitocôndria.

O piruvato também pode ser reduzido a lactato, por meio da fermentação láctica, que é

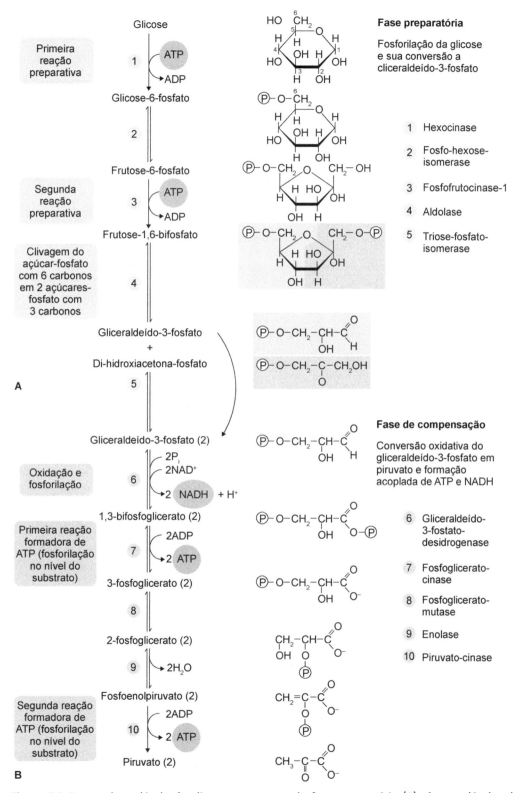

Figura 2.3 Para cada molécula de glicose que passa pela fase preparatória (A), duas moléculas de gliceraldeído-3-fosfato são formadas; ambas passam pela fase de compensação (B).

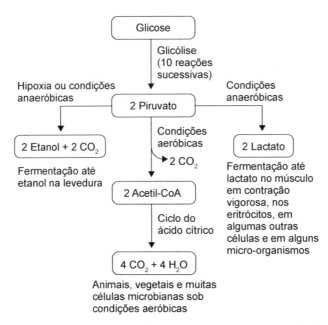

Figura 2.4 Destinos catabólicos do piruvato formado na glicólise.

catalisada pela enzima lactato desidrogenase. Quando em trabalho vigoroso, o músculo encontra-se em condição de anaerobiose, ou seja, trabalha em baixas condições de oxigênio (hipoxia), em que NADH não pode ser reoxidado a NAD^+. No entanto, NAD^+ é necessário como aceptor de elétrons para oxidação do piruvato. Nesse cenário, o piruvato é reduzido a lactato, recebendo os elétrons do NADH, e assim regenera o NAD^+ necessário para continuar a glicólise.

A terceira via de oxidação do lactato é a fermentação alcoólica realizada por alguns microrganismos.

Gliconeogênese

Conforme discutido anteriormente, a glicose tem papel central no metabolismo energético, representando o combustível principal das células – só o cérebro requer em média 120 g de glicose por dia (mais da metade de toda a glicose estocada como glicogênio nos músculos e no fígado). No entanto, o suprimento de glicose com base nesses estoques não é sempre suficiente – entre as alimentações e durante períodos de jejum prolongado, ou após exercício vigoroso, o glicogênio esgota-se. Para esses períodos, os organismos necessitam de uma via para sintetizar glicose com precursores que não são carboidratos; essa via é a gliconeogênese ("nova formação de açúcar"), que reconverte o piruvato e compostos relacionados, com três e quatro carbonos, em glicose. Essa via é comandada pela enzima frutose-1,6-difosfatase e pelo hormônio glucagon. Sob a ação desse hormônio, há incremento da gliconeogênese e maior produção de glicose. O hormônio, por sua vez, será produzido sempre que houver queda da glicemia.

A gliconeogênese ocorre em todos os animais e as reações químicas para tal são essencialmente as mesmas em todos os tecidos e em todas as espécies. Os precursores mais importantes da glicose em animais são compostos de três carbonos, como o lactato, o piruvato e o glicerol, assim como certos aminoácidos (Figura 2.5).

Nos mamíferos, a gliconeogênese ocorre principalmente no fígado e, em menor extensão, no córtex renal e nas células epiteliais que revestem o intestino delgado. A glicose assim produzida passa para o sangue e vai suprir outros tecidos. Após exercícios vigorosos, o lactato produzido pela glicólise anaeróbica no musculoesquelético retorna para o fígado e é convertido em glicose, que volta para os músculos e é convertida em glicogênio.

Síntese e degradação do glicogênio

O glicogênio é o principal polissacarídio (polímero de glicose) de reserva animal e sua estrutura é altamente ramificada.

É especialmente estocado no fígado e no musculoesquelético, visto que esses tecidos são responsáveis pela manutenção da glicemia e pela produção de ATP, respectivamente. Nos hepatócitos, o glicogênio é encontrado em grânulos ci-

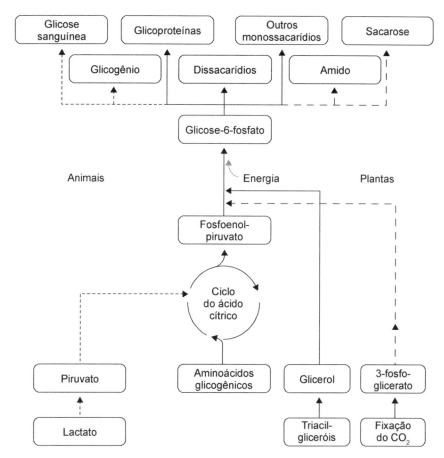

Figura 2.5 Síntese de carboidrato a partir do fosfoenolpiruvato até glicose-6-fosfato.

toplasmáticos. Esses grânulos de glicogênio também contêm as enzimas responsáveis pela síntese e pela degradação do glicogênio.

Quando o glicogênio é utilizado como fonte de energia, as unidades de glicose são removidas uma de cada vez desde as extremidades da molécula. As enzimas de degradação agem somente nas extremidades, podendo atuar simultaneamente em todas as ramificações, acelerando a liberação de cada uma das moléculas de glicose. O glicogênio hepático é utilizado como fonte de glicose para todo o organismo, exceto para o musculoesquelético, que utiliza seu próprio glicogênio.

A síntese e a degradação do glicogênio dependem da atividade celular. No período após a ingestão de alimentos (período alimentado), o animal promove a síntese de glicogênio, ou seja, a glicogênese, comandada pela liberação de insulina e de enzima glicogênio-sintetase. No período de jejum, quando há a necessidade de glicose para a produção de energia, ocorre a oxidação da molécula de glicogênio (glicogenólise), estimulada pela presença do hormônio glucagon e da enzima glicogênio-fosforilase. Assim, quando o animal encontra-se no período alimentado, com seus níveis de ATP normais e glicose excedente, a própria concentração de glicose-6-fosfato e a liberação do hormônio hipoglicemiante insulina agem ativando a enzima glicogênio-sintetase e, como consequência, ocorre a ativação da glicogênese, promovendo o armazenamento de glicogênio muscular.

Inversamente, quando os níveis de ATP e glicose estão baixos, as concentrações plasmáticas de insulina diminuem e os hormônios hiperglicemiantes epinefrina e glucagon passam a ser liberados em abundância, o que acaba por estimular a ação da enzima glicogênio-fosforilase, promovendo a quebra do glicogênio e a consequente liberação de glicose no sangue, restabelecendo a glicemia.

Ciclo do ácido cítrico (ciclo de Krebs)

O ciclo do ácido cítrico, também conhecido como ciclo de Krebs, é uma via de produção de ATP comum ao metabolismo de glicose, lipídios e proteínas. Nessa rota, a glicose, até então degradada a piruvato no ambiente citoplasmático, será completamente oxidada a CO_2 e H_2O, produzindo grande quantidade de ATP no ambiente mitocondrial, complementando a ATP inicialmente produzida pela glicólise, considerada a primeira etapa da completa oxidação da glicose.

O ciclo de Krebs é um processo aeróbico que ocorre na matriz mitocondrial e é o mais eficiente mecanismo de produção de energia nos animais.

Nele, as moléculas orgânicas combustíveis, como glicose, ácidos graxos e alguns aminoácidos, são oxidadas para produzirem fragmentos de dois carbonos, na forma do grupo acetil da acetil-CoA (Figura 2.6). O grupo acetil entra no ciclo do ácido cítrico, que o oxida enzimaticamente a CO_2; a energia liberada é conservada nos transportadores de elétrons reduzidos NADH e $FADH_2$. Essas coenzimas reduzidas, quando reoxidadas, doam seus prótons (H^+) e elétrons. Os elétrons são

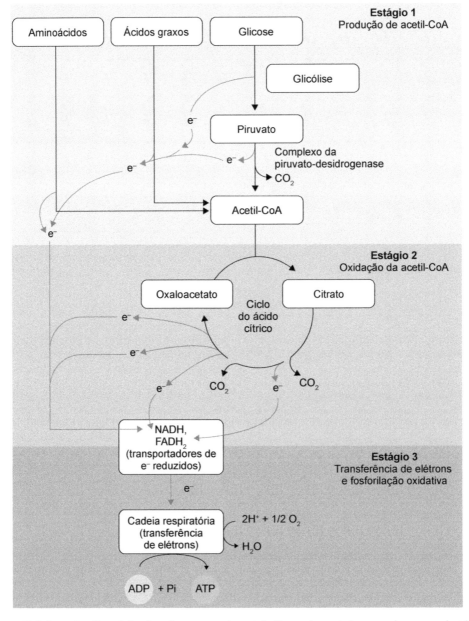

Figura 2.6 A respiração celular é a via comum do catabolismo de proteínas, gorduras e carboidratos, sendo dividida em três estágios.

recebidos pelo O_2, que atua como o aceptor final, em um processo denominado cadeia respiratória ou cadeia de transporte de elétrons, que será demonstrado a seguir.

Produção de acetil-CoA

Em organismos aeróbicos, glicose e outros açúcares, ácidos graxos e a maioria dos aminoácidos utilizados como precursores energéticos, são oxidados a CO_2 e H_2O no ciclo de Krebs e na cadeia respiratória. Antes de entrarem no ciclo de Krebs, os esqueletos carbônicos dos açúcares e ácidos graxos são convertidos ao grupo acetil da acetil--CoA, modo no qual a maioria dos combustíveis entra no ciclo. Os carbonos de muitos aminoácidos também entram no ciclo da mesma maneira, embora alguns aminoácidos sejam convertidos em outros intermediários do ciclo. O foco deste capítulo será, em especial, na compreensão de como o piruvato, derivado da glicose, é oxidada a acetil-CoA e CO_2 pelo complexo da piruvato desidrogenase (PDH), um grupo de enzimas localizado nas mitocôndrias das células eucarióticas.

A reação geral catalisada pelo complexo da piruvato desidrogenase é uma descarboxilação oxidativa, um processo irreversível no qual o grupo carboxila é removido do piruvato na forma de uma molécula de CO_2, e os dois carbonos remanescentes são convertidos ao grupo acetil da acetil-CoA (Figura 2.7). O NADH formado nessa reação doa um íon hidreto (:H⁻) para a cadeia respiratória que transferirá os dois elétrons ao oxigênio. A transferência de elétrons do NADH ao oxigênio produz, ao final, 2,5 moléculas de ATP por par de elétrons.

Após a formação da molécula de acetil-CoA, um grupo acetil com dois carbonos entra no ciclo, combinando-se com uma molécula oxaloacetato (Figura 2.8). Dois átomos de carbono saem do ciclo na forma de CO_2 pela oxidação das moléculas de isocitrato e α-cetoglutarato; esse CO_2 que sai do ciclo, contudo, não é formado pelos mesmos dois átomos de carbono que entram no ciclo como acetil-CoA. A energia liberada por essas oxidações foi conservada pela redução de três NAD^+ e um FAD e pela produção de uma ATP

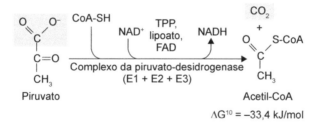

Figura 2.7 Reação de catalisação pelo complexo piruvato-desidrogenase.

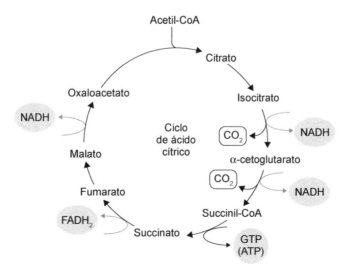

Figura 2.8 Produtos de cada rodada do ciclo do ácido cítrico.

ou guanosina trifosfato (GTP). No final do ciclo, uma molécula de oxaloacetato foi regenerada. Cada volta no ciclo é dada pela adição de novas moléculas de acetil-CoA provenientes da quebra do piruvato.

Pode-se notar que o ciclo de Krebs produz apenas uma molécula de ATP ou GTP por rodada (ciclo). Na conversão de succinilcoenzima A (succinil-CoA) a succinato, as quatro etapas de oxidação do ciclo abastecerão a próxima etapa de produção de energia, que é a cadeia respiratória pela produção de NADH e $FADH_2$, com um grande fluxo de elétrons, levando, assim, à formação de um grande número de moléculas de ATP durante a fosforilação oxidativa (cadeia respiratória).

Além da molécula de acetil-CoA, qualquer composto que origine um intermediário do ciclo do ácido cítrico com quatro ou cinco carbonos, como produto da degradação de muitos aminoácidos, pode ser oxidado pelo ciclo, como será visto no metabolismo das proteínas.

O ciclo de Krebs trabalha tanto para vias catabólicas quanto para vias anabólicas, uma vez que os intermediários do ciclo podem ser desviados e utilizados como material de partida para diversos produtos de biossíntese. Quando os intermediários são desviados do ciclo para outras vias, eles são repostos por algumas reações que produzem intermediários de quatro carbonos por meio da carboxilação de compostos de três carbonos; essas reações são catalisadas pelo piruvato carboxilase.

A velocidade global do ciclo de Krebs é controlada pela taxa de conversão do piruvato em acetil-CoA e pelo fluxo de enzimas que atuam na conversão de acetil-CoA em citrato, citrato-sintase e isocitrato-desidrogenase, que convertem o isocitrato em α-cetoglutarato, e em α-cetoglutarato-desidrogenase, que converte o α-cetoglutarato em succinil-CoA.

Fosforilação oxidativa | Cadeia respiratória | Cadeia de transporte de elétrons

Uma maneira de se fazer transferência de energia de um composto químico para outro é o fornecimento de elétrons, que, ao migrarem, realizam um trabalho elétrico que pode ser utilizado pelas células.

A energia derivada da oxidação dos combustíveis metabólicos é, em última análise, convertida em ATP. Nas células eucarióticas, em condições aeróbicas, a ATP é produzida como resultado do transporte de elétrons ao longo da membrana interna da mitocôndria, associado ao transporte de prótons (H^+) pela membrana interna da mitocôndria (Figura 2.9).

A cadeia de transporte de elétrons consiste em quatro complexos enzimáticos intimamente relacionados inseridos na membrana mitocondrial interna. Em uma série de transferências de oxirredução, eles conduzem elétrons ao longo da membrana de um complexo para outro até que os elétrons alcancem seu destino final, no qual se combinam com o oxigênio molecular para reduzir O_2 a H_2O. A energia do transporte de elétrons pode, então, ser usada por três desses mesmos complexos enzimáticos para bombear prótons pela membrana interna para o espaço intermembranas. O fluxo inverso de prótons pela membrana, de volta ao interior da matriz, aciona a produção de ATP. O complexo ATP-sintetase inserido na membrana interna liga ADP e fosfato para catalisar a formação de ATP. O fluxo de prótons pela ATP-sintetase a partir do espaço intermembranas para a matriz interna libera nova ATP sintetizada.

A fosforilação oxidativa corresponde ao ápice do metabolismo produtor de energia em organismos aeróbicos. Todos os passos oxidativos na degradação de carboidratos, gorduras e aminoácidos convergem para esse estágio final da respiração celular, em que a energia da oxidação governa a síntese de ATP durante o processo de fosforilação oxidativa. Esse processo envolve a redução de O_2 a H_2O com os elétrons doados pelo NADH e pelo $FADH_2$.

Assim, denomina-se cadeia respiratória ou fosforilação oxidativa o conjunto de substâncias, moléculas e elementos transportadores de prótons e elétrons localizados nas cristas mitocondriais, que, juntos, tornam possível a combinação do hidrogênio, liberado dos compostos orgânicos, com o oxigênio respiratório, resultando em água e ATP. Nesse contexto, as mitocôndrias são o cenário da fosforilação oxidativa, por meio de suas duas membranas, uma interna e uma externa à organela. A membrana mitocondrial externa é prontamente permeável a moléculas pequenas e a íons que se movem livremente por meio de canais transmembrana, formados por uma família de proteínas integrais de membrana chamadas porinas. A membrana interna é impermeável à maioria das moléculas pequenas e dos íons, incluindo os prótons (H^+), e a permeabilidade de íons só é dada por meio de transportadores específicos. A membrana interna aloja os componentes da cadeia respiratória e a enzima ATP-sintetase.

No interior da matriz mitocondrial, encontram-se o complexo piruvato desidrogenase, um conjunto de enzimas responsáveis pela ocorrência do ciclo de Krebs, e as moléculas necessárias à ocorrência da β-oxidação de ácidos graxos e à oxidação de aminoácidos, ou seja, é nesse espaço,

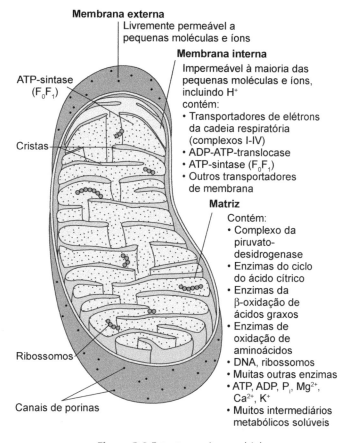

Figura 2.9 Estrutura mitocondrial.

delimitado por membranas, que se encontram todas as estruturas e moléculas necessárias para a oxidação dos combustíveis metabólicos, exceto da via inicial de oxidação da glicose, que ocorre apenas no citoplasma. Para que os processos de oxidação ocorram, é necessário que a permeabilidade seletiva da membrana interna atue como segregadora dos intermediários e das enzimas das vias metabólicas que agem dentro ou fora da matriz mitocondrial, impedindo sua passagem e possibilitando, assim, a manutenção adequada do sistema. Entretanto, vale ressaltar que transportadores específicos que carregam precursores metabólicos devem ter acesso absoluto a ambos os espaços. Desse modo, ADP e P_i podem ser transportados para dentro da matriz todas as vezes que a molécula de ATP recém-produzida é transportada para fora.

A via da fosforilação oxidativa tem início a partir do momento em que elétrons provenientes do ciclo de Krebs ou da ação das enzimas desidrogenases, que "recebem" elétrons das rotas catabólicas e os conduzem para aceptores universais de elétrons (NAD^+ ou $NADP^+$), dão entrada nas proteínas da cadeia respiratória. O NADH carrega elétrons das reações catabólicas até seu ponto de entrada na cadeia respiratória (complexo NADH-desidrogenase). O NADPH geralmente supre elétrons para reações anabólicas. As células mantêm conjuntos separados de NADH e NADPH, com diferentes potenciais de redução. Nenhum desses transportadores pode atravessar a membrana mitocondrial interna, mas os elétrons que eles carregam podem ser lançados através dela indiretamente.

A cadeia respiratória mitocondrial consiste em uma série de carreadores que agem sequencialmente, sendo a maioria deles proteínas integrais capazes de aceitar e doar um ou dois elétrons. Ocorrem três tipos de transferência de elétrons na fosforilação oxidativa:

- Transferência direta de elétrons, como na redução de Fe^{3+} a Fe^{2+}
- Transferência na forma de um átomo de hidrogênio ($H^+ + e^-$)
- Transferência como íon hidreto (H^-), que tem dois elétrons.

Além do NAD⁺, outros três tipos de moléculas carreadoras de elétrons funcionam na cadeia respiratória: uma quinona hidrofóbica (ubiquinona) e dois tipos diferentes de proteínas que contêm ferro (citocromos e proteínas ferro-enxofre).

A ubiquinona (também chamada de coenzima Q) carrega elétrons na cadeia de transporte de elétrons. Ela é livremente difusível dentro da bicamada lipídica da membrana mitocondrial interna e pode movimentar equivalentes redutores entre outros carreadores de elétrons menos móveis na membrana. Essa proteína pode carregar tanto elétrons quanto prótons, e desempenha um papel central em acoplar o fluxo de elétrons ao movimento de prótons.

Os citocromos consistem em três classes de proteínas presentes na membrana mitocondrial. Os citocromos dos tipos *a* e *b*, e alguns do tipo *c*, são proteínas integrais da membrana mitocondrial interna. O citocromo *c*, em geral, se associa com a superfície externa da membrana interna por interações eletrostáticas.

Na reação global catalisada pela cadeia respiratória mitocondrial, os elétrons se movem do NADH, do succinato ou de outro doador primário de elétrons para o O_2, finalmente, por meio de flavoproteínas, ubiquinona, proteínas ferro-enxofre e citocromos.

Os carreadores de elétrons da cadeia respiratória são organizados em quatro complexos moleculares inseridos dentro da membrana, podendo ser fisicamente separados (Figura 2.10).

O acoplamento do transporte de elétrons com a fosforilação oxidativa requer uma enzima com multissubunidades ligada à membrana, a ATP-sintetase. Essa enzima tem um canal para que os prótons fluam do espaço intermembranas para a matriz mitocondrial, a força próton-motriz. O fluxo de prótons está associado à produção de ATP em um processo que envolve a alteração conformacional da enzima. O gradiente de prótons aciona a produção de ATP, que ocorre quando os prótons fluem de volta para a matriz mitocondrial.

O modo como o gradiente de prótons leva à produção de ATP depende dos canais de íons presentes na membrana mitocondrial interna; esses canais são uma característica da estrutura da ATP-sintetase. Os prótons fluem de volta para a matriz pelos canais de íons na ATP-sintetase, promovendo a fosforilação da molécula de ADP, sendo esta convertida em ATP.

Balanço energético de ATP durante a oxidação de uma molécula de glicose

O balanço geral de produção de ATP até a oxidação completa de uma molécula de glicose está descrito na Tabela 2.2.

Ciclo de Cori e ciclo da alanina

As fibras musculares (em atividade intensa) e as hemácias (sempre) obtêm ATP do metabolismo da glicólise anaeróbica (fermentação), ou seja, pela transformação de glicose em lactato. Esse lactato que se acumula nos músculos e também

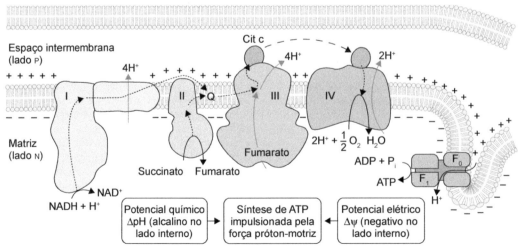

Figura 2.10 Cadeia de transporte de elétrons, em que os elétrons do NADH e de outros substratos oxidáveis passam através de uma cadeia de carregadores dispostos na membrana interna da mitocôndria. O fluxo de elétrons é acompanhado pela transferência de prótons através da membrana, produzindo um gradiente elétrico. A membrana mitocondrial interna é impermeável a prótons; os prótons só podem retornar à matriz através de canais específicos de prótons. A força próton-motriz que direciona os prótons de volta para a matriz proporciona a energia para a síntese de ATP.

Tabela 2.2 Produção de ATP durante a oxidação de uma molécula de glicose.

Etapa da oxidação da glicose	Quantidade de NADH, $FADH_2$ e ATP formados	Quantidade final de ATP produzida por molécula de glicose
Glicólise	2 NADH	6
	2 ATP	2
Conversão piruvato-acetil-CoA	2 NADH	6
Ciclo do ácido cítrico (duas voltas/molécula de glicose)	6 NADH	18
	2 ATP	2
	2 $FADH_2$	4
Total (ao final da cadeia respiratória*)		38

* Esse cálculo pressupõe que a fosforilação oxidativa mitocondrial produz duas ATP por FADH2 e três ATP por NADH oxidado.

seu precursor, o piruvato, são transportados para o sangue e, por meio deste, para o fígado.

No fígado, esses produtos da glicólise formam novamente glicose pela gliconeogênese, sob o gasto de 6 ATP. Essa nova glicose formada pelo fígado passa pelo sangue para a musculatura, na qual mais uma vez servirá como fonte de energia. Esse ciclo de reaproveitamento do lactato e do piruvato recebe o nome de ciclo de Cori. O próprio músculo não tem condições de fazer a gliconeogênese.

Existe também um ciclo correspondente a esse para o aminoácido alanina, o ciclo da alanina. Este não utiliza apenas a alanina como precursor para a gliconeogênese, mas fornece também para o fígado um aminonitrogênio da degradação das proteínas no músculo, no qual é transformado em ureia para ser excretado.

Caso haja excesso de lactato na corrente sanguínea, este pode desencadear um processo de acidose metabólica.

Metabolismo de lipídios

Os lipídios são importantes constituintes da dieta, pois desempenham funções vitais nos organismos animais.

Todas as vezes que lipídios são ingeridos, eles são absorvidos pelo intestino e transportados até as células por meio de proteínas carreadoras, denominadas lipoproteínas (uma vez que a maioria dos lipídios são hidrofóbicos e não se misturam com o sangue). Essas lipoproteínas carreiam os lipídios para o interior das células e, de acordo com as necessidades do organismo, podem ter diferentes fins:

- Participar da produção de hormônios
- Sintetizar vitaminas
- Ser armazenadas

- Participar da síntese de diversas moléculas (entre elas da mielina)
- Ser oxidadas a fim de produzir ATP.

Os maiores estoques de triacilglicerídios encontram-se no tecido adiposo. São formados sob o estímulo do hormônio insulina e a sua utilização se dá pelo hormônio glucagon.

O glicerol (3C), apesar de não ser um precursor direto do acetil-CoA, é um importante substrato, capaz de produzir glicose na gliconeogênese, uma vez que consegue produzir glicerol 3-fosfato e, posteriormente, di-hidroxiacetona (ambas moléculas presentes na glicólise). Os ácidos graxos normalmente têm mais de 3C e, por isso, não servem como substratos para a gliconeogênese, porém são oxidados diretamente, por meio de uma rota metabólica denominada β-oxidação.

A estrutura do triacilglicerídio é composta de três moléculas de ácidos graxos e glicerol associadas, e, uma vez formado, sua oxidação ocorre por meio da enzima lipase lipoproteica. Os ácidos graxos (hidrofóbicos) liberados do triaciglicerídio, quando no sangue, são transportados pela proteína albumina.

Os ácidos graxos de cadeia longa são oxidados a acetil-CoA por um processo repetitivo de três etapas na β-oxidação. Todas as células do organismo em que a mitocôndria está presente são capazes de realizar essa rota metabólica (exceto as que utilizam somente glicose), que ocorre durante o período de jejum.

A β-oxidação é uma via central de produção de energia em muitos organismos e tecidos. No coração e no fígado dos mamíferos, por exemplo, ela fornece 80% das necessidades energéticas em condições fisiológicas. Os elétrons removidos dos ácidos graxos durante a oxidação passam pela cadeia respiratória, levando à síntese de ATP; a acetil-CoA produzida com base nos ácidos graxos pode ser completamente oxidada a CO_2 no ciclo do ácido cítrico, resultando em mais conservação de energia.

Na primeira etapa da β-oxidação, os ácidos graxos sofrem remoção oxidativa de sucessivas unidades de dois carbonos na forma de acetil-CoA, começando pela extremidade carboxílica da cadeia de ácido graxo (Figura 2.11).

Por exemplo, um ácido graxo de 16 carbonos (16C) passa sete vezes pela sequência oxidativa, perdendo dois carbonos como acetil-CoA em cada passagem. Ao final de sete ciclos, os dois últimos carbonos da cadeia carbônica (C-15 e C-16) permanecem como acetil-CoA. O resultado global é a conversão de 16 carbonos do ácido graxo em oito grupos de acetil de dois carbonos das moléculas de acetil-CoA. A formação de cada acetil-CoA requer a remoção de quatro átomos de hidrogênio (dois pares de elétrons e quatro H^+) pelas enzimas desidrogenases.

Na segunda etapa da oxidação dos ácidos graxos, os grupos acetil da acetil-CoA são oxidados a CO_2 no ciclo do ácido cítrico, que também ocorre na matriz mitocondrial. A acetil-CoA derivada dos ácidos graxos entra, assim, em uma via de oxidação final comum à acetil-CoA derivada da glicose procedente da glicólise e da oxidação do piruvato. As duas primeiras etapas da oxidação dos ácidos graxos produzem os transportadores de elétrons reduzidos a NADH e $FADH_2$, que, na terceira etapa, doam elétrons para a cadeia respiratória mitocondrial, por meio da qual os elétrons passam para o oxigênio com a fosforilação concomitante de ADP a ATP. A energia liberada pela oxidação dos ácidos graxos é, portanto, conservada como ATP.

Balanço energético de ATP durante a oxidação de uma molécula de ácido graxo de 16C

O balanço geral de produção de ATP até a oxidação completa de uma molécula de ácido graxo de 16C está descrito na Tabela 2.3.

Metabolismo das proteínas

No período de jejum, as proteínas do músculo servem como fonte de energia para o organismo, uma vez que o metabolismo bioquímico se volta para a oxidação dos aminoácidos que, pela degradação oxidativa, contribuem significativamente para a produção de energia.

As proteínas são degradadas a aminoácidos, e estes transportados para o fígado (na forma de ala-

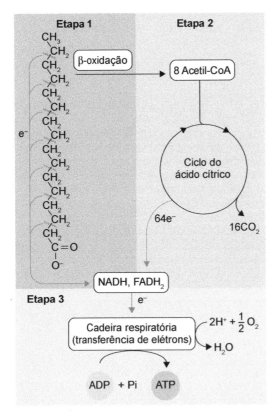

Figura 2.11 Oxidação de ácidos graxos. Na primeira etapa, um ácido graxo de cadeia longa é oxidado a acetil-CoA (β-oxidação). Na segunda etapa, ocorre a oxidação dos grupos acetil a CO_2 no ciclo do ácido cítrico. Na terceira etapa, os elétrons advindos da primeira e da segunda etapas passam ao O_2 através da cadeia respiratória mitocondrial, fornecendo a energia para a síntese de ATP por fosforilação oxidativa.

Tabela 2.3 Produção de ATP durante a oxidação de uma molécula de ácido graxo de 16C.

Etapa da oxidação	Quantidade de NADH ou $FADH_2$ formado	Quantidade de ATP por ácido graxo
α-oxidação	7 $FADH_2$	14
	7 NADH	21
Ciclo do ácido cítrico (oito voltas por molécula de ácido graxo de 16C)	24 NADH	72
	8 ATP	8
	8 $FADH_2$	16
Total (ao final da cadeia respiratória*)		131

* Esse cálculo pressupõe que a fosforilação oxidativa mitocondrial produz duas ATP por $FADH_2$ e três ATP por NADH oxidado.

nina). Ali, os esqueletos de carbono dos aminoácidos são transformados em aceto-acetil-CoA, que está disponível para o metabolismo da gliconeogênese.

A conversão de alanina em piruvato no fígado se dá por meio de uma enzima denominada alanina aminotransferase.

A formação e a degradação das proteínas musculares estão sob o controle dos hormônios, sendo que o cortisol estimula a degradação muscular, enquanto a testosterona estimula a formação de proteínas.

A fração de energia metabólica obtida de aminoácidos, seja da dieta ou de proteínas teciduais, varia muito de acordo com o tipo de organismo e com as condições metabólicas. Os herbívoros, como os equinos, obtêm apenas uma pequena fração de suas necessidades energéticas dessa via.

Nos animais, os aminoácidos sofrem degradação oxidativa em três diferentes circunstâncias metabólicas:

- Durante a síntese e a degradação normais de proteínas celulares, alguns aminoácidos liberados pela hidrólise de proteínas não são necessários para a biossíntese de novas proteínas, sofrendo degradação oxidativa
- Quando uma dieta é rica em proteínas e os aminoácidos ingeridos excedem as necessidades do organismo para a síntese proteica, o excesso é catabolizado, pois os aminoácidos excedentes não podem ser armazenados
- Durante o jejum, quando os carboidratos não estão disponíveis ou não são adequadamente utilizados, as proteínas celulares são utilizadas como combustível.

Etapas do metabolismo das proteínas

O grupo que contém carbono (a cadeia carbônica) dos aminoácidos é metabolizado de acordo com seus demais constituintes e algumas dessas cadeias são denominadas cetogênicas (que originam lipídios), enquanto outras são denominadas glicogênicas, por originarem compostos que poderão formar glicose (gliconeogênese) (Figura 2.12).

A porção amino (NH_2 ou NH_3) dos aminoácidos (AA) acaba se convertendo em amônia durante a metabolização dos AA, o que pode ocasionar problemas ao organismo, uma vez que amônia é tóxica ao sistema nervoso central. Por isso, para evitar problemas, a amônia é convertida rapidamente em ureia, no fígado, em um processo denominado ciclo da ureia, e excretada na urina.

Para que haja a correta retirada do grupamento amina dos aminoácidos, é necessário que ocorram os processos de transaminação e desaminação (ambos no fígado), catalisados por enzimas denominadas transaminases ou aminotransferases (ALT e AST).

A degradação dos aminoácidos não é feita por uma via única como na degradação de carboidratos e lipídios. Ela, na verdade, ocorre de maneiras diferentes em cada um dos 20 aminoácidos existentes. Entretanto, todas seguem um mesmo padrão de duas etapas, que envolve remoção do grupo amino e oxidação da cadeia carbônica restante.

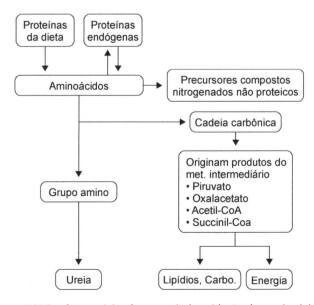

Figura 2.12 Produtos originados a partir da oxidação dos aminoácidos.

Remoção do grupo amino

A remoção do grupo amino envolve sua retirada e transferência para o alfacetoglutarato, formando o glutamato (Figura 2.13) e outro alfa-cetoácido (o que "sobrou" do aminoácido).

Aminoácido + alfa-cetoglutarato → glutamato + alfa-cetoácido

Essa reação é catalisada por aminotransferases que podem transferir o amino para o oxalacetato, originando aspartato.

Após a formação do glutamato, duas vias podem ser seguidas: ou a aminotransferência, que é a transferência do amino do glutamato para o oxalacetato, originando aspartato, ou a desaminação, que consiste na simples retirada do amino do glutamato, reobtendo α-cetoglutarato.

Aminotransferência:

glutamato + oxalacetato → aspartato + alfa-cetoglutarato

Desaminação:

Glutamato + NADP + H_2O → alfa-cetoglutarato + NADPH + NH^{4+}

Seja qual for a rota, ao final obtém-se amônio (NH^{4+}) e aspartato, que, junto com o CO_2, são utilizados pelos hepatócitos no ciclo da ureia.

Ciclo da ureia

A ureia é sintetizada no fígado a partir do NH^{4+} e do aspartato, com carbono proveniente do CO_2. O ciclo se inicia na mitocôndria, com a reação do NH^{4+} e do HCO^{3-} para formar o carbamoil-fosfato (gastando duas ATP), que, reagindo com a ornitina forma a citrulina. Esse composto vai então para o citosol, no qual se condensa com o aspartato (com gasto de ATP, formando AMP + PP_i), originando o argininosuccinato, que se decompõe em fumarato e arginina; esta última, por sua vez, por hidrólise, originará a ureia e recuperará a ornitina, que voltará para o ciclo (Figura 2.14).

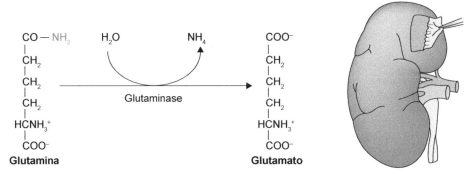

Figura 2.13 Conversão de glutamina a glutamato.

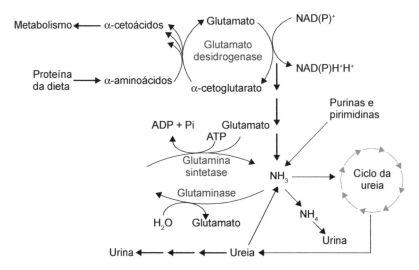

Figura 2.14 Metabolismo da amônia.

Esse processo gasta quatro ATP (o que inclui o gasto na hidrólise do pirofosfato formado na condensação da citrulina com o aspartato). Entretanto, o fumarato que sai do ciclo pode ser canalizado para o ciclo de Krebs, no qual originará três ATP. Portanto, o saldo final dessa reação é o investimento de apenas uma ATP para formar uma molécula de ureia. A ureia é sintetizada no fígado, que depois a secreta para a corrente sanguínea, pela qual será excretada pelo rim.

A ureia, apesar de representar o modo pelo qual 90% do nitrogênio do organismo é excretado, não representa o único composto nitrogenado da urina. Os outros 10% são preenchidos por creatinina (resultado da degradação da creatina), urato (resultado da degradação de purinas) e amônia (Figura 2.15). A amônia é necessária para a regulação do pH fisiológico, já que cada molécula excretada significa também a eliminação de um próton (H^+). Assim, indivíduos com acidose eliminarão mais amônia, e indivíduos com alcalose eliminarão menos.

A amônia produzida em outros tecidos deve chegar ao fígado para ser metabolizada, já que é bastante tóxica. Seu transporte é feito com a ligação a certos aminoácidos, especialmente a glutamina e a alanina.

Oxidação da cadeia carbônica

Removido o grupo amino do aminoácido, resta apenas a sua cadeia carbônica na forma de alfacetoácido (originado na primeira aminotransferência). Cada um dos 20 aminoácidos tem sua própria via de oxidação (Figura 2.16). Assim, dividem-se os 20 aminoácidos em seis grupos, de acordo com os seis produtos que podem ser originados:

- Piruvato
- Acetil-CoA
- Oxalacetato
- Alfa-cetoglutarato
- Succinil-CoA
- Fumarato.

A exceção é a leucina, que produz corpos cetônicos no processo de cetogênese.

Após um jejum prolongado, o cérebro, para economia das proteínas do músculo, utiliza como fonte de obtenção de energia os corpos cetônicos (advindos da oxidação dos lipídios). No Capítulo 8, será possível compreender de modo mais abrangente o papel da proteína e dos aminoácidos no metabolismo animal.

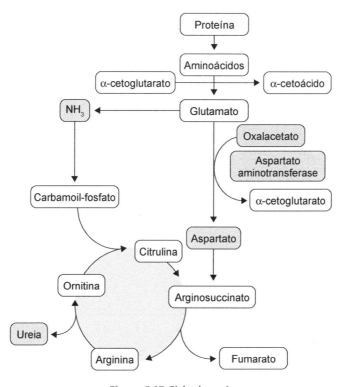

Figura 2.15 Ciclo da ureia.

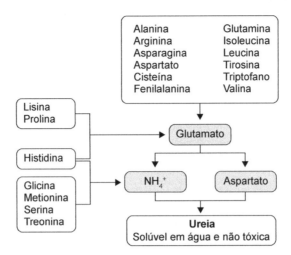

Figura 2.16 Produtos que originam ureia dentro do organismo animal.

Considerações finais

É possível concluir que os sistemas biológicos utilizam, nos seus diferentes períodos metabólicos, os nutrientes oriundos da dieta (carboidratos, ácidos graxos e aminoácidos) ou promovem a oxidação das reservas energéticas de glicogênio, triacilglicerídios e proteínas por meio do catabolismo para produzir ATP e para impulsionar os processos vitais. Todas as reações metabólicas estão sob a rígida regulação de enzimas e hormônios, visando a manutenção da integridade e das funcionalidades das células e, assim, do organismo. Além disso, com base na compreensão dos processos anabólicos e catabólicos, pode-se concluir também que ambos dependem um do outro para ocorrer. Por isso, diz-se que o metabolismo é uma rede intrincada e bastante complexa de reações químicas interligadas e interdependentes, e que depende da presença de algumas moléculas específicas para seu correto funcionamento.

Erros na ocorrência de uma reação metabólica podem refletir no estímulo e/ou na inibição de outras reações, que muitas vezes conduzem à perda da homeostasia bioquímica e acarretam danos que podem comprometer a integridade do metabolismo energético celular, promovendo o surgimento de doenças ou até mesmo a morte do organismo.

3 Fisiologia da Mastigação | Influência na Gastroenterologia e na Digestibilidade dos Equinos

Luiz Fernando Rapp de Oliveira Pimentel

Introdução

A evolução do cavalo moderno (*Equus caballus*), desde seu ancestral na Pré-História, possibilitou o desenvolvimento de características anatômicas, como lábios, dentes, língua e toda a cavidade oral, que tornaram os equinos capazes de detectar, apreender, cortar, mastigar e iniciar a digestão da forragem (gramíneas, feno etc.). Essa evolução fez dos equinos herbívoros com capacidade de obter energia por meio das forrageiras. Tal capacidade depende não só da composição dos vegetais, mas também da eficiência da digestão dos alimentos. A trituração do alimento durante a mastigação é a primeira etapa desses processos e possibilita a ruptura mecânica da estrutura da parede vegetal, expondo seus constituintes à ação química da saliva e do suco gástrico, assim como a ação biológica de bactérias responsáveis pela fermentação microbiana durante os processos digestivos.

O equino é um animal de pastoreio contínuo. Tem por hábito um pastoreio seletivo e tende a evitar comer forragem em locais poluídos com esterco e urina. Em seu *habitat*, solto na pastagem, um equino mastiga até 20 h/dia, o que provoca um desgaste natural de seus elementos dentários. Esse pastoreio contínuo e por longos períodos leva a crer que a mastigação seja um ato prazeroso para o cavalo. Caso contrário, ele reduziria o seu tempo de mastigação, como ocorre em casos de enfermidades ou restrição de acesso ao seu *habitat*.

O sistema mastigatório dos equinos é constituído de ossos, músculos, ligamentos e dentes. Os movimentos são regulados por um intrincado mecanismo de controle neurológico. Cada movimento é coordenado para maximizar a função, ao mesmo tempo em que minimiza danos a quaisquer estruturas. Um preciso movimento da mandíbula, executado pelos músculos, é necessário para movimentar os dentes entre si eficientemente durante a função. A mastigação é baseada na repetição de um movimento cíclico, que resulta de contrações rítmicas e controladas de um grupo de músculos associadas com a abertura e o fechamento da mandíbula e da maxila. A mecânica e a fisiologia desses movimentos são as bases para o estímulo da função mastigatória.

Os lábios móveis do cavalo juntam a forragem entre os incisivos superiores e inferiores, os quais têm superfícies oclusais (superfícies de mordida ou de mastigação) aplainadas que possibilitam um eficiente corte da pastagem junto ao solo. A articulação temporomandibular (ATM) possibilita os movimentos laterais (excursão lateral da mandíbula) e caudorrostrais (de 20 a 100 mm) da mandíbula, tornando os dentes pré-molares e molares uma eficiente unidade de mastigação e trituração.

O aparato dentário do equino foi desenvolvido para quebrar grãos duros e triturar plantas ricas em sílica e celulose, o que requer uma força mastigatória muito maior em comparação aos animais carnívoros. Diferentemente dos carnívoros, que têm a mordida com maior intensidade durante o movimento vertical, a apreensão dos equinos tem maior força na mordida no sentido transversal, levando ao desenvolvimento mais acentuado dos músculos mastigatórios masseter e pterigóideo medial e ao menor desenvolvimento dos músculos temporais. Durante a mastigação, os equinos também apresentam movimentação caudorrostral, o que auxilia no movimento latero-lateral de trituração do alimento.

O ciclo mastigatório do equino é constituído pelas seguintes fases: abertura, fechamento, impacto, atrito e retorno. Nas fases de impacto e atrito (IA), considerando-se sua localização inicial e sua distribuição na superfície oclusal, bem como as diferentes intensidades de força causadas pelo movimento mandibular durante sua ocorrência, pode-se supor que a mastigação no equino tem outros efeitos sobre o alimento além de simplesmente a trituração. Nas fases IA, ocorre um efeito de esgarçamento nas fibras de forragem, ou seja, seu rompimento ou fragmentação. O efeito de esgarçamento seria resultado da combinação de máximo impacto de força promovida pelo deslocamento mandibular e da abrasão provocada pela superfície cortante das pontas de esmalte (Figura 3.1).

Não há um modelo padrão de mastigação. A maneira como o alimento é triturado depende do próprio alimento e do formato dos dentes molares e pré-molares. A mastigação é baseada na repetição de um movimento cíclico resultante da contração rítmica controlada de todos os músculos associados com abertura (depressão) e fechamento (elevação) da mandíbula. Os cavalos podem mastigar do lado direito, do esquerdo ou, ainda, utilizar os dois lados durante um mesmo ciclo mastigatório. Na presença de distúrbios odontológicos dolorosos, como cáries e doença periodontal, o lado de mastigação pode mudar de um lugar para outro ao longo da vida do cavalo. Essa mudança também pode ocorrer de acordo com o tempo gasto na mastigação e a natureza do material a ser mastigado.

No momento da trituração, deve haver contato entre os quatro hemiarcos dentários, porém observa-se que às vezes só há contato entre dois. Isso leva à conclusão de que há uma tendência de atrito desigual, resultado de uma variação na fisiologia da mastigação.

Alguns estudos mensuraram a carga mastigatória de equinos por meio de sensores colocados sobre a oclusal dos 2º e 3º pré-molares mandibulares (306/307 e 406/407) e foram associados a um modelo matemático para determinar a resultante de força nos dentes mais profundos da cavidade oral, os 3º molares (311/411). Foram consideradas as particularidades anatômicas do equino, como a curva de Spee (curvatura anteroposterior da mandíbula), e observou-se que as forças mastigatórias aumentam de rostral para caudal por causa da posição da curva, da posição do dente e da extensão da mandíbula. Em animais mais velhos, as forças de mastigação diminuem em virtude da redução da altura da curva de Spee. As forças mastigatórias na fase de fechamento variaram em média de 248 Newtons (N) nos dentes 306/406 até 554 N nos dentes 311/411 (10 N equivalem a 1 kg). Na fase de impacto, as forças mastigatórias variaram de 875 N nos dentes 306/406 até 1.956 N nos dentes 311/411. Dessa maneira, considerando animais em pastoreio livre no cam-

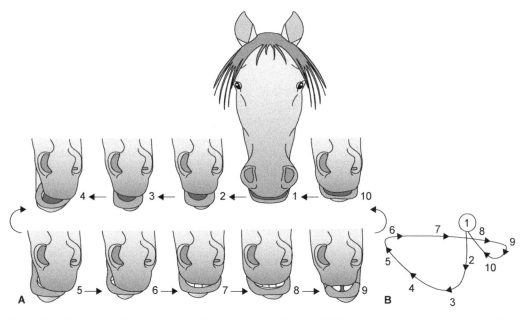

Figura 3.1 Ciclo mastigatório do equino. A. Movimento mandibular. B. (1-2) Abertura da boca (movimento vertical); (3-5) fechamento (vertical); (6-9) impacto e atrito (lateral); (10-1) retorno (vertical-diagonal). Adaptada de Carmalt (2011)..

po (em que ocorrem até 105 movimentos mastigatórios por minuto), a resultante de força total por minuto de mastigação pode variar de 2.604 kg nos dentes 2º pré-molares a 20.538 kg nos dentes 3º molares.

As forças provocadas durante a mastigação afetam os dentes, o periodonto, os ossos mandibulares e as ATM, assim como os materiais a serem usados na terapia odontológica. Em repouso, na posição de oclusão cêntrica, os dentes molares e pré-molares não apresentam contato oclusal e, portanto, não há resultante de força. Nessa posição, os únicos pontos de contato são os incisivos e as articulações das têmporas e da mandíbula. Existe um "espaço interoclusal" de aproximadamente 1 a 3 mm entre os elementos dentários da maxila e da mandíbula.

Fatores que afetam a mastigação, a produção de saliva e a digestibilidade do equino

A mastigação envolve as ações da mandíbula, da língua e das bochechas e consiste no primeiro ato da digestão. Ela serve não somente para quebrar as partículas de alimento em um tamanho adequado para passar pelo esôfago, mas também para umedecer e lubrificar o alimento, ao misturá-lo com a saliva. Da união do alimento triturado com a saliva resulta um bolo lubrificado pronto para a deglutição.

A salivação facilita tanto a mastigação quanto a deglutição. O equino produz de 5 a 6 ℓ de saliva para cada 100 kg de peso corpóreo a cada 24 h. Portanto, um cavalo de 500 kg é capaz de produzir de 26 a 30 ℓ de saliva por dia. O movimento mastigatório estimula a atividade e a produção das glândulas salivares.

A saliva do equino é composta por água (99%), muco, cálcio, bicarbonato, ureia e o fator de crescimento epidermal. Funciona como tampão, minimiza o atrito e estimula a renovação da mucosa. A água é responsável pela manutenção do teor de umidade da ingesta; o muco funciona como um lubrificante espesso que protege a mucosa gastrintestinal contra lesões enzimáticas e mecânicas; o cálcio e o bicarbonato são responsáveis pela manutenção do pH e de ações enzimáticas em diferentes segmentos do sistema digestório; e o fator de crescimento epidermal promove a renovação da mucosa gástrica.

A produção de saliva é influenciada pelos seguintes fatores:

- A natureza e o teor de umidade do alimento influenciam o tempo de mastigação: ao ingerir 1 kg de concentrado, um equino mastiga por volta de 10 min, enquanto para 1 kg de feno é gasto um tempo quatro vezes maior. O cavalo confinado em baia, com livre acesso à forragem, normalmente come de 10 a 12 h por dia, em sessões que duram de 10 a 30 min, e mastiga de 58 a 66 vezes por minuto, ou seja, para cada kg de matéria seca, um equino mastiga 4.200 vezes. Durante o pastoreio livre no campo, o equino mastiga muito mais rápido, de 100 a 105 vezes por minuto. Considerando o pastoreio contínuo de até 20 h por dia, um equino pode executar mais de 6.000 movimentos mastigatórios por hora, o que desencadeia uma alta taxa de atrito natural dos seus elementos dentários
- A restrição do pastoreio e do fornecimento de fibras de caule longo (10 a 20 cm) e o fornecimento de quantidades elevadas de concentrado reduzem o tempo de mastigação e, consequentemente, a produção de saliva
- A presença de dor contínua, mesmo que moderada, é capaz de reduzir o volume de saliva produzido: casos de distúrbios musculoesqueléticos e de dor pós-operatória não controlada são capazes de reduzir drasticamente a produção de saliva. Isso reduz o teor de umidade e o pH da ingesta, assim como a taxa de renovação das células da mucosa gástrica, o que predispõe o aparecimento de compactações gastrintestinais
- O teor de umidade da ingesta também é influenciado pela presença de dor não controlada na cavidade oral. A presença de dor causada por distúrbios odontológicos, como a doença periodontal e/ou fraturas dentárias com exposição do canal da polpa dentária, pode reduzir o consumo diário de água, principalmente nos períodos de baixa temperatura ambiente. A redução da ingestão de água, também pode predispor o surgimento de compactações gastrintestinais
- O tamanho da partícula da ingesta é resultante da eficiência dos processos de mastigação e trituração. Distúrbios odontológicos dolorosos podem reduzir a excursão lateral da mandíbula e alterar o movimento mastigatório normal. Ocorre a redução da eficiência mastigatória, tornando possível a chegada de partículas maiores que o normal ao estômago. O aumento da granulometria da ingesta dificulta a ação do suco gástrico e da fermentação microbiana intestinal no ceco e no cólon. Portanto, quanto mais eficiente for a mastigação, menores serão as partículas alimentares, aumentando a superfície relativa da ingesta para ação conjunta das enzimas salivares e do suco gástrico no estômago, proporcionando ainda uma área

maior para a atuação da microbiota intestinal responsável pela fermentação microbiana no ceco. O aumento da superfície relativa da ingesta resultante de uma mastigação eficiente facilita a digestão e o ganho de peso e reduz a probabilidade da ocorrência de cólicas no equino.

Protocolo para identificação de distúrbios mastigatórios que afetam a mastigação, a trituração e a digestibilidade

Frequentemente, na presença de perda ou de dificuldade de manutenção do peso e da massa muscular de animais em um plantel, veterinários e zootecnistas são questionados sobre a qualidade da ração ou do concentrado fornecido. Mesmo contando com concentrados de boa qualidade, com o manejo nutricional e sanitário corretos, os proprietários externam preocupação com o escore corpóreo de seus animais.

Em 2005, um importante fabricante de ração de equinos no Brasil identificou que, na maioria das vezes, o problema de perda de escore corpóreo poderia não estar relacionado à qualidade de seu produto ou ao manejo nutricional e sanitário, mas sim à capacidade de mastigação, trituração e digestão dos alimentos fornecidos ao equino. Foi solicitado, então, que todos os seus vendedores técnicos e gerentes fossem submetidos a um treinamento para verificar a eficiência mastigatória de equinos. Criou-se, assim, um protocolo simples, objetivo, não invasivo e que não oferecia riscos para o investigador nem para os animais. A identificação da perda da eficiência mastigatória e a correção dos distúrbios que a afetam proporcionaram uma importante e significativa queda no número de ocorrências relacionadas ao questionamento da qualidade de seus produtos.

A perda da eficiência mastigatória e os distúrbios odontológicos podem ser observados por meio da utilização de um protocolo de investigação simples, não invasivo e seguro.

Anamnese | Hábitos alimentares

➤ **O cavalo tem acesso ao pastoreio e à pastagem de boa qualidade?** Em caso afirmativo, o desgaste dentário tende a ser natural e a probabilidade da presença de perda da eficiência mastigatória é reduzida.

➤ **O cavalo está estabulado há mais de 1 ano?** Grande possibilidade de ocorrer um desgaste anormal dos dentes. Isso reduz o contato oclusal de molares e pré-molares, ocorrendo queda da eficiência mastigatória.

➤ **A quantidade de forragem ou feno fornecida é adequada ao peso do cavalo?** Quanto menor o tempo de mastigação, menor será a produção de saliva, o que resulta em redução do potencial de digestibilidade da ingesta.

➤ **O cavalo espalha o feno pela cama, derruba ração no chão ou suja o cocho de água?** Na presença de dor durante a mastigação, a boca é aberta e a comida cai e suja a cama. A baia terá feno espalhado por todos os cantos e pode ocorrer a presença de feno parcialmente mastigado repleto de saliva no chão. Se algo interrompe o trajeto normal dos alimentos dentro da boca (dente fraturado, periodontite), ocorre um acúmulo da ingesta que será devolvido para dentro do cocho no momento em que o cavalo estiver ingerindo a água. Geralmente, os tratadores sabem bem quais são aqueles que sujam mais a cama, pois a limpeza das baias é bem mais trabalhosa. Portanto, o melhor aliado na coleta das informações é o tratador. Ele identificará facilmente quais animais dão mais trabalho na manutenção da limpeza das baias e dos cochos de água na rotina diária.

➤ **Os outros cavalos terminam de comer antes?** Se, normalmente, até mesmo os veterinários e zootecnistas não são treinados para saber como o cavalo mastiga, não se pode cobrar isso dos tratadores. Uma simples comparação, perguntando indiretamente a respeito do comportamento mastigatório dos outros animais, pode esclarecer muitos casos de disfagia. Na presença de dor para mastigar, além de sujar a cama e o cocho de água, o cavalo tende a comer bem mais devagar que outros alojados no mesmo lugar. É importante lembrar que animais que comem muito rapidamente os concentrados podem simplesmente estar engolindo a ração.

➤ **Há histórico recente de casos de síndrome cólica?** A presença de casos de síndrome cólica sempre indica, após a resolução do distúrbio, a realização de um exame odontológico completo. Possíveis causas de mastigação anormal e presença de dor só poderão ser diagnosticadas por meio de sedação e utilização de espéculo, espelho e lanterna odontológica.

➤ **Há dificuldades na condução e na equitação do cavalo?** Dores na cavidade oral e distúrbios odontológicos afetam diretamente a condução. Normalmente, animais portadores de distúrbios mastigatórios apresentam dificuldades na equitação, por causa da presença de processos dolorosos. Fatores como distúrbios ortopédicos ou comportamentais e técnicas de equitação podem afetar drasticamente a equitação, mas não a mastigação. Portanto, embora uma mastigação ruim possa estar ligada diretamente a dificuldades na equitação, o inverso não é verdadeiro, pois a equitação pode ser afetada por outros fatores que não resultam em alterações mastigatórias. Além dos sintomas tradicionais de dor odontológica que afetam a condução e a equitação, como balançar, levantar e esticar a cabeça, a abertura da boca, a presença da língua fora da boca e a mastigação tensa e excessiva da embocadura durante o trabalho também são sinais clínicos de dor localizada na cavidade oral.

Inspeção visual

> Qual é o escore corpóreo? O cavalo está realmente magro e precisa ganhar peso? Um estudo realizado com 75 equinos estabulados há mais de 1 ano, sem acesso ao pastoreio livre no campo, identificou que todos os animas magros necessitaram de redução do comprimento vertical dos dentes incisivos entre 1 e 3 mm. No período de 90 a 120 dias após a intervenção, ocorreu ganho de peso significativo em todos os animais magros. Nos animais em melhor estado, a necessidade de redução dos incisivos diminuiu gradativamente nos animais portadores de escores corpóreos regular, bom e obeso. Nesse estudo, considerando-se diferentes parâmetros oclusais e clínicos em conjunto, foi significativa a necessidade de redução dos incisivos quando a excursão lateral da mandíbula para o início do contato molar (ELCM) foi maior que 15 mm (p < 0.0001). Na análise individual da presença de distúrbios de oclusão de incisivos, do escore corpóreo magro e regular, da presença e do histórico de disfagia e de dificuldades na condução, a necessidade de redução de incisivos com ELCM > 15 mm foi significante (p < 0,05). A perda de peso crônica é uma síndrome encontrada com grande frequência em medicina equina. Distúrbios odontológicos seriam responsáveis por 20% dos casos de perda de peso crônica em equinos.

> Há presença de salivação excessiva quando em repouso ou durante a mastigação com queda de saliva da boca? Conforme discutido anteriormente, a saliva tem papel importante na digestibilidade dos alimentos. Sua produção é estimulada e regulada pela mastigação. Em casos de lesões de partes moles (periodonto, língua, palato, bochechas e gengiva), a produção de saliva é naturalmente estimulada para promover o reparo do dano tecidual. O aumento da produção de saliva aumenta a disponibilidade do fator de crescimento epidermal (FCE). Este constituinte da saliva é responsável pela renovação do epitélio das mucosas oral e gástrica. É importante notar que, durante o trabalho montado, a salivação abundante é desejada, pois reflete uma importante descontração da língua como resultado de uma equitação eficiente.

> Há presença de halitose (mau cheiro) na boca ou em uma das narinas? Interferências no trajeto normal da ingesta entre os lábios e a orofaringe podem provocar o acúmulo de alimentos na cavidade oral, que tendem a fermentar e potencializar o desenvolvimento de doença periodontal. No caso de corrimento nasal unilateral, infecções localizadas nos ápices das raízes dentárias da maxila podem resultar em sinusite. Como a porção mais apical das raízes dentárias está alojada no assoalho dos seios maxilares, a presença de uma infecção dentária pode provocar sinusite.

> Como estão as fezes? A quebra mecânica dos alimentos só ocorre durante a mastigação. A mastigação eficiente possibilita ótima trituração dos alimentos. A perda de eficiência mastigatória tornará possível a presença de grãos inteiros de milho, aveia ou linhaça ou fibras de forragem maiores que 1 cm nas fezes. Diversas cíbalas fecais devem ser examinadas, pois partículas mais pes das tendem a se acumular em pontos periféricos das fezes.

Avaliação da mastigação

O cavalo deve ser capaz de detectar, apreender, cortar e mastigar a forragem. A dificuldade mastigatória (disfagia) é um processo distinto e completamente diferente da ausência de apetite.

A avaliação da mastigação deverá obrigatoriamente ser realizada por meio do uso de forragens de fibra longa (10 a 20 cm), semelhantes às encontradas na natureza durante o pastoreio. O aparato mastigatório do equino foi desenvolvido para esse tipo de alimento e a forragem é que promove a maior excursão lateral da mandíbula. A avaliação da mastigação por meio do uso de concentrados ou espigas de milho não reflete o hábito alimentar natural. A cabeça deve ser mantida em posição neutra (posição na qual os cavalos mastigam normalmente) e não deve ser levantada. O levantamento da cabeça promove a retração da mandíbula em até 10 mm, o que descaracteriza o modelo normal de mastigação. A forragem deve ser ingerida de maneira livre e contínua. O acúmulo de comida próximo aos lábios, a abertura da boca e a queda da forragem, assim como a mastigação pouco vigorosa e lenta, são sinais evidentes de disfagia. Animais portadores de dentes incisivos longos apresentam um ruído mastigatório abafado e pouco audível. Em alguns casos, é possível ouvir ruídos como "clok" ou "clank", resultantes de um impacto anormal durante a mastigação.

Em casos de total incapacidade funcional para apreender e mastigar, a presença de fratura deve ser considerada. As fraturas que acometem a mandíbula e a maxila dos equinos têm grande importância por interferirem na alimentação e colocarem em risco a vida do animal. Quando há envolvimento dos dentes incisivos e/ou do diastema (espaço interdentário), pode ocorrer dificuldade ou até mesmo incapacidade de apreensão dos alimentos, levando a graus variáveis de morbidade, por causa da inapetência ou da anorexia, ocasionadas pelo desalinhamento dentário e pela dor.

Antes de tentar identificar distúrbios mastigatórios, é interessante e fundamental aprender qual é o estado normal. Deve-se procurar animais mantidos a campo, que normalmente não são recolhidos em baias. Como o desgaste dentário é natural, o padrão mastigatório e seu ruído tendem a ser normais. A mastigação será eficiente e o ruído muito audível. Na dúvida se o animal escolhido realmente tem uma mastigação eficiente, avaliam-se as fibras e a presença de grãos nas fezes, como foi anteriormente descrito.

Inspeção e apalpação do crânio e da mandíbula

Os ossos do crânio e da mandíbula são do tipo esponjoso, pouco compactos. Em algumas regiões, as raízes dentárias são cobertas por uma fina camada óssea de apenas 2 a 3 mm. Pequenos distúrbios dentários poderão ser identificados pela presença de inflamação e deformação óssea. Durante a apalpação do crânio e da mandíbula é importante comparar a simetria em relação a cada lado da face. Em alguns casos, há presença de dor e calor na região afetada.

A apalpação externa da face lateral da maxila possibilita identificar pontas de esmalte dentário exuberantes com presença de reflexo de dor. Também é possível detectar a presença de aumentos de volume na bochecha, que podem ser causados por acúmulo de forragem no interior da cavidade oral. Esses casos são facilmente identificados pela impressão digital resultante da apalpação do aumento de volume nas bochechas.

Não é necessário correr riscos e introduzir sua mão no interior da cavidade oral. A apalpação externa, aliada ao conhecimento detalhado do crânio e da mandíbula, possibilita identificar portadores de distúrbios odontológicos com total segurança.

Avaliação dos dentes incisivos

A maioria das anormalidades de desgaste dos dentes incisivos é frequentemente associada com a oclusão anormal dos dentes molares e pré-molares, a qual pode levar a dificuldades na mastigação e na apreensão.

Distúrbios de oclusão de incisivos podem afetar o desgaste normal de molares e pré-molares.

Do mesmo modo, distúrbios de oclusão em molares e pré-molares podem causar um desgaste anormal dos incisivos.

A cabeça deve ser mantida em posição neutra, os lábios afastados e os dentes visualizados em seu perfil para verificar a presença de incisivos longos ou projeção superior ou inferior. Para verificar o formato dos dentes incisivos, o examinador deve estar em frente à cabeça do cavalo e afastar os lábios dele. Curvaturas do tipo dorsal, ventral ou em diagonal em incisivos indicam a presença de distúrbios de oclusão que afetam a eficiência mastigatória dos dentes molares e pré-molares.

Quando indicar o exame completo da cavidade oral

Gramíneas, feno e silagem são alimentos ricos em sílica e promovem o desgaste dentário natural. No entanto, dietas ricas em alimentos concentrados (ração) e com fornecimento restrito de forragem promovem a redução do desgaste normal da superfície oclusal (superfície de contato dentária responsável pelo corte e pela trituração dos alimentos) dos dentes e restringem a amplitude do movimento lateral da mandíbula. Isso leva a um desgaste anormal dos dentes dos equinos, pois ocorre a redução do contato oclusal de dentes pré-molares e molares, diminuindo a eficiência mastigatória e a capacidade de trituração dos alimentos e resultando em perda da eficiência de digestibilidade.

Anormalidades dos dentes são causa comum de distúrbios gastrintestinais em equinos. É relevante salientar a frequência elevada de problemas na boca e nos dentes sem manifestação evidente de sinais e sintomas clínicos. Adicionalmente, também é importante considerar que alguns equinos desenvolvem certa capacidade de se adaptar a determinados desconfortos, passando a sofrer em silêncio. Muitos equinos não apresentam quaisquer sinais de afecções odontológicas até que ocorram intensas mudanças dentárias. Apesar de a perda de peso constituir um possível sinal de distúrbios dentários, é bom considerar que a magreza é frequente apenas quando os casos se tornam graves e crônicos. Assim, a presença de boa condição física não é motivo para dispensar a necessidade do exame e do tratamento odontológico.

A presença de informações relevantes na anamnese e nos sinais clínicos evidenciados durante a inspeção, a apalpação e a avaliação da mastigação e das fezes indicam a necessidade da realização do exame odontológico completo do equino, sob sedação e com equipamentos odontológicos específicos.

4 Avaliação dos Nutrientes

André G. Cintra

Introdução

Quando se pretende ofertar uma dieta para o cavalo, deve-se sempre pensar em equilíbrio: oferecer a melhor dieta suprindo-se as necessidades, sem deficiências nem excessos.

O valor de uma substância denominada alimento está baseado em seu teor de nutrientes. A importância de um nutriente não está apenas em sua quantidade, mas também em oferecê-lo na proporção correta em relação a outros nutrientes para que ele tenha sua utilidade máxima. Os nutrientes não agem sozinhos, têm estreita inter-relação, isto é, um depende do outro para atuar no equilíbrio do organismo (Figura 4.1). Ao se ajustar um nutriente, é preciso estar atento à eventual necessidade de outro. Por exemplo, ao se elevar os níveis de gordura da dieta, buscando mais energia para ser absorvida, é fundamental um aporte adequado de vitaminas do complexo B, que entram no metabolismo das gorduras.

Ao se calcular a necessidade nutricional do cavalo, chega-se a um valor que supre essas necessidades, e é exatamente isso que deve ser oferecido em uma dieta (com um mínimo de excedente).

Deve-se ressaltar que os excessos são muito prejudiciais ao bom desempenho do animal, ao contrário do que muitos pensam. Há cinco principais grupos de nutrientes importantes na alimentação:

- Água
- Energéticos (energia, composta de lipídios e carboidratos)
- Proteicos (proteína, composta de aminoácidos)
- Vitamínicos (vitaminas lipo e hidrossolúveis)
- Minerais (macro e microminerais).

Este capítulo aborda, em linhas gerais, a água e os métodos de análise laboratorial dos nutrientes. Descrição e discussão mais detalhada dos outros nutrientes serão apresentadas em seus respectivos capítulos.

Água

É o primeiro nutriente a ser analisado, em razão de sua extrema importância e por ser muitas vezes negligenciado pelo proprietário ou criador de cavalos. Algumas das principais funções da água no organismo são: solvente, transporte de substâncias, regulação da temperatura corporal e meio para reações químicas.

Em um animal adulto saudável, a água representa cerca de 50% do conteúdo total do organismo, enquanto no animal magro pode chegar a 70%. Nos alimentos, dependendo do processamento a que são submetidos, a quantidade de água é de até 95% em alguns vegetais, como a cenoura; de 70 a 80% em pastagens e forragens verdes e frescas; de 10 a 15% nos fenos de boa qualidade; de 9 a 13% em grãos de cereais e rações concentradas; até 70% nas silagens; de 40 a 60% nos *haylages* (feno-silagem).

Em cavalos de 450 kg de peso vivo, em manutenção, as perdas de água pela urina são de 4 a 22 ℓ/dia, variando conforme a quantidade de excretas metabólicas que o animal elimina (p. ex., em dietas muito ricas em proteína, esses valores tendem a ser mais elevados), e as perdas pelas fezes variam de 7 a 9 ℓ/dia, definidas pela quantidade de compostos de baixa digestibilidade a serem excretados. Dependendo do tipo de alimento que o animal ingere, a proporção de água nas fezes varia de 70 a 80% em dietas ricas em concentrados, e de 75 a 85% em dietas ricas em forragens.

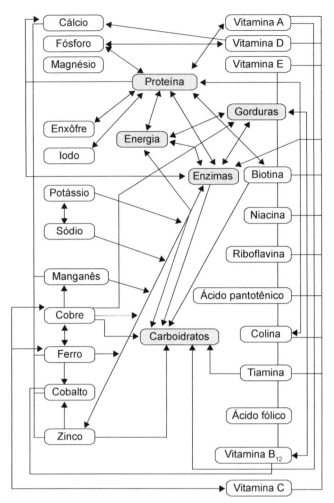

Figura 4.1 Interação entre os nutrientes para funcionamento dentro do organismo. As setas indicam as dependências de atuações de um nutriente para outro, em que um não consegue atuar se não houver a presença do outro, demonstrando que uma dieta deve ser composta de todos os nutrientes para um melhor funcionamento do organismo.

O animal deve manter a temperatura corporal constante, e em situações nas quais pode ocorrer elevação dessa temperatura, como condições climáticas e umidade elevadas, ou no trabalho muscular, a dissipação desse calor produzido pelos músculos ou absorvido do ambiente é auxiliada pela perda de água corpórea, que ocorre por meio da sudorese (o equino é a espécie que mais tem glândulas sudoríparas), da respiração ou da perspiração (difusão de água pela pele), variando de 2 a 40 ℓ/dia.

A necessidade hídrica do animal deve variar com a quantidade perdida pelo seu organismo e também de acordo com o tipo de alimento que consumir; por exemplo, com feno, a exigência de água é maior, assim como em regiões com temperatura elevada, ou em dietas muito ricas em proteína, em que o consumo também aumenta para tentar eliminar adequadamente a elevada quantidade de amônia produzida. Em éguas no período de lactação, essas exigências são maiores, podendo dobrar. Nos casos de animais de esporte e de trabalho, as exigências podem passar de três a quatro vezes a necessidade de manutenção, dependendo do porte do animal, do clima, da intensidade do trabalho e da natureza da alimentação.

A deficiência no aporte de água para o animal pode ter efeitos graves. De início, há uma diminuição do consumo de alimentos secos (ração e feno); logo a seguir, ocorre uma perda da capacidade física com redução das atividades. Podem ocorrer ainda quadros de cólicas e impactações intestinais. Em locais mais quentes, uma privação de água por 72 h reduz o peso corporal em até 15%, o que pode ser fatal.

De maneira geral, pode-se dizer que as necessidades matemáticas hídricas do cavalo são próximas das necessidades energéticas. Isto é, se um cavalo de 500 kg de peso, em manutenção, necessita de 16,5 Mcal de energia digestível, sua necessidade hídrica é de 16,5 ℓ de água. Para um cavalo de trabalho intenso, de 500 kg, cuja necessidade energética é de 26,7 Mcal, a necessidade hídrica mínima é de 26,7 ℓ, também se pode associar o consumo de água ao de alimento, sendo de 3 a 4 ℓ de água por kg de matéria seca consumida pelo animal. Vale ressaltar que esses valores são extremamente variáveis conforme condições climáticas ou geográficas, individualidades, raça etc.

Avaliação dos nutrientes

Os nutrientes de um alimento são avaliados em laboratório por meio de uma análise bromatológica que dará uma ideia da sua qualidade nutritiva. Realizam-se dois tipos de análises dos alimentos: a física, na qual são averiguados aspectos como odor, cor, densidade e granulometria; e a laboratorial, na qual se verificam aspectos como umidade, proteína bruta, extrato etéreo, fibra bruta, matéria mineral, cálcio e fósforo, conforme a legislação brasileira.

Análises físicas

Alguns aspectos físicos são identificados imediatamente quando do recebimento das matérias-primas, auxiliando na qualificação ou desqualificação do produto como fonte de alimento. Outros testes são feitos com equipamentos mais específicos, quantificando e qualificando outras características.

Os testes microscópicos auxiliam na avaliação dos grãos de amido e do formato das células do alimento. A energia bruta é avaliada em bomba calorimétrica, por meio do calor produzido pela combustão plena do alimento. A granulometria determina a dimensão das partículas na moagem dos alimentos, pois seu tamanho influencia diretamente a sua digestibilidade. A cor, o odor e a densidade do alimento são avaliações importantes para qualificar uma matéria-prima e auxiliar na detecção de pureza do produto.

Análises laboratoriais (análise bromatológica)

Análise de umidade

O valor de umidade de uma amostra é obtido a partir da determinação da matéria seca (MS) do alimento. A diferença entre o peso inicial e o peso final dá o valor da umidade da amostra e o valor da MS:

$$MS\ (\%) = 100 - (\%\ umidade)$$

Assim, pode-se definir MS como o alimento depois de extraída sua água, sendo também a parte que contém os demais nutrientes do alimento. Todo alimento, quando considerado para efeito de cálculo em uma dieta, deve ser tomado em seu valor de MS, pois seu teor pode variar de 5 a 95%.

Existem diversas metodologias para se obter o valor de MS de um alimento. As duas principais, segundo a Universidade Federal de Viçosa (UFV) e o Compêndio Brasileiro de Alimentação Animal, respectivamente, são:

- A umidade é eliminada da amostra pela secagem em estufa com circulação forçada de ar à temperatura de 55°C por 16 a 24 h (pré-secagem), a 135°C por 2 h, a 100°C por 24 h, ou a 105°C por 16 h (secagem definitiva)
- A umidade é eliminada da amostra pela secagem em estufa preaquecida a 105°C até alcançar um peso constante (4 a 6 h). Ao utilizar estufa sem circulação de ar, recomenda-se não processar grande número de amostras simultaneamente.

Após a secagem definitiva, observada pelo peso constante do recipiente em estufa, são realizados os cálculos para obtenção do valor estimado de umidade e MS.

Com base na média de diversos trabalhos publicados no Brasil, os valores da MS dos alimentos em geral estão disponíveis na Tabela 9.1, conforme o programa de Composição Química e Bromatológica de Alimentos (CQBAL 3.0) da UFV. Esses valores médios podem ser utilizados para estimar os valores nutricionais dos alimentos em questão, mas podem variar dependendo do estágio vegetativo do alimento, da adubação, dos processos de coleta e armazenamento etc.

Análise de proteína bruta

A determinação do teor de proteína bruta (PB) de um alimento é feita por extrapolação do teor de nitrogênio da amostra, multiplicando-se este pelo fator de correção 6,25, pois considera-se que o teor médio de nitrogênio dos alimentos é de 16% (100/16 = 6,25). Alguns alimentos têm ligeira diferença nesse fator. Por exemplo, o trigo e a aveia em grão têm um fator específico de 5,83; o farelo de algodão, de 5,30; o farelo de trigo, de 6,31 etc.

O método tradicionalmente utilizado é o de Kjeldahl, com algumas modificações, pelo qual se obtém o valor do nitrogênio orgânico da amostra, que inclui o nitrogênio proteico e outros compostos não proteicos, como aminas, amidas, lecitinas e nitrilas. Esse método consiste em três etapas:

- Digestão: o nitrogênio é transformado em amônia e os compostos orgânicos convertidos em CO_2, H_2O etc.
- Destilação: a amônia é separada e recolhida em uma solução receptora
- Titulação: determina-se a quantidade de amônia contida na solução receptora.

Após definido o valor de titulação, são realizados os cálculos para obtenção do valor estimado de PB. O problema dessa análise é que ela determina o valor da proteína do alimento com base no valor de nitrogênio; assim, nitrogênio não proteico também é avaliado, o que superestima a proteína presente no alimento. Além disso, o que realmente importa no alimento é seu valor em aminoácidos, o nutriente que realmente vai ser absorvido e utilizado pelo equino. Contudo, a avaliação de aminoácidos é um processo caro e demorado e, por isso, não é normalmente realizado.

Os valores de PB dos alimentos, em geral, segundo o CQBAL 3.0 da UFV, constam também na Tabela 9.1 e, do mesmo modo, esses valores médios podem ser utilizados na avaliação dos valores nutricionais dos alimentos, variando de acordo com as mesmas alterações já citadas em relação aos valores da MS dos alimentos.

Análise de extrato etéreo

O extrato etéreo (EE) é a determinação do valor das gorduras de um alimento. As gorduras ou lipídios são substâncias insolúveis em água, mas solúveis em éter, clorofórmio, benzeno e outros solventes orgânicos chamados extratores. Esse é um parâmetro muito importante para se qualificar a energia de um alimento, especialmente das rações concentradas, pois quanto maior o valor de EE, melhor tende a ser a qualidade da energia disponível na ração concentrada.

O método mais utilizado é realizado por meio do aparelho extrator tipo Soxhlet ou Goldfisch, em que o alimento permanece por um mínimo de 6 h até extração total da gordura, quando então é levado à estufa a 105°C para total secagem. Esse método é aplicável na determinação de gordura bruta de forragens secas ou mistura de alimentos. Após a secagem definitiva, observada pelo peso constante do recipiente em estufa, são realizados os cálculos para obtenção do valor estimado de EE. Esses valores também são apresentados na Tabela 9.1.

Análise de matéria fibrosa

Fibra bruta

Sob o termo fibra bruta (FB), encontram-se as frações de celulose e lignina insolúvel. É a parte dos carboidratos resistente ao tratamento sucessivo com ácido e base diluídos, representando grande parte da matéria fibrosa dos alimentos. O método normalmente utilizado para a análise de sua determinação é o denominado método de Weende, porém esse processo não considera parte da hemicelulose e da lignina solúvel em álcali.

Fibra em detergente ácido e fibra em detergente neutro

Em decorrência da ineficiência de avaliação completa de fibra pelo método de Weende, van Söest propôs, em 1967, uma metodologia baseada na separação das frações constituintes das forrageiras por meio de detergentes que representa melhor as porções totais de fibra de um alimento. Nesse método, submete-se o alimento a detergentes ácidos e neutros que separam os componentes solúveis e insolúveis:

- Fibra detergente ácido (FDA): submetendo-se parte da amostra a detergentes ácidos, obtém-se o valor da FDA, porção do alimento que é composta de celulose, lignina, cutina e resíduo mineral. Pode-se considerar a parte insolúvel do alimento
- Fibra detergente neutro (FDN): submetendo-se parte da amostra a detergentes neutros, obtém-se o valor da FDN, porção do alimento que é composta de hemicelulose, celulose e lignina. Também é denominada, em alimentação humana, fibra dietética.

No Capítulo 5, discute-se melhor a definição de fibra segundo van Söest.

Análise de matéria mineral ou cinzas

Cinzas, resíduo mineral ou matéria mineral (MM) é o produto que se obtém após o aquecimento de uma amostra à temperatura de 600°C durante 4 h ou até a combustão total da matéria orgânica. Se a temperatura for além de 600°C, alguns cátions e ânions são parcial ou totalmente perdidos por volatilização; portanto, tempo e temperatura devem ser observados de perto.

A cinza nos alimentos contém principalmente os cátions cálcio (Ca^{++}), potássio (K^+), sódio (Na^+), magnésio (Mg^{++}), ferro (Fe^{++}), cobre (Cu^{++}), cobalto (Co^{++}) e alumínio (Al^{+++}) e os ânions sulfato (SO_4^-), cloreto (Cl^-), silicato (SiO_3^-) e fosfato (PO_4^-).

Após a queima total da amostra, são realizados os cálculos para obtenção do valor estimado de MM. As cinzas são determinadas muitas vezes para se conhecer a matéria orgânica (MO, em que MO = MS – MM) e o extrato não nitrogenado [ENN = 100 – (U + EE + FB + PB + MM)], que corresponde aos carboidratos não estruturais (CNE, amido, açúcares, pectinas) de um alimento.

Rotineiramente, a avaliação simples de minerais é feita apenas para cálcio e fósforo. Os outros elementos, macro e microminerais, não são comumente avaliados, por causa do elevado custo laboratorial. De maneira geral, consideram-se próximos de zero os valores desses elementos nas matérias-primas para efeitos de se equilibrar uma dieta ou mesmo formular uma ração.

Os valores da MM, do cálcio e do fósforo dos alimentos, em geral, também se encontram na Tabela 9.1, e, do mesmo modo, estão sujeitos às variações antes mencionadas.

Análise de vitaminas

As vitaminas não são comumente avaliadas em razão do alto custo e das dificuldades de conservação durante seu transporte e armazenamento. Além disso, também podem variar de acordo com estágio vegetativo do alimento, adubação, processos de coleta e armazenamento etc. Assim, de modo geral, consideram-se igualmente próximos de zero os valores desses elementos nas matérias-primas para se balancear uma dieta ou formular uma ração. A base das colunas parecem desalinhadas. Tem como ajeitar?

5 Energia

André G. Cintra

Introdução

Energia é a quantidade de calor produzida pela queima que eleva a temperatura de 1 g de água em 1°C, sendo este valor igual a uma caloria (cal). Em nutrição, a caloria utilizada é a necessária para se elevar um quilograma de água, portanto, é chamada de quilocaloria (kcal).

Na nutrição dos cavalos, utiliza-se a quilocaloria (kcal), a megacaloria (Mcal, igual a 1.000 kcal) ou nutrientes digestíveis totais (NDT; sendo 100% de NDT equivalente a 4,4 Mcal de energia digestível). Alguns autores, especialmente no Reino Unido, elaboraram fórmulas para cálculo da energia com base na medida joule (J), utilizada em física para mensurar a energia mecânica ou térmica.

Ao se utilizar determinada fórmula, deve-se atentar para a unidade disponibilizada na sua síntese final e convertê-la para caloria, caso necessário. As equiparações para conversão das diversas unidades de energia para caloria encontram-se na Tabela 5.1.

Do ponto de vista nutricional, existem vários tipos de energia que podem ser considerados disponíveis nos alimentos, sendo cada qual uma maneira de se avaliar a energia de acordo com a etapa do processo digestório analisada. Conforme a etapa da digestão, essses tipos podem apresentar diferentes valores, dependendo das perdas e do consumo de energia envolvidos no processo.

Energia bruta

A energia bruta (EB) de um alimento é toda a energia que o compõe, avaliada pela queima do alimento em bomba calorimétrica. O calor de combustão obtido da queima total do alimento é a EB deste antes do processo digestório. Do ponto

Tabela 5.1 Conversão das diversas unidades de energia em caloria. Para conversão, utilizar regra de três.

Unidade	Caloria
1 J	0,239 cal
4,184 J	1 cal
1 kcal	1.000 cal
1 Mcal	1.000.000 cal
1 Mcal	1.000 kcal
4,184 kJ	1 kcal
4,184 MJ	1 Mcal
1 kg de NDT	4.400 kcal
100% NDT	4.400 kcal
1 kg de NDT	4,4 Mcal
100% NDT	4,4 Mcal

J = joule; cal = caloria; kcal = quilocaloria; Mcal = megacaloria; kJ = quilojoule; MJ = megajoule; NDT = nutrientes digestíveis totais.

de vista nutricional, a EB é utilizada apenas para auxiliar no cálculo de outros tipos de energia, pois estes são calculados com base no valor total de energia do alimento antes do processamento pela digestão do animal.

Energia digestível

A energia digestível (ED) é a medida de energia utilizada pelo padrão norte-americano, estudada e avaliada pelo National Research Council (NRC), órgão de pesquisa dos EUA.

Essa energia é medida pela diferença de EB menos a energia contida nas fezes (E_f). É calculada por meio de pesquisas de digestibilidade dos alimentos, nas quais se mensura o teor de EB de um alimento, administra-se esse alimento ao animal e, em gaiolas específicas para coleta de fezes, estas são coletadas e, então, mensura-se a energia contida nelas. Matematicamente:

Energia digestível = energia bruta - energia das fezes

$$(ED = EB - E_f)$$

Considerando-se forragens de alta qualidade, cerca de 30% do consumido por um equino é excretado nas fezes, enquanto para forragens de baixa qualidade, como palhas de milho, esse valor pode ser superior a 65%. No caso de alimentos compostos de cereais, como as rações concentradas ricas em amido, varia de 10 a 30%.

Cálculo de energia digestível

A ED dos equinos pode ser calculada utilizando-se diversas fórmulas, dependendo do tipo de alimento e conforme a análise do produto. O NRC de 1989 adotou o cálculo baseado nas equações a seguir, de acordo com o trabalho de Fonnesback, de 1981:

- Forragens secas, forragens frescas, pastagens:

$$ED \ (Mcal/kg) = 4,22 - 0,11 \times (\% \ FDA) + 0,0332 \times (\% \ PB) + 0,00112 \times (FDA^2)$$

Em que: ED = energia digestível; FDA = fibra detergente ácido (quantidade de lignina e celulose); PB = proteína bruta.

- Alimentos energéticos e suplementos proteicos:

$$ED \ (Mcal/kg) = 4,07 - 0,055 \times (\% \ FDA)$$

Em que: ED = energia digestível; FDA= fibra detergente ácido (quantidade de lignina e celulose).

Pagan (1989) realizou 120 observações em dietas equestres e desenvolveu a equação:

$$ED \ (Mcal) = 2,118 + (12,18 \times PB) - (9,37 \times FDA) - (3,83 \times FDN) + (47,18 \times EE) + (20,35 \times CHnE) - (26,3 \times MM)$$

Em que: FDA = fibra detergente ácido; FDN = fibra detergente neutro; PB = proteína bruta; EE = extrato etéreo; MM = matéria mineral; CHnE = carboidratos não estruturais.

O autor observou que, em matérias-primas com extrato etéreo acima de 5%, havia um diferencial nos valores de ED quando aplicados com a fórmula de 1989, adicionando, assim, um percentual à fórmula de modo a corrigir essa distorção, ficando assim sua correção:

$$ED \ (Mcal) = 2,118 + (12,18 \times PB) - (9,37 \times FDA) - (3,83 \times FDN) + (47,18 \times EE) + (20,35 \times CHnE) - (26,3 \times MM) + (0,044 \times EE)$$

Os carboidratos não estruturais (CHnE) são obtidos da fórmula:

$$CHnE = 100 - FDN - EE - MM - PB$$

Em 2002, Zeyner e Kienzle, avaliando 170 dietas de equinos, desenvolveram outra equação para o cálculo da ED de alimentos que contenham de 5,7 a 28,7% de PB, de 4,2 a 34,7% de FB, de 33,8 a 69,8% de ENN e de 1,6 a 7,9% de EE, com os valores em megajoule (MJ), sendo necessária a conversão para Mcal (1 Mcal = 4,184 MJ):

$$ED \ (MJ) = - 3,6 + (0,211 \times PB) + (0,421 \times EE) + (0,015 \times FB) + (0,189 \times ENN)$$

Em que: EE = extrato etéreo; FB = fibra bruta; PB = proteína bruta; MM = matéria mineral; ENN = extratos não nitrogenados, obtidos da fórmula (sendo U = umidade):

$$ENN = 100 - (U + EE + FB + PB + MM)$$

O resultado deve ser dividido por 4,184, que é a equivalência de caloria em MJ, obtendo-se então o valor em Mcal.

Energia metabolizável (EM)

É outro conceito de energia, mais utilizado para nutrição de cães, gatos, suínos, aves e, eventualmente, bovinos, que leva em consideração as perdas energéticas do processo digestivo com a excreção de urina (E_u) e gases intestinais (E_g).

Segundo Martin-Rosset (2012), cerca de 2% da EB de um alimento submetido à fermentação microbiana no ceco/cólon é perdida sob a forma de gases intestinais (gás metano), e de 4 a 10% da EB representam a energia perdida por meio da urina.

Matematicamente:

Energia metabolizável = Energia bruta - Energia das fezes - Energia da urina - Energia dos gases

$$EM = EB - E_f - E_u - E_g$$

Ou ainda:

Energia metabolizável = Energia digestível - Energia da urina - Energia dos gases

$$EM = ED - E_u - E_g$$

Energia líquida

Oriundo de pesquisas realizadas na França pelo Institut National de la Recherche Agronomique (INRA), esse conceito foi introduzido no meio equestre em meados da década de 1990, tornando-se o padrão europeu. Considera, além das perdas citadas, as perdas energéticas que ocorrem no processo de digestão do alimento (E_{ga}), isto é, quanto cada alimento consome de energia para ser digerido e o calor perdido para o funcionamento do organismo em manutenção. Esse calor perdido para o funcionamento do organismo é muito importante, pois alimentos que produzem menor calor corpóreo, como os óleos vegetais, são mais recomendados para consumo em regiões quentes ou em situações em que o trabalho muscular é mais exigido (ver Capítulo 13). Esses gastos são inversamente proporcionais à quantidade de fibras disponíveis no alimento, ou seja, quanto mais fibra o alimento tiver, maior será o consumo de energia no processo digestório e menor será a energia disponível. A qualidade dessa fibra também afeta a quantidade de energia disponível, mas é mais complexo mensurá-la. Matematicamente:

Energia líquida = Energia bruta - Energia das fezes - Energia da urina - Energia dos gases - Energia gasto alimentar

$$EL = EB - E_f - E_u - E_g - E_{ga}$$

Ou:

Energia líquida = Energia digestível - Energia da urina - Energia dos gases - Energia gasto alimentar

$$EL = ED - E_u - E_g - E_{ga}$$

Ou ainda:

Energia líquida = Energia metabolizável - Energia gasto alimentar

$$EL = EM - E_{ga}$$

Até então, o conceito mais utilizado era referente à ED (medida em kcal), que leva em consideração apenas as perdas energéticas pelas fezes. Existem outras perdas energéticas importantes que devem ser consideradas (Figuras 5.1 e 5.2)

para, então, obter-se a forma de energia realmente disponível para o cavalo, a energia líquida (EL), medida em unidade forrageira cavalo (UFC, *unité fourragère cheval*).

Uma UFC é o equivalente à EL contida em 1 kg de cevada, ou 870 g de matéria seca (MS) de cevada, ou ainda 1,0 UFC equivale a 2,2 Mcal de EL.

Cálculo de energia líquida

A energia deve ser calculada de maneira diferente para cada tipo de alimento, pois leva em consideração o gasto de energia para o consumo de cada um deles.

Volumosos

Refere-se a pastagens, capineiras e fenos. Nos estudos feitos pelo INRA, de maneira geral, a UFC das pastagens e capineiras fica entre 0,16 e 0,17 na matéria bruta (MB), dependendo da qualidade da pastagem.

Para os diversos tipos de volumosos (gramíneas ou leguminosas), devem-se utilizar fórmulas específicas para o cálculo de UFC. O valor energético de cada volumoso deve ser calculado pela digestibilidade da matéria orgânica (DMO) com base em seus teores de fibra bruta (FB). O cálculo de DMO para cada tipo de volumoso é feito segundo as fórmulas:

- Gramíneas:

$$DMO = 81{,}51 - (0{,}0792 \times FB)$$

- Leguminosas:

$$DMO = 90{,}52 - (0{,}0995 \times FB)$$

- Fenos em geral:

$$DMO = 78{,}33 - (0{,}0746 \times FB)$$

Em que: FB = fibra bruta expressa na MS em gramas.

Após o cálculo de DMO, procura-se na Tabela 5.2 o valor que mais se aproxima do resultado e tem-se, então, o valor de EL em UFC.

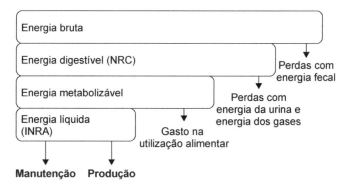

Figura 5.1 Esquema representativo de energia líquida.

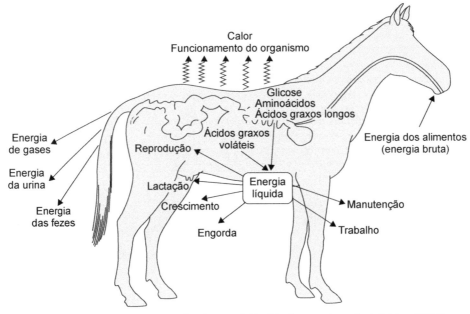

Figura 5.2 Esquema representativo de energia líquida. Fonte: adaptada de Wolter (1994).

Feno de *coast-cross* (gramínea) com valores de FB de 32% na MS:

$$FB = 32\% = 320 \text{ g de FB}$$

$$DMO = 81{,}51 - (0{,}0792 \times FB)$$

$$DMO = 81{,}51 - (0{,}0792 \times 320)$$

$$DMO = 56{,}17$$

Observa-se, na Tabela 5.2, que a UFC equivalente é de 0,45.

Feno de aveia (gramínea) com valores de FB de 27,5% na MS:

$$FB = 27{,}5\% = 275 \text{ g de FB}$$

$$DMO = 81{,}51 - (0{,}0792 \times FB)$$

$$DMO = 81{,}51 - (0{,}0792 \times 275)$$

$$DMO = 59{,}73$$

Observa-se, na Tabela 5.2, que a UFC equivalente é de 0,48.

Feno de alfafa (leguminosa) com valores de análise de FB de 30%:

$$FB = 30\% = 300 \text{ g de FB}$$

$$DMO = 90{,}52 - (0{,}0995 \times FB)$$

$$DMO = 90{,}52 - (0{,}0995 \times 30)$$

$$DMO = 60{,}67$$

Observa-se, na Tabela 5.2, que a UFC equivalente é de 0,54.

Concentrados

Para o cálculo de EL das diversas matérias-primas, deve-se seguir a fórmula:

$$UFC = 132{,}6 - 0{,}1937 \, FBo - 0{,}0135 \, PBo$$

Em que: UFC = unidade forrageira cavalo, por 100 kg de matéria orgânica; FBo = fibra bruta em relação à matéria orgânica; PBo = proteína bruta em relação à matéria orgânica.

Por exemplo: grão com umidade = 14%; FB = 18%; PB = 11%; MM = 9%.

- Matéria seca (MS):

$$MS = 100 - 14 = 86\%$$

- Matéria mineral (MM):

$$MM = 9 \div 86 = 0{,}105 = 10{,}5\%$$

- Matéria orgânica (MO):

$$MO = 100 - 10{,}5 = 89{,}5\%$$

- Proteína bruta (PB):

$$PB = 11 \div 86 = 0{,}128 = 12{,}8\% \text{ da MS}$$

$$PBo = 12{,}8 \div 89{,}5 = 0{,}143 = 14{,}3\% \text{ da MO}$$

- Fibra bruta (FB):

$$FB = 18 \div 86 = 0{,}209 = 20{,}9\% \text{ da MS}$$

Tabela 5.2 Valores de referência de digestibilidade da matéria orgânica (DMO) e unidade forrageira cavalo (UFC).

Feno de gramíneas			
DMO	UFC	DMO	UFC
36	0,31	54/55	0,44
37/38	0,32	56/57	0,45
39/40	0,33	58	0,46
41/42	0,34	59	0,47
43	0,35	60	0,48
44	0,36	61	0,49
45	0,37	62	0,50
46	0,38	63	0,51
47	0,39	64	0,52
48/49	0,40	65	0,53
50/51	0,41	66	0,54
52	0,42	67	0,55
53	0,43	68	0,56

Feno de leguminosas			
DMO	UFC	DMO	UFC
Alfafa		Outras leguminosas	
50	0,43	0,43	50
51	0,44	0,44	51
52	0,45	0,46	53
53	0,46	0,47	54
54	0,47	0,49	56
55	0,48	0,5	57
56	0,49	0,52	59
57	0,50	0,53	60
58	0,51	0,55	62
59	0,52	0,56	63
60	0,53	0,58	65
61	0,54	0,59	66

$$FBo = 20,9 \div 89,5 = 0,234 = 23,4\% \text{ da MO}$$

$$UFC = 132,6 - (0,1937 \times 23,4) - (0,0135 \times 14,3)$$

$$UFC = 127,9 \text{ UFC por 100 kg de MO}$$

$$UFCo = 1,279 \text{ UFC por kg de MO}$$

$$UFCms = (UFCo \times MO) =$$
$$1,279 \times 0,895 = 1,14 \text{ UFC por kg de MS}$$

$$UFC = (UFCms \times MS) = 1,14 \times 0,86$$

$$UFC = 0,98 \text{ UFC por kg de produto bruto}$$

Esses valores e correspondências são exclusivos para as matérias-primas, como farelos, fenos, capins, grãos (aveia, milho), e não para um produto feito de várias matérias-primas, como as rações concentradas. Para produtos compostos de diversas matérias-primas, como as rações, comerciais ou não, essa conta deve ser feita para cada matéria-prima e multiplicada pelo percentual de sua inclusão na fórmula. Procurar simplesmente avaliar uma mistura de matérias-primas com essa fórmula não fornecerá a UFC real, pois esta depende da individualidade das matérias-primas que compõem a ração concentrada.

Pode-se resumir um intervalo da relação entre as várias medidas de energia da seguinte maneira:

- Energia digestível corresponde a 60 a 70% da energia bruta
- Energia metabolizável corresponde a 85 a 94% da energia digestível
- Energia líquida corresponde a 58 a 70% da energia metabolizável.

O uso de EL para o cálculo de dieta dos animais tem como vantagem a oferta dos níveis realmente necessários para atender à demanda do organismo, assim como a real oferta de cada alimento, porém seu cálculo é mais complexo. O uso da ED para tal fim é mais simples, porém superestima a oferta e a demanda dos animais, principalmente na avaliação do valor nutricional das forragens.

Apesar das vantagens reais do uso de EL sobre ED na avaliação e no cálculo de dietas para equinos, o NRC (2007) considera que pode haver certa imprecisão em relação a todas as categorias de equinos – são necessárias mais pesquisas na área para poder ser utilizada na rotina diária da nutrição equina. Entretanto, seu uso corrente no dia a dia dos criatórios, e também por pesquisadores e profissionais nutricionistas em toda a Europa, demonstra sua viabilidade técnica e prática.

Nutrientes digestíveis totais

Os nutrientes digestíveis totais (NDT) são uma maneira de expressar a quantidade de energia de um alimento, avaliando-se os nutrientes nele contidos e o que é aproveitado pelo animal. Ou seja, busca-se avaliar a quantidade de energia de um alimento depois do processo digestório, considerando as perdas da energia contida nas fezes (semelhante à ED, daí ter equivalência relativa) e levando em consideração a digestibilidade dos nutrientes contidos em um alimento.

O valor de NDT de um alimento é tradicionalmente calculado pela fórmula:

$$NDT = PBd + 2,25 \times EEd + FBd + ENNd$$

Em que: PBd = proteína bruta digestível; EEd = extrato etéreo digestível (esse fator é multiplicado por 2,25, pois esta é a proporção de energia disponibilizada pela gordura em relação aos demais nutrientes); FBd = fibra bruta digestível; ENNd = extrato não nitrogenado digestível.

Em razão de a mensuração da FB não ser a mais adequada para avaliar essa fração no alimento, Weiss (apud NRC, 2007), considerando os carboidratos não fibrosos (CNF) e a fibra em detergente neutro (FDN), propôs avaliar o NDT por meio da fórmula:

$$NDT = PBd + 2,25\ EEd + CNFd + FDNd$$

Deve-se lembrar, no entanto, que para realizar esses cálculos, não basta observar os valores de nutrientes de uma análise bromatológica, pois aqui os valores são considerados após se avaliar a digestibilidade de um alimento, o que somente é conseguido em experimentação. Além disso, não são conhecidos os valores de digestibilidade desses nutrientes isoladamente na maioria dos alimentos para os equinos, apenas o seu valor total.

Como os valores de NDT são obtidos observando-se a digestibilidade de um alimento, assim como o são os valores da ED, existe uma equivalência, não perfeita, mas aceita na prática, entre o NDT e a ED, citada na Tabela 5.1, em que 1 kg ou 100% de NDT equivale a 4,4 Mcal (4.400 kcal). Todavia, deve-se atentar para o fato de que a maioria das avaliações de NDT dos alimentos no

Brasil é baseada em digestibilidade do alimento em ruminantes, cuja eficiência é de 5 a 15% maior que nos equinos, ficando, assim, superestimadas para esta espécie.

Os cálculos são feitos utilizando-se regra de três. Exemplos de cálculo dessa equivalência:

- Alimento com 70% de NDT ou 700 g de NDT:

  100% NDT = 4,4 Mcal

  70% NDT = x Mcal

  ED = 3,08 Mcal ou 3.080 kcal

- Alimento com 85% de NDT ou 850 g de NDT:

  100% NDT = 4,4 Mcal

  85% NDT = x Mcal

  ED = 3,74 Mcal ou 3.740 kcal

Nutrientes energéticos

São os nutrientes que fornecem energia, como lipídios, carboidratos e proteínas. Esses nutrientes são encontrados em todos os alimentos, afinal, tudo que se ingere como alimento também fornece energia. A fonte primária de energia empregada pelas células é a glicose, que será utilizada para produção de adenosina trifosfato (ATP) dentro das células.

Na Tabela 5.3, pode-se observar a composição básica de cada nutriente energético (NE) e da proteína, o produto final obtido após sua decomposição até glicose e o valor de EB disponibilizada por grama de nutriente.

Os lipídios e os carboidratos serão mais detalhados neste capítulo, e a proteína, no Capítulo 6.

Apesar de a proteína disponibilizar mais energia que os carboidratos, ela apresenta como produto final a amônia, que será metabolizada pelo fígado, transformando-se em ureia, que será eliminada pelos rins, sendo um processo custo-

Tabela 5.3 Nutrientes energéticos, proteína, sua composição, produto final obtido após decomposição e energia bruta.

Nutriente	Composição	Produto final	Energia bruta
Lipídio	Triglicerídios, ácidos graxos, colesterol Fórmula básica: CHO	$CO_2 + H_2O$	9,40 kcal/g
Carboidrato	Açúcares, amido, celulose, hemicelulose, substâncias pécticas Fórmula básica: $(CH_2O)n$	$CO_2 + H_2O$	4,15 kcal/g
Proteína	Aminoácidos unidos por ligação peptídica Fórmula básica: $R - CH\ (NH_2) - COOH$	$CO_2 + H_2O + NH_3$	5,65 kcal/g

so para o organismo, assim como o seu próprio processo digestório. Por isso, a proteína não é o nutriente mais indicado como fonte energética ao se buscar um alimento. O ciclo da ureia, que converte amônia nesse composto para ser excretado, utiliza quatro ATP para excretar cada duas moléculas de amônia como ureia, disponibilizando menos energia para uso como excedente ao animal. Para que o uso de proteína possa ser considerado fonte energética eficaz, a quantidade deve ser muito elevada, o que acarreta aumento da produção de amônia, altamente tóxica ao organismo do animal (ver Capítulo 6).

Os alimentos com maior quantidade de energia, especialmente em virtude de seu elevado teor de carboidrato ou lipídio, são denominados alimentos energéticos, como a aveia, o milho, óleos vegetais etc., e são amplamente utilizados na composição de rações de elevado teor energético.

Esses alimentos também são a escolha preferencial para se elevar a energia da dieta de um equino. Em razão da especificidade do processo digestório do equino, cuja quantidade de aveia e milho deve ser limitada a 40 a 50% do concentrado em virtude do alto teor de amido, deve-se dar preferência aos óleos de origem vegetal para melhor disponibilidade energética ao animal, evitando-se os problemas decorrentes do excesso de amido (descritos mais adiante, neste capítulo).

Os benefícios dos óleos e seus usos são descritos no Capítulo 13.

Lipídios

Os lipídios são compostos dos vegetais, solúveis em éter e insolúveis em água. Fazem parte do extrato etéreo (daí a importância de se avaliar esse parâmetro quando se observar um alimento) e incluem as gorduras. Quando líquidos à temperatura de 20°C, são denominados óleo, e quando sólidos a essa mesma temperatura, são chamados gordura. Entretanto, em linguagem, comum denominam-se óleos quando são de origem vegetal, e gorduras, quando de origem animal.

Existem ainda óleos, como o de palma, que, em virtude de seu elevado teor de gordura saturada e seu baixo teor de gordura insaturada ômega-3, apresentam aspecto semissólido à temperatura ambiente. São compostos de carbono, hidrogênio e oxigênio, mas com uma proporção maior de carbono e hidrogênio que oxigênio em relação ao carboidrato.

Os lipídios são considerados alimentos energéticos por conterem elevado teor de energia bruta e despenderem pouca energia para serem digeridos, sobrando mais para o organismo utilizar. São encontrados sob a forma de ácidos graxos saturados (p. ex., palmítico, acético, propiônico,

butírico etc.) e ácidos graxos insaturados (oleico, linoleico, linolênico, araquidônico etc.). Existem também os ácidos graxos essenciais, que são aqueles que o organismo não é capaz de produzir, devendo, assim como os aminoácidos essenciais, ser oferecidos na dieta (p. ex., linoleico, linolênico e araquidônico). O organismo ainda utiliza os ácidos graxos voláteis, de cadeia curta, produto do processo fermentativo da ação da microflora digestiva sobre os carboidratos dos alimentos, que são responsáveis por aproximadamente 30% da energia utilizada pelos equinos em manutenção.

As funções dos lipídios são: fornecimento de energia; reserva energética de vegetais e animais; componentes estruturais de membranas celulares; precursores de hormônios e ácidos biliares e de substâncias como prostaglandinas, eicosanoides e leucotrienos, que atuam como moduladores da atividade celular; veículos na absorção das vitaminas lipossolúveis (A, D, E e K); e ação de proteção e isolamento térmico, atuando intensamente na termorregulação.

Quando ofertados em quantidades adequadas às necessidades dos animais, os lipídios são digeridos no intestino delgado (ID), sofrendo essencialmente ação enzimática e muito pouca ação microbiana. Sua absorção e sua distribuição pelo organismo ocorrem por meio dos vasos linfáticos. O metabolismo dos lipídios, sua digestão e sua absorção já foram bem descritos nos Capítulos 1 e 2, e outros aspectos práticos são apresentados no Capítulo 13.

Carboidratos (glicídios)

Os glicídios ou carboidratos são substâncias orgânicas compostas de carbono, hidrogênio e oxigênio, com as mesmas proporções de hidrogênio e oxigênio da molécula da água (daí o nome carboidrato), cuja fórmula básica é $(CH_2O)n$. O termo glicídio deriva do grego *glukus*, que significa doce, pois os primeiros carboidratos identificados foram os açúcares.

A maior parte da absorção dos carboidratos ocorre no intestino. Quando houver excesso de glicose no organismo, esta será armazenada sob a forma de glicogênio no fígado (reserva geral) e nos músculos (reserva local). É uma energia de pronta disponibilidade que é utilizada pelo animal no início do esforço.

O organismo animal tem pouca reserva de carboidrato, sendo necessária a reposição diária por meio da alimentação para que não ocorram problemas com a saúde. Os baixos estoques são encontrados no fígado (sob a forma de glicogênio hepático), nos músculos (sob a forma de glicogênio muscular) e no sangue (sob a forma de glicose). Caso a reposição diária não ocorra, ao final desses estoques, o organismo inicia um processo de catabolismo muscular, a fim de manter os estoques de glicose sanguínea estáveis, com destruição da organização muscular do animal.

Os carboidratos podem ser classificados conforme o número de carbono (C), e sua maior fonte são os vegetais:

- Monossacarídios:
  - Trioses: têm 3C, como gliceraldeído
  - Pentoses: têm 5C, como xilose, arabnose
  - Hexoses: têm 6C, como glicose, frutose, galactose, manose
- Dissacarídios: dois monossacarídios, como sacarose e maltose
- Polissacarídios: têm duas funções biológicas principais, como forma armazenadora de combustível e como elemento estrutural:
  - Amido (reserva glicídica dos vegetais)
  - Glicogênio (reserva glicídica dos animais)
  - Celulose (constituinte da parede dos vegetais)
  - Hemicelulose (constituinte da parede dos vegetais)
  - Lignina (constituinte da parede dos vegetais)
  - Inulina (constituinte da parede de alguns vegetais)
  - Pectina (constituinte de alguns vegetais, como beterraba).

Podem, ainda, ser classificados como carboidratos estruturais (celulose, hemicelulose, substâncias pécticas e lignina que, grosseiramente, compõem a fibra de um alimento) e não estruturais (açúcares e o amido), também denominados carboidratos solúveis ou carboidratos não fibrosos, ou, ainda, extrato não nitrogenado.

As principais funções dos carboidratos são: energética, formação das gorduras de reserva (quando há quantidade suficiente de carboidratos, o organismo armazena os lipídios), metabolismo das gorduras (quando há pouco carboidrato, o organismo utiliza as gorduras de reserva), economia de proteínas, desintoxicação do organismo (os carboidratos auxiliam na eliminação de dejetos) e função de lastro para formação do bolo alimentar e estimulante do peristaltismo (função principalmente da celulose e da lignina).

Amido

O amido é um polissacarídio constituinte da reserva glicídica dos vegetais, presente em raízes, frutos, tubérculos e sementes. É uma das principais fontes energéticas de carboidratos consumida pelos animais, sendo rapidamente degradado em glicose. Sua digestão ocorre por ação da amilase e sua hidrólise produz inicialmente dextrina,

depois maltose e, ao final, a glicose, que será utilizada pelas células do organismo.

Os equinos utilizam muito bem o amido presente em sua dieta, seja proveniente dos volumosos, seja dos grãos de cereais. Sua digestão deve ocorrer no estômago e no ID, onde é absorvido e utilizado pelo animal.

Em dietas muito ricas em concentrados, ou mesmo em dietas com forrageiras muito novas, em que o teor de fibra é mais baixo e o de amido mais elevado, a quantidade de amido pode exceder a capacidade de digestão pela amilase presente no suco gástrico em virtude do pouco tempo que o alimento fica estacionado no estômago e no ID, sofrendo, então, ação microbiana da flora digestiva no ceco e no cólon, com consequências desastrosas, destacadas no fim deste capítulo.

Segundo Potter (1992, *apud* Hoffman, 2001), uma dieta com teores de amido superiores a 0,4% do peso do animal leva à digestão microbiana deste amido, podendo acarretar problemas de desequilíbrio da microflora. O limite seguro para o consumo de amido em uma dieta pode ser calculado pela avaliação dos carboidratos não estruturais (CNE) por meio da fórmula:

CNE = 100 -% U -% PB -% EE -% MM -% FDN

Em que: U = umidade; PB = proteína bruta; EE = extrato etéreo; MM = matéria mineral; FDN= fibra detergente neutro.

O valor considerado seguro, segundo Frape (2008), é de 0,25% do peso vivo do animal, considerando-se o amido total da dieta, isto é, concentrado mais forrageira.

Fibras

Um mínimo de aporte alimentar de fibras é indispensável ao cavalo, a fim de assegurar, ao mesmo tempo, uma perfeita higiene mental, uma fonte de lastro (ligada à porção indigestível que garante a limpeza digestiva) e um aporte energético.

Capins muito novos, recém-rebrotados ou plantados, normalmente provocam quadros de diarreia leve por causa dos baixos teores de fibra em sua composição. O mesmo ocorre com uma alimentação muito rica em concentrado (rações, milho, trigo etc., superior a 50% da dieta total), em que as fezes ficam semelhantes às de vaca, pastosas, sem consistência firme, indicando um baixo aproveitamento dos alimentos.

Fibras fazem parte do grupo dos carboidratos, geralmente denominados estruturais, e podem ser definidas como o conjunto de compostos glicídicos não digestíveis por via enzimática, ou ainda como uma fração do alimento que ocupa espaço no trato gastrintestinal e que é indigestível ou de digestão bastante lenta, sendo sua digestão normalmente realizada pela microflora digestiva (Mertens, 1992).

Segundo Pagan (2001a), o bom funcionamento do aparelho digestivo do equino depende de uma dieta com conteúdo adequado, em quantidade e qualidade, o que auxilia, ainda, a evitar vícios e distúrbios comportamentais, como a aerofagia.

Como a velocidade de passagem do alimento pelo aparelho digestivo dos equinos é mais rápida que nos ruminantes, o alimento tem um menor tempo de exposição aos microrganismos presentes na flora intestinal, fazendo com que a eficiência da digestão das fibras seja menor (cerca de 60 a 70% da eficiência dos ruminantes).

As fibras são compostas de substâncias pécticas, hemicelulose, celulose e lignina. A qualidade do volumoso está diretamente ligada à quantidade e à qualidade dos carboidratos estruturais presentes na parede celular dos alimentos. É onde se concentram a celulose, a hemicelulose e a pectina, e pode constituir de 30 a 80% da MS das forrageiras (Teixeira e Andrade, 2001).

Segundo van Söest (1966), o componente mais importante da parede celular é a celulose, que é composta por cadeias lineares de glicose unidas por ligações com elevado grau de polimerização e peso molecular, conferindo grande resistência ao rompimento das ligações químicas. Já a hemicelulose é uma coleção heterogênea de polissacarídios amorfos com menor grau de polimerização que a celulose e representa, segundo Giger-Reverdin (1995), de 10 a 25% da MS dos vegetais e de 2 a 5% dos grãos de cereais. Por causa da maior sensibilidade ao pH ácido do estômago das ligações que unem seus polissacarídios, os equinos realizam uma digestão mais eficaz da hemicelulose em relação à celulose.

Segundo Ferreira (1994), as pectinas pertencem ao grupo de polissacarídios não amiláceos com elevados teores de ácido galacturônico, ramnose, arabinose e galactose. Leguminosas têm mais substâncias pécticas, de 7 a 14%, do que as gramíneas, de 2 a 5% (Ezequiel e Galati, 2005). As pectinas são quase completamente degradadas pela microflora dos equinos e têm papel importante na retenção de água.

A lignina é constituída de polímeros condensados de diferentes álcoois, unidos por ligações do tipo éter ou covalentes, extremamente resistentes, cuja função principal é de resistência física e suporte estrutural das plantas (Ferreira, 1994). Os constituintes da lignina influenciam diretamente na sua digestibilidade, que, em geral, é muito baixa, e sua concentração compromete também a digestão dos outros carboidratos estruturais, em razão do tempo de digestão microbiana, que é limitado.

Análise da fibra do alimento

Os principais métodos de análise de fibra são:

- Método de Weende: determina a fibra bruta (FB) do alimento, composta de lignina e parte da celulose, e considera esta a fibra para efeito de cálculo de dieta. É um método geralmente utilizado nas análises bromatológicas, além de ser obrigatório nos rótulos de produtos
- Método de van Söest: muito utilizado no meio nutricional, por determinar melhor e mais especificamente os diferentes tipos de fibras dos alimentos. É constituído de:
  - Fibras totais (FT): compostas por substâncias pécticas, mucilagens, hemicelulose, celulose e lignina
  - Fibra detergente neutro (FDN): constituída de hemicelulose, celulose e lignina
  - Fibra detergente ácido (FDA): constituída de celulose e lignina.

A comparação entre os dois métodos e os componentes da forragem podem ser observados na Figura 5.3.

Fibras solúveis

São determinadas pela diferença entre FT e FDN, aproximadamente, e compostas de substâncias pécticas (abundantes na polpa de beterraba e em frutas cítricas), de gomas e mucilagens (encontradas nos grãos de linhaça) e de parte da hemicelulose (encontrada em grãos, sementes e tortas). Têm propriedades viscogênicas que aumentam a velocidade da digestão, interferindo na regulação metabólica da glicemia (nível de glicose sanguínea), da insulinemia (nível de insulina sanguínea), da lipermia (nível de gordura sanguínea) e da colesterolemia (nível de colesterol sanguíneo). Além disso, têm alta capacidade de fermentação, aumentando a flatulência e a umidade das fezes.

As fibras solúveis (FS), especialmente as substâncias pécticas e a hemicelulose, aliadas ao amido residual (aquele que não foi digerido no estômago e no ID), serão transformadas no ceco, pela flora bacteriana, em ácidos graxos voláteis. A alta capacidade fermentescível das FS garante um aporte energético de qualidade ao animal.

Um aporte equilibrado de ácidos graxos voláteis (AGV), além de fornecer energia, nutre a mucosa e favorece a motricidade digestiva, a reabsorção de água e a boa higiene digestiva, pois mantém o equilíbrio entre a flora natural benéfica e a flora patogênica, como salmonela, clostridium e colibacilos.

Fibras insolúveis

São constituídas principalmente de celulose e lignina, sendo determinadas pela FDA. Um aporte

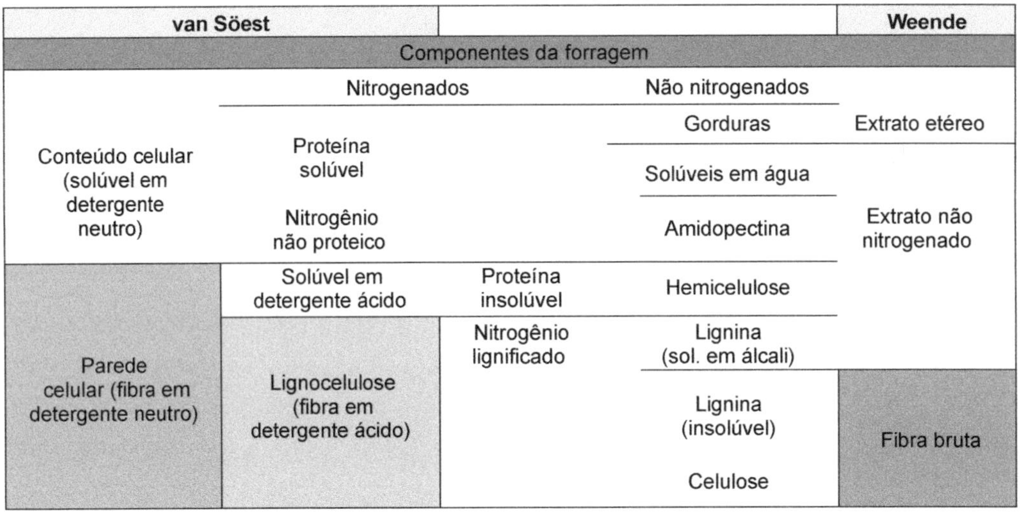

van Söest			Weende
Componentes da forragem			
	Nitrogenados	Não nitrogenados	
Conteúdo celular (solúvel em detergente neutro)	Proteína solúvel	Gorduras	Extrato etéreo
		Solúveis em água	Extrato não nitrogenado
	Nitrogênio não proteico	Amidopectina	
Parede celular (fibra em detergente neutro)	Solúvel em detergente ácido	Proteína insolúvel	Hemicelulose
		Nitrogênio lignificado	Lignina (sol. em álcali)
	Lignocelulose (fibra em detergente ácido)		Lignina (insolúvel)	Fibra bruta
			Celulose	

Figura 5.3 Comparação entre o método de van Söest e o de Weende na divisão da matéria orgânica das forrageiras.

mínimo de fibras insolúveis de 12 a 13% da dieta total é importante para uma boa digestão e uma boa formação das cíbalas (fezes dos equinos).

Uma quantidade elevada de fibras insolúveis na dieta aumenta a motricidade digestiva, aumentando, por sua vez, o volume de fezes e sua consistência, podendo ainda ocasionar cólicas. Isso é facilmente observado em situações de seca, nas quais o volumoso disponível é de baixo teor de umidade, seja em pastagens, capineiras ou fenos, em capins velhos, como capim-elefante acima de 2,50 m, seja em forragens como *tifton* e *coast-cross*, passados do tempo ideal de corte, em que estes alimentos têm elevado teor de fibra insolúvel, favorecendo problemas de ordem digestiva.

Outro problema decorrente de forrageiras com elevado teor de fibras insolúveis, que aumentam a velocidade de passagem da ingesta pelo trato gastrintestinal, é um menor tempo de ação das enzimas e da microflora digestiva sobre o alimento, reduzindo ainda mais a disponibilidade de nutrientes para o animal e comprometendo sua saúde nutricional e geral.

Funções da fibra

Para se preservar o equilíbrio psicológico e neurovegetativo do cavalo, é fundamental a manutenção de um aporte mínimo de fibras de cerca de 1% de seu peso vivo (5 kg para um cavalo de 500 kg) em MS (6 kg de feno de boa qualidade ou 17 kg de capim fresco de boa qualidade). Além de proporcionar uma ocupação por um período mais longo, o que diminui o tempo ocioso, aumenta o tempo de mastigação (em relação ao concentrado),

melhorando a salivação, o que favorece o fluxo de alimento pelo tubo digestivo.

O chamado efeito de lastro é fundamental por estimular o peristaltismo (movimento intestinal), evitando estase (parada) e cólicas, além do dismicrobismo (alteração da flora intestinal) e de autointoxicações. Por isso, é muito importante ofertar ao cavalo uma quantidade de fibra que garanta a sua integridade física e psicológica. Essas quantidades são apresentadas na Tabela 5.4.

Necessidades energéticas

As necessidades energéticas para cada categoria animal (potros, éguas em reprodução, garanhões, animais de trabalho ou em manutenção) são apresentadas nos Capítulos 14 a 19, e buscam atender tanto à demanda mínima necessária para que o animal possa viver com saúde quanto às imposições colocadas pelo ser humano, sejam de crescimento, reprodução ou trabalho.

Tabela 5.4 Recomendações de fibra para a dieta diária dos cavalos.

Fibra	Ótimo	Mínimo	Máximo
Fibra bruta (FB)	17	15	30
Fibra detergente neutro (FDN)	20	18	30
Fibra detergente ácido (FDA)	13	10	20

Excessos de energia

Um dos maiores problemas observados na elaboração de dieta para cavalos e no manejo diário é quanto ao limite máximo de energia a ser ofertado. O limite aceitável, sem causar prejuízos ao animal, é de 30% além de suas necessidades, isto é, se um animal, em manutenção, de 500 kg necessita de 16,5 Mcal de energia digestível diária, pode-se ofertar até 21,5 Mcal sem lhe trazer transtornos metabólicos.

É comum cavalos com excesso de peso serem elogiados e considerados bonitos; porém, esse peso além do nível saudável pode comprometer a qualidade de vida dos animais. Infelizmente, essa é uma prática recorrente no Brasil, onde, muitas vezes, para um cavalo ser bonito, ele tem de ser gordo.

O excesso de peso que leva à obesidade é extremamente prejudicial ao equino, assim como a todas as espécies animais, e pode ser alcançado por meio do excesso de alimentos volumosos, de alimentos concentrados ou de suplementos.

O tratamento moderno de cavalos reflete um problema muito comum da alimentação humana: ao mesmo tempo em que milhões de pessoas no mundo sofrem com a escassez de comida, a epidemia de obesidade ameaça se tornar uma das mais difundidas no planeta. De maneira semelhante, muitos criadores dispostos a investir no trato de seus animais acabam alimentando-os de maneira excessiva ou desequilibrada, originando uma série de distúrbios, desde crônicos até superagudos, sempre encabeçados pela tão temida cólica e pelos excessos energéticos.

Especificamente por categoria, o trabalho muscular é condicionado ao consumo de energia, e não de proteína. O nível de crescimento ótimo em potros, por exemplo, é obtido do equilíbrio entre os nutrientes, e não da ingestão do máximo possível de alimento, que pode predispor a doenças ortopédicas desenvolvimentares (DOD), descritas ao final do Capítulo 18. Éguas e garanhões em reprodução obtêm seu melhor desempenho reprodutivo em escore corporal ótimo, e não máximo, pois os excessos energéticos comprometem a fertilização.

De maneira geral, qualquer que seja a categoria a que pertença o cavalo, os excessos energéticos são causados por exagero de alimento, principalmente de grãos em quantidade superior a 50% da dieta total. O amido existente nesses grãos não é digerido totalmente nas porções iniciais do aparelho digestivo, indo parar no intestino grosso (IG), onde sofrerá um processo de digestão microbiana. A capacidade máxima de digestão do amido no ID é de 3,5 g/kg de peso vivo do equino; acima dessa quantidade, a digestão do amido ocorrerá no IG.

O que antes era enzimático, com ótimo aproveitamento pelo animal para suprir suas necessidades, passa agora a ter ação da microflora digestiva, especialmente de estreptococos e lactobacilos, que elevam consideravelmente a produção de ácido láctico, com drástica redução do pH local, que compromete a integridade dos demais microrganismos presentes, reduzindo a digestão das fibras. Essa digestão do amido residual, com produção excessiva de ácidos graxos, pode ter diversas consequências, como:

- Timpanismo por produção excessiva de gases
  - Diarreias (cavalos que ingerem excesso de óleo e energia têm fezes mais amolecidas, o que leva à perda de nutrientes e água)
- Saponificação do magnésio por excesso de gordura, tornando-o indisponível ao organismo, levando a problemas neurológicos e musculares
- Queda do tônus digestivo, levando a contrações e possíveis cólicas
- Dilatação do ceco, pelo excesso de gases, levando a cólicas
- Degeneração cardíaca, hepática e renal
- Dismicrobismo, que é uma perturbação da flora intestinal, levando a desequilíbrios, com consequente diminuição na absorção dos nutrientes, quadros de hepatotoxemias, cólicas e laminites.

Além disso, o excesso de ácidos graxos essenciais na alimentação impede a absorção normal de magnésio, mineral responsável pelo relaxamento da musculatura. Portanto, em dietas muito energéticas para animais que não necessitem de

Quadro 5.1 Efeitos de ácidos graxos essenciais em uma dieta adequada e em uma com excessos.

Efeitos favoráveis
Doses moderadas
• Boa nutrição da mucosa
• Boa motricidade digestiva
• Boa reabsorção de água
• Bom aporte energético
• Boa higiene digestiva com
▪ ↓ colibaciloses
▪ ↓ salmoneloses
▪ ↓ clostridioses

Efeitos desfavoráveis
Doses excessivas
• Inflamação digestiva com diarreia
• Alteração das propriedades osmóticas com diarreia
• Aumento da produção de ácido láctico
• Dismicrobismo (alterações microbianas) com
▪ ↑ miosites
▪ ↑ cólicas
▪ ↑ laminites

Fonte: adaptada de Wolter (1994).

tanta energia, haverá indisponibilidade de magnésio, dificultando o relaxamento da musculatura. O animal "trava" a musculatura.

Outros efeitos desfavoráveis dos excessos de energia são descritos no Quadro 5.1.

Deve-se tomar certos cuidados para que o fornecimento de energia ao animal não seja em excesso, pois isso pode prejudicar seu desempenho. Assim, é muito mais fácil, econômico, viável e saudável buscar o equilíbrio dietético, procurando adequar o alimento certo, na quantidade certa, às necessidades de cada animal, bem como priorizando sempre a qualidade, e não quantidade.

6 Proteínas

André G. Cintra

Introdução

As proteínas são compostos orgânicos formados por carbono, hidrogênio, oxigênio e nitrogênio. Esses elementos formam os diversos tipos de aminoácidos que irão se unir por meio de ligações peptídicas e compor as proteínas, que diferem dos carboidratos e lipídios por terem, além do carbono, hidrogênio e oxigênio, átomos de nitrogênio e, eventualmente, enxofre, ferro, fósforo, cobre, cálcio e magnésio.

Como todos os nutrientes, as proteínas são fundamentais à vida animal, fazendo parte das substâncias protoplasmáticas (membrana celular, núcleo, cílios, organelas) dos tecidos mais organizados, que têm sua formação, crescimento e manutenção ligados às proteínas, sendo ainda constituinte indispensável na formação de anticorpos, hormônios, enzimas etc. As proteínas representam quase 90% do sangue seco, 80% do peso dos músculos desidratados e 90% da pele dos animais.

Após a ingestão do alimento, as proteínas sofrem, no estômago e no intestino delgado (ID), hidrólise por ação do ácido clorídrico (HCl) e ação de enzimas digestivas que quebram as ligações peptídicas que unem os aminoácidos e liberam amina (NH_2), que será transformada em amônia (NH_3) e, no fígado, convertida em ureia (NH_4), composto metabolicamente menos tóxico, para ser posteriormente eliminada, parte na urina, após passar pelos rins, e parte junto com o conteúdo digestivo, visto que retorna ao tubo digestivo por difusão pela parede digestiva. No ceco e no cólon, a ureia é hidrolisada em amônia e parte dela pode ser convertida em aminoácidos, especialmente alanina. Outros aminoácidos também podem ser sintetizados se houver presença das demais estruturas de carbono necessárias. A digestão e o metabolismo da proteína estão descritos nos Capítulos 1 e 2.

A proteína não digerida aparece nas fezes, junto com a proteína de origem microbiana e com enzimas. Cerca de 20 a 25% da proteína ingerida é excretada, ou seja, a digestibilidade da proteína de um alimento de boa qualidade está em torno de 75 a 80%.

O organismo animal não estoca proteína, apesar de esta ser muito abundante, pois todas as proteínas são funcionais, presentes nas quantidades necessárias para o funcionamento equilibrado desse organismo. Assim, caso haja deficiência proteica ou mesmo energética, via alimentação, o organismo inicia o processo de catabolismo, em que degrada proteína estrutural, principalmente dos músculos, para poder disponibilizar aminoácidos e energia para o perfeito funcionamento do organismo, com prejuízos à saúde do animal.

As proteínas são moléculas pregueadas com disposições estruturais complexas, constituídas por unidades menores denominadas aminoácidos. A união dos aminoácidos forma o composto denominado peptídio. A união de dois aminoácidos forma um dipeptídio; de 3 a 10 aminoácidos formam um oligopeptídio; de 11 a 50 aminoácidos, formam um polipeptídio. A partir de 50 aminoácidos, ocorre a formação das proteínas, que têm elevado peso molecular.

Estruturalmente, as proteínas podem ser encontradas em quatro formas:

- Estrutura primária: formada pela sequência de uma cadeia de aminoácido
- Estrutura secundária: ocorre quando os aminoácidos em sequência interagem por meio

de ligações de hidrogênio de um aminoácido e oxigênio de outro, tendo aspecto helicoidal; são possíveis dois tipos (α-hélice, mais flexível, ou β-folha, mais rígida)

- Estrutura terciária: ocorre quando há atrações entre a α-hélice e a β-folha
- Estrutura quaternária: proteína com mais de uma cadeia de aminoácidos, em geral, oriunda da união de diversas estruturas terciárias, dando forma bem definida à proteína.

Para os animais monogástricos, como os equinos, tão importante quanto a quantidade é a qualidade da proteína oferecida. Diferentemente dos ruminantes, cuja microflora digestiva presente no rúmen consegue, na presença de carboidrato estrutural, converter nitrogênio não proteico em aminoácidos para serem utilizados pelo organismo do animal, os animais não ruminantes utilizam como fonte de aminoácidos essencialmente a proteína da alimentação, sendo de pouca relevância quantitativa os aminoácidos de origem microbiana.

Funções das proteínas

- Catalisadoras de reações químicas (função realizada pelas enzimas, melhor descrita adiante)
- Função estrutural, por meio dos músculos, do colágeno, da pele, dos pelos etc.
- Armazenamento de substâncias, como o ferro, realizado pela ferritina
- Transporte de substâncias, como o ferro e o oxigênio, realizado pela hemoglobina
- Constituinte de hormônios, como gonadotrofinas, tireoglobulinas, prolactina, insulina e ocitocina
- Mecanismo de defesa, pois é constituinte dos anticorpos
- Detoxicação do organismo, pois o metabolismo produz substâncias como o ácido benzoico, tóxico, que é inativado ao se unir à glicina, dando origem ao ácido hipúrico, atóxico
- Balanço de fluidos, com a manutenção do equilíbrio ácido-base, por exemplo, a albumina sérica, que tem poder tamponante nesse sistema
- Genética (formação de nucleoproteínas, como DNA e RNA)
- Fonte de energia (disponibilizam energia quando em excesso ou quando faltam carboidratos e gordura, apesar do custo metabólico, como citado no Capítulo 5).

Enzimas

Todas as funções citadas são de fundamental importância para a vida do animal, mas uma delas, a de catalisadora de reações químicas, merece atenção especial, pois a maioria das reações no organismo ocorre pela ação de um tipo especial de proteína, a enzima. É o grupo de proteínas mais variado e especializado e cujos componentes exibem atividade catalítica extraordinária, geralmente muito maior que aquela dos catalisadores sintéticos, aumentando a velocidade de reações pelo menos um milhão de vezes.

As enzimas atuam em sequência organizada, catalisando centenas de reações que ocorrem nas vias metabólicas, nas quais as moléculas e os nutrientes são degradados em compostos menores ou transformados em outros para posterior utilização específica de um órgão do animal.

Enzimas são catalisadores extremamente específicos, cuja ação é converter um substrato em um produto, atuando em apenas um tipo de reação química. Algumas enzimas necessitam de outras moléculas não proteicas para atuar: os cofatores, que podem ser orgânicos, como a flavina, ou inorgânicos, como íons metálicos, ferro e enxofre. Existem ainda as coenzimas, pequenas moléculas cuja função é transportar um grupo químico de uma enzima para outra.

As enzimas podem ser encontradas em seis classes:

- Oxirredutases: catalisam reações de oxirredução, transferindo elétrons, hidretos (H^-) ou prótons (H^+)
- Transferases: transferem grupos químicos entre moléculas
- Hidrolases: utilizam a água como receptor de grupos funcionais de outras moléculas
- Liases: formam ou destroem ligações duplas, respectivamente retirando ou adicionando grupos funcionais
- Isomerases: transformam uma molécula em seu isômero
- Ligases: formam ligações químicas por reações de condensação, consumindo energia sob a forma de ATP.

Existem três métodos para nomenclatura enzimática:

- Nome recomendado: mais curto e utilizado no dia a dia de quem trabalha com enzimas, utiliza o sufixo "ase" para caracterizar a enzima. Por exemplo: urease, hexoquinase, peptidase etc.
- Nome sistemático: mais complexo, nos dá informações precisas sobre a função metabólica da enzima. Por exemplo: ATP-glicose-fosfotransferase
- Nome usual: consagrado pelo uso. Por exemplo: tripsina, pepsina, ptialina.

Aminoácidos

Aminoácido pode ser definido como a unidade básica da proteína. As proteínas são constituídas por 20 aminoácidos, sendo que alguns autores consideram 21, 22 ou até mesmo 23, pois separam em outro grupo alguns aminoácidos como hidroxiprolina (originária da prolina), asparagina (originária do ácido aspártico) e cistina (originária da cisteína). O que muda nas proteínas é a sequência e a quantidade de aminoácidos. A base química de todos os aminoácidos é a mesma $(R\text{-}CH(NH_2)\text{-}COOH)$, alterando-se apenas o radical R, com maior ou menor complexidade.

Existem dois tipos de aminoácidos: os essenciais e os não essenciais. Os primeiros, como o nome indica, são aqueles fundamentais para o funcionamento do organismo do animal, mas que este não consegue sintetizar, sendo, então, adquiridos por meio da alimentação. São eles: arginina, fenilalanina, histidina, isoleucina, leucina, lisina, metionina, treonina, triptofano e valina. Alguns desses aminoácidos até podem ser sintetizados pelo organismo, mas não em quantidade suficiente para suas necessidades. O simples fato de um aminoácido ser denominado essencial não significa que se deve buscar suplementar com ele, artificialmente, todos os animais. Com uma dieta equilibrada, oriunda de matérias-primas nobres e diversificadas, em quantidades adequadas, o animal terá toda a gama de aminoácidos necessários disponível para o funcionamento de seu organismo.

Já os aminoácidos não essenciais são aqueles fundamentais para o funcionamento do organismo que o animal consegue pela síntese dentro do próprio organismo, desde que tenha os aminoácidos essenciais disponíveis. São eles: ácido aspártico (e asparagina), ácido glutâmico, alanina, cisteína (e cistina), glicina, glutamina, prolina (e hidroxiprolina), serina taurina e tirosina.

A arginina e a histidina podem, dependendo das circunstâncias, ser essenciais ou não essenciais. Por exemplo, em animais em crescimento e debilitados por ferimentos extensos ou cirurgias, são essenciais, pois atuam nessas fases do organismo, mas em um animal adulto saudável, suas necessidades caem drasticamente.

A principal e primordial fonte de aminoácidos para um animal saudável deve ser a dieta equilibrada, composta de forrageira de boa qualidade, na quantidade adequada às suas necessidades, complementada por uma ração concentrada de boa qualidade indicada para as necessidades específicas do animal. Deve-se ressaltar que alimento de boa qualidade é aquele composto de proteína de boa qualidade, de fonte biodisponível, isto é, facilmente degradada e assimilada pelo animal.

O uso de alimentos naturais é mais saudável para o equino, mantendo-o em estado de saúde ótima, possibilitando que desempenhe melhor a função a que se destina, seja reprodução, crescimento, trabalho ou simplesmente manutenção. O uso de matérias-primas diversificadas de boa qualidade propicia, de maneira geral, todos os aminoácidos em quantidades suficientes para atender à demanda nutricional do animal, desde que o teor de proteína da dieta seja atendido sem deficiências nem excessos.

Em uma dieta equilibrada, composta de volumoso de boa qualidade e ração específica para o animal, com valores qualitativos e quantitativos adequados de proteína, geralmente não é necessária uma suplementação extra de aminoácidos, exceto em casos em que haja uma exigência extremamente elevada, como ocorre com cavalos em atividade intensa e animais idosos. Mesmo nestes casos, a suplementação é de alguns aminoácidos específicos e só eventualmente.

A quantidade de aminoácidos de que um animal necessita, falando-se específica e isoladamente de cada aminoácido, foi determinada somente em relação à lisina. No entanto, não é factível utilizar determinado suplemento de aminoácidos com base na ideia de que se estão suprindo as necessidades do animal por desconhecer suas necessidades quantitativas exatas.

Em experimento de 1999, Staniar comparou dois grupos de potros em crescimento, dos quais um recebia dieta equilibrada de proteína, conforme recomendações do NRC, e o outro, uma dieta mais restritiva de proteína suplementada com 6 g de lisina e 4 g de treonina. Não foram observadas diferenças de crescimento e ganho de peso entre os dois grupos, sendo que ambos alcançaram os índices esperados aos 12 meses de idade. Duas conclusões podem ser tiradas desse experimento: suplementação de aminoácidos equilibra uma dieta restritiva para potros em crescimento e dietas equilibradas em proteína, qualitativa e quantitativamente, não necessitam de suplementação de aminoácidos.

A seguir, serão descritas as fórmulas e funções específicas de cada aminoácido. Observa-se que, apesar de determinado aminoácido ter funções específicas, em um animal saudável, com uma dieta equilibrada de boa qualidade, administrar tal aminoácido não irá necessariamente estimular determinada situação prevista. Não há estudos conclusivos a esse respeito, e a administração exagerada de aminoácidos ou de qualquer fonte proteica além das necessidades do animal pode causar mais desconforto e surgimento de distúrbios que propriamente benefícios, sejam estes maior crescimento ou melhor desempenho. No caso de animais submetidos a situações específicas de estresse ou desgaste constante, eventualmente uma suplementação pode ser interessante, mas feita de maneira controlada e não indiscriminada.

Aminoácidos essenciais

Arginina

É um aminoácido essencial nas fases do crescimento e em recuperações de patologias. Seu símbolo é ARG, e a abreviação R. Sua fórmula é:

$$HN=C(NH_2)-NH-CH_2-CH_2-CH_2-CH(NH_2)-COOH$$

Pertence à família dos alfacetoglutaratos e, apesar de ser um aminoácido essencial, certa quantidade de arginina pode ser sintetizada no organismo – derivada do ácido glutâmico ou glutamato, por meio de uma complexa reação química, envolvendo diversas enzimas –, mas não o suficiente para atender à demanda diária.

As principais funções da arginina estão ligadas à divisão celular, à cicatrização de feridas, à remoção de amônia do corpo, ao sistema imunitário e à produção de hormônios, como insulina. Alguns estudos indicam efeitos benéficos à reprodução, com elevação da quantidade de sêmen em touros. Atua como regulador de alguns sistemas fisiológicos, como o reprodutor, o cardiovascular, o pulmonar, o renal e os sistemas imunitários.

Fenilalanina

É um aminoácido essencial cujo símbolo é PHE ou FEN, e a abreviação F. Sua fórmula é:

$$C_6-H_5-CH_2-CH(NH_2)-COOH$$

Pertence à família do fosfoenolpiruvato e da eritrose 4-fosfato e tem atuação no sistema nervoso central, agindo como antidepressivo e anti-inflamatório.

Histidina

A histidina, assim como a arginina, é um aminoácido essencial nas fases do crescimento e em recuperações de patologias. Seu símbolo é HIS, e a abreviação H. Sua fórmula é:

$$H-(C_3-H_2N_2)-CH_2-CH(NH_2)-COOH$$

É encontrada na hemoglobina, e sua deficiência pode levar à anemia. É precursora da histamina, atuando na vasodilatação, como depressora da pressão sanguínea, e em úlceras gástricas, funcionando como protetora da parede gástrica. Tem ação no crescimento e no desenvolvimento animal, especialmente nos primeiros meses de vida.

Isoleucina

É um aminoácido de cadeia ramificada cujo símbolo é ILE, e a abreviação I. Sua fórmula é:

$$CH_3-CH_2-CH(CH_3)-CH(NH_2)-COOH$$

Pertence à família do piruvato e é metabolizado no músculo, atuando na formação da ATP. Sendo um componente da proteína muscular, inibe o catabolismo proteico, estimulando a síntese proteica e proporcionando aumento de peso.

Leucina

É um aminoácido de cadeia ramificada cujo símbolo é LEU, e a abreviação L. Sua fórmula é:

$$CH_3(CH_2)_3-CH_2-CH(NH_2)-COOH$$

Pertence à família do piruvato e atua na formação de ATP, estimula a síntese proteica e a manutenção e produção da massa muscular, especialmente em idosos, atuando como auxiliar na prevenção do catabolismo. Por essas características, é muito utilizado para aumentar a massa muscular, promovendo melhor crescimento e estimulando o desenvolvimento precoce em animais jovens.

Lisina

É um aminoácido essencial para o organismo, cujo símbolo é LYS ou LIS, e a abreviação K. Sua fórmula é:

$$NH_2-CH_2-CH_2-CH_2-CH_2-CH(NH_2)-COOH$$

Pertence à família do aspartato e a via metabólica do ácido aspártico não é encontrada em animais superiores, apenas em plantas e em alguns microrganismos, não sendo, portanto, sintetizada pelo organismo animal. Está ligada a crescimento, trabalho muscular, cicatrização de feridas e produção de hormônios, enzimas e anticorpos.

É o único aminoácido cujas necessidades são bem determinadas quantitativamente para os equinos, variando de 40 a 70 g/dia, dependendo do peso e da função do animal. Para um animal em manutenção, basta uma boa forragem e alimentação equilibrada para que suas necessidades sejam supridas.

Para potros em crescimento e animais de esporte e trabalho, é importante sua suplementação, que pode ser obtida de boa ração concentrada e volumosos de qualidade, não sendo necessária uma adição extra desse aminoácido na dieta, exceto em casos comprovados de sua deficiência, decorrente do uso de forragens e rações de má qualidade, por exemplo. Sua administração além do requerido pelo animal deve ser feita com muito critério, pois a lisina, quando em excesso, pode provocar carência induzida de outros aminoácidos. O excesso de lisina diminui a atividade da glicina-amidino-transferase, limitando a formação de creatina e aumentando a excreção de arginina, elevando as necessidades desses aminoácidos.

Metionina

É um aminoácido essencial para o organismo. Seu símbolo é MET, e a abreviação M. cuja fórmula é:

$$CH_3\text{-}S\text{-}CH_2\text{-}CH_2\text{-}CH(NH_2)\text{-}COOH$$

Assim como a lisina, também pertence à família do aspartato, e não é sintetizada pelo organismo animal. É um aminoácido sulfurado, essencial para a formação da queratina, entrando na composição da parede do casco e dos pelos. Em terapias para equinos com problemas de casco e pelo, pode ser um adjuvante interessante a compor a dieta do animal, junto com a cisteína e a biotina (vitamina H). Tem importante atuação hepática, funcionando como desintoxicante contra alguns tipos de envenenamento. Atua na formação da colina (vitamina com atuação no impulso nervoso). É, ainda, precursora do aminoácido cisteína.

Treonina

É um aminoácido essencial. Seu símbolo é THR ou THE, e a abreviação T. Sua fórmula é:

$$OH\text{-}CH(CH_3)\text{-}CH(NH_2)\text{-}COOH$$

Assim como a lisina e a metionina, também pertence à família do aspartato e não é sintetizada pelo animal. Atua no sistema imunológico, aumentando a resistência a doenças, e, em processos cicatriciais, entra na constituição de tendões, ligamentos e músculos, estimulando a síntese proteica e a queima de gorduras. Tem ação na redução da uremia e na liberação de hormônio do crescimento (GH, *growth hormone*), o que possibilita ganho de peso precocemente.

Triptofano

É um aminoácido essencial cujo símbolo é TRO ou TRI, e a abreviação W. Sua fórmula é:

$$C_{16}\text{-}H_{20}N_2O_4\text{-}COOH$$

Pertence à família do fosfoenolpiruvato e da eritrose 4-fosfato. Atua no sistema nervoso central, liberando serotonina, equilibrando a atividade cerebral e o sono. Também tem forte atuação contra as intoxicações alimentares. É precursor da niacina (vitamina B_3) e estimula a secreção de insulina e do GH.

O triptofano é muito utilizado como suplemento nutricional para acalmar cavalos, por ser precursor do neurotransmissor serotonina, responsável pelo estímulo do sono e do bom humor. Diversos estudos questionam essa função nutricional do triptofano, pois não há evidências de que a administração extra desse aminoácido via suplemento consiga ultrapassar a barreira cefálica de modo eficiente para causar tal ação induzida. Para cumprir essa função, o triptofano deve chegar à barreira cefálica sob a forma livre (apenas 10% do triptofano na corrente sanguínea encontra-se sob essa forma, sendo que os demais 90% estão ligados à albumina) e competir com outros cinco aminoácidos (leucina, isoleucina, valina, tirosina e fenilalanina) pelo modo de transporte que irá possibilitar a passagem para o meio cefálico.

Farris *et al.* (1998), trabalhando com éguas em exercício de esteira recebendo 40 g de triptofano via infusão no momento e durante o exercício, não observaram alterações na frequência cardíaca e nos níveis de serotonina, porém descreveram menor resistência ao exercício nesses animais em relação ao grupo-controle. Em estudo de 2005, Vervuert não observou aumento da serotonina administrando 50 g de triptofano a cavalos em treinamento, 2 horas antes do exercício, apesar de notar elevação do triptofano total no plasma, com redução de lactato sanguíneo e da frequência cardíaca. Hothersall e Nicol (2009) não observaram alterações comportamentais significativas em equinos alimentados com dieta composta de alimentos que continham triptofano ou mesmo com suplementos a base de triptofano.

Valina

É um aminoácido de cadeia ramificada que precisa constar da dieta, cujo símbolo é VAL, e a abreviação V. Sua fórmula é:

$$CH_3\text{-}CH(CH_3)\text{-}CH(NH_2)\text{-}COOH$$

Pertence à família do piruvato e atua no catabolismo, inibindo-o. Corrige o equilíbrio do nitrogênio e atua no desenvolvimento do GH, possibilitando ganho de massa muscular e aumento de peso.

Aminoácidos não essenciais

Ácido aspártico ou aspartato

É um aminoácido não essencial, portanto, não necessário na dieta. Seu símbolo é ASP, e a abreviação D. Sua fórmula é:

$$HCOO\text{-}CH_2\text{-}CH\,(NH_2)\text{-}COOH$$

Pertence à família do oxaloacetato, que origina o aspartato. O ácido aspártico é o ácido correspondente ao aminoácido asparagina. É obtido da ação da enzima aspartato aminotransferase, que transfere um grupo amina (reação de transaminação) do glutamato (ou ácido glutâmico) para o alfacetoglutarato.

Atua como neurotransmissor excitatório no cérebro e no ciclo da ureia, agindo na conversão da amônia (NH_3), composto potencialmente tóxico, em ureia (NH_4), menos tóxico. Há indicações que levam a crer que o ácido aspártico auxilie na proteção à fadiga. Atua como auxiliar em tratamento de problemas hepáticos.

Ácido glutâmico ou glutamato

É um aminoácido não essencial, não sendo também necessário na dieta, cujo símbolo é GLU, e a abreviação E. Sua fórmula é:

$$HCOO-CH_2-CH_2-CH(NH_2)-COOH$$

Pertence à família dos alfacetoglutaratos, sendo obtido da reação de transaminação deste composto com a alanina ou com o aspartato (ácido aspártico). Atua dentro do sistema nervoso central, como constituinte do tecido cerebral. É precursor do ácido gama-amino-betaoxibutírico (GABOB), que exerce uma ação inibidora dos impulsos nervosos nas camadas mais superficiais do córtex cerebral. Reduz a disponibilidade de amônia no sague, estimula o processo oxidativo e atua de maneira eficaz no equilíbrio eletrolítico em casos de arritmia por excesso de cloreto de sódio.

Alanina

Aminoácido também não essencial, dispensável da dieta. ALA é seu símbolo, e a abreviação A. Sua fórmula é:

$$CH_3-CH(NH_2)-COOH$$

Pertence à família do piruvato e pode ser proveniente de reação de transaminação no fígado, pelo aproveitamento da amônia oriunda da degradação proteica, ou ainda de reação de transaminação para o piruvato.

Uma das principais funções da alanina é ligar-se a íons, como cobre, zinco, cobalto, entre outros, formando compostos quelatados que facilitam a absorção e o transporte desses íons para órgãos que tenham necessidade deles.

Cisteína

É um aminoácido não essencial, não sendo necessário, portanto, na dieta, cujo símbolo é CYS ou CIS, e a abreviação C. Quando sofre oxidação, a cisteína origina a cistina. A fórmula da cisteína é:

$$SH-CH_2-CH(NH_2)-COOH$$

Da família do 3-fosfoglicerato, a cisteína é obtida da ação de diversas enzimas sobre a serina ou sobre a metionina. Assim como a metionina, é um aminoácido sulfurado, essencial também para a formação da queratina. Por isso, pode ser um componente importante na dieta de equinos com problemas de casco e pelo, junto com a metionina e a biotina (vitamina H). Atua também como protetora da ação dos raios gama e da radiação solar. É muito utilizada como aromatizante.

É um aminoácido que tem forte atuação na detoxicação do organismo, auxiliando na proteção contra acetaldeídos e acroleínas, presentes em alguns tipos de ervas. Atua como antídoto em intoxicações por cianeto e acetaminofeno.

Glicina

É um aminoácido também não essencial, sintetizado pela serina, sob ação da enzima serina-hidroximetiltransferase. Seu símbolo é GLY ou GLI, e a abreviação G. Sua fórmula é:

$$H-CH(NH_2)-COOH$$

Pertence à família do 3-fosfoglicerato, sendo obtida da ação da enzima serina-hidroximetiltransferase sobre a serina. Atua como precursor a de diversas reações químicas, como neurotransmissor e como componente estrutural do colágeno.

Glutamina

É um aminoácido não essencial, cujo símbolo é GLU, e a abreviação E. Sua fórmula é:

$$NH_2-CO-CH_2-CH_2-CH(NH_2)-COOH$$

Pertence à família dos alfacetoglutaratos e sua síntese é feita por meio de reações envolvendo ácido glutâmico, valina e isoleucina sob ação da enzima glutamina-sintetase.

A glutamina participa de vários processos metabólicos no organismo. É encontrada em altas concentrações no tecido musculoesquelético e no plasma. O tecido musculoesquelético é um grande produtor de glutamina e libera grandes quantidades desse aminoácido para a circulação, principalmente em situações de infecções e cirurgias.

A glutamina evita a perda muscular em momentos de estresse oxidativo, tendo um efeito anticatabólico. Favorece a síntese proteica, aumentando a massa muscular magra, potencializa o sistema imunológico, é um importante combustível cerebral, atua na cicatrização de feridas e auxilia na recuperação pós-traumática.

A glutamina pode converter-se em glicose sem que apareçam modificações nos níveis de insulina plasmática e contribui para a recuperação de glicogênio muscular após o treinamento. Atua ainda na formação de outros aminoácidos, cedendo um radical amina em reações de transaminação.

Em casos excepcionais, em que o organismo é submetido a repetidas lesões, como estresse e desgaste da musculatura em decorrência de trabalho muito intenso, as necessidades de glutamina podem ser maiores que a capacidade de síntese do organismo, sendo essencial uma fonte externa desse aminoácido.

Prolina

É um aminoácido não essencial, podendo não constar da dieta, cujo símbolo é PRO, e a abreviação P. Sua fórmula é:

$$CH_2\text{-}CH_2\text{-}CH_2\text{-}CH(NH_2)\text{-}COOH$$

A prolina pertence à família dos alfacetoglutaratos, sendo originária do glutamato, em uma reação complexa envolvendo diversas enzimas. Atua como constituinte do colágeno, adaptando-se às necessidades dos tecidos específicos dos animais. Origina a hidroxiprolina, pela reação de hidroxilação com ação da vitamina C e na presença de glicina. A hidroxiprolina é constituinte do tecido ósseo e do colágeno.

Serina

É um aminoácido não essencial, cujo símbolo é SER, e a abreviação S. Sua fórmula é:

$$OH\text{-}CH_2\text{-}CH(NH_2)\text{-}COOH$$

Da família do 3-fosfoglicerato, é obtida da ação de diversas enzimas, envolvendo também o glutamato. Atua como constituinte do colágeno e no transporte de vitaminas e minerais do fígado para a circulação sanguínea, agindo também no tratamento em quadros de úlceras gástricas.

Taurina

É um dos mais abundantes aminoácidos não essenciais do organismo, sendo que muitos pesquisadores não a consideram tecnicamente um aminoácido em razão de suas características químicas, já que não possui o radical carboxila. Por isso, é denominada aminoácido sulfônico, cuja abreviação é TAV e fórmula:

$$HO\text{-}SO_2\text{-}NH_2$$

A taurina é sintetizada, no fígado e no cérebro, pela metionina e pela cisteína, junto com a vitamina B_6. Age como transmissor metabólico, fortalece as contrações cardíacas, tem efeito desintoxicador, atua como emulsionante dos lípidios, e intensifica os efeitos da insulina, sendo responsável por um melhor funcionamento do metabolismo de glicose e aminoácidos, podendo auxiliar o anabolismo e tendo, ainda, papel importante nos ácidos da bile.

Tirosina

É um aminoácido não essencial, portanto, não é necessário que conste na dieta. Seu símbolo é TYR ou TIR e a abreviação, Y. Sua fórmula é:

$$OH\text{-}C_6\text{-}H_4\text{-}CH_2\text{-}CH(NH_2)\text{-}COOH$$

Pertence à família do fosfoenolpiruvato e da eritrose 4-fosfato e é sintetizada pela fenilalanina. É um precursor das catecolaminas, atuando como antidepressivo, na circulação sanguínea e nas funções cardiorrespiratórias, regulando a pressão do animal.

Complexos aminoácidos

Carnitina

É derivada da lisina e da metionina e está presente em grande quantidade nas células musculares, transportando energia para dentro da mitocôndria, disponibilizando-a para o trabalho muscular. Atua naturalmente melhorando o desempenho atlético nos diversos esportes, promovendo melhor aproveitamento energético.

Não há estudos, contudo, que comprovem sua eficiência na melhora do desempenho quando adicionado à dieta, exceto em animais com deficiência desses aminoácidos ou de seus precursores. Dietas com quantidades adequadas desses aminoácidos, oriundas de uma alimentação equilibrada com alimentos de qualidade, farão com que o equino tenha disponível a carnitina necessária para seu desempenho atlético, sendo dispensável sua administração extra.

Alguns estudos comprovam a melhora no sêmen de garanhões suplementados com L-carnitina, tanto na quantidade de espermatozoides quanto na qualidade do sêmen.

Creatina

É derivada de glicina, arginina e metionina, atuando dentro da mitocôndria, no ciclo de Krebs, na transformação de ATP em ADP com liberação de energia.

O aumento da concentração de creatina no tecido musculoesquelético resulta em um incremento de energia, síntese proteica e massa muscular – o aumento de massa muscular está diretamente ligado à entrada de água intracelular que a creatina promove. Ao se suplementar um animal com quantidades extras de creatina, eleva-se essa entrada de líquido intracelular nas células musculares, que aumentam de tamanho, dando a impressão de aumento de massa muscular. No entanto, ao se interromper o fornecimento de creatina, não há retenção desses líquidos intracelulares, ocorrendo diminuição da massa muscular visual.

As necessidades de suplementação com creatina não estão muito bem especificadas, nem está comprovado que sua suplementação melhora o desempenho esportivo de todos os equinos. Experiências práticas demonstram que alguns animais respondem positivamente a uma suplementação diária, nos períodos de treinamento mais intenso, especialmente aqueles com restrição qualitativa de nutrientes, que diminuem a formação fisiológica da creatina. Assim, deve ser suficiente equilibrar a dieta com nutrientes de origem garantida para se ter o mesmo efeito.

Quantidades adequadas desse aminoácido, com base em uma dieta equilibrada com alimentos de qualidade, fornecerão ao equino a creatina necessária para seu desempenho atlético, sendo dispensável sua administração extra.

Em estudo de 2006, Ferraz *et al.* submeteram 12 cavalos puro-sangue árabe a exercício em esteira com suplementação de creatina, em dose diária de 75 g de monoidrato de creatina por 90 dias, e observaram melhora significativa de V_4 (velocidade na qual a concentração sanguínea de lactato alcança 4 mmol/ℓ), indicando que a creatina pode trazer efeitos benéficos aos animais de esporte. Entretanto, nesse experimento, os animais ficavam em um piquete de *Brachiaria sp* e sua alimentação consistia apenas em feno de *Cynodon sp* e sal mineralizado, o que pode indicar deficiência na variabilidade de aminoácidos da dieta que garantisse a produção de creatina naturalmente e em quantidade adequada. Mais estudos devem ser feitos observando-se todas as variáveis para se afirmar a real necessidade de suplementação com creatina.

Aminoácidos de cadeia ramificada

O aminoácido de cadeia ramificada (BCAA, *branched-chain amino acid*) é composto de leucina, valina e isoleucina. Na verdade, o BCAA não é um complexo aminoácido, mas se constitui de aminoácidos com funções semelhantes encontrados em suplementos nutricionais e que são ofertados ao equino buscando melhoria no desempenho atlético.

O tecido musculoesquelético tem a capacidade de oxidar vários aminoácidos, porém os BCAA são preferíveis e mais rapidamente oxidados. É atribuída a esses aminoácidos a capacidade de atrasar a fadiga central, aumentar o desempenho mental, favorecer o anabolismo muscular, "frear" ou diminuir o catabolismo, aumentar a função imune por meio da manutenção das concentrações plasmáticas de glutamina e favorecer a neoglicogênese (formação de glicose por aminoácidos – ciclo alanina-glicose), podendo, ainda, funcionar tamponando o ácido láctico por meio da formação de alanina, resultando em atraso na fadiga local.

Existem algumas suposições quanto aos efeitos da suplementação com BCAA, de que competiriam com o triptofano na passagem pela barreira sangue-cérebro, podendo, assim, atenuar a fadiga central, e de que a suplementação por BCAA evitaria que se usasse a reserva muscular de aminoácidos, diminuindo o catabolismo e ajudando na hipertrofia muscular. Uma suplementação correta com BCAA durante os exercícios prolongados pode otimizar o desempenho e evitar o desgaste e a diminuição de proteínas musculares. Além disso, pode retardar a fadiga mental que aparece nos estágios finais de tais atividades, quando os níveis de BCAA no sangue diminuem.

A suplementação com BCAA pode ser interessante quando oferecida até 30 min após a conclusão do trabalho intenso, porque possibilita que o tecido muscular se recupere melhor, retornando ao estado de repouso mais rapidamente, além de ter efeito benéfico na fadiga central pela modulação da serotonina. Estudos em ratos demonstraram que o efeito benéfico desses aminoácidos ocorre apenas se os animais forem submetidos a exercícios que se estendam até perto do momento de fadiga. Se o exercício não for suficiente para levar o animal a tal estado, não foram observados benefícios em sua administração (Calders *et al.*, 1997; Rossi, 2001).

Doses indiscriminadas de BCAA podem ocasionar prejuízos ao estômago e aos intestinos, interferir na absorção de outros aminoácidos pelo organismo e produzir amônia. No entanto, ainda não foram bem definidas as doses ideais desse complexo aminoácido para o equino.

Desnaturação das proteínas

Desnaturação é um processo que ocorre quando a proteína perde sua estrutura secundária, terciária ou quaternária, perdendo automaticamente sua função e sua forma, mas não ocorre quebra das ligações peptídicas, ou seja, a sequência de aminoácidos permanece inalterada.

Os fatores que causam a desnaturação são:

* Aumento de temperatura (cada proteína suporta certa temperatura e, se ultrapassada, ela desnatura). Enzimas desnaturam a 42°C. Algumas proteínas de bactérias, apenas a 300°C
* Redução do pH (acidez)
* Substâncias caotrópicas (p. ex., ureia).

Na desnaturação, uma proteína original é forçada a perder a sua configuração funcional, tornando-se uma cadeia amorfa e não funcional de aminoácidos. As proteínas desnaturadas podem perder a solubilidade e precipitar, tornando-se sólidos insolúveis. Em alguns casos, a desnaturação é reversível e as proteínas podem voltar a dobrar-se. No entanto, a desnaturação é, na maior parte dos casos, um processo irreversível.

Dois exemplos simples de desnaturação:

* Ao pingar gotas de limão no leite: o pH é alterado, causando a desnaturação das proteínas, que se precipitam na forma de coalho
* Ao cozinhar um ovo: o calor modifica irreversivelmente a clara, que é formada pela proteína albumina e água.

A desnaturação parcial da proteína melhora a digestibilidade e a disponibilidade dos aminoácidos essenciais, apesar de provocar destruição de alguns aminoácidos termossensíveis, como a lisina e a cisteína. Em aquecimento moderado, abaixo de 100°C por menos de 1 h, a alteração da estrutura da proteína facilita a ação das enzimas proteases. Em situações de aquecimento mais intenso, acima de 100°C, ou por períodos mais prolongados, podem ocorrer outros tipos de ligações que comprometem o valor nutricional da proteína, diminuindo a digestibilidade. Se o aquecimento ocorrer acima de 180°C, a redução da digestibilidade é grande, podendo ocorrer destruição dos aminoácidos.

Avaliação qualitativa da proteína da dieta

A proteína disponível para a alimentação dos animais pode ser avaliada conforme o teor de aminoácidos, isto é, a presença ou não de determinados aminoácidos.

Valor biológico de um alimento

Um alimento tem determinado valor biológico, que é avaliado pela qualidade de seus nutrientes. Esse valor biológico pode ser melhorado conforme a diversidade de alimento que se insira em uma dieta, pois um alimento incompleto em determinado nutriente pode ser complementado por outro alimento rico nesse mesmo nutriente, compondo uma mistura mais equilibrada e elevando o valor biológico da dieta.

Aminoácido limitante

Aminoácido limitante é aquele que está ausente em uma dieta ou presente em baixa quantidade, não possibilitando, desse modo, que determinada proteína seja formada, ou se forme em quantidade insuficiente para atender a demanda do organismo animal.

Em alguns animais, como aves e suínos, por causa da potencial restrição e da menor diversidade de alimentos, o enriquecimento da ração com alguns aminoácidos pode ser fundamental para que o crescimento e o desenvolvimento dos animais ocorram do modo desejado. Os principais aminoácidos limitantes para aves e suínos são lisina, metionina, treonina, cistina e triptofano.

Nas dietas para equinos, o acesso a uma boa pastagem pode atender às necessidades dos animais em relação ao perfil de aminoácidos necessários para um bom desempenho animal, notadamente em categorias menos exigentes.

Animais mais pesados e/ou de categorias mais exigentes necessitam de avaliação nutricional técnica específica, para que as dietas possam atender às demandas de cada uma delas, tanto em proteína total quanto ao perfil de aminoácidos disponibilizado.

Segundo o NRC (2007), há uma alta correlação entre os níveis séricos de aminoácidos e os aminoácidos nas dietas. Isso sugere uma maior susceptibilidade à quantidade e à qualidade da proteína nos alimentos e o seu perfil de aminoácidos. Mesmo havendo evidências da síntese de aminoácidos no trato posterior, eles não são absorvidos para benefício dos animais. Assim, fica evidente que a qualidade da fonte de proteínas deve ser considerada cuidadosamente na composição das dietas.

Pastagens de qualidade têm, em geral, maior oferta de proteína e qualidade proteica, mostrando-se uma escolha superior a cereais e outros alimentos. Essas pastagens, com alta disponibilidade de nutrientes digestíveis e bem manejadas, podem suprir a demanda de aminoácidos na quantidade indicada para a maioria das categorias de equinos.

Proteínas de primeira classe

São as proteínas denominadas completas, porque contêm todos os aminoácidos essenciais em quantidades que se aproximam do ideal para as necessidades do animal.

Nessa categoria, estão enquadradas as proteínas de origem animal. Como exemplo, pode-se citar a caseína do leite e a albumina do ovo, sendo que esta última contém quase todos os 20 aminoácidos necessários para o funcionamento do organismo. Animais carnívoros e onívoros se beneficiam plenamente da sua alimentação natural, tendo fácil acesso a alimentos ricos e diversificados em aminoácidos.

Proteínas de segunda classe

São as proteínas denominadas incompletas, pois não contêm todos os aminoácidos essenciais para atender à demanda do animal. Nessa categoria, se enquadram as proteínas de origem vegetal. A maioria dos cereais tem deficiência nos aminoácidos lisina e metionina. As sementes de oleaginosas, como soja, são ricas em lisina, sendo pobres em metionina. O centeio, por outro lado, é deficiente em triptofano.

Partindo-se do princípio de que todos os animais necessitam de todos os aminoácidos essenciais, para se oferecer uma dieta equilibrada a animais herbívoros, como os equinos, é crucial a diversidade de alimentos, de modo a abranger todos os aminoácidos essenciais para atender à demanda fisiológica.

O acesso à pastagem diversificada e a alimentos concentrados equilibrados e balanceados torna possível o atendimento nutricional de qualidade aos herbívoros.

Avaliação quantitativa da proteína da dieta

Assim como a energia, há também dois modos de se medir a proteína, descritos nos tópicos a seguir.

Proteína bruta

É o valor estimado do teor de nitrogênio de um alimento, dividindo-se o percentual de N por 0,16. Isso pode acarretar um problema, pois o nitrogênio não proteico é levado em consideração nesse cálculo. Essa metodologia avalia o total de proteína contida no alimento e não leva em consideração as perdas de aminoácidos no processo de digestão.

Entretanto, apesar dessas imprecisões na metodologia, é o método mais aceito e utilizado na nutrição animal nos EUA, no Brasil e em alguns outros países do mundo. É o método utilizado e preconizado também pelo National Research Council (NRC, EUA).

A avaliação da proteína bruta (PB) é realizada pela análise bromatológica, que busca conhecer o teor de nitrogênio por meio de processo laboratorial descrito no Capítulo 4.

Proteína líquida

As mesmas pesquisas realizadas para a obtenção da energia líquida (EL) pelo INRA, citadas no Capítulo 5, foram realizadas para obtenção de conceitos também em relação à proteína.

O conceito de proteína líquida (PL) leva em consideração perdas de aminoácidos que ocorrem pela urina e pelas fezes, obtendo-se o valor de proteína disponível para uso no organismo, sendo denominada matéria proteica digestível do cavalo (MPDC) e medida em gramas. Este valor é aquele realmente disponível para o cavalo, igual à quantidade de aminoácidos absorvida pelo animal (Figura 6.1).

Cálculo de energia líquida

Para o cálculo de PL (MPDC), deve-se seguir a fórmula:

$$MPDC = MPD \times 0,85$$

$$MPD = (0,8533 \times PB \text{ em g}) - 4,94$$

Em que: MPDC = matéria proteica digestível do cavalo (equivalente a PL); MPD = matéria proteica digestível; PB = proteína bruta na MS, em g.

Exemplo: alimento com umidade = 14% e PB = 11%.

- Matéria seca (MS):

$$MS = 100 - 14 = 86\%$$

- Proteína bruta (PB):

$$PB = 11 \div 86 = 0,128 = 12,8\% \text{ da MS} = 128 \text{ g}$$

$$MPD = (0,8533 \times 128) - 4,94 = 104,3 \text{ g/kg MS}$$

$$MPDC = 104,3 \times 0,85 = 88,64 \text{ g/kg MS}$$

$$MPDC = 88,64 \times 0,86 = 76,2 \text{ g/kg de produto bruto}$$

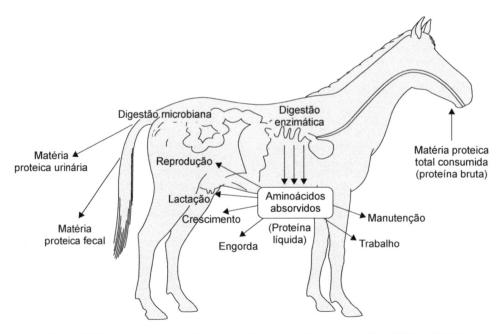

Figura 6.1 Esquema representativo de proteína líquida. Fonte: adaptada de Wolter (1994).

Assim como para a EL, os valores e as correspondências para a MPDC são exclusivos para as matérias-primas, como farelos, fenos, capins, grãos (aveia, milho), e não valem para um produto feito de várias matérias-primas, como as rações concentradas.

Para o cálculo de MPDC das rações concentradas, é necessário saber a proporção dessas matérias-primas na composição do produto final, fazer o cálculo matéria-prima a matéria-prima, e calcular a proporcionalidade de cada uma.

Necessidades proteicas

As necessidades proteicas para cada categoria animal serão apresentadas nos Capítulos 14 a 19, e também buscam atender à demanda mínima para uma boa saúde do animal e às possíveis imposições determinadas pelo homem, como rápido crescimento, reprodução ou trabalho.

Excessos de proteína

Com o passar do tempo, fixou-se a ideia de que um animal bem tratado deve ter alimentação rica em proteína; por isso, o fornecimento de alfafa e rações com teores de PB próximos a 15% seria o ideal para a boa performance do equino.

Em uma análise técnica, considerando-se individualmente cada categoria animal, sabe-se que existem diferenças nas necessidades proteicas de cada uma delas. O fornecimento de proteína é fundamental, devendo ocorrer de maneira balanceada (sem deficiências nem excessos) de acordo com as exigências de cada animal (dadas nos respectivos capítulos).

Além da qualidade da proteína, outro fator a ser levado em consideração é a quantidade. Todo animal deve ter um limite no teor de proteína em sua dieta. Um excesso de proteína na alimentação pode trazer problemas. Uma dieta balanceada deve considerar tudo que se oferece ao animal, equilibrando-se o concentrado e o volumoso, além dos suplementos oferecidos. Deve-se limitar e mensurar corretamente os valores proteicos oferecidos a cada categoria.

Connysson (2006), trabalhando com silagem rica em proteína, observou teores elevados de nitrogênio fecal e baixa quantidade de MS fecal caso a dieta fosse composta de teores de proteína 160% acima das necessidades do animal, mesmo 3 semanas após o início da dieta. O problema pode ser atribuído ao elevado teor de proteína que pode alterar drasticamente a composição da microflora digestiva.

Quando ocorre o processo de digestão do alimento, conforme observado no início deste capítulo, a quebra da proteína para absorção dos aminoácidos libera amina (NH_2), que será convertida em amônia (NH_3), composto tóxico para o organismo, que, no fígado, por sua vez, é convertida em ureia (NH_4), menos tóxica e que naturalmente será eliminada pelos rins e pelo aparelho digestivo em condições normais. Esse ciclo da ureia é uma reação dispendiosa ao organismo, custando quatro ATP para cada duas moléculas de ureia formadas. Assim, excesso de proteína também eleva o consumo energético metabólico para eliminação de substâncias potencialmente tóxicas.

O excesso de amônia no aparelho digestivo afeta a microflora digestiva, causando o dismicrobismo, com consequente alteração do equilíbrio entre a microflora saprófita e a patogênica, levando a problemas como:

- Enterotoxemia: o desequilíbrio da microflora digestiva possibilita a proliferação de bactérias patogênicas que elevam a produção de substâncias tóxicas no ceco e no cólon
- Timpanismo: a proliferação da microflora patogênica eleva a produção de gases
- Cólicas: a menor quantidade de microflora saprófita compromete a digestão dos carboidratos estruturais, especialmente celulose, que, aliada à produção excessiva de gases, facilita os quadros de síndrome cólica
- Emagrecimento do animal: o desequilíbrio da microflora digestiva compromete a digestão e a absorção de nutrientes da alimentação.

Por causa da produção excessiva de amina e amônia, esta não conseguirá ser convertida em ureia de modo eficaz pelo fígado, indo para a circulação sanguínea e causando:

- Problemas hepáticos
- Problemas renais com urina abundante
- Má recuperação após o esforço: mais facilmente observada em cavalos de esporte, com atividade física regular
- Problemas de fertilidade em garanhões: queda na espermatogênese
- Transpiração excessiva: em alguns animais, é facilmente observada pelo suor "espumante", que leva a uma perda excessiva de eletrólitos fundamentais para o animal.

Outros problemas também podem ser observados, como úlcera gástrica, como relatado por Coenen (1990), que constatou elevada porcentagem de animais que desenvolveram úlcera quando alimentados com dieta rica em carboidratos e proteínas.

Da mesma maneira que com a busca pelo equilíbrio energético, é muito mais prático, econômico e saudável procurar manter o equilíbrio dietético da proteína, prezando a qualidade e adequando o alimento certo às necessidades de cada animal.

Nucleotídios

Nucleotídios são compostos formados pela associação de três moléculas: um glicídio do grupo das pentoses, um grupamento fosfato e uma base nitrogenada. Essas bases nitrogenadas, ou orgânicas, é que caracterizam o nucleotídio, sendo divididas em purinas, representadas pela adenina (A) e pela guanina (G), e pirimidinas, representadas pela citosina (C), pela timina (T) e pela uracila (U). Atuam como auxiliares em processos metabólicos, quer estimulando a biossíntese, quer como cofatores enzimáticos, participando do transporte e da conservação de ATP. Quando unidas em cadeias, constituem a base dos ácidos nucleicos DNA e RNA.

Para formação do DNA, são utilizadas as bases nitrogenadas adenina, guanina, timina e citosina, e para formação do RNA, as bases adenina, guanina, uracila e citosina.

De maneira geral, as necessidades de nucleotídios dos animais são plenamente atendidas pelos aminoácidos disponíveis em dietas equilibradas e pela produção endógena em organismos saudáveis. Assim, o nucleotídio é considerado um nutriente não essencial; porém, alguns autores o consideram essencial condicional, pois, em situações específicas, como oferta endógena insuficiente ou dieta restritiva de proteína, pode ser necessária uma suplementação.

Os nucleotídios são encontrados em alimentos proteicos de boa qualidade, em alimentos com conteúdo celular (prebióticos como mananoligossacarídios, MOS; ou frutooligossacarídios, FOS), na proteína isolada do soro do leite e em leveduras de cerveja ou cana, que contêm elevado teor proteico, com boa diversidade de aminoácidos, sendo provavelmente a melhor fonte de aminoácidos e nucleotídios para equinos. O leite é muito rico em nucleotídios, especialmente nas primeiras semanas de lactação, sendo que sua concentração varia muito conforme a espécie, por isso suas necessidades são espécie-específicas.

Os nucleotídios encerram algumas funções, como estímulo à divisão e crescimento celular e modulação do sistema imune, atuação na redução de doenças entéricas, excitando o desenvolvimento, e maior profundidade das vilosidades intestinais, além de estimular o crescimento da microflora digestiva saprófita, especialmente das bifidobactérias. Em decorrência dessas ações e da restrição cada vez mais severa e abrangente do uso de antibióticos na alimentação de aves e suínos, os nucleotídios têm sido muito utilizados na prevenção de doenças nessas espécies durante a fase de crescimento.

Diversos trabalhos indicam que a suplementação de nucleotídios em casos de doenças traz muitos benefícios para a rápida recuperação e o retorno do animal ao bom estado de saúde. Para animais saudáveis, muito ainda deve ser discutido e estudado, especialmente na espécie equina.

Em estudo com ratos, Nunez et al. (1990), trabalhando com animais com diarreia crônica, observaram melhor recuperação destes após receberem dieta enriquecida com nucleotídios. Em outro estudo, com ratos recém-nascidos, Bueno et al. (1994) observaram forte atuação dos nucleotídios na reparação de lesões gastrintestinais, com ótima recuperação do quadro diarreico, inclusive da histologia intestinal, e retorno ao estado semelhante ao do grupo controle sem diarreia. Comparando com o grupo que não recebeu nucleotídio, este apresentava altura e profundidade das vilosidades reduzidas e linfócitos elevados mesmo após o final do quadro diarreico, elevando assim o tempo de recuperação do estado de saúde gastrintestinal normal.

Carver (1999) observou que, em situações de consumo limitado de nucleotídio, em animais com crescimento rápido e em determinados casos de doenças específicas, principalmente do sistema gastrintestinal, a administração de nucleotídio dietético promove melhor maturidade gastrintestinal e melhor recuperação dos animais, com melhor imunidade humoral.

Burrells et al. (2001) observaram uma melhor resistência a infecções bacterianas, virais e por riquétsias e a infestação de ectoparasitas em peixes alimentados por 3 semanas com dieta contendo nucleotídios.

Trabalhando com leitões desmamados submetidos a dietas enriquecidas com extrato de levedura, glutamina ou ácido glutâmico, Oliveira (2008) observou desempenho e reposta fisiológica semelhante entre os tratamentos, sendo que a superfície de absorção intestinal duodenal foi maior nos animais que consumiam extrato de levedura.

Zavarize (2011) não observou melhor desempenho em aves de corte recebendo dieta contendo nucleotídio purificado; entretanto, observou melhor desempenho dos animais com idade até 21 dias em dieta com 1% de glutamina.

Por outro lado, Sant'Ana (2012), trabalhando com leitões desmamados submetidos a quatro tratamentos, controle, suplementação com levedura seca, prebiótico (MOS) ou nucleotídio, não observou diferenças entre os tratamentos no quesito desempenho. Os animais recebiam entre 1 e 5% de inclusão dos suplementos diários. Não foram observadas desordens intestinais em nenhum dos grupos.

Como observado, ainda há muito por estudar no quesito suplementação com nucleotídios, mesmo em espécies de animais de produção. Nos cavalos saudáveis, as pesquisas ainda são incipientes, sendo inconclusiva a real necessidade de sua suplementação na rotina diária desses animais.

7 Minerais

André G. Cintra

Introdução

Os elementos minerais são definidos como a porção inorgânica dos alimentos ou, ainda, como as cinzas, obtidas após incineração total do alimento em mufla em temperatura acima de 600°C. São fundamentais para a utilização da energia e da proteína e para a biossíntese dos nutrientes essenciais, tendo ainda função plástica, como constituintes do esqueleto do animal, além de atuar no equilíbrio acidobásico e na despolarização de membrana e como constituintes de diversas enzimas que atuam nos processos catalíticos. Apesar de não serem diretamente fontes de energia, alguns elementos minerais são cruciais para o fornecimento de energia ao organismo animal, especialmente o fósforo, pois faz parte da molécula de adenosina trifosfato (ATP), fonte primária de energia celular.

São encontrados 36 elementos minerais no organismo animal, sendo 25 essenciais, isto é, que devem constar da dieta. Carbono, hidrogênio, oxigênio e nitrogênio são componentes da matéria orgânica dos alimentos (carboidratos, lipídios, proteínas e vitaminas). Os demais constituem a fração inorgânica do alimento. As cinzas constituem cerca de 4 a 5% do total do corpo do equino.

Dependendo da quantidade diária necessária, são divididos em:

- Macrominerais: cálcio, fósforo, potássio, magnésio, sódio, cloro e enxofre, necessários em g/dia
- Microminerais: os principais são ferro, zinco, cobre, manganês, cobalto, iodo e selênio, necessários em mg/dia.

Alguns outros microminerais são fundamentais e essenciais para o funcionamento do organismo, porém, são facilmente encontrados na dieta, sem necessidade de suplementação extra ou preocupação com balanceamento: cromo, flúor, vanádio, silício, estanho, molibdênio, níquel, arsênio, chumbo, alumínio, boro e cádmio, sendo alguns metais pesados com limiar de toxicidade muito baixo.

Carbono, hidrogênio e oxigênio representam 93,7% dos elementos presentes no organismo animal. Nitrogênio e macrominerais representam 6,15% dos elementos; e os microminerais, os 0,15% restantes de minerais no organismo.

A atuação dos elementos minerais, de modo geral, depende do equilíbrio existente entre todos esses elementos disponíveis no organismo (Figuras 7.1 e 7.2). O fornecimento de minerais ao

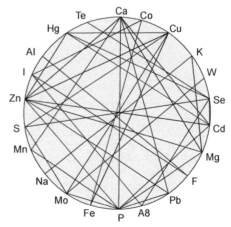

Figura 7.1 A roda de Dyer mostra o equilíbrio entre os elementos minerais. O funcionamento do organismo está estreitamente relacionado com o delicado equilíbrio que existe entre seus elementos minerais. O excesso ou a deficiência de um elemento pode causar desequilíbrios entre os elementos diretamente ligados a ele.

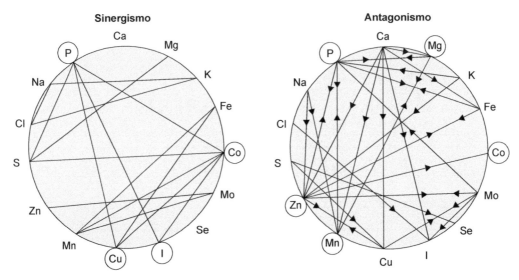

Figura 7.2 O esquema proposto por Georgievskii (1982) indica o sinergismo e o antagonismo entre os minerais. No sinergismo, a ação ou absorção de um mineral depende da presença do outro. No antagonismo, as setas indicam o mineral que antagoniza a absorção ou ação de outro mineral quando o primeiro é ofertado em quantidade muito acima da necessária para atender à demanda do organismo. Por exemplo, excesso de ferro inibe a ação de fósforo e zinco, e sua ação é inibida pela presença maciça de cálcio na dieta. Outros estudos indicam que deve haver diversas ações antagonistas entre outros minerais. Fonte: adaptada de Georgievskii (1982).

cavalo deve ser feito de maneira equilibrada, considerando sempre o conjunto dos elementos minerais necessários ao bom funcionamento do organismo. As necessidades de cada elemento são diferentes conforme a categoria e a atividade do cavalo.

O fornecimento a mais de um único elemento mineral a um animal saudável, sem necessidades extras, pode causar distúrbios, como o aparecimento de enfermidades que poderiam ser facilmente evitadas com uma alimentação equilibrada. Pode ocorrer a chamada carência induzida, em que o excesso de um elemento mineral provoca a deficiência de outros elementos minerais, mesmo que estes estejam disponíveis em quantidades adequadas na dieta. Esses excessos devem ocorrer por um período relativamente prolongado, mas são variáveis conforme o elemento mineral, o animal e a dieta como um todo.

Por outro lado, com o advento da tecnologia, alguns sistemas de criação atuais facilitam a suscetibilidade a deficiências de minerais. Nessas situações, deve-se propiciar sempre a administração extra de minerais, pois, do contrário, as chances de apresentarem problemas são bastante grandes. Alguns desses casos serão exemplificados a seguir.

Melhoramento genético

O melhoramento genético atua basicamente em duas etapas: primeiro, na fase de crescimento, possibilitando que os animais cresçam maiores e mais rapidamente. Se o aporte de minerais na dieta dos animais não acompanhar esse crescimento, haverá malformação do esqueleto, comprometendo sua integridade e a funcionalidade do animal. Depois na fase de trabalho de um animal adulto já formado, cuja performance passa a ser muito superior e mais intensa, bem como, consequentemente, o uso e o desgaste de sua musculatura, tendões e articulações. Por isso, nesse caso, o equilíbrio e o fornecimento de minerais devem ser o mais precisos possível, para evitar lesões muitas vezes irreversíveis.

Uma falsa ideia que o uso do melhoramento genético pode transmitir aos proprietários e criadores de equinos é a de que os animais são precoces e podem ser utilizados com mais intensidade desde cedo, a partir dos 24 meses de idade. Isso não é correto, pois, apesar de terem tamanho e estrutura muscular visivelmente evoluídos, seus tendões, suas articulações e seu esqueleto ainda não estão aptos a sofrer as lesões da doma ou do treinamento para competição e/ou trabalho.

Um estudo realizado na Inglaterra com 314 equinos de corrida observou lesões graves em mais de 50% dos animais, sendo que em 20% dos casos as lesões foram graves o bastante para praticamente descartá-los de competições. Outro estudo feito na Austrália com 160 animais detectou lesões osteoarticulares em mais de 42% dos animais no primeiro ano de treinamento e trabalho. Nos EUA, um estudo realizado com equinos da raça quarto de milha estimou que 73% dos animais que iniciam treinamento para as provas Potro do Futuro não chegam a competir por causa de graves lesões, muitas delas incapacitando-os definitivamente. No Brasil, os números são semelhantes a estes últimos: conforme relatado por diversos treinadores da modalidade, a cada 4 animais que iniciam treinamento para esse tipo de prova, 3 não chegam a competir por lesões precoces.

Esses estudos levam em consideração apenas as lesões que ocorrem nos animais durante o período de treinamento e competição, não considerando as que acontecem antes do início de treinamento, ou seja, as lesões decorrentes do crescimento, como as doenças ortopédicas desenvolvimentares (DOD).

Uso intenso de grãos de cereais

A alta especialização genética a que se submetem os animais visando a uma melhor performance é conseguida pelo uso de alimentos baseados em cereais. Esse tipo de alimento é desequilibrado na quantidade de minerais, especialmente na relação entre cálcio e fósforo, pois é geralmente mais rico em fósforo. Além disso, os cereais não contêm todos os minerais necessários aos animais em quantidades adequadas, e o uso de minerais na dieta, quer seja por meio do enriquecimento de uma ração, quer seja com o uso de sal mineral (em geral, ambos), busca equilibrar essas deficiências a fim de alcançar as necessidades minerais de cada categoria.

Alimentação controlada

Os sistemas de criação atuais, baseados especialmente no confinamento ou semiconfinamento e no uso de alimentos conservados (como feno e silagem) e cada vez mais de um único tipo, limitam o acesso dos animais à diversidade nutricional, exigindo que os nutrientes sejam ofertados de maneira mais equilibrada.

Deficiência do solo

O uso intenso de adubação baseada em nitrogênio e, eventualmente, fósforo e potássio (NPK), em detrimento dos outros nutrientes, pode propiciar um solo pobre ao se levar em conta outros macro e micronutrientes. As forrageiras oriundas desse solo certamente terão menos nutrientes disponíveis para os animais, exigindo que seja oferecido um aporte extra.

Funções dos elementos minerais

Cálcio e fósforo

Alguns elementos minerais exibem uma relação tão estreita entre si que não se pode falar de um sem citar o outro. Assim é a relação entre cálcio (Ca) e fósforo (P): há uma sinergia marcante entre esses dois elementos.

A suplementação adequada de cálcio e fósforo é importante para obter uma perfeita integridade do esqueleto, um bom desenvolvimento ósseo, sólido e resistente às trações musculares. As necessidades diárias são expressas em g/dia. A quantidade de cálcio no organismo é de 1,5 a 2,0% do peso do animal, enquanto a de fósforo é de 0,9 a 1,1%.

Em estudo de 1982, Meyer *et al.* relatam que de 50 a 80% da absorção do cálcio ocorre no intestino delgado (ID), em geral por difusão passiva, enquanto a absorção do fósforo varia conforme a composição da dieta, mas a maior parte é absorvida nas porções finais do ID e no intestino grosso (IG). Dessa maneira, o cálcio não consegue interferir na absorção do fósforo (uma vez que é absorvido na porção anterior do aparelho digestivo), mas o fósforo pode interferir na absorção do cálcio, quando em excesso. A absorção de ambos é reduzida com a idade do animal, sendo muito intensa nos mais jovens, em crescimento. Segundo Pagan (2001c), cerca de 75% do cálcio e 25% do fósforo disponíveis na dieta são absorvidos pelo animal, o restante é excretado nas fezes.

O metabolismo do cálcio é regulado pela secreção do hormônio da paratireoide (*parathyroid hormone* – PTH) e pela calcitonina. Com níveis elevados de cálcio na dieta, ocorre elevação dos níveis sanguíneos de cálcio e a paratireoide libera o hormônio calcitonina, responsável pela deposição de cálcio nos ossos. Quando o nível de cálcio sanguíneo cai, em geral por menor absorção desse elemento na dieta, a produção de calcitonina cessa, havendo produção e liberação do hormônio da paratireoide, que atua retirando cálcio dos ossos e liberando-o para a corrente sanguínea, buscando conservar os níveis de cálcio constantes para manter a homeostasia.

Noventa por cento do cálcio está presente nos ossos e dentes, exercendo sua função em estreita relação com fósforo, magnésio e vitaminas A, D, B_1 e C, constituindo cerca de 34 a 36% do resíduo mineral do esqueleto; nos tecidos corpóreos magros, representa 0,2%. O cálcio está ligado à coagulação sanguínea, à constituição das membranas celulares, à secreção glandular, à regulação da temperatura, à regulação de atividades enzimáticas e às funções mitocondriais e neuromusculares. Mantém relação antagônica com zinco, manganês, cobre, iodo, ferro e magnésio.

No organismo, 80% do fósforo estão presentes nos ossos e dentes, e os 20% restantes nos tecidos moles. Na constituição dos tecidos corpóreos magros, 1% é de fósforo, enquanto no músculo é de apenas 0,16 a 0,2%. No esqueleto, o fósforo representa aproximadamente 15 a 17% das cinzas. Está ligado ao metabolismo energético, nas moléculas de ATP (adenosina trifosfato) e ADP (adenosina difosfato), além de ser constituinte da membrana celular, junto com os lipídios. Atua em várias funções celulares, como o metabolismo dos carboidratos e proteínas, além de outros minerais, sendo também constituinte dos ácidos nucleicos, RNA e DNA. Atua também em sinergismo com enxofre, cobre, iodo, cobalto e cálcio. Mantém relação antagônica com zinco, manganês, molibdênio, magnésio e cálcio.

Tão importante quanto suprir as necessidades do cavalo de cálcio e fósforo é manter uma relação ideal entre esses dois minerais na dieta. Essa relação, assim como as necessidades específicas de cada elemento, é apresentada nos Capítulos 14 a 19, referentes às categorias dos equinos. Elas variam conforme as necessidades do animal, porém não é recomendável, em nenhuma hipótese, que a relação seja inferior a 1:1 nem superior a 6:1 em equinos adultos e 3:1 em potros em crescimento. Por questão de segurança e tranquilidade na administração nutricional, manter a relação entre 1,4:1 e 3:1 é uma boa medida que aumenta o sucesso na criação, desde que as quantidades mínimas de cada mineral sejam atendidas.

O fornecimento de alimentos ricos em fósforo ou pobres em cálcio leva a um desequilíbrio nessa relação, ocasionando distúrbios ósseos, como a osteodistrofia fibrosa, mais conhecida como "cara inchada", descrita a seguir.

A deficiência de cálcio diminui a densidade óssea, causando claudicações, fraturas, perda de peso e as chamadas DOD, descritas no Capítulo 18. O excesso de cálcio, por sua vez, além de também predispor às DOD, prejudica a absorção de zinco, cobre, magnésio, manganês, iodo e ferro (carência induzida) e eleva a densidade óssea, tornando os ossos mais quebradiços, sujeitos a fraturas. As necessidades de cálcio no cavalo são elevadas, porém os níveis da dieta não as devem ultrapassar em cinco vezes, sob risco de intoxicação por excesso. A tolerância máxima de concentração de cálcio na dieta é de 2%.

A deficiência de fósforo, assim como a de cálcio, diminui a densidade óssea, causando claudicações, fraturas, perda de peso, osteomalácea e as DOD, além de comprometer o crescimento e o desenvolvimento dos potros se a deficiência for prolongada. Essa deficiência pode ocorrer em razão de:

- Ingestão de forrageiras oriundas de solo pobre em fósforo
- Pastejo em forragens mais velhas
- Alimentação com matérias-primas de cereais (com exceção do farelo de trigo) não balanceados que contêm menos fósforo que o exigido pelo equino
- Relação Ca:P acima de 6:1
- Ingestão de alumínio, seja pela pastagem, seja pelo concentrado, em quantidade superior a 1,5 g/kg de alimento concentrado ou 2,5 g/kg de volumoso.

O excesso de fósforo, que impede a absorção e a fixação do cálcio, além da osteodistrofia fibrosa, pode levar à deficiência de magnésio (carência induzida), à desmineralização óssea e à formação de esqueleto frágil, com claudicações, deformações, trincas e fraturas. Esse excesso é facilmente observado em dietas compostas de grãos de cereais, geralmente ricos em fósforo e pobres em cálcio, devendo obrigatoriamente ser balanceadas para evitar problemas decorrentes desse desequilíbrio na relação Ca:P.

Assim como ocorre com o cálcio, as necessidades de fósforo são elevadas, porém, os níveis da dieta também não devem ultrapassar em cinco vezes, sob risco de intoxicação por excesso. As necessidades específicas dos equinos são dadas nos capítulos que tratam de cada categoria.

As principais fontes de cálcio para suplementação em dietas para equinos podem ser o calcário calcítico, o calcário dolomítico, a farinha de casca de ostra, a farinha de ossos calcinada e o fosfato bicálcio, sendo estes três últimos também fonte de fósforo, e o calcário dolomítico, fonte de magnésio.

Já as principais fontes de fósforo podem ser o fosfato bicálcico, o fostato tricálcico, a farinha de ossos autoclavada, a farinha de ossos calcinada, e o fosfato de rocha, sendo este de menor absorção pelo organismo animal (valor biológico de 30 a 50% contra 90 a 100% das demais fontes).

Osteodistrofia fibrosa

O hiperparatireoidismo nutricional secundário ou osteodistrofia fibrosa, doença também conhecida como "cara inchada", está relacionado com o aumento da liberação do PTH, que atua mobilizando cálcio dos ossos para a corrente sanguínea.

Esse hormônio é liberado quando se observa uma alteração na relação Ca:P na corrente sanguínea. Essa relação deve ser mantida estável e, para isso, o fornecimento de ambos os minerais na dieta deve respeitar uma relação próxima de 1,8:1, variável conforme a categoria animal.

Quando houver desequilíbrio sanguíneo nessa relação, com aumento da quantidade de fósforo no sangue, o organismo tentará reequilibrá-lo retirando cálcio do maior reservatório do corpo do animal, ou seja, os ossos. Ocorre que os ossos também necessitam de cálcio, pois é ele que dá consistência ao esqueleto. Os primeiros ossos a sofrerem com a perda de cálcio são os da face, cujo tecido ósseo precisa ser substituído; ocorre, então, uma proliferação de tecido conjuntivo (aerado) no local do osso. Esse tecido tem um volume maior, dando a aparência de que o cavalo está com a cara inchada. Em estágios mais avançados, alcança também os outros ossos do arcabouço equino.

Basicamente, quatro fatores podem causar essa enfermidade:

- Deficiência de cálcio na alimentação: com a baixa oferta de cálcio, ocorre menor absorção para a corrente sanguínea, diminuindo os níveis de cálcio e a relação Ca:P
- Excesso de fósforo na alimentação: mesmo que os níveis de cálcio estejam corretos na alimentação, o excesso de fósforo causará o desequilíbrio na relação Ca:P. Esse excesso normalmente está ligado ao consumo exagerado de grãos ou farelo de cereais (milho, farelo de trigo etc.) ou de certas gramíneas, como o napier
- Ingestão de oxalato: o oxalato é uma substância presente em algumas forrageiras, que, ao ser absorvida pelo organismo, se une ao cálcio, formando um quelato, tornando-o indisponível e impedindo que este possa cumprir suas funções vitais. Alguns tipos de pastagens são ricos em oxalato e, sempre que possível, devem ser evitados, para não prejudicar o animal, por exemplo, a setária, o quicuio e alguns tipos de braquiárias
- Deficiência de vitamina D: a vitamina D é necessária para que o cálcio seja absorvido pelo organismo; em sua ausência, ocorre desequilíbrio na relação Ca:P. A deficiência de vitamina D é rara, pois ocorre apenas em cavalos que não tomam sol. Em geral, 45 minutos diários de exposição à luz solar são suficientes para que o animal sintetize toda a vitamina D necessária para atender à demanda diária.

O principal sintoma observado na osteodistrofia fibrosa é o aumento de volume dos ossos da face do animal, em geral bilateral e, em alguns casos, uma ligeira claudicação sem motivo aparente. Em estágios mais avançados, afeta outros ossos do esqueleto, comprometendo cada vez mais a integridade e a vida do animal.

O tratamento básico é a correção da causa primária, como aumentar a administração de cálcio (nos casos de deficiência deste), devendo ser injetável, diminuir o fósforo (quando em excesso) e evitar pastagens ricas em oxalato.

Nos estágios iniciais, corrigir a causa primária pode ser suficiente. Em estágios mais avançados, deve-se proceder a uma administração maciça de cálcio, além de medicamentos que auxiliem em sua absorção; porém o êxito não é garantido. É fundamental iniciar o tratamento nos estágios iniciais, pois, em casos graves, a "cara inchada" pode levar o animal à morte por obstrução dos seios nasais, impedindo a respiração.

O melhor tratamento é a prevenção, que deve ser feita alimentando-se adequadamente o animal, com rações balanceadas de boa procedência, capim ou feno de boa qualidade e sal mineral específico para equinos, à vontade e em cocho separado. Ressalta-se aqui que o sal mineral deve fazer parte da dieta normal diária do cavalo, e não apenas quando se observar uma deficiência. O animal deve tomar sol algumas horas por dia para que sintetize a vitamina D necessária para a absorção do cálcio.

Cloreto de sódio

Dificilmente pode-se falar das necessidades de sódio sem vinculá-lo ao cloro, pois seu modo de administração é por meio do sal comum (NaCl).

As necessidades diárias de cloreto de sódio para animais em manutenção são facilmente cobertas pelas rações comuns do mercado (que devem conter um mínimo de 0,25% de sal comum em sua composição, mas não mais que 2% – o ideal é entre 0,5 e 1%) ou pelo fornecimento de sal mineral específico para equinos em cocho à parte com livre acesso. Em situações especiais, em que há exigências diferenciadas, sobretudo em clima quente, uma suplementação extra se torna imprescindível para impedir o aparecimento de sinais de fadiga e queda de resistência.

O sódio é um dos únicos minerais que os equinos consomem espontaneamente, quando seu organismo está deficitário, por isso a necessidade de administração de sal mineral em livre acesso. Aproximadamente 95% do sódio é absorvido no IG, enquanto o cloro é absorvido em quase toda sua totalidade.

O sódio e o cloro estão ligados à regulação dos fluidos corporais; intervêm no equilíbrio da pressão osmótica e na permeabilidade celular e contribuem para a manutenção do equilíbrio ácido básico; realizam a condução do impulso elétrico em nervos e músculos, especialmente cardíaco, atuando em conjunto com o potássio, o cálcio e o magnésio (bomba sódio-potássio); e causam o potencial de membrana.

Da reserva corporal de sódio, 51% estão nos ossos, 11% nos músculos e no sangue, 9% no tecido cutâneo e 12% no conteúdo digestivo.

Especificamente, o cloro está ligado ao processo digestório, fazendo parte da secreção gástrica por meio do ácido clorídrico (HCl), além de ser um dos elementos mais abundantes nos líquidos extracelulares, tendo papel fundamental na homeostasia.

As necessidades diárias de cloreto de sódio (o sal branco) são expressas em g/dia, por animal:

- Manutenção: 25 a 30 g/animal/dia
- Potros: 15 a 40 g/animal/dia
- Gestação: 25 a 45 g/animal/dia
- Lactação: 30 a 45 g/animal/dia
- Garanhões: 30 a 45 g/animal/dia
- Trabalho: 20 a 40 (até 70) g/animal/dia.

A ingestão total do sal mineral ou mineralizado será superior à do sal branco, mas deve respeitar a proporção acima de cloreto de sódio em sua composição. Porém, esse consumo é dependente de alguns fatores adversos, como temperatura, umidade do ar, intensidade de trabalho etc., situações em geral que elevam a sudorese e, consequentemente, a perda de sódio pelo organismo. Ao final deste capítulo, serão feitas mais algumas considerações sobre o uso e o consumo de sal pelo equino.

A deficiência de sódio diminui a sudorese, o desempenho do animal e o consumo alimentar e hídrico, levando a perda de peso, fraqueza, desidratação, pica (ingestão de substâncias não comuns à alimentação do animal) e constipação intestinal. Essa deficiência deve ocorrer apenas se houver restrição de acesso do equino ao sal.

O excesso de sódio, que pode ocorrer por falta de água ou mistura na ração acima de 2%, ou ainda pelo consumo excessivo de sal ocasionado por distúrbio do comportamento ou falta de alimentação, pode levar a quadros de cólica, diarreia, poliúria, fraqueza, cambaleios, paralisia do posterior e decúbito. Além disso, eleva a retenção de cálcio e fósforo.

Magnésio

O magnésio (Mg) é chamado de sedativo do sistema nervoso, tanto central (como o cálcio) quanto periférico (oposto ao cálcio).

A digestibilidade aparente do magnésio dietético varia pouco conforme a idade e está perto de 40%, segundo Martin-Rosset (2010), podendo chegar a 52% (Pagan, 2001c), sendo absorvido de 46 a 56% no ID, especialmente no íleo, e menos de 5% no IG. Representa aproximadamente 0,05% do peso do animal, estando presente tanto nos ossos (60%) como em tecidos moles (30%) e nos líquidos, sendo apenas 1% nos líquidos extracelulares.

Suas necessidades são aumentadas com dietas hiperproteicas e hiperenergéticas e expressas em g/dia. No caso de dietas ricas em energia, ocorre saponificação do magnésio, tornando-o indisponível para o organismo. Assim, dietas com alimentos concentrados com elevado teor de gordura devem ter atenção especial quanto à concentração de magnésio total disponível.

Em animais nervosos ou irritados, ou submetidos a estresse contínuo, tratamento, por período definido, com suplemento rico em magnésio, preferencialmente quelatados, tem efeito benéfico. A dose recomendada é de 8 a 10 g/dia, além da dieta habitual, por um prazo de 20 dias, podendo ser repetida após 15 dias, se necessário.

Em animais de trabalho, submetidos a esforço intenso, por exemplo, ocorrem perdas intensas de magnésio pelo suor, da ordem de 12 mg/100 mℓ de suor, além de sua intensa utilização no trabalho muscular e na lipólise, com fixação de magnésio na membrana das células adiposas.

O magnésio é constituinte do esqueleto do animal, representando 0,8% das cinzas dos ossos. Está relacionado com a excitabilidade neuromuscular. Atua na contração muscular, junto com o cálcio, sendo responsável pelo relaxamento da musculatura. Age na transmissão do impulso nervoso, sendo denominado calmante do sistema nervoso. É ativador de várias enzimas, atuando em mais de 300 reações no organismo, e está relacionado com o metabolismo de lipídios, glicídios e proteínas, tendo ação no sistema ósseo, cardiovascular e neuromuscular, e também na termorregulação e em casos de inflamação.

Não foram relatados problemas decorrentes de excessos de magnésio na dieta diária de equinos. Já a deficiência de magnésio pode levar à excitabilidade neuromuscular (nervosismo, tremores musculares, ataxia, colapso), aumento da frequência respiratória, intensa sudorese, convulsão e morte.

Dietas muito ricas em grãos e gordura, além das necessidades do animal, observadas especialmente em animais obesos, podem comprometer a assimilação do magnésio, que pode ser saponificado pelos ácidos graxos, comprometendo sua absorção e utilização, levando a quadros de espasmos e travamento da musculatura.

Em animais submetidos a trabalhos muito intensos, prolongados e sob temperatura e umidade relativa elevados, ou outras situações que induzem uma perda excessiva de suor, com consequente perda eletrolítica, também pode ocorrer uma deficiência de magnésio, induzindo a enfermidade denominada miosite por esgotamento. Nesses casos, em razão da íntima relação neurológica do magnésio, observa-se hiperexcitabilidade neuromuscular, mioclonias e o aparecimento de *flutter* (contrações involuntárias do diafragma causadas por hiperexcitação do nervo vago).

Estudos indicam que o magnésio exerce papel de proteção em casos de inflamação e contra os danos causados pelos radicais livres, sendo utilizado com eficácia na proteção contra endotoxinas, liberadas em casos de cólica ou laminite.

É um elemento encontrado facilmente em forrageiras provenientes de solo devidamente adubados, com fertilizantes contendo todos os nutrientes necessários para um ótimo desenvolvimento da planta (e não apenas nitrogênio, fósforo e potássio – NPK). Dessa maneira, estima-se que uma dieta contendo 50% de forrageiras atenda às necessidades diárias de um animal em manutenção. Para outras categorias, pode ser interessante a suplementação. Porém, sua disponibilidade é dependente da qualidade da fibra e do oxalato, pois fibras de baixa digestibilidade, assim como o oxalato, comprometem a absorção do magnésio.

As necessidades diárias (g/dia) são dadas nos Capítulos 14 a 19, em que são tratadas as categorias dos equinos. Para adição como suplemento, utiliza-se preferencialmente o óxido de magnésio ou o magnésio quelatado, que é mais caro, porém melhor absorvido. Também pode ser encontrado sob a forma inorgânica, como óxido de magnésio, sulfato de magnésio ou carbonato de magnésio, com absorção aproximada de 50 a 70% em qualquer dessas apresentações.

O magnésio também tem íntima relação com o cálcio, em que o excesso deste eleva a excreção do magnésio (e vice-versa), assim como o excesso de fósforo também induz à carência do magnésio. A relação ideal entre Ca:Mg deve ser entre 2,5:1 e 3:1. Assim, Andriguetto (1986) recomenda cuidado especial no uso de calcário dolomítico como fonte de magnésio, pois este tem grande concentração de cálcio.

Potássio

Aproximadamente 70 a 75% do potássio (K) do organismo é encontrado na musculatura; o restante está dividido no esqueleto (5%), no sangue (5%), no conteúdo digestivo (5%) e em outros tecidos (10%).

É absorvido principalmente no ID, onde ocorre cerca de 65% de sua absorção. Representa aproximadamente 0,25% do peso corpóreo total do animal. A digestibilidade aparente do potássio é variável de acordo com a categoria do animal, sendo de 80% para animais em manutenção e gestação e de 50% para as demais categorias, podendo ainda ser mais elevada conforme o aumento de potássio nos alimentos.

O potássio é fundamental para o funcionamento da musculatura e de todos os tecidos corporais. Atua no metabolismo do glicogênio, das proteínas e de certas enzimas, tendo ainda intensa atuação no equilíbrio acidobásico e na pressão osmótica do organismo.

As necessidades de potássio são expressas em g/dia. Volumosos em geral são ricos em potássio, contendo entre 1 e 4% desse mineral. Assim, uma dieta que valoriza esse tipo de alimento, fresco ou fenado, compondo ao menos 50% do volume total, atende consideravelmente às necessidades do equino. Nos grãos, enquanto matéria-prima, são encontrados entre 0,2 e 0,7%. As necessidades dos equinos variam de 0,25%/kg de alimento para mantença a 0,6%/kg de alimento para equinos de trabalho intenso.

Sua deficiência, que pode ocorrer por sudorese intensa, diarreia intensa e persistente ou atividade física prolongada, pode levar a fadiga, fraqueza muscular, letargia, intolerância a exercícios e redução do consumo hídrico e alimentar. Nesses casos, deve-se avaliar a administração oral de suplementos eletrolíticos para repor, ao menos em parte, as perdas de potássio.

A quantidade média de potássio no suor é de 1 a 1,3 g/ℓ (Rose *et al.*, 1980; Frape, 2004), mas, sob condições de trabalho extenuante em altas temperaturas, já se observaram perdas da ordem de mais de 5 g/ℓ. Frape (2004) notou perdas diárias de 60 g em equinos submetidos a exercício intenso (até 6 h/dia) sob temperaturas elevadas.

O excesso de potássio não é comum, mas pode ser prejudicial ao organismo, elevando o consumo de água. Se houver água suficiente disponível, em animais saudáveis, haverá aumento da excreção renal do potássio com poucas complicações para o equino. Caso haja restrição da excreção renal, o excesso pode causar fadiga muscular e problemas cardíacos, além de complicar a assimilação do magnésio, fósforo e zinco (carência induzida).

Enxofre

O enxofre (S) é um macromineral constituinte de alguns aminoácidos denominados sulfurados (metionina, cisteína e taurina), algumas vitaminas (tiamina e biotina) e alguns hormônios (como insulina), e também de substâncias como heparina (anticoagulante), sulfato de condroitina (componente das cartilagens) e coenzima A.

As necessidades de enxofre são expressas em g/dia, sendo obtido na dieta por meio dos aminoácidos sulfurados e sob a forma de sulfatos. Os alimentos em geral disponíveis para equinos são ricos em enxofre (85 a 90% do enxofre vegetal é encontrado na forma orgânica, ligado a aminoácidos), atendendo a suas necessidades diárias de modo eficiente.

O enxofre constitui 0,2% do organismo animal. E, como já mencionado, atua na formação de substâncias essenciais ao organismo, como aminoácidos, vitaminas e hormônios, além de agir na formação da queratina (que contém 4% de enxofre), por meio dos aminoácidos sulfurados. Participa ainda da detoxicação do organismo, pelos sulfatos que se unem a compostos potencialmente tóxicos, inativando-os.

Ainda não foram determinadas as necessidades quantitativas de enxofre para equinos, assim como os efeitos da deficiência ou do consumo excessivo de alimentos ricos em enxofre. Excessos foram observados pelo consumo acidental de 200 a 400 g de flor de enxofre, em que os animais apresentaram letargia e cólica e problemas respiratórios, com posterior convulsão e morte (Lewis, 2000).

Ferro

O ferro (Fe) é um micromineral constituinte do organismo animal, erroneamente supervalorizado nas dietas dos equinos. O organismo animal é composto por aproximadamente 0,66% de ferro (6,6 g/100 kg peso), sendo 60% encontrados na hemoglobina e 20% na mioglobina, demonstrando a grande importância desse elemento mineral no transporte e na utilização do oxigênio pela musculatura. O restante é armazenado no fígado.

O ferro disponível na alimentação dos equinos está sob a forma férrica (F^{+3}), sendo absorvido no duodeno. Após ser reduzido à forma ferrosa (Fe^{+2}), passa pela membrana apical das células epiteliais intestinais e, por ação da apoferritina, com a qual se liga e forma a transferrina, é transportado para a corrente circulatória, permanecendo disponível até ser necessária sua utilização pelos tecidos. Apenas 5 a 10% do ferro iônico é absorvido no trato gastrintestinal, sendo o restante excretado junto com as fezes.

O ferro é um constituinte fundamental de diversas enzimas e moléculas (como transferrina). Está diretamente envolvido no transporte de oxigênio, junto com a hemoglobina no sangue e a mioglobina nos músculos. É fator antianêmico nos casos de anemia ferropriva, hemorragia ou parasitose intensa.

As necessidades são expressas em mg/dia ou em partes por milhão (ppm)/dia e apresentadas nos Capítulos 14 a 19.

De maneira geral, os alimentos disponíveis para cavalos, volumosos e concentrados, têm quantidades adequadas de ferro, não sendo necessária preocupação extra com sua suplementação. Em caso de elevação da exigência, havendo disponibilidade na dieta, sua absorção é aumentada, podendo ser comprometida pela presença excessiva de cádmio, cobalto, cobre, manganês e zinco (Lewis, 2000).

Em animais de alto desempenho, aumentam as exigências de ferro. Mas, como também se eleva o consumo de alimento pelo animal, suas necessidades são supridas de maneira regular.

Erroneamente, muitos proprietários de cavalo tendem a realizar uma suplementação extra de ferro às vésperas de competições equestres em uma tentativa de elevar o aporte de oxigênio na musculatura. Entretanto, em animais com dieta equilibrada, isso não ocorre. O excesso de ferro, além de não aumentar o desempenho esportivo, pode prejudicar a absorção de zinco e cobre (carência induzida).

O aporte elevado de ferro é cumulativo, sendo armazenado no fígado e comprometendo o órgão. Esse problema é mais grave em potros até os 4 a 6 meses de idade, pois esses animais já nascem com uma concentração de ferro plasmática suficiente para atender a suas necessidades. A administração de ferro para essa categoria, portanto, induz mais facilmente a intoxicação, facilitando o aparecimento de infecções, visto que as bactérias utilizam ferro para seu crescimento. Um dos mecanismos de defesa do organismo é a liberação de lactoferrina pelos neutrófilos, que se conjuga com o ferro, diminuindo sua disponibilidade para a proliferação bacteriana.

A carência de ferro é muito rara, ocorrendo apenas em casos de anemia ferropriva, hemorragias ou parasitismo intenso. O excesso de ferro, por sua vez, além de prejudicar a absorção de zinco, cobre, cálcio e fósforo, comprometendo a produção óssea, acelera a utilização de vitamina E, causando lesões musculares, miosite e cãibras e comprometendo a imunidade. Em casos de intoxicações graves, leva à degeneração hepática. Chega-se mais facilmente à intoxicação por ferro pela administração parenteral que pela via oral. O limite máximo de tolerância dos equinos ao ferro é de 9 vezes a sua necessidade, porém, como todos os alimentos para equinos (volumosos, rações, sal mineral, suplementos etc.) são ricos em ferro, esses limites podem ser facilmente alcançados se não forem bem observados.

Nos suplementos, as principais apresentações são fumarato ferroso (33% de Fe), citrato ferroso (25% de Fe), carbonato ferroso (48% de Fe), cloreto ferroso (28% de Fe), cloreto férrico (21% de Fe), óxido férrico (70% de Fe), sulfato ferroso (20% de Fe) e lactato ferroso (19% de Fe).

Cobre

O cobre (Cu) é um micromineral constituinte do organismo animal, com maior presença em animais jovens que em adultos, sendo estocado especialmente no fígado, cujos níveis variam conforme a concentração deste elemento na dieta.

Sua absorção ocorre essencialmente nas porções iniciais do ID, sendo transportado junto com a seroalbumina. A disponibilidade de cobre é afetada pelo modo como se apresenta nos alimentos, pela presença de vitamina C na dieta ou de outros minerais (como cálcio, sob a forma de carbonato, enxofre, sob a forma de sulfatos, e outros microminerais, como manganês, zinco, molibdênio, cádmio, mercúrio, níquel e prata) e pela acidez do conteúdo intestinal, sendo melhor absorvido em pH mais ácido. Em geral, as forragens apresentam o cobre sob a forma de complexo orgânico, mas apenas 5 a 10% do cobre naturalmente presente nos alimentos são absorvidos. Entretanto, Pagan (2001c) observou que até 40% do cobre disponível pode ser absorvido, dependendo da dieta geral do equino, podendo ser afetada negativamente pelo teor de proteína mais elevado da dieta. Hudson *et al.* (2001) observaram digestibilidade de 42% em equinos sedentários e de 54% em animais em treinamento.

As necessidades são expressas em mg/dia ou em ppm/dia e indicadas nos referidos capítulos de cada categoria dos equinos.

O cobre atua como fator antianêmico, desenvolvendo papel fundamental na hematopoese. É componente de diversas enzimas que desempenham funções oxidativas. Participa do desenvolvimento ósseo, especialmente na síntese do colágeno, atuando na prevenção de osteocondrose, na elaboração de camadas córneas (cascos e pelos) e na formação da melanina. Atua em sinergia com o ferro, favorecendo a reabsorção intestinal e sua mobilização dos tecidos para o plasma, estimulando a síntese de hemoglobina. É parte fundamental para a formação e a manutenção da integridade do sistema nervoso central, assim como da musculatura cardíaca.

Sua deficiência em potros até os 12 meses de idade predispõe às DOD. Em éguas idosas prenhes, pode levar a ruptura da artéria uterina no pré-parto. Em qualquer idade, pode predispor à anemia e compromete o crescimento, levando a problemas ósseos, desmineralização do sistema nervoso central e distúrbios gastrintestinais, como diarreia.

O excesso de cobre causa anemia hemolítica subaguda e icterícia, lesões hepáticas e renais, letargia e morte. Os equinos são bastante tolerantes ao excesso de cobre, que só é tóxico se ultrapassar 25 vezes a dose recomendada.

Para uso na dieta como suplemento, deve ser administrado preferencialmente sob a forma de sulfato de cobre (25% de Cu), cloreto de cobre (37% de Cu), carbonato básico de cobre monoidratado (53% de Cu), acetato de cobre (32% de Cu), ou ainda como óxido de cobre (79% de Cu); este, porém, tem menor absorção.

Zinco

O zinco (Zn) também é um micromineral constituinte do organismo animal, tendo como ação principal o metabolismo de proteínas e carboidratos, por fazer parte da composição também das metaloenzimas.

O zinco é absorvido no ID, especialmente no duodeno, com eficiência de 5 a 10% segundo o NRC, de 21% segundo Pagan (2001c), e de 25% em equinos sedentários e 14% em animais em trabalho segundo Hudson *et al.* (2001). Sua absorção pode ser afetada positivamente pela presença de magnésio, fosfatos e vitamina D, e negativamente por outros minerais, especialmente o cobre, mas também ferro, selênio, manganês, cromo, cálcio, sódio, potássio, molibdênio e cádmio. Contudo, o principal fator de eficiência de absorção está na quantidade disponível na dieta e nas necessidades do animal. Em estudo de 1987, Coger *et al.*, trabalhando com potros desmamados, observaram absorção de 89% em dietas contendo 38 mg de Zn, e 6% em dietas contendo 1.170 mg de Zn.

As necessidades também são expressas em mg/dia ou em ppm/dia e apresentadas nos capítulos referentes a cada categoria dos equinos.

O zinco participa do processo de metabolismo das proteínas e carboidratos e está intimamente ligado à integridade dos tegumentos (pele e camadas córneas, junto com o cobre, a vitamina A e a biotina) e à imunidade. Contribui para o equilíbrio acidobásico, como constituinte da anidrase carbônica. É constituinte de diversas enzimas, atua no processo de calcificação dos ossos e age na síntese da vitamina A, mobilizando-a do fígado para a corrente sanguínea. É constituinte ainda da insulina, beneficiando sua ação hipoglicêmica.

Sua deficiência tem como consequência imediata a diminuição de consumo alimentar, com consequente queda de desempenho, e a diminuição do crescimento em potros. Se a deficiência for grave, predispõe às DOD em potros, e é possível observar paraqueratose, alopecia, letargia e diarreia em outros animais.

O excesso de zinco acima de seis vezes as necessidades diárias, diminui o crescimento e causa rigidez, claudicação e anemia. Além disso, prejudica a absorção de cobre e ferro (carência induzida), predispondo às DOD.

O zinco pode ser ofertado na dieta por meio de sulfato de zinco (23% de Zn), sulfato de zinco monoidratado (36% de Zn), óxido de zinco (80% de Zn), carbonato de zinco (52% de Zn), cloreto de zinco monoidratado (42% de Zn), acetato de zinco (30% de Zn) e zinco proteinato.

Cobalto

O cobalto (Co) é um micromineral que faz parte da composição da vitamina B_{12} (cianocobalamina), que é sintetizada pela flora digestiva no ceco, sendo fundamental para sua síntese, compondo cerca de 4% de sua molécula.

O cobalto em si não é absorvido como mineral pelo organismo, mas é utilizado pela flora cecal para síntese de vitamina B_{12} e então absorvido pelo organismo, estando presente especialmente no fígado, no baço, nos rins, no timo e no pâncreas.

O cobalto atua como fator da cianocobalamina (vitamina B_{12}) e estimula a hematopoese, interagindo com zinco e cobre.

As necessidades dos equinos são expressas em mg/dia ou em ppm/dia e também se encontram nos capítulos referentes a cada categoria.

Ainda não estão bem determinadas as exigências mínimas de cobalto na dieta dos equinos, sendo maiores que as dos bovinos, assim como os níveis de excesso, que ultrapassam 60 vezes as necessidades mínimas.

A deficiência de cobalto leva à deficiência de vitamina B_{12}. Porém, diferentemente das espécies bovinas e ovinas, que quando em pastagens deficientes de cobalto apresentam deficiência de vitamina B_{12}, os equinos sob as mesmas condições não apresentam deficiência de B_{12}.

Nos suplementos, as principais apresentações são acetato de cobalto (23% de Co), carbonato básico de cobalto (55% de Co), cloreto de cobalto (24% de Co), sulfato de cobalto (21% de Co), sulfato de cobalto monoidratado (34% de Co) e nitrato de cobalto (20% de Co).

Manganês

O manganês (Mn) é um micromineral constituinte do organismo animal, compondo apenas 0,0005% do tecido animal (5 mg/kg de animal), sendo encontrado ligado às membranas das células, especialmente na medula óssea e no tecido ósseo e na maioria dos tecidos em pequenas quantidades.

O manganês é absorvido no sistema digestório com eficiência de 37%, segundo Pagan (2001c), sendo esta comprometida pela presença de excessos de cálcio e fósforo. Por outro lado, Hudson *et al.* (2001) observaram digestibilidade de 58% do manganês em equinos sedentários e de 40% em equinos em treinamento. O manganês interage ainda com cobre, ferro, cobalto, magnésio, sódio e molibdênio. É armazenado no fígado e nos rins.

O manganês atua no desenvolvimento ósseo, sendo essencial para o desenvolvimento da matriz óssea, e também na síntese de sulfato de condroitina, que atua nas cartilagens epifisárias. É indispensável à fertilidade, e sua deficiência leva a casos de aborto e redução da fertilidade. Está envolvido no metabolismo de carboidratos, lipídios e proteínas, sendo ativador de diversas enzimas. Atua ainda reduzindo os danos causados pelos radicais livres, por ser um removedor de superóxidos.

As necessidades são expressas em mg/dia ou em ppm/dia, não sendo exatamente bem determinadas em relação aos equinos, mas extrapoladas de outras espécies, e estão disponíveis nos Capítulos 14 a 19, de acordo com cada categoria.

A deficiência de manganês pode causar anormalidades em recém-nascidos, problemas no desenvolvimento ósseo e possivelmente na fertilidade de éguas e garanhões. Estudos norte-americanos observaram que uma dieta muito rica em cálcio levou ao aparecimento de problemas de crescimento e deformidade em membros de potros em crescimento, e tais problemas puderam ser amenizados ou corrigidos por meio de suplementos contendo manganês, indicando uma potencial carência induzida deste mineral causada pelo excesso de cálcio.

Os excessos de manganês não foram descritos na espécie equina; entretanto, como seu excesso em ruminantes causa carência induzida de cálcio, fósforo e ferro, recomenda-se limitar seu uso a no máximo 18 vezes a necessidade.

Nos suplementos, as principais apresentações são carbonato de manganês (47% de Mn), fosfato ácido de manganês (26% de Mn), óxido de manganês (77% de Mn), óxido mangânico (69% de Mn), sulfato de manganês (24% de Mn) e sulfato de manganês monoidratado (32% de Mn).

Selênio

Micromineral constituinte do organismo animal, o selênio (Se) atua principalmente em conjunto com a vitamina E como antioxidante do organismo, especialmente em casos de exercício extenuante, que induz ao estresse oxidativo, produzindo radicais livres.

Nos grãos e nas forragens, o selênio se apresenta sob a forma orgânica, ligado à metionina ou à cisteína.

O selênio é componente da glutationa peroxidase e de enzimas, especialmente da 1,5'-iodotironina, responsável pela conversão dos hormônios da tireoide tiroxina (tetraiodotironina – T_4) em tri-iodotironina (T_3). Atua como cofator da vitamina E na proteção antioxidante de membranas celulares. Com os eritrócitos, reduz o risco de hemólise. Nos capilares, evita as micro-hemorragias e os edemas. Nos músculos, contribui para evitar a degeneração muscular no caso de estresse oxidativo.

As necessidades são expressas em mg/dia ou em ppm/dia e indicadas nos respectivos capítulos de cada categoria.

Em dietas enriquecidas com óleos, especialmente os ricos em ácidos graxos poli-insaturados, como óleo de milho ou de linhaça, as necessidades de selênio e vitamina E serão mais elevadas, pois estes atuam em conjunto para proteger a peroxidação dos ácidos graxos.

Alguns estudos indicam grande influência da vitamina E e do selênio na estimulação da resposta imune em equinos recém-vacinados contra tétano (com toxoide tetânico) e influenza equina (Baalsrud e Øvernes, 1986), mas não para outras vacinas.

Em outro estudo, Janicki et al. (2000) observaram melhores concentrações de imunoglobulinas G (IgG) em potros com 2 e 4 semanas de vida cujas mães receberam 3 mg de Se/dia, contra potros de mães que receberam 1 mg de Se/dia, por 8 semanas antes do parto e mais 8 semanas pós-parto.

A deficiência de selênio, diretamente ligada à deficiência de vitamina E e suas ações, pode causar miopatias com degradação da musculatura lisa, cardíaca e esquelética (p. ex., doença do músculo branco em potros), mieloencefalopatia degenerativa, distúrbios reprodutivos, principalmente espermatogênese e ovariogênese, inflamações do tecido adiposo (esteatite) em potros, diminuição da imunidade, diminuição do crescimento, inquietação, rigidez muscular, dificuldade de amamentação, dispneia, edema pulmonar e elevação das frequências cardíaca e respiratória.

O excesso de selênio é igualmente prejudicial e facilmente obtido de uma dieta desequilibrada, com fornecimento de suplementos nem sempre necessários. O limite tóxico é muito pequeno, de 10 a 14 vezes a necessidade, por isso, facilmente alcançado caso não se tome cuidado (segundo o NRC, máximo de 2 mg de Se/kg de MS de alimento). Além disso, como sua absorção é potencializada pela vitamina E (em até 100 vezes), deve-se atentar para os níveis ofertados dessa vitamina para não ocorrerem problemas. Pode-se observar perda de peso, inquietação, anemia, pelos ásperos, alopecia caudal e na crina, fezes fluidas, dores nos membros, crescimento anormal do casco e formação de anéis de crescimento ou rachaduras intensas nos cascos. Neste último caso, o selênio provoca a carência induzida de enxofre, integrante dos aminoácidos metionina e cisteína, que fazem parte da formação de queratina, responsável pela integridade dos cascos.

Nos suplementos, as principais apresentações são como fonte inorgânica, selenito de sódio (45% de Se), selenato de sódio (41% de Se), selenato de potássio (35% de Se), ou por meio da forma orgâ-

nica, em geral ligada às leveduras, que têm melhor digestibilidade e aproveitamento pelos equinos.

Pagan (2001c) observou melhor digestibilidade aparente do selênio orgânico (ligado a leveduras), obtendo 57% de absorção contra 51% do selenito de sódio, constatando ainda que o selênio ligado à levedura apresentou uma retenção de selênio no organismo 25% superior ao selenito e, em equinos em trabalho, a excreção urinária do selenito foi superior à do selênio com levedura e a concentração no plasma foi menor. Resultado semelhante foi observado por Calamari et al. (2009).

Iodo

Constituinte também do organismo animal, o iodo (I) é um micromineral ligado à síntese de tri-iodotironina (T3) e tiroxina T4 (hormônios tireoidianos), à reprodução e à ossificação.

O organismo animal é composto de aproximadamente 4 mg de I/kg (0,0004%), sendo que de 70 a 80% estão presentes na glândula tireoide.

A absorção ocorre especialmente no ID após o iodo ingerido ser reduzido a iodeto, com digestibilidade entre 80 e 96%; e pode ser prejudicada pela presença de cálcio, flúor e arsênico.

As necessidades são expressas em mg/dia ou em ppm/dia, e apresentadas nos capítulos específicos de cada categoria. São maiores quanto maior for a secreção de tiroxina, que é maior conforme se intensifica o metabolismo animal.

O iodo participa da formação dos hormônios T3 e T4 da tireoide, assim as demais funções citadas a seguir referem-se à atuação da tiroxina no organismo animal: atua no crescimento, no desenvolvimento e na maturação física e mental do indivíduo; na manutenção do metabolismo basal e na produção de calor pelo indivíduo; estimula o crescimento e o desenvolvimento do esqueleto por meio do estímulo à produção de hormônio do crescimento (*growing hormone* – GH).

Tanto a deficiência como o excesso de iodo na dieta podem levar ao hipotireoidismo e à hipertrofia da tireoide, conhecida como bócio. Por isso, é muito importante a avaliação criteriosa da dieta para se diagnosticar a causa do bócio e corrigi-la, reequilibrando a oferta de iodo. Pode-se observar ainda pelame opaco, alopecia, espessamento cutâneo, diminuição do crescimento, problemas de calcificação óssea, letargia, inapetência, intolerância ao frio e hipotermia. Em recém-nascidos, pode-se observar natimortalidade e aparecimento de DOD em potros mais velhos.

O índice de intoxicação do iodo é relativamente alto, 14 vezes a sua necessidade, e, assim como acontece com o selênio, é facilmente obtido de uma dieta desequilibrada, com fornecimento de suplementos nem sempre necessários. Além disso, quase a totalidade do iodo ingerido na alimentação é convertida em iodeto e absorvida no trato gastrintestinal, potencializando uma eventual intoxicação em caso de ingestão errônea.

Nos suplementos, as principais apresentações são iodato de cálcio (51% de I), iodato de cálcio anidro (65% de I), iodato de sódio (84% de I) e iodato de potássio (76% de I).

Outros oligoelementos

De modo geral, apesar de serem essenciais na dieta, os oligoelementos descritos a seguir não fazem parte dos elementos minerais comumente balanceados na rotina diária da alimentação dos equinos, pois uma alimentação diversificada fornece a quantidade adequada de cada um, e muitos deles são potencialmente tóxicos se ingeridos em quantidades elevadas.

Cromo

O cromo (Cr) tem ação específica no metabolismo da glicose, como componente do fator de tolerância da glicose (GTF, *glucose tolerance factor*) que potencializa a ação da insulina, atuando, dessa maneira, no metabolismo de carboidratos, proteínas e lipídios.

Em estudo de 1995, Pagan observou ótima absorção do cromo ofertado na forma orgânica (picolinato de cromo) com bons resultados na performance de cavalos em treinamento submetidos a esforço físico intenso, administrando 5 mg de Cr/dia/animal. Foram notadas redução do lactato e elevação do cortisol, com diminuição dos níveis de insulina e valores mais elevados de triglicerídios durante o exercício, indicando mobilização de gordura. Os mesmos resultados não foram notados, no entanto, em cavalos sedentários submetidos a esforços, mas foram mais eficazes em equinos com deficiência de cromo.

Por outro lado, Ralston *et al.* (1999) não observaram nenhum efeito do cromo na alimentação de éguas idosas recebendo a mesma dose prescrita por Pagan, demonstrando a desnecessidade de suplementação em casos de dieta equilibrada. O mesmo resultado foi observado por Dimock *et al.* (1999), não sendo constatada melhora na resposta imune de éguas idosas imunossuprimidas.

Flúor

Constituinte natural do organismo, o flúor (F) é encontrado em diversos órgãos e tecidos em proporção variável conforme sua disponibilidade na dieta. Tem atuação marcante na ossificação, sendo encontrado em grande parte nos ossos e dentes. Apresenta ação inibitória de diversas reações enzimáticas e da glicólise, comprometendo a respiração celular. É antagonista do cálcio e do alumínio, comprometendo a ação desses minerais quando em excesso, sendo sua absorção afetada por níveis elevados de cálcio. Seu limiar de toxicidade é muito baixo, com efeito tóxico cumulativo, não sendo bem determinadas as quantidades diárias necessárias nem seu nível tóxico, pois dependem do tempo de ingestão e da quantidade. No caso de intoxicação, observam-se redução do apetite, problemas ósseos como claudicação, sensibilidade lombossacral e alterações dentárias.

Vanádio

A principal função conhecida do vanádio (Va) é como agente catalítico em ações de oxirredução. Andriguetto (1986) cita ainda a atuação do vanádio na calcificação e no metabolismo dos lipídios.

Silício

O silício (Si) atua na construção da matriz óssea, sendo componente dos glicosaminoglicanos, atuando também na mineralização do esqueleto e na formação do tecido conjuntivo, sendo mais importante nos primeiros 12 meses de vida do equino. Sua absorção e sua ação são inibidas pela presença de alumínio e molibdênio.

Estanho

O estanho (Sn) atua principalmente como ativador de enzimas e na formação de ácidos nucleicos e da estrutura terciária de proteínas.

Molibdênio

O molibdênio (Mo) está presente no organismo na proporção de 0,2 mg/kg e nos alimentos, dependendo do tipo de solo. Atua como componente fundamental de diversas enzimas e sua presença, em grande quantidade, pode inibir a absorção ou ação de diversos outros minerais, como cobre, zinco, fósforo e flúor (carência induzida). É potencialmente tóxico, especialmente em solos ricos em molibdênio, levando a quadros de diarreia, emagrecimento, anemia e despigmentação da pelagem, sendo os equinos bem mais tolerantes a níveis mais elevados que bovinos, aves e ovinos.

Níquel

A maior parte do níquel (Ni) é encontrada no organismo animal ligada a proteínas, atuando como catalisador de reações químicas, como oxidação de vitamina C, estimulando a ação de certas enzimas (amilase pancreática, fosfatase etc.) e na bioquímica de ácidos nucleicos e proteínas. Em doses elevadas, diminui a ação da insulina, e em doses baixas, potencializa a ação insulínica. O excesso de níquel interfere na absorção ou na utilização de outros minerais, como zinco, cobre e ferro.

Arsênio

O arsênio (As) é potencialmente tóxico. Não é bem determinada a sua função no organismo, mas estudos com caprinos em gestação com dietas deficientes em arsênio constataram elevação do índice de aborto e redução do consumo de alimentos. Tem ação antagônica com selênio e iodo. Quando em excesso, acumula-se no fígado, provocando quadros tóxicos fatais.

Chumbo, alumínio, boro e cádmio

Chumbo (Pb), alumínio (Al), boro (B) e cádmio (Cd) são encontrados em quantidade traço no organismo. Não se sabe as funções específicas e nutricionais de cada um no animal, porém todos são potencialmente tóxicos, devendo-se tomar cuidados com seus níveis nas forragens, em especial.

O chumbo interfere na absorção ou na ação do cálcio e do ferro. O alumínio tem ação antagonista com o flúor, comprometendo a formação do esmalte dentário. O cádmio interfere na ação ou na absorção de cálcio, selênio, zinco e fósforo.

Minerais quelatos

Para serem absorvidos, muitos minerais devem estar unidos a um aminoácido. A esse complexo mineral-aminoácido chama-se mineral orgânico ou mineral aminoácido quelato.

Outros elementos minerais, como o cálcio, têm transporte passivo, mas podem sofrer interferência de outros elementos presentes no sistema digestório que comprometam sua absorção por se ligarem ao mineral ou por competirem em sua maneira de absorção. Quando os elementos minerais se apresentam na forma de mineral orgânico, há menor interferência dos elementos que podem comprometer a absorção do mineral, fazendo com que sua absorção seja mais plena. Em geral, a absorção dos minerais quelatos ocorre na região do duodeno.

Existem diferentes tipos de minerais orgânicos:

- Mineral aminoácido quelato: é a melhor maneira de se absorver o mineral. É quando uma molécula de mineral se une a dois aminoácidos específicos, o que facilita sua absorção
- Mineral aminoácido complexo: quando uma molécula de mineral se une a um aminoácido que pode ser específico ou inespecífico
- Mineral proteinato: quando uma molécula de mineral se une a um complexo de aminoácidos.

A diferença está no peso molecular, nas constantes de estabilidade das ligações, nos aminoá-

cidos utilizados e na capacidade de absorção (quanto menor e mais específico o complexo, melhor a absorção). Por exemplo, o ferro quelato é cerca de 90% absorvido, e o ferro inorgânico apenas 10%. A disponibilidade de outros elementos quelatos é extremamente variável conforme o processo industrial em que são produzidos.

A vantagem dos minerais quelatos é sua biodisponibilidade sem interferir na absorção de outros nutrientes, sem causar efeitos colaterais nem *doping*. Além disso, como sua absorção é muito maior que a dos minerais inorgânicos, torna-se possível oferecer ao animal uma quantidade menor de suplemento para que suas necessidades sejam atendidas.

Entretanto, deve-se ter muito cuidado com os suplementos ditos ricos em minerais quelatos. Primeiro, por ser muito caro quelar um elemento mineral de forma estável e facilmente absorvível pelo animal. Segundo, por não ser possível quelar todos os elementos minerais em um suplemento. Dessa maneira, poucos elementos minerais estão realmente disponíveis no mercado para equinos. Os minerais quelatos mais comuns são zinco, cobre, selênio, manganês, ferro, fósforo, magnésio, boro e molibdênio.

O grande problema ainda em relação aos minerais quelatos é que nem todo mineral quelato é efetivamente absorvido. Por exemplo, existe uma substância presente em algumas gramíneas, chamada oxalato, que quela o cálcio, mas de modo a torná-lo não absorvível para o organismo. Além disso, muitos processos industriais para a fabricação de minerais quelatos não garantem a disponibilidade do quelato no organismo, apenas no produto, pois, se a molécula não for estável no sistema digestório, irá se romper e não trará benefício algum ao animal.

Eletrólitos

Como definição simples, eletrólitos são os minerais perdidos pelo suor: sódio (Na), cloro (Cl), potássio (K), magnésio (Mg) e cálcio (Ca). A reposição após o esforço físico melhora o desempenho do animal, pois o leva ao estado de repouso mais rapidamente.

Os equinos perdem muito suor em seu dia a dia, visto que dispõem de 1.200 glândulas sudoríparas por centímetro quadrado, dispostas por todo o seu corpo. O suor das glândulas merócrinas, presentes nas regiões com pelo, é composto de 95% de água e 5% de elementos minerais. Destes 5%, 95% são cloreto de sódio e 5% são demais minerais.

Estima-se que um cavalo de provas de enduro de até 160 km pode perder de 45 a 60 ℓ durante a competição, o equivalente a uma perda eletrolítica de 460 a 690 g, sendo estimada ainda a perda de 9 a 14 g de cálcio e 5 a 8 g de magnésio. O déficit de fluido, mesmo com administração de eletrólitos e água durante o percurso, chega a 20 a 40 ℓ por competição. Ainda é muito questionável se é possível repor as perdas eletrolíticas, ou se realmente são necessárias caso o animal seja preparado de maneira adequada.

O condicionamento físico aliado à dieta equilibrada diária é condição fundamental para o bom desempenho esportivo. A adição de eletrólitos feita desde o treinamento, como auxiliar de preparação do animal, pode favorecer o bom desempenho na competição, pois possibilita um melhor funcionamento do organismo no dia a dia.

Os eletrólitos podem ser oferecidos após exercícios físicos, quando houver temperaturas elevadas, durante as competições e durante os treinamentos. Em suma, podem ser ofertados em qualquer situação na qual haja perda de suor pelo animal. Os eletrólitos podem ser disponibilizados na forma de pó (dissolvido em água), em pasta, na forma líquida ou extrusados.

Uma condição fundamental para se oferecer eletrólitos ao animal é ter sempre disponibilidade de água. Ela é essencial para que os minerais sejam absorvidos.

Alguns cuidados importantes devem ser tomados quando da suplementação eletrolítica do cavalo. Em primeiro lugar, essa reposição só é realmente eficaz se for necessária para o animal, isto é, eletrólitos devem ser oferecidos somente a cavalos submetidos a esforços, intensos ou de grande duração, em que ocorram perdas eletrolíticas. Oferecer eletrólito como preventivo antes de uma competição, além de não ter validade fisiológica, pode comprometer o desempenho do animal, pois se ele não tiver acesso à água logo após a sua administração, não irá absorver adequadamente os minerais e deverá disponibilizar água de seu organismo para sua absorção.

As reposições devem ser feitas após o esforço, ou durante se for permitido (como em uma prova de enduro), mas é de fundamental importância que o animal tenha livre acesso à água após o fornecimento dos eletrólitos. Caso isso não seja possível, é preferível evitar o fornecimento do suplemento eletrolítico, sob risco de aumentar o grau de desidratação do animal.

Sal mineral na rotina diária dos cavalos

Uma dúvida que sempre vem à mente dos que trabalham com equinos é sobre a real necessidade desses animais de sal mineral. Além disso, questiona-se: por que utilizá-lo? É preciso administrá-lo no cocho com a ração (ingestão forçada) ou deixar em cocho separado com livre acesso?

É preciso dar sal branco em cocho separado? Apenas o sal branco não resolve? Por que apenas atualmente os cavalos necessitam de sal mineral, se antes não tinham acesso a ele em seu processo evolutivo quando soltos na natureza?

Os nutrientes minerais são essenciais para a utilização da energia e da proteína e para a biossíntese dos nutrientes essenciais responsáveis pelo funcionamento do organismo. Para realização de todas as funções do organismo, é necessário algum tipo de mineral. Eles participam desde a constituição do arcabouço (esqueleto) e até de funções mais complexas, como constituintes das enzimas e na disponibilidade de energia para os músculos, entre muitas outras. A demanda por esses minerais, assim como pelos demais nutrientes, é atendida pela alimentação, e quanto mais diversificada, melhor.

Em seu processo evolutivo, em liberdade plena e com grande diversidade de alimentos, além da exigência quase exclusiva apenas para sobrevivência, os animais supriam suas necessidades com o que encontravam na natureza, atendendo de maneira eficiente à demanda de seu organismo. Com a domesticação, o acesso a essa diversidade de alimentos foi sendo restringido. Com o tempo, passou-se a exigir mais dos animais do que quando viviam em liberdade, na natureza, até se chegar à seleção genética, almejando cavalos com melhor musculatura e maior estatura, capazes de saltar com muito mais frequência e alturas mais elevadas, além de praticar outras atividades esportivas; éguas em reprodução com crias anuais; e potros com maior e melhor desenvolvimento e crescimento, por exemplo.

Desse modo, apenas com o volumoso pouco diversificado, em geral de apenas um tipo, o animal não consegue todos os elementos minerais necessários para cumprir essas determinações impostas pelo homem, sendo então fundamental o fornecimento de sal mineral específico para equinos, de empresa idônea, ao qual o animal deverá ter livre acesso, consumindo o que lhe for necessário diariamente.

Vale ressaltar que nem todos os elementos minerais necessários para a demanda do organismo podem constar no sal mineral. No caso do enxofre, por exemplo, o animal atende a sua demanda por meio de uma dieta com proteína de qualidade, pois este mineral é constituinte dos aminoácidos sulfurados (metionina e cistina); o mesmo acontece com o magnésio e o potássio, encontrados facilmente em uma pastagem bem adubada e equilibrada, e o cromo, cujas necessidades em miligramas são facilmente cobertas com uma dieta equilibrada com alimentos de boa qualidade. É preciso levar em consideração ainda que as rações comerciais são enriquecidas com macro e microminerais, mas, em geral, são insuficientes para atender às necessidades totais dos animais, daí a importância de uma dieta balanceada.

Também a administração de sal mineral é espécie-específica, isto é, sal mineral para equinos deve ser administrado apenas a equinos, assim como sal mineral para bovinos deve ser administrado apenas a bovinos. Isso ocorre por dois motivos: primeiro, porque as necessidades de equinos, bovinos, ovinos e caprinos são diferentes, e ofertar sal mineral de uma espécie para outra provoca excesso de determinado nutriente ou deficiência de outro, podendo causar problemas ao animal; segundo, porque muitos tipos de sal mineral para ruminantes contêm promotores de crescimento que são potencialmente tóxicos para equinos, podendo levar os animais à morte.

Além da demanda diária para manutenção do organismo, os animais têm necessidades específicas conforme a atividade a que se destinam, com base inclusive em sua característica morfológica e funcional.

Os cavalos evoluíram como animais com grande massa muscular (além de outras características anatômicas), possibilitando que adquiram grande velocidade, um dos principais fatores responsáveis pela sobrevivência da espécie. Para movimentar essa imensa massa muscular, é necessária a produção de grande quantidade de energia. Essa energia é utilizada pelos músculos e produz grande quantidade de calor que precisa ser dissipada para manter a homeostasia do organismo. Existem diversos modos de dissipação do calor produzido pelo corpo do animal, sendo a mais eficiente, no caso do equino, o suor.

Como visto anteriormente, os equinos têm cerca de 1.200 glândulas sudoríparas/cm^2, que fazem as trocas de calor com o meio ambiente de modo bastante eficaz, possibilitando ao animal uma produção de calor corpórea muito grande para o trabalho muscular, sem que isso afete de maneira drástica a temperatura corpórea.

Parte do suor dos mamíferos, perto de 5%, é composta de minerais que são perdidos quando há necessidade de troca de calor mais intensa, quer seja em um trabalho muscular, quer sob temperatura do ar elevada. Esses minerais devem ser repostos por meio da alimentação para se manter o equilíbrio corpóreo.

O consumo de sal mineral esperado é de 80 a 120 g por dia, porém, alguns fatores contribuem para maior ou menor ingestão, como temperatura e umidade relativa do ar, individualidades, categoria (exercício, crescimento, reprodução, manutenção) etc.

A maneira mais correta para atender a essa demanda diária de minerais do cavalo é mantendo um cocho específico para sal mineral, no qual o animal deve ter livre acesso à quantidade necessária para repor as perdas diárias. Essas perdas são difíceis de avaliar e variam conforme as condições diárias do ambiente e da atividade do animal. Em dias muito quentes, o animal perde mais suor para manter a temperatura corporal, assim como em dias de trabalho mais intenso, sendo então o consumo de sal mais elevado. Já em dias de repouso ou mais frescos, as perdas são menores, e consequentemente o consumo de sal.

Destaca-se que o consumo de sal também está ligado ao consumo de água, que nunca deve ser restringida aos animais. Ao mesmo tempo que o consumo de sal se eleva, as necessidades de água fresca e limpa também aumentam, devendo esta sempre estar à disposição dos animais, sob qualquer circunstância.

Uma das dificuldades mais relatadas sobre a administração de sal mineral com livre acesso é o desperdício que pode ocorrer tanto na baia como no campo, por isso, neste, a necessidade de cocho coberto parece ser fundamental.

Buscando aliar a redução do desperdício às reais necessidades do animal, a recomendação é que se administre o sal mineral diariamente, conforme o consumo do dia anterior, repondo, assim, o mais próximo possível, as reais perdas do organismo. A dica é marcar um pote com 100 g de sal mineral e todos os dias colocar no cocho a quantidade necessária, começando com 100 g, repondo a cada dia da seguinte maneira: se ainda houver sal no cocho, coloque um pouco menos; se o cocho estiver limpo, um pouco mais. Dessa maneira, atende-se às necessidades do animal com um mínimo de desperdício.

Equinos estabulados, que sofrem com excesso de confinamento ou isolamento, com restrição de alimentos, podem apresentar consumo exagerado de sal em virtude do tédio a que são submetidos, elevando-se também o consumo de água e a excreção via urina, molhando a cama em demasia, comprometendo ainda mais as condições de manejo.

Restam ainda as dúvidas: sal branco ou sal mineral? Oferecer ambos em cochos separados? Como citado, o suor do equino é composto de 5% de minerais, dos quais 95% são cloreto de sódio, ou seja, sal branco. A princípio, como as perdas de sal branco são mais elevadas que as de outros minerais, pode parecer que o animal deva ter mais acesso a ele. Ocorre que o sal branco é o principal fator tanto limitante quanto estimulante para o consumo de sal mineral. Se forem ofertados ambos os tipos de sal em cochos separados, há uma tendência de menor consumo do sal mineral, podendo então o equino ingerir menos microminerais que o essencial às suas necessidades diárias. Por isso, o ideal é ofertar um sal mineral que contenha a maioria dos elementos macro e microminerais necessários à demanda diária do equino.

Alguns cuidados devem ser tomados ao se oferecer uma suplementação mineral ao animal: deve ser sempre em equilíbrio, jamais com um único elemento mineral buscando um resultado particular, exceto em casos de enfermidades em que as necessidades sejam específicas, pois pode-se induzir problemas no organismo animal.

Por causa da interação que existe entre os elementos minerais, se houver excesso de um único deles, pode-se levar à síndrome de carência induzida, em que o excesso de um elemento mineral causa a deficiência de outro elemento, mesmo que este esteja em quantidade adequada na dieta. Por exemplo, ao se oferecer uma suplementação extra de ferro, sem que seja necessário, pode-se causar uma carência induzida de zinco e cobre, e o animal passará a apresentar sintomas de carência destes elementos, mesmo que seus níveis sejam adequados na dieta.

Alguns proprietários de equinos, na ânsia de buscar uma melhor performance de seus animais, seja no crescimento de potros, seja no desempenho atlético, acabam administrando mais nutrientes do que eles necessitam, induzindo problemas específicos por excesso de um único elemento. Isso deve ser evitado para se preservar a saúde e o bem-estar dos animais.

8 Vitaminas

André G. Cintra

Introdução

Vitaminas são compostos orgânicos complexos com características muito específicas e fundamentais à vida dos animais. A substância foi citada pela primeira vez no início de século 20 pelo pesquisador Cornelis Pekelharing (1848-1922), que observou a necessidade de determinados nutrientes para o organismo animal manter a vida e promover o crescimento, os quais, apesar de serem constituídos por carbono, hidrogênio e oxigênio, não se enquadravam nos demais nutrientes orgânicos. Contudo, o termo vitamina foi criado por outro pesquisador, Casimir Funk (1884-1967), em 1912, que isolou uma substância que continha amina essencial à vida, denominando-a *vita* (vida) + *amina* (aminas da vida). Apesar de se saber atualmente que nem todas as vitaminas contêm amina, o termo continua para designar essas substâncias com características gerais em comum.

As propriedades comuns gerais a todas as vitaminas são: não produzem energia, agem em pequenas quantidades, não fazem parte da estrutura dos tecidos, são necessárias aos processos químicos do metabolismo, incluindo a absorção e a disponibilização de energia, têm essencialmente ação catalisadora no metabolismo celular, apresentam ação específica, sendo que uma vitamina não substitui a ação de outra, e são facilmente destruídas por ação química ou física. Suas necessidades diárias são muito pequenas, geralmente exigidas em miligramas (mg) ou mesmo microgramas (mcg). Algumas vitaminas são requeridas em unidades internacionais (UI). Sua deficiência, denominada hipovitaminose ou avitaminose, provoca doenças carenciais, podendo ser letais se por tempo prolongado.

São divididas em dois grupos:

- Lipossolúveis: solúveis em lipídios, sendo necessária a presença de gorduras para serem absorvidas e transportadas. São as vitaminas A, D, E e K
- Hidrossolúveis: solúveis em água. São as vitaminas do complexo B e a vitamina C.

Com relação aos equinos, a maioria das vitaminas é fornecida em níveis suficientes pelos alimentos normalmente dados ao animal, ou são produzidas em quantidades adequadas pela flora bacteriana ou pelo organismo.

Com a forragem verde, de alta qualidade, que o cavalo obtém da pastagem, e estando exposto ao sol, provavelmente não é necessário se preocupar com a adição de qualquer teor extra de vitaminas A, E e D para animais em manutenção, pois as duas primeiras são facilmente encontradas nas pastagens, e a vitamina D é convertida no organismo por ação dos raios solares. Estando em condições de manejo adequado, sem estresse, a flora digestiva, responsável pela produção das vitaminas do complexo B, e a vitamina C, produzida e disponibilizada pelo fígado, atendem à demanda natural do animal.

No entanto, se o animal é mantido em uma baia e alimentado com feno, provavelmente precisará de uma suplementação de vitaminas. A ação solar reduz a disponibilidade de vitaminas A e E, e o estresse do confinamento e isolamento pode comprometer a ação da flora digestiva de produzir vitaminas do complexo B, elevando a necessidade de atendimento exógeno. A coloração do feno é um forte indicativo do teor de carotenos que serão convertidos em vitamina A no organismo animal.

Em condições de estresse intenso, como corrida, provas ou exposições, o animal poderá não conseguir as quantidades necessárias de vitaminas por meio da alimentação normal. Para animais nervosos e hiperativos, anêmicos, enfermos, em tratamentos pós-cirúrgicos etc., recomenda-se uma suplementação de vitaminas. Em situações de terapia oral com drogas antimicrobianas por tempo prolongado, em que pode haver destruição da flora intestinal natural responsável pela produção de algumas vitaminas, além de danos ao fígado, estas devem ser administradas.

Alguns cuidados devem ser tomados quando se utilizam produtos com vitaminas, pois sua disponibilidade é afetada pela luz, pela trituração dos alimentos, por temperaturas elevadas e pela umidade. Desse modo, o armazenamento dos alimentos deve ser feito com muito cuidado, evitando-se, sobretudo, mantê-los em embalagens abertas, o que é comum para facilitar o manejo das rações.

Nos produtos processados ou industrializados, dois dos grandes problemas são a estabilidade e o modo de inserção das vitaminas para que mantenham a quantidade necessária até chegar ao consumo pelo animal. Como são facilmente perdidas em situações de temperatura elevada e exposição à luz, manter vitaminas em quantidades adequadas para atender à demanda do animal em produtos peletizados e extrusados é um grande desafio da indústria.

Uma das soluções encontradas é a pulverização de vitaminas no produto após o processamento. Coelho (1991) ressalta, contudo, que a técnica de pulverização pode apresentar problemas, muitas vezes de difícil solução, como:

- Solubilidade das vitaminas, especialmente as lipossolúveis, que dificulta a pulverização
- Falta de proteção para as vitaminas em meio líquido (as hidrossolúveis podem perder sua função inicial)
- Pulverização reveste apenas o exterior do *pellet* ou do extrusado, mantendo a vitamina exposta às ações do tempo
- Distribuição irregular das vitaminas por todos os *pellets*.

Além disso, o autor observou que a presença de minerais na mistura pode comprometer a estabilidade da vitamina e, conforme a sua apresentação, as perdas podem ser mais ou menos aceleradas. Por exemplo, com minerais quelatos, após 15 dias, as perdas de vitamina A são de 3%, enquanto, com a presença do metal livre, são de 8% no mesmo período, chegando a 29% em 60 dias.

A indústria busca alternativas às perdas pelo processamento, como: separar minerais das vitaminas, encurtar o tempo de armazenamento na pré-mistura, restringir o tempo de acondicionamento e a temperatura de peletização/extrusão e reduzir o tempo de armazenamento do produto acabado. No entanto, mesmo com esses procedimentos, perdas podem ocorrer.

A solução mais eficiente para minimizar essa situação, garantindo qualidade e quantidade vitamínica no produto acabado, é estimar as perdas e acrescentar ao produto uma quantidade muito superior àquela garantida no rótulo, para compensá-las e, assim, propiciar ao animal uma quantidade mínima aceitável do nutriente.

Nomenclatura das vitaminas

As vitaminas têm mais de uma nomenclatura para designá-las, sendo comumente encontradas nos rótulos de produtos e suplementos sob uma ou outra designação, ou ainda em seu modo artificial de fornecimento:

- Vitamina A ou retinol: pode ser encontrada também sob a denominação de sua provitamina, o caroteno
- Vitamina D: pode ser encontrada sob a denominação de suas provitaminas ergocalciferol (D_2), de origem vegetal, ou colecalciferol (D_3), de origem animal ou sintética
- Vitamina E: pode ser encontrada sob a denominação de sua provitamina tocoferol
- Vitamina K: pode ser encontrada sob a denominação de suas provitaminas filoquinona (K_1) ou menatetrenona (K_2), naturais, ou ainda da menadiona (K_3), sintética
- Vitamina B_1 ou tiamina
- Vitamina B_2 ou riboflavina
- Vitamina B_6 ou piridoxina
- Vitamina B_{12}, cianocobalamina ou cobalamina
- Ácido pantotênico ou vitamina B_3: nos alimentos, é encontrado sob a forma de pantotenato de cálcio
- Niacina ou vitamina B_5: pode ser denominada ácido nicotínico (origem vegetal) ou nicotinamida (origem animal), ou ainda vitamina PP
- Ácido fólico ou folacina ou vitamina B_9
- Biotina ou vitamina H
- Colina
- Vitamina C ou ácido ascórbico.

Vitaminas lipossolúveis

As lipossolúveis são as vitaminas A, D, E e K. São solúveis em gordura e estão disponíveis nos alimentos na forma de provitaminas que serão convertidas em vitaminas no organismo. Sua composição química básica é carbono, hidrogênio e oxigênio.

São transportadas pela via linfática e pelo sistema porta até o fígado e excretadas pelas fezes. São armazenadas no fígado, especialmente as vitaminas A e D, ou no tecido adiposo, especialmente a vitamina E; a vitamina K é pouco armazenada. Por terem efeito cumulativo, podem ser tóxicas quando em excesso.

Apesar de serem encontradas nos alimentos naturais como provitaminas, o enriquecimento de uma dieta pode ser feito com as vitaminas sintetizadas em laboratório. As necessidades diárias das vitaminas lipossolúveis estão descritas nos Capítulos 14 a 19.

Vitamina A

A vitamina A é encontrada nos alimentos sob a forma de provitaminas denominadas carotenos, um pigmento natural presente nas forrageiras. Nos alimentos, encontram-se: betacaroteno (mais comum e mais eficiente, pois produz duas moléculas de retinol), α-caroteno, γ-caroteno, criptoxantina, entre outros.

As principais fontes de vitamina A são as forragens verdes, por causa do betacaroteno presente nessas plantas (1 mg de caroteno equivale a 400 UI de vitamina A). Os óleos vegetais e a cenoura são ricos em α-caroteno. A criptoxantina é encontrada principalmente no milho amarelo.

Por muito tempo, acreditou-se que a única função do betacaroteno fosse ser fonte de vitamina A. Pesquisas mais recentes concluíram, no entanto, que o betacaroteno tem ação específica nos ovários, como antioxidante, e no corpo-lúteo, atuando na secreção de progesterona, no controle da ovulação e da nidação embrionária e na manutenção da gestação, devendo também ser disponibilizado para os animais. Como a fonte de ambos, betacaroteno e vitamina A, é a mesma, oriunda de matérias-primas nobres, basta o fornecimento desses alimentos para suprir suas necessidades. Caso isso não seja possível, ambos devem ser disponibilizados para o cavalo.

Muitos autores (Watson *et al.*, 1996; Greiwe-Crandell *et al.*, 1997) contestam a capacidade de absorção de betacaroteno sintético hidrossolúvel pelos equinos, o que impede a ação da provitamina na fertilidade da égua. Um estudo (Peltier *et al.*, 1997) com administração de betacaroteno sintético injetável não observou alteração na fertilidade das éguas. Por outro lado, diversos outros confirmam a possibilidade de o betacaroteno ser absorvido e ter ação no organismo equino (p. ex., Kienzle, 2002), sem explicação do motivo exato desse antagonismo nesses trabalhos. Outros (Trombetta *et al.*, 2010; Kuhl *et al.*, 2012) observavam ainda que o betacaroteno sintético hidrossolúvel é absorvido, mas não tem efeito real sobre a fertilidade. Provavelmente muitas variáveis, desde alimentação básica até condições de manejo, podem interferir nos resultados diversos dos diferentes estudos, sendo necessário ainda aprofundar mais as pesquisas para comprovar em quais condições a absorção e a eficácia do betacaroteno em equinos são positivas.

A conversão de caroteno em retinol ocorre na mucosa intestinal, sendo cerca de 50% do caroteno ingerido convertido em vitamina A. Esta é transportada pela via linfática e pelo sistema porta conjugada a um ácido graxo, ao palmitato ou ao estearato, formando um éster de retinil, e então conduzida até o fígado, onde é estocada e disponibilizada para uso pelo organismo. Por ser uma vitamina lipossolúvel, uma dieta pobre em gordura pode comprometer a absorção da vitamina A.

A vitamina A é mensurada em unidades internacionais, sendo 1 UI equivalente a 0,3 mcg de retinol e a 0,6 mcg de betacaroteno, ou, ainda, 1 mg de betacaroteno equivale a 400 UI de vitamina A.

A vitamina A atua na síntese de proteína, em sinergia com o zinco, favorecendo o crescimento muscular e a produção de hormônios, enzimas e imunoglobulinas. Favorece ainda a síntese óssea e tem ação anti-infecciosa, por estimular a proteção de anticorpos e favorecer a integridade dos epitélios e da mucosa. Na retina, combina-se com a opsina, formando a rodopsina, fundamental para o mecanismo da visão, especialmente noturna. Atua na função reprodutiva do macho e da fêmea, especialmente sob a forma de caroteno.

Um bom indicativo do valor de vitamina A nas forragens pré-secadas, como o feno, é sua coloração. Como o betacaroteno é sensível à ação da luz, oxidando-se facilmente, quanto mais verde for a coloração do feno, mais preservada estará a provitamina A. Portanto, em fenos muito secos ou armazenados por longos períodos, pode haver deficiência de vitamina A para o equino, devendo este ser suplementado.

Coelho (1991) determinou que a quantidade de vitamina A nos alimentos pode ser perdida a uma taxa média de 9,5% ao mês, dependendo das condições de produção e armazenamento do produto. Em pré-misturas vitamínico-minerais, as perdas são de 3% em 1 semana, 10% em 1 mês e 20% aos 90 dias. Para produtos peletizados à temperatura de até 70°C, a quantidade de vitamina A é de 87% da adicionada; à temperatura de até 80°C, é de 81%, e até 100°C, é de 64% da adicionada. Nos produtos extrusados à temperatura de até 95°C, a quantidade de vitamina A é de 90% da adicionada; à temperatura de até 110°C, é de 84%; e até 125°C, é de 75% da adicionada.

As necessidades diárias de vitamina A para os equinos são dadas em UI/dia e constam nos

Capítulos 15 a 19. Os principais sintomas de deficiência de vitamina A são lacrimejamento excessivo e cegueira noturna. Ocorre diminuição do consumo alimentar, redução do crescimento, anemia, aumento das doenças respiratórias, diarreia, queda na taxa de concepção, fraqueza, elevação da queratinização cutânea e até convulsões.

Os excessos de vitamina A, já relatados em dietas com disponibilidade acima de 400 UI/kg de peso vivo, ou acima de cinco vezes a necessidade diária de manutenção, podem causar diminuição do consumo alimentar, diminuição do crescimento, alopecia, anemia, depressão, fraqueza, ataxia e aumento do tempo de coagulação sanguínea. Entretanto, alguns estudos mostram que níveis seguros são obtidos em até 100 vezes a necessidade diária, porém sem vantagem alguma, podendo, aliás, induzir hemorragias e problemas ósseos e na cartilagem.

Vitamina D

A vitamina D é encontrada nos alimentos vegetais sob a forma de provitaminas denominadas ergocalciferol ou vitamina D_2. As principais funções da vitamina D estão ligadas à absorção intestinal do cálcio e à consequente mineralização óssea.

A avaliação da vitamina D nos alimentos e na oferta aos animais é expressa em UI, sendo 1 UI equivalente a 0,025 mcg de vitamina D cristalina, ou ainda 1 mg de vitamina D correspondente a 40.000 UI.

As necessidades de vitamina D nos equinos estão relacionadas com animais que não tenham acesso à luz solar, pois os raios ultravioletas convertem a provitamina D, o 7-desidrocolesterol que é sintetizado pelo organismo, em colecalciferol ou vitamina D_3 na pele. Nos vegetais, após o seu corte, o ergosterol é convertido em ergocalciferol, ou vitamina D_2, pois a clorofila, presente nos vegetais vivos, bloqueia essa ação solar. Ambas serão convertidas no hormônio calcitriol $[1,25-(OH)_2]$, forma ativa da vitamina D, que irá exercer a função de estimular a absorção do cálcio e a mineralização óssea, atuando em conjunto com o hormônio da paratireoide (PTH).

Apesar de o processo de fenação ser feito ao sol, que estimula a conversão de ergosterol em vitamina D_2 nas plantas, feno armazenado por longos períodos também perde a vitamina D, fato que não afeta as necessidades do animal se ele tomar sol diariamente. No Brasil, 45 min diários devem atender à demanda diária dessa vitamina. A absorção ocorre principalmente no duodeno, na presença de gorduras e da bile.

As necessidades diárias de vitamina D para os equinos também são dadas em UI/dia, equivalen-

tes à atividade biológica, e constam nos Capítulos 15 a 19. A deficiência de vitamina D, quando ocorre, está relacionada com casos de raquitismo em jovens e osteomalacia em adultos, porém não foram descritos casos naturais dessas enfermidades em equinos, pois, para ocorrerem, os animais devem ficar meses sem acesso à luz solar.

Os excessos de vitamina D são mais comuns, sendo, inclusive, o caso mais frequente de toxiçose vitamínica, resultante de fornecimento de vitamina D em grandes quantidades na alimentação por meio de rações e suplementos ou pela via injetável frequente. O excesso é cumulativo, podendo ocorrer após 60 dias de fornecimento de quantidades 10 vezes além da recomendada. Estudos indicam que o efeito residual da vitamina D injetável é de 6 a 18 semanas, portanto, caso seja feita uma administração por essa via, a próxima deverá aguardar o término do período residual, ou poderá causar toxicose.

Os sintomas de excesso de vitamina D observados são: elevação da absorção e deposição de cálcio em tecidos moles, como endocárdio, parede de vasos celulares grandes, rins, mucosa gástrica e glândulas salivares e no diafragma; ocorre ainda queda do desempenho e intolerância ao exercício, hiperfosfatemia, sensibilidade nos tendões flexores e ligamentos suspensores, diminuição do apetite com perda de peso e diminuição da taxa de crescimento.

Coelho (1991) determinou que a quantidade de vitamina D nos alimentos pode ser perdida a uma taxa média de 7,5% ao mês, dependendo das condições de produção e armazenamento do produto. Em pré-misturas vitamínico-minerais, as perdas são de 1% em 1 semana, 4% em 1 mês e 7% aos 90 dias. Para produtos peletizados à temperatura de até 70°C, a quantidade de vitamina D é de 96% da adicionada; até 80°C, é de 94%; e à temperatura de até 100°C, é de 86% da adicionada. Nos produtos extrusados à temperatura de até 95°C, a quantidade de vitamina D é de 94% da adicionada; às temperaturas de até 110 e 125°C, é de 92 e 87% da adicionada, respectivamente.

Vitamina E

A principal forma de vitamina E encontrada nos alimentos e ativa no organismo animal é o d-α-tocoferol, sendo sua atuação intimamente ligada ao selênio.

A vitamina E é antioxidante muscular e das gorduras de reserva, atuando como protetor de membranas, combatendo os radicais livres, mantendo a integridade muscular, evitando algumas miopatias e impedindo a oxidação dos lipídios. Está ligada ao crescimento, agindo no metabolismo dos aminoácidos sulfurados (metionina, cisteína e cistina). Tem papel ativo na síntese do DNA. Diminui os sintomas da deficiência de zinco. Potencializa a absorção e o armazenamento da vitamina A. Assim, o excesso de vitamina A na dieta eleva a necessidade de vitamina E, enquanto a deficiência desta leva a um menor armazenamento de vitamina A. Tem papel ativo no sistema imune, melhorando a resposta vacinal a enfermidades como tétano e gripe (Baalsrud e Øvernes, 1986). Atua na espermatogênese e na ovulogênese, protegendo o epitélio germinativo. A deficiência de vitamina E leva a problemas reprodutivos, porém sua administração em casos de animais com distúrbios, não melhora o estado reprodutivo. Como cofator da vitamina C, a vitamina E atua no sistema imune e na respiração celular.

Em decorrência da relação entre as vitaminas lipossolúveis A, D e E, recomenda-se, em suplementos comerciais, a proporção de 1.000 UI de vitamina A, 150 UI de vitamina D e 5 UI de vitamina E para absorção máxima de cada uma.

Os tocoferóis são sensíveis à oxidação por luz, temperatura, umidade e contaminação por fungos, assim como pelo processamento de moagem e trituração, que faz com que as gorduras sejam mais expostas ao ambiente, acelerando sua oxidação nos alimentos. Para o tocoferol ser bem absorvido, a presença de lipídios e da bile é fundamental, ocorrendo especialmente nas primeiras porções do intestino delgado (ID). Sua absorção também pode ser comprometida pela presença de muitos ácidos graxos insaturados e minerais nos alimentos. Entretanto, Siciliano e Wood (1993) não observaram alterações nos níveis de tocoferol em dietas de cavalos contendo até 6,4% de óleo de soja.

Alimentos muito úmidos, como silagem, ou expostos ao sol, como feno, e forragens mais velhas tendem a conter quantidades muito baixas de vitamina E, assim como os farelos de cereais após extração do óleo. Já os grãos de cereais oriundos de sementes oleaginosas são ricos em vitamina E.

Em um estudo com silagem e *haylage* bem produzidos e bem armazenados, com níveis elevados de ácido láctico, Müller *et al.* (2007) observaram poucas perdas de tocoferol e caroteno em um período de até 11 meses de armazenamento e conservação, indicando que diversos fatores devem estar associados para tornar possível alta ou baixa quantidade dessas provitaminas nos alimentos conservados com umidade elevada.

A vitamina E pode ser expressa em mg/dia, ppm (partes por milhão)/dia ou UI, sendo os valores equivalentes entre si. Suas necessidades diárias são aumentadas conforme se elevam a atividade física e a oferta de gordura, especialmente ácidos graxos insaturados, na alimentação. Por outro lado,

podem ser reduzidas pela presença de aditivos antioxidantes no alimento, assim como pelo selênio, que tem ação sinérgica com essa vitamina.

Comumente, a adição de vitamina E à dieta está associada à proteção do estresse oxidativo, porém, Deaton *et al.* (2002) observaram que a adição de vitamina E e selênio, aliados a outros nutrientes antioxidantes para evitar problemas de estresse oxidativo em animais saudáveis submetidos a exercício moderado, não traz benefícios reais ao animal, exceto se a dieta for desequilibrada ou se o animal apresentar problemas prévios, ou ainda em exercícios muito intensos. Em outro estudo, Marlin *et al.* (2002), trabalhando com equinos de enduro que disputavam provas de 140 km, não observaram indícios de estresse oxidativo clássico que indicassem uma suplementação de antioxidantes aos animais que recebiam uma dieta equilibrada.

Em estudo de 2012, Souza Corrêa *et al.*, trabalhando com equinos submetidos a trabalho mediano, cavalgada de 32 km, observaram o resultado da administração de vitamina E e selênio injetável intravenoso, 10 mℓ/semana, por 4 semanas, não relatando benefícios ao animal em relação a lesões musculares.

Por outro lado, De Moffarts *et al.* (2005) observaram resultados benéficos em cavalos de corrida em início de treinamento com 3 meses de administração oral de suplemento antioxidante com vitamina C, vitamina E e selênio administrado na dieta.

O excesso de vitamina E não foi bem descrito em equinos, mas, como pode interferir na utilização das vitaminas A, D e K, e potencializa a ação do selênio, recomenda-se não ultrapassar 20 vezes a necessidade recomendada para esta espécie.

Nos suplementos, pode ser adicionada sob a forma de acetato de dl-α-tocoferila, acetato oleoso ou acetato em pó estabilizado.

Coelho (1991) determinou que a quantidade de vitamina E nos alimentos pode ser perdida a uma taxa média de 2,0% ao mês, dependendo das condições de produção e armazenamento do produto. Em pré-misturas vitamínico-minerais, as perdas são de 1% em 1 semana, 4% em 1 mês e 7% aos 90 dias. Para produtos peletizados à temperatura de até 70°C, a quantidade de vitamina E é de 97% da adicionada; e de 95% e 91% da adicionada às temperaturas de até 80 e 100°C, respectivamente. Nos produtos extrusados à temperatura de até 95°C, a quantidade de vitamina E é de 95% da adicionada; e às temperaturas de até 110 e 125°C, é, respectivamente, de 92 e 88% da adicionada.

Vitamina K

A vitamina K está diretamente ligada a fatores anti-hemorrágicos, sendo um cofator fundamental para a ativação da coagulação sanguínea. Tem ainda papel na mineralização óssea, pois atua na síntese proteica de osteocalcina, fundamental para a formação da matriz óssea. Como visto, pode ser encontrada sob as formas de K_1 (filoquinona) e K_2 (menatetrenona), naturais, e K_3 (menadiona), sintética.

De maneira geral, a flora intestinal do cavalo sintetiza as quantidades diárias essenciais, não sendo necessária a suplementação extra de vitamina K em animais saudáveis, exceto como preventivo em casos de hemorragia intensa.

A vitamina K é expressa em mg/dia. Sua deficiência pode ocorrer em casos de hemorragia intensa, grave desequilíbrio da flora intestinal, em animais idosos ou no caso de intoxicações por dicumarol e derivados, presentes em raticidas e algumas drogas utilizadas no tratamento da doença do navicular, como a varfarina, que tem seu efeito potencializado em administração concomitante com fenilbutazona. Também ocorrem em terapias prolongadas com antibióticos ou sulfas, ou ainda pela ingestão de forrageiras mofadas.

Os efeitos da deficiência de vitamina K são: diminuição do tempo de coagulação, aumento de sangramento pós cirúrgico, epistaxe, hematomas subcutâneos, hemorragias articulares, sangramento renal e gastrintestinal e, eventualmente, hemorragia interna.

A intoxicação por vitamina K_3 pode ocorrer em doses de 8,8 mg/kg de peso vivo, observando-se depressão, cólica renal, micção dolorosa, hematuria e anorexia, podendo levar à morte.

Nos suplementos, pode ser adicionada sob a forma de bissulfito sódico de menadiona e bissulfito dimetilpirimidinólico de menadiona.

Coelho (1991) determinou que a quantidade de vitamina K nos alimentos pode ser perdida a uma taxa média de 17% ao mês, dependendo das condições de produção e armazenamento do produto. Em pré-misturas vitamínico-minerais, as perdas são de 3% em 1 semana, 11% em 1 mês e 25% aos 90 dias. Para produtos peletizados à temperatura de até 70°C, a quantidade de vitamina K é de 80% da adicionada; à temperatura de até 80°C, é de 72% da adicionada; à temperatura de até 100°C, é de 56% da adicionada. Nos produtos extrusados à temperatura de até 95°C, a quantidade de vitamina K é de 70% da adicionada; à temperatura de até 110°C, é de 55% da adicionada; à temperatura de até 125°C, é de 40% da adicionada.

Vitaminas hidrossolúveis

Incluem vitaminas C e as do complexo B (tiamina, riboflavina, piridoxina, cobalamina, niacina, ácido pantotênico, ácido fólico, biotina e colina).

Como o próprio nome indica, são solúveis em água. Sua composição química básica é carbono, hidrogênio e oxigênio, podendo ainda conter nitrogênio, enxofre ou cobalto. São transportadas pela via sanguínea e excretadas pelas fezes e pela urina. Em geral, não são armazenadas, não produzindo efeito tóxico cumulativo. São suscetíveis à destruição pela luz e pela temperatura.

Apesar de cada vitamina, em geral, compreender efeitos específicos, entre outras funções, todas elas exercem algum papel no metabolismo energético, como cofator enzimático, e a maioria atua na degradação e na síntese de lipídios, carboidratos e proteínas.

Comumente, equinos com um manejo correto, pouco sujeitos a estresse e em manutenção não necessitam de suplementação extra de vitaminas hidrossolúveis, pois o fígado é capaz de sintetizar a vitamina C necessária para o uso diário e a flora bacteriana provém as vitaminas do complexo B para atender à demanda do organismo. Entretanto, no sistema atual de criação e utilização do cavalo, a necessidade de suplementação exógena dessas vitaminas, via alimentação, deve ser considerada.

Os sintomas de deficiência e excesso das vitaminas do complexo B não são bem descritos no que diz respeito especificamente aos equinos; no entanto, são apresentados em relação a várias outras espécies, sendo o que ocorre com os ruminantes, sobretudo, a referência maior.

As necessidades das vitaminas hidrossolúveis são expressas em mg/dia ou ppm/dia em sua maior parte, mas podem ocorrer também em mcg/dia ou partes por bilhão (ppb)/dia, ou ainda em g/dia. A seguir, será indicado cada caso específico, e os valores das necessidades de todas se encontram nos Capítulos 15 a 19.

As reais necessidades de suplementação diária das vitaminas B_2, B_6, B_{12}, niacina, ácido pantotênico, biotina e colina, para os equinos em condições normais, não são bem estabelecidas, assim como as deficiências e os excessos, sendo extrapolados de relatos sobre outras espécies. Entretanto, sob condições de estresse intenso, dieta rica em energia de grãos ou óleos ou antibioticoterapia prolongada, pode ser interessante a suplementação dessas vitaminas.

Vitamina C ou ácido ascórbico

O ácido ascórbico é sintetizado no fígado dos animais a partir da glicose. Apesar de ser essencial para o organismo, não é necessária uma suplementação extra dessa vitamina, pois o equino, em condições normais, produz toda a quantidade necessária ao seu organismo.

A vitamina C é um antioxidante, protegendo lipídios, proteínas e as membranas dos efeitos tóxicos dos radicais livres. Regulariza a síntese óssea, estimulando a formação da matriz proteica e a síntese do colágeno. Auxilia na utilização do ácido fólico, da vitamina B_{12} e de outras vitaminas do complexo B, do colesterol e da glicose, além de potencializar a absorção do ferro. É um estimulante imunológico, atuando na ação dos leucócitos e na formação de anticorpos. É necessária para a síntese de norepinefrina, carnitina, tirosina e esteroides. Atua na hidroxilação do triptofano, da lisina e da prolina. Está intimamente ligada à vitamina A – uma deficiência desta causa uma deficiência de vitamina C –, assim como à vitamina E, protegendo-a da oxidação.

A oferta e a necessidade de vitamina C são expressas em g/dia. Alguns casos são tidos como de interesse para a suplementação com vitamina C, como: animais idosos, em situações de estresse, durante frio intenso, em potros com crescimento rápido, em animais de competição intensa ou em dieta pobre em energia dietética que não disponibilizariam glicose suficiente para a síntese de vitamina C em quantidades adequadas. Entretanto, os efeitos benéficos da administração extra não estão cientificamente comprovados.

Löscher *et al.* (1984), trabalhando com 29 equinos, compararam o nível plasmático de vitamina C após administração de 5 a 10 g via intravenosa (IV), intramuscular (IM), subcutânea (SC) e oral (VO), não observando diferença nos níveis pela VO, apenas pela IV. As vias IM e SC apresentaram reação local, com menor disponibilidade plasmática (82% e 61%, respectivamente).

Em estudo de 1987, Snow *et al.* observaram que uma única dose de 20 g VO de ácido ascórbico não apresentou qualquer efeito, porém, doses diárias de 4,5 g a 20 g por um mínimo de 20 dias apresentaram elevação da concentração plasmática de vitamina C.

Em outro estudo, Deaton *et al.* (2002) observaram que a adição de vitamina C aliada a outros nutrientes antioxidantes para evitar problemas de estresse oxidativo em animais saudáveis submetidos a exercício moderado não traz benefícios reais ao animal, exceto se a dieta for desequilibrada ou se o animal apresentar problemas prévios, ou ainda em exercícios muito intensos.

A deficiência de vitamina C pode levar a retardamento na cicatrização, ossos quebradiços, hemorragia e artrite; prejudica a formação óssea e a dentição; causa fadiga profunda, letargia e morte. Não foram relatados efeitos tóxicos do uso de vitamina C na dieta dos equinos em doses até 30 vezes a citada.

Para inclusão em suplemento, observou-se que o palmitato de ascorbilo apresenta melhores resultados para fornecimento VO (Snow e Frigg, 1989; 1990), devendo ser administrado por período mínimo de 15 dias, na quantidade de 47 g/dia.

Coelho (1991) determinou que a quantidade de vitamina C nos alimentos pode ser perdida a uma taxa média de 30% ao mês, se não for revestida com etilcelulose, ou a uma taxa de 7% se for revestida, dependendo das condições de produção e armazenamento do produto. Em pré-misturas vitamínico-minerais, as perdas são de 6% em 1 semana, 18% em 1 mês e 41% aos 90 dias. Para produtos peletizados à temperatura de até 70°C, a quantidade de vitamina C é de 65% da adicionada; à temperatura de até 80°C, é de 55%, e até 100°C, é de 35% da adicionada. Nos produtos extrusados à temperatura de até 95°C, a quantidade de vitamina C é de 57% da adicionada; até 110°C, é de 42%, e até 125°C, é de 25% da adicionada.

Vitamina B_1 ou tiamina

Também pode ser denominada aneurina, por causa da sua intensa ação no sistema nervoso em casos de neurite.

Atua no organismo principalmente sob a forma ativa cocarboxilase ou pirofosfato de tiamina. Nos alimentos naturais, tem boa estabilidade, mesmo sob temperaturas elevadas, mas é sensível à luz ultravioleta.

Está presente em alimentos como grãos de cereais e seus subprodutos, assim como na alfafa; porém a moagem dos cereais pode reduzir drasticamente sua disponibilidade para o equino. É produzida por algumas bactérias da flora digestiva dos equinos, sendo 25% absorvida no ceco e excretada via renal. A eficiência de sua absorção é reduzida quanto maior for a ingestão de tiamina pelo animal, demonstrando pouca vantagem em administrar doses elevadas. O excesso absorvido é rapidamente excretado pela urina, sendo difícil a ocorrência de toxicose por essa vitamina.

A vitamina B_1 atua no metabolismo dos carboidratos, agindo na oxidase do ácido alfacetoglutárico e do ácido pirúvico, originando a acetilcoenzima A (acetil-CoA) e a succinilcoenzima A (succinil-CoA); atua também no metabolismo dos lipídios, agindo como auxiliar na conversão de carboidratos em lipídios, e na formação da acetilcolina, tendo ação na transmissão do impulso nervoso. Age na quebra do piruvato, na qual, na ausência de cocarboxilase, ocorre aceleração de formação do ácido láctico. Apesar disso, não há evidências de que uma suplementação extra de tiamina auxilie no combate à fadiga.

Suas necessidades são expressas em mg/dia ou ppm/dia. Em dietas ricas em carboidratos, elevam-se as necessidades de tiamina.

Apesar de, em circunstâncias normais de manejo e dieta equilibrada, não ser necessária sua suplementação, equinos confinados e com dieta restrita parecem ter uma necessidade de suplementação, especialmente potros em crescimento e animais idosos.

As necessidades dessa vitamina podem ser maiores em casos de antibioticoterapia prolongada, com desequilíbrio da flora digestiva, ingestão reduzida de alimentos à base de fibras ou ingestão de alimentos de baixa qualidade, parasitismo intestinal, ingestão de plantas que contenham antagonistas da tiamina ou ingestão de coccidiostáticos, como o amprólio, comum em rações utilizadas na avicultura.

Sua deficiência causa anorexia, ataxia, tremores musculares, rigidez e hipotermia periférica transitória. Pode ainda causar retardo no crescimento, perda de peso e coprofagia.

Não foram descritos efeitos adversos por intoxicação com até 80 vezes a dose recomendada VO, porém, eventualmente, podem ser observados sinais de excitação transitórios com a administração injetável acima de 5 mg de cloridreto de tiamina/kg de peso.

Nos suplementos, pode ser adicionada sob a forma de mononitrato de tiamina ou cloridrato de tiamina, sendo o mononitrato mais estável, porém ambas as formas podem ser afetadas pela temperatura de processamento de rações.

Coelho (1991) determinou que a quantidade de vitamina B_1 nos alimentos pode ser perdida a uma taxa média de 11% ao mês na forma de cloridrato de B_1 e 5% na forma de mononitrato de B_1, dependendo das condições de produção e armazenamento do produto. Em pré-misturas vitamínico-minerais, as perdas são de 3% em 1 semana, 17% em 1 mês e 28% aos 90 dias. Para produtos peletizados à temperatura de até 70°C, a quantidade de vitamina B_1 é de 92% da adicionada; à temperatura de até 80°C, é de 87% da adicionada; à temperatura de até 100°C, é de 70% da adicionada. Nos produtos extrusados à temperatura de até 95°C, a quantidade de vitamina B_1 é de 89% da adicionada; à temperatura de até 110°C, é de 80% da adicionada; à temperatura de até 125°C, é de 66% da adicionada.

Vitamina B_2 ou riboflavina

Atua sob a forma ativa de flavoproteínas, especialmente no metabolismo energético. É encontrada nas forragens frescas e nas leveduras, sendo deficiente nos grãos de cereais. Nos equinos, é sintetizada com certa eficiência pela flora digestiva.

É uma vitamina resistente a temperaturas elevadas e à oxidação, mas é destruída pela luz.

A vitamina B_2 atua como cofator em reações de oxirredução. Na avitaminose de riboflavina, pode ocorrer redução da eficiência de disponibilidade de energia respiratória. Como cofator, atua ainda no metabolismo dos ácidos graxos, sendo suas necessidades elevadas em dietas ricas em gorduras. Ela também auxilia na síntese de hormônios da adrenal, sendo suas necessidades mais elevadas em situações de estresse.

Suas necessidades são expressas em mg/dia ou ppm/dia. Sua deficiência causa queda no aproveitamento alimentar e na taxa de crescimento, pelo áspero e seco, atrofia dos folículos pilosos e das glândulas sebáceas, dermatite, fraqueza muscular de membros posteriores, anemia, diarreia, anestro, morte embrionária precoce, hipoplasia testicular, esteatose hepática e problemas oculares como lacrimejamento excessivo, fotofobia e conjuntivite catarral. Por outro lado, não foram observados problemas por excesso de riboflavina em doses de até 20 vezes os níveis recomendados.

Coelho (1991) determinou que a quantidade de vitamina B_2 nos alimentos pode ser perdida a uma taxa média de 3% ao mês, dependendo das condições de produção e armazenamento do produto. Em pré-misturas vitamínico-minerais, não há perdas em 1 semana, mas são de 3% em 1 mês e 8% aos 90 dias. Para produtos peletizados à temperatura de até 70°C, a quantidade de vitamina B_2 é de 95% da adicionada; à temperatura de até 80°C, é de 93% da adicionada; e à temperatura de até 100°C, é de 84% da adicionada. Nos produtos extrusados à temperatura de até 95°C, a quantidade de vitamina B_2 é de 98% da adicionada; até 110°C, é de 94%, e à temperatura de até 125°C, é de 93% da adicionada.

Vitamina B_6 ou piridoxina

É encontrada no organismo animal principalmente nos músculos e no fígado. Nos alimentos, está presente sobretudo nas forragens verdes e nos grãos de cereais, podendo ocorrer perdas no processamento desses produtos.

No organismo dos equinos, é sintetizada pela flora digestiva do ceco e do cólon, mas é melhor absorvida no ceco. A piridoxina de origem alimentar é absorvida principalmente no ID, sendo pouco armazenada no organismo e excretada na urina. Após absorção, é convertida em fosfato de piridoxal, sendo necessárias as enzimas niacina e riboflavina para que essa reação ocorra.

A vitamina B_6 atua principalmente como coenzima em reações de síntese de aminoácidos. Tem íntima relação com o triptofano, em que a hipovitaminose eleva as necessidades de suplementação do aminoácido e da vitamina. Por atuar na biossíntese de coenzima A, age no metabolismo dos lipídios, sendo suas necessidades mais elevadas em dietas ricas em gordura; e tem ação na utilização do glicogênio, no metabolismo do ácido gama-aminobutírico (GABA) e na síntese de epinefrina e norepinefrina.

Suas necessidades são expressas em mg/dia ou ppm/dia. Nos suplementos, pode ser adicionada sob a forma de cloridrato de piridoxina.

De maneira geral, a carência de riboflavina é rara, sendo os sinais de deficiência os mesmos observados em outras espécies: redução da taxa de crescimento, fraqueza muscular, alopecia, dermatite descamativa, anemia hipocrômica microcítica e redução da imunidade.

As intoxicações são raras, podendo ser observadas em doses acima de 50 vezes a recomendada, com anorexia, incoordenação, ataxia e convulsão.

Coelho (1991) determinou que a quantidade de vitamina B_6 nos alimentos pode ser perdida a uma taxa média de 4% ao mês, dependendo das condições de produção e armazenamento do produto. Em pré-misturas vitamínico-minerais, as perdas são de 1% em 1 semana, 4% em 1 mês e 9% aos 90 dias. Para produtos peletizados à temperatura de até 70°C, a quantidade de vitamina B_6 é de 94% da adicionada; à temperatura de até 80°C, é de 92% da adicionada; à temperatura de até 100°C, é de 82% da adicionada. Nos produtos extrusados à temperatura de até 95°C, a quantidade de vitamina B_6 é de 93% da adicionada; à temperatura de até 110°C, é de 88% da adicionada; e à temperatura de até 125°C, é de 84% da adicionada.

Vitamina B_{12}, cianocobalamina ou cobalamina

É uma vitamina bastante complexa, constituída por carbono, hidrogênio, oxigênio, nitrogênio, fósforo e cobalto. É ausente nos alimentos vegetais, portanto sua fonte para os equinos é a síntese e a disponibilização via flora bacteriana presente no cólon, local onde ocorre sua absorção, sendo o cobalto um constituinte necessário para sua síntese. É transportada via sanguínea ligada a duas proteínas até o fígado, onde é estocada.

A absorção da vitamina B_{12} em quase todas as espécies é dependente de uma mucoproteína presente no suco gástrico, denominada "fator intrínseco", fato não confirmado nos equinos.

A vitamina B_{12} atua como cofator em diversas reações enzimáticas, estando intimamente ligada a outras vitaminas, como ácido fólico, ácido pantotênico e colina, e a aminoácidos, como a

metionina e a serina. Age também no metabolismo das proteínas, atuando na formação das bases pirimídicas e púricas dos nucleotídios, principalmente timina, sendo fundamental para a síntese de DNA. Atua no metabolismo dos carboidratos e dos lipídios, por isso, dietas ricas em grãos ou óleos podem elevar as necessidades dessa vitamina. É responsável pela entrada do folato nas células e é o cofator na formação da vitamina C. Tem ação ainda na hematopoese e no metabolismo das catecolaminas.

Suas necessidades são expressas em mcg/dia ou ppb/dia. Nos suplementos, pode ser adicionada sob a forma de cianocobalamina.

Não se constatou ainda nenhuma ocorrência clínica de deficiência de cobalamina em equinos, mas, em outras espécies, ela pode causar anemia e neuropatias, com incoordenação posterior, insuficiência reprodutiva, perda de apetite, queda na taxa de crescimento, pelo áspero e dermatite. Seus excessos são bem tolerados pelo equino em até 100 vezes a dose recomendada.

Existem evidências que sugerem uma suplementação em potros desmamados precocemente, potencialmente pela imaturidade de seu aparelho digestivo e provável menor atividade da flora cecal, assim como em animais em trabalho intenso, ou de qualquer outra categoria, que estejam recebendo uma dieta rica em grãos, que pode comprometer a integridade da flora digestiva, em todos os casos, diminuindo a disponibilidade de vitamina B_{12}. Casos de estresse grave ou antibioticoterapia prolongada também sugerem necessidade de suplementação.

Coelho (1991) determinou que a quantidade de vitamina B_{12} nos alimentos pode ser perdida a uma taxa média de 1,4% ao mês, dependendo das condições de produção e armazenamento do produto. Em pré-misturas vitamínico-minerais, não há perdas em 1 semana, mas são de 1% em 1 mês e 2% aos 90 dias. Para produtos peletizados à temperatura de até 70°C, a quantidade de vitamina B_{12} é de 99% da adicionada; à temperatura de até 80°C, é de 97% da adicionada; à temperatura de até 100°C, é de 95% da adicionada. Nos produtos extrusados à temperatura de até 95°C, a quantidade de vitamina B_{12} é de 97% da adicionada; à temperatura de até 110°C, é de 94% da adicionada; à temperatura de até 125°C, é de 91% da adicionada.

Niacina

Também denominada nicotinamida, ácido nicotínico ou vitamina PP, já tendo sido antes chamada vitamina B_5, é convertida no organismo na forma ativa nicotinamida, sendo encontrada nos grãos de cereais e seus subprodutos, em forrageiras folhosas e em alimentos ricos em proteína, além de ocorrer biossíntese endógena desde o triptofano, tendo as vitaminas B_1, B_2 e B_6 como cofatores. A biossíntese desde o triptofano pode ser afetada pela presença de elevados teores de leucina na dieta, assim como de piridoxina e de proteína total. Também é encontrada nas leveduras e sintetizada pela flora bacteriana do equino. Nos alimentos, é resistente às alterações ambientais de luminosidade, umidade, temperatura, pH e oxidação.

Atua principalmente no metabolismo de proteínas, carboidratos e lipídios, como constituinte das coenzimas I (NAD) e II (NADP), tendo ação essencial na disponibilização de energia para o organismo animal. É também importante no processo da respiração mitocondrial e atua como cofator para a síntese de rodopsina, metabólito utilizado no mecanismo da visão, oriundo do retinol e da vitamina A.

Suas necessidades são expressas em mg/dia ou ppm/dia. Sua deficiência pode causar perda de apetite, redução de crescimento, fraqueza muscular, pelame áspero, vômito e diarreia, dermatite descamativa, anemia, paralisia posterior, irritabilidade e emaciação.

Os efeitos da intoxicação podem ser vasodilatação, prurido, náuseas, vômitos, lesões cutâneas e intoxicação hepática, sendo que o equino tolera 100 vezes a dose recomendada.

Coelho (1991) determinou que a quantidade de niacina nos alimentos pode ser perdida a uma taxa média de 4,6% ao mês, dependendo das condições de produção e armazenamento do produto. Em pré-misturas vitamínico-minerais, as perdas são de 1% em 1 semana, de 6% em 1 mês e 10% aos 90 dias. Para produtos peletizados à temperatura de até 70°C, a quantidade de niacina é de 96% da adicionada; à temperatura de até 80°C, é de 94% da adicionada; à temperatura de até 100°C, é de 86% da adicionada. Nos produtos extrusados à temperatura de até 95°C, a quantidade de niacina é de 92% da adicionada; à temperatura de até 110°C, é de 87% da adicionada; à temperatura de até 125°C, é de 76% da adicionada.

Ácido pantotênico

Já foi chamado de vitamina B_3. É encontrado em grãos de cereais, leveduras e forrageiras, especialmente leguminosas, porém a forma química disponível naturalmente nos alimentos não é bem absorvida pelos animais, sendo sintetizada pela flora digestiva dos equinos.

O ácido pantotênico é absorvido por difusão pela mucosa intestinal e, nos tecidos, é conjugado a um nucleotídio e convertido em sua forma ativa, a coenzima A. Seu excesso é excretado na urina.

Está principalmente ligado à formação de acetil-CoA, atuando de modo ativo na formação e na disponibilização de energia para o organismo. No metabolismo dos lipídios, age na biossíntese dos ácidos graxos de cadeia longa e do colesterol. No metabolismo proteico, atua na formação de vários hormônios, incluindo os esteroides. No sistema nervoso, tem ação na transmissão do impulso nervoso ao ligar-se com a colina, formando a acetilcolina. Atua ainda na formação de mucopolissacarídios, como o ácido hialurônico, com ação no tecido conjuntivo e na cartilagem.

Suas necessidades são expressas em mg/dia ou ppm/dia. Nos suplementos, pode ser adicionada sob a forma de pantotenato de cálcio, sendo que a forma pantotenato de D-cálcio disponibiliza 92% da vitamina, e a forma pantotenato de DL-cálcio, 46%. Tem baixa tolerância à acidez e à umidade.

De suas deficiências, foram observados: retardamento no crescimento, dermatite, pelame áspero, neurite, úlceras gastrintestinais, com vômitos e diarreia, e mau desempenho reprodutivo e do sistema imune. Não foram observados efeitos tóxicos em doses de até 100 vezes a recomendada.

Coelho (1991) determinou que a quantidade de pantotenato de cálcio nos alimentos pode ser perdida a uma taxa média de 2,4% ao mês, dependendo das condições de produção e armazenamento do produto. Em pré-misturas vitamínico-minerais, não há perdas em 1 semana, mas esta é de 1% em 1 mês e 4% aos 90 dias. Para produtos peletizados à temperatura de até 70°C, a quantidade de pantotenato de cálcio é de 95% da adicionada; e às temperaturas de até 80 e 100°C, é de 93 e 84% da adicionada, respectivamente. Nos produtos extrusados à temperatura de até 95°C, a quantidade de pantotenato de cálcio é de 94% da adicionada; até 110°C, é de 89%, e até 125°C, é de 85% da adicionada.

Ácido fólico ou folacina

Também denominado vitamina B_9 ou ácido pteroilglutâmico, pois contém em sua composição uma ou mais moléculas de ácido glutâmico. É encontrado em vegetais verdes e sintetizado pela flora digestiva dos equinos no ceco e no cólon, e está presente em pouca quantidade nos fenos e grãos de cereais. É estocada no fígado e excretada nas fezes, via bile.

Está intimamente ligada com reações de compostos monocarbonados, sendo responsável pela síntese de diversos aminoácidos, como serina, glicina, histidina e metionina, além da vitamina colina. Atua na formação de ácidos nucleicos, por meio da síntese de bases purínicas como a timina, e estimula a hematopoese.

Suas necessidades são expressas em mg/dia ou ppm/dia. As reais necessidades de sua suplementação diária para o equino, em condições normais, também não são bem estabelecidas, assim como as deficiências e os excessos, sendo extrapolados de relatos de outras espécies. Contudo, sob condições de estresse intenso, dieta rica em grãos, pobre em forragens verdes, ou antibioticoterapia prolongada, pode ser interessante a sua suplementação.

As deficiências de ácido fólico prejudicam a síntese de DNA na formação celular, como da medula óssea e linfócitos, além de provocarem leucopenia, aumento do volume corpuscular médio (VCM) de eritrócitos, anemia normocrômica macrocítica, diminuição da taxa de crescimento e diarreia. Não foram notados efeitos tóxicos em doses de até 100 vezes a recomendada.

Também segundo Coelho (1991), a quantidade de ácido fólico nos alimentos pode ser perdida a uma taxa média de 5,0% ao mês, dependendo das condições de produção e armazenamento do produto. Em pré-misturas vitamínico-minerais, as perdas são de 2% em 1 semana, de 6% em 1 mês e de 10% aos 90 dias. Para produtos peletizados à temperatura de até 70°C, a quantidade de ácido fólico é de 95% da adicionada; à temperatura de até 80°C, é de 93% da adicionada; e até 100°C, é de 84% da adicionada. Nos produtos extrusados à temperatura de até 95°C, a quantidade de ácido fólico é de 93% da adicionada; de até 110°C, é de 88% da adicionada; e à temperatura de até 125°C, é de 76% da adicionada.

Biotina

Também denominada vitamina H, é uma vitamina sulfurada, encontrada em muitos tecidos vegetais e animais, e absorvida no ID. Também é encontrada em grãos de cereais, sendo bem absorvida quando oriunda da soja, do milho e de leveduras, muito pouco quando oriunda da aveia, e quase nada quando de grãos de trigo, cevada, arroz e sorgo. É sintetizada pela flora bacteriana cecal, onde é absorvida. A absorção via exógena ocorre no ID, sendo pouco estocada no organismo, e excretada na urina.

Atua principalmente em reações de carboxilação na degradação de aminoácidos como leucina e isoleucina, e também com a acetil-CoA para a formação de ácidos graxos. No metabolismo proteico, age na síntese de albumina sérica, citrulina e queratina. Melhora a velocidade de crescimento dos cascos, atuando junto com aminoácidos sulfurados, como metionina e cisteína, com zinco e cobre.

Suas necessidades são expressas em mg/dia ou ppm/dia. No caso de patologias do casco, em que foram observados efeitos benéficos da suplementação com biotina, esta deve ser feita em uma dosagem mínima de 15 a 20 mg/dia, por um período de 5 a 7 meses, havendo relatos da necessidade de até 3 anos de fornecimento. O tratamento só pode ser interrompido após o crescimento completo do casco, sob risco de não se observar os efeitos favoráveis da suplementação.

A deficiência de biotina diminui a taxa de crescimento e causa dermatose não pruriginosa descamativa, fraqueza, depressão, queda do desempenho reprodutivo, diarreia, anorexia, perda de peso, cascos moles e anemia; mas não se descreveram sintomas por excessos de biotina nos equinos.

Coelho (1991) determinou que a quantidade de biotina nos alimentos pode ser perdida a uma taxa média de 4,4% ao mês, dependendo das condições de produção e armazenamento do produto. Em pré-misturas vitamínico-minerais, as perdas são de 1% em 1 semana, de 5% em 1 mês e 8% aos 90 dias. Para produtos peletizados à temperatura de até 70°C, a quantidade de biotina é de 95% da adicionada; à temperatura de até 80°C, é de 93%, e à temperatura de até 100°C, é de 84% da adicionada. Nos produtos extrusados à temperatura de até 95°C, a quantidade de biotina é de 93% da adicionada; à temperatura de até 110°C, é de 88% da adicionada; à temperatura de até 125°C, é de 76% da adicionada.

Colina

Apesar de estar listada como uma vitamina do complexo B, muitos autores não a consideram verdadeiramente uma vitamina, pois é sintetizada no fígado, com a metionina, em quantidades adequadas para atender às necessidades do animal em condições normais e em manutenção. Além disso, a flora digestiva também a sintetiza e a disponibiliza para o equino.

Participa da transmissão do impulso nervoso, como componente da acetilcolina. Como componente da betaína, atua na formação da creatina com a metionina. Como componente da lecitina, entra na formação das membranas celulares e das lipoproteínas, responsáveis pela utilização do lipídio disponível nos tecidos. Tem atividade lipotrópica, protegendo o fígado do acúmulo de gordura.

Suas necessidades são expressas em mg/dia ou ppm/dia. Nos suplementos, pode ser adicionada sob a forma de cloridrato de colina, sendo bastante sensível à umidade.

As deficiências de colina podem ser observadas pelo desenvolvimento de um fígado gorduroso, podendo levar a cirrose hepática, atrofia do timo, diminuição da taxa de crescimento, queda na taxa de reprodução e lesões renais hemorrágicas. Já o excesso, que pode ocorrer com apenas três vezes a dose recomendada, pode levar a anemia hipercrômica e diminuição da taxa de crescimento.

Coelho (1991) determinou que a quantidade de colina nos alimentos pode ser perdida a uma taxa média de 1% ao mês, dependendo das condições de produção e armazenamento do produto. Em pré-misturas vitamínico-minerais, não há perdas em 1 semana, mas a perda é de 1% em 1 mês e 3% aos 90 dias. Para produtos peletizados à temperatura de até 70°C, a quantidade de colina é de 99% da adicionada; à temperatura de até 80°C, é de 98% da adicionada; à temperatura de até 100°C, é de 96% da adicionada. Nos produtos extrusados à temperatura de até 95°C, a quantidade de colina é de 99% da adicionada; à temperatura de até 110°C, é de 97% da adicionada; à temperatura de até 125°C, é de 96% da adicionada.

9 Alimentos para Equinos

André G. Cintra

Introdução

Alimento pode ser genericamente definido como um componente da dieta que contém nutrientes para satisfazer as necessidades diárias de um organismo. Entretanto, não existem na natureza alimentos completos, que contenham todos os nutrientes necessários ao funcionamento do organismo de maneira completa e equilibrada, sendo necessária uma composição de diversas matérias-primas para compor uma alimentação de melhor qualidade e com quantidade adequada de nutrientes para a demanda nutricional.

Um alimento isolado, como trigo, aveia ou milho, contém um valor nutricional. Entretanto, ao se misturar de maneira adequada esses alimentos, tal valor nutricional se altera. Esse é o conceito de valor biológico de um alimento, isto é, o quanto de nutrientes ele tem e com qual qualidade ele é disponibilizado ao animal. O trigo sozinho oferece determinada quantidade e qualidade de proteína, energia, vitaminas e minerais; ao se misturar o trigo com aveia e soja, por exemplo, esses valores nutricionais qualitativos são alterados, pois os aminoácidos que compõem a proteína do trigo não são necessariamente os mesmos que compõem a proteína da soja ou da aveia (ver item Proteínas de segunda classe no Capítulo 6), assim como os carboidratos e os lipídios. Portanto, ao se fazer um *mix* com esses alimentos, obtém-se um quarto tipo de alimento de qualidade diferenciada. Esse é o objetivo de uma ração concentrada.

Os animais ingerem alimentos para satisfazer suas necessidades nutricionais, e a ingestão é condicionada a diversos fatores, principalmente necessidade energética no que se refere aos nutrientes, mas, fisiologicamente, está condicionada pelo volume ingerido, sendo a capacidade do aparelho digestivo fator limitante para a quantidade de alimento a ser consumida.

No caso dos equinos, há um limite gástrico de capacidade total, que gira em torno de 12 ℓ para um equino de 500 kg de peso vivo (PV), o que limita a ingestão a uma única refeição de grande quantidade de alimento. Esse limite é especialmente observado no caso de alimentos concentrados, à base de grãos, cuja digestão principal é enzimática, ocorrendo no estômago e no intestino delgado (ID), e deve ser de 0,4 a 0,5% do peso do animal por refeição (2 a 2,5 kg/refeição para um equino de 500 kg de peso), evitando-se assim sobrecargas que possam levar a quadros de cólica. Deve-se ressaltar que, quanto menor a quantidade de alimento ofertada por refeição, mais eficiente é o processo digestivo, pois a ação dos sucos digestivos fica mais concentrada em uma porção menor, assim como mais eficiente será quanto melhor for a qualidade do alimento ofertado.

Como o alimento volumoso contém maior quantidade de fibra, que estimula o movimento peristáltico, ele fica pouco tempo dentro do estômago, sendo sua quantidade ingerida pouco limitada pelo tamanho do estômago; além disso, apesar de sofrer efeito da digestão no estômago e no ID, a maior parte do processo digestivo ocorrerá no intestino grosso (IG), pela flora digestiva, o que possibilita ao equino ingerir o alimento volumoso por um período longo, em geral ao redor de 13 a 16 h por dia quando em liberdade.

A quantidade e o tempo de ingestão do volumoso dependem da qualidade, da disponibilidade e do modo de se ofertar o alimento, podendo variar de 1,4 a 3% de seu PV, também levando em conta a categoria do animal (manutenção, reprodução, crescimento ou trabalho). Segundo Wolter (1994), esse tempo é dividido em três a cinco sequências diárias de 2 a 3 horas cada uma, entre os períodos diurno e noturno. O ritmo e a frequência são dados pelo animal dominante, sendo em média de 20 a 50% do tempo de pastejo realizado no período noturno, dependendo das condições climáticas (em regiões de clima mais quente, pode haver maior predominância de pastejo noturno, em vez de diurno).

Além disso, a qualidade do volumoso afeta drasticamente a qualidade e a quantidade de nutrientes disponíveis para o animal. Volumosos de baixa qualidade, representados especialmente por alimentos fibrosos, seja por idade avançada, seja por espécie não adequada ao equino, em geral aceleram o movimento peristáltico, diminuindo o tempo de permanência do alimento no tubo digestivo, comprometendo a quebra dos nutrientes pelas enzimas digestivas e pela flora intestinal e diminuindo, assim, a absorção dos nutrientes essenciais à manutenção da vida e à produção animal.

Broom e Fraser (2010) destacam que o período de pastejo preferencial dos equinos é o diurno, exceto quando as temperaturas são tão elevadas que se tornam problemáticas para o pastejo ativo. O início do comportamento alimentar é afetado por fatores sociais e pelos ritmos diurnos, porém, estímulos do estado corporal têm grande importância, pois a taxa de ingestão limita o consumo de alimento, conforme disponibilidade de água, qualidade do alimento, habilidades físicas de preensão do alimento pelo animal etc. Cavalos têm o hábito de pastejar enquanto se movimentam, podendo empregar 2 a 3 h/dia em deslocamento de pastejo, percorrendo de 3 a 10 km/dia.

Para os potros, a alimentação básica é leite nas primeiras semanas de vida. Eles mamam em um intervalo médio de 21 min, espaçando esse tempo conforme ficam mais velhos, mas não ultrapassando, 1 hora entre mamadas. Aos 3 meses de idade, já gastam 15 min por hora em pastejo. Em estudo de 1985, Crowell-Davis *et al.* observaram que potros de até 21 semanas de idade gastam em média 47% (41 a 53%) de seu tempo alimentando-se, especialmente durante à noite e a madrugada. Iniciam o hábito de pastejo das mesmas fontes dos adultos, como gramíneas, a partir do 1º dia de vida, e conforme vão envelhecendo buscam suas próprias fontes de alimento. As éguas utilizam cerca de 70% de seu tempo em pastejo; no verão, a porcentagem é menor (57%) e ocorrem picos de repouso maior nas horas quentes da manhã e da tarde, quando descansam em estação, em áreas com sombra ou vento. Em geral, os potros aprendem de modo mais eficiente quando e como pastar com suas mães, já que essas já desenvolveram a melhor relação alimentação/repouso de acordo com o ambiente e as influências sociais do rebanho.

Sá Neto *et al.* (2008) observaram que, quando os potros ficam confinados no período noturno, mesmo com concentrado e feno não limitados, pastejam mais tempo no período da tarde em comparação com potros que permaneçam soltos o tempo todo, reforçando a importância do hábito de pastejo em liberdade dos equinos.

Esse período é válido quando o animal está em liberdade e consumindo pastagem de boa qualidade; se a ingestão for de feno ou mesmo capim picado, e com o animal confinado, o período de ingestão tende a ser menor, o que pode não ser bom para o cavalo, acarretando distúrbios comportamentais.

No que se refere aos alimentos, o que mais limita a ingestão é o teor de celulose: quanto maior o teor de celulose (e lignina), menor será a quantidade de nutrientes disponíveis para o animal. Isto é, o valor energético e nutricional de um alimento é inversamente proporcional ao teor de fibras.

No entanto, apesar de o fator satisfação ser um determinante matemático no consumo de alimentos, deve-se levar em conta os hábitos dos equinos, estabelecidos em seus milhões de anos de evolução, para que se possa efetivamente saber o que se pode e quanto se deve ofertar de alimento ao cavalo.

É relativamente fácil, atualmente, prover ao equino de qualquer categoria alimentos que atendam a sua demanda nutricional matemática com pequena quantidade de alimento, por exemplo, com uma ração concentrada de alta energia e proteína e equilibrada em vitaminas e minerais. Ao observar as tabelas de requerimentos nutricionais e elaborar uma dieta com determinadas rações, nota-se que o balanço nutricional, isto é, de quanto o animal necessita e quanto lhe é oferecido, pode ser igual a zero, ou seja, tudo que é necessário é ofertado apenas por essas rações. Contudo, ao escolher o alimento para o equino, é imprescindível levar em consideração os hábitos nutricionais do animal: por quase 60 milhões de anos de evolução, ele se habituou a ter disponível alimentação diversificada e de baixa qualidade por porção, no geral forrageiras de baixo valor nutricional, por isso sempre necessitou de grandes quantidades para atender a sua demanda. Assim, o aparelho digestivo e a neurofisiologia do equino adaptaram-se da maneira mais eficiente possível para conseguir suprir sua grande demanda de uma alimentação em geral não muito rica em nutrientes. O modo mais eficiente é pela simbiose com a flora digestiva, fundamental para a sobrevivência do equino, que se alimenta de celulose, devendo ser esta, ainda hoje, a base de sua alimentação, por meio dos volumosos. Se for limitada em demasia a oferta de volumoso ao cavalo, como é comumente feito para a prática de alguns esportes, também são afetadas a quantidade e a qualidade da flora digestiva, responsável pela disponibilidade de diversos nutrientes essenciais ao animal e, principalmente, pelo equilíbrio do organismo.

Depois de atendida essa demanda de alimento forrageiro volumoso, que deve compor pelo menos 50% da dieta do equino, ou ainda no mínimo 1% de seu PV, em relação à matéria seca (MS), é que se pode ofertar um alimento mais concentrado, rico em todos os nutrientes, de maneira a atender às necessidades do animal qualquer que seja a sua categoria.

Classificação dos alimentos

Os alimentos podem ser classificados de duas maneiras: para a indústria de alimentação animal e segundo a literatura.

Classificação para a indústria de alimentação animal

Os alimentos disponíveis são parametrizados para a fabricação de rações e suplementos para animais, e são qualificados em:

- Ingredientes de origem vegetal: para os equinos, incluem alfafa, algaroba, algodão, amendoim, arroz, aveia, beterraba, cana-de-açúcar, canola, centeio, cevada, *coast-cross*, girassol, leveduras, linhaça, mandioca, milheto, milho, polpa cítrica, soja, sorgo e trigo (foram citados aqui apenas os utilizados na formulação de alimentos para equinos, de modo geral)
- Ingredientes de origem animal: para equinos, não são comumente utilizados, exceto, eventualmente, leite em pó, por isso não são discutidos neste livro
- Óleos de origem vegetal: arroz, linhaça, palma, soja, milho, canola, coco
- Óleos e gorduras de origem animal (para equinos, também não são comumente utilizados)
- Aminoácidos: L-lisina, DL-metionina, L-treonina, L-triptofano
- Minerais: cálcio, cobalto, cobre, enxofre, fósforo, iodo, magnésio, manganês, potássio, sal, selênio, zinco, minerais orgânicos
- Vitaminas: A, D_3, E, K_3, B_1, B_2, B_6, B_{12}, niacina, pantotenato de cálcio (fonte de ácido pantotênico), ácido fólico, vitamina H (ou biotina), colina, vitamina C
- Fonte de nitrogênio não proteico: ureia (não comumente utilizada para equinos)
- Veículo inerte: caulim.

Classificação segundo a literatura

Baseando-se em Andriguetto (1986), os alimentos podem ser classificados de acordo com os tópicos a seguir.

> **Alimentos volumosos (não concentrados).** São todos os alimentos de baixo valor energético, principalmente em virtude de seu elevado teor de fibra bruta (FB) ou água. Todos os alimentos com mais de 18% de FB são considerados volumosos. Podem ser forragens aquosas (silagem, pastagem, capineira) ou forragens secas (fenos, palhas, cascas etc.). A fibra do alimento limita seu valor energético, pois os monogástricos não contêm enzimas capazes de hidrolisá-las, sendo que a fibra funciona como auxiliar na formação do bolo fecal, tornando possível seu trânsito pelo intestino (função vital para o bem-estar do animal), e, nos herbívoros, essa celulose irá ser parcialmente aproveitada pela flora digestiva, disponibilizando ácidos graxos, algumas vitaminas e alguns aminoácidos ao animal.

> **Alimentos concentrados.** São todos os alimentos com alto valor de energia, por causa do elevado teor de amido e gorduras e do baixo teor de fibras. São utilizados em uma mistura que deve ser equilibrada para se compor a ração concentrada que irá fazer parte da dieta do equino, não devendo ultrapassar 50% da dieta total do animal e 0,5% do peso do animal por refeição. Os alimentos concentrados podem ser denominados:

- Alimentos básicos: alimentos com menos de 16% de proteína bruta (PB). Compreendem principalmente os grãos de cereais
- Suplementos proteicos: alimentos com mais de 20% de PB. Podem ser de origem vegetal ou animal
- Outros alimentos e aditivos: outros alimentos são vitaminas e complexos vitamínicos, minerais, aminoácidos, leveduras, óleos etc. Os aditivos são substâncias utilizadas para melhorar a qualidade do produto, como corantes, palatabilizantes, aromatizantes, antifúngicos, antioxidantes etc.

Os alimentos concentrados adaptam-se perfeitamente aos monogástricos como complementos de uma dieta equilibrada. Seus valores de nutrientes podem variar conforme o tipo de solo, a fertilização, as condições climáticas, as variedades, os processamentos industriais etc.

Alimentos volumosos

Os equinos têm alta capacidade adaptativa às mais diversas variedades e tipos de volumosos.

Cavalos que evoluíram em regiões com pouca qualidade e variedade de volumosos, por exemplo, podem se adaptar à ingestão de alimentos lenhosos, de baixa qualidade nutritiva. Do mesmo modo, os cavalos Pantaneiros, criados na região do Pantanal mato-grossense, por exemplo, se adaptaram à ingestão de ervas submersas, desenvolvendo a capacidade de capturar e aproveitar os alimentos que ficam boa parte do ano embaixo da água; assim como os cavalos lavradeiros de Roraima, criados a campo em uma região com grandes alternâncias climáticas, que em determinadas épocas do ano têm sua alimentação rarefeita e ainda assim sobrevivem há mais de 300 anos.

A adaptação acontece com gerações e gerações de animais vivendo na mesma região, tendo que se alimentar, para sobreviver, daquilo que há disponível no local. Um cavalo adaptado, portanto, irá aproveitar bem os nutrientes se lhe for oferecida grande variedade de alimento volumoso.

Entretanto, esses casos não são os mais comuns para a grande maioria dos equinos no Brasil, e animais não adaptados a eles podem sofrer complicações quando submetidos a essas condições nutricionais. Além disso, as criações de equinos nos dias de hoje exigem animais de grande porte, valorizando, por exemplo, um potro com crescimento diferenciado, grande massa muscular, elevado potencial para salto, resistência, beleza etc., o que obriga a oferecer aos animais alimentos de qualidade superior, pois somente assim tais exigências serão cumpridas. Quanto maior a especialização genética, maior será a exigência nutricional.

Claro que, se forem ofertados alimentos "comuns", sem grandes diferenciais, o animal irá sobreviver e gerar potros, porém esses potros terão padrão de estatura e desenvolvimento inferiores àqueles que recebem um alimento diferenciado; assim como um cavalo de esporte poderá realizar uma prova, porém dificilmente terá destaque entre outros alimentados adequadamente.

Portanto, os cavalos não devem ser alimentados de qualquer modo; deve-se procurar oferecer-lhes uma alimentação diferenciada composta também de alimento volumoso de qualidade superior.

Os alimentos volumosos incluem forragens aquosas e forragens secas.

Forragens aquosas

As forragens aquosas podem ser de vários tipos: pastagens, capineiras, silagem, silagem pré-secada (*haylage*) ou pré-secado.

Pastagem

É a forrageira *in natura* que o animal irá consumir diretamente do solo. A pastagem já foi considerada o modo mais barato de fornecer alimento para o equino, pois é ele próprio que coleta o necessário para se alimentar. Entretanto, por causa do elevado custo da terra em muitas regiões do Brasil, esse conceito não tem se mostrado mais tão verdadeiro.

Existem dois tipos básicos de pastagem: nativa e cultivada. A pastagem nativa é formada por plantas nativas ou adaptadas à região, distribuídas naturalmente, sem nenhuma preocupação com tratos culturais nem produtividade. Tem qualidade nutricional inferior por área, menor produção de massa seca e ciclo mais curto. Por outro lado, muitas pastagens nativas têm grande diversidade, como as naturais dos pampas gaúchos, o que pode elevar sua qualidade nutricional se for feito algum trato cultural (adubação, subsolagem, irrigação etc.). Já a pastagem cultivada é aquela para cuja formação o homem contribuiu diretamente, havendo investimento em tratos culturais, produtividade e produção adequada de massa seca, tendo, se bem implantada e manejada, um ciclo mais longo, que atende melhor às necessidades do animal (no Capítulo 10, estão descritas as gramíneas mais comuns utilizadas, com algumas de suas características e, no Capítulo 11, encontram-se algumas dicas de como implementar uma boa pastagem).

Há grandes vantagens em o próprio animal coletar o que come: economia de mão de obra, equipamento, armazenamento etc. Todavia, em razão do hábito natural dos equinos de se alimentarem em movimento, pisoteando mais intensamente o solo, o uso de outros tipos de volumoso, descritos mais adiante, pode ser mais interessante. Além disso, esse tipo de coleta e seu sistema digestório de preensão do alimento com os dentes fazem com que pastejem rente ao solo, tendo ainda preferência por rebrotas do capim, que são mais tenras e saborosas, impedindo, assim, o crescimento homogêneo do capim quando em pastejo intensivo e diminuindo a vida útil da pastagem. Desse modo, o manejo de pastejo dos equinos deve incluir a rotação de pastagem para melhor permanência de alimento de qualidade.

Deve-se ter muita atenção ao porte do capim quando da colocação do animal no piquete, pois, diferentemente do gado bovino, os equinos não ingerem nem aproveitam bem capins grosseiros, com talos grossos e elevado teor de celulose. Se passar demais o ponto ideal de crescimento do capim, é bem possível que o cavalo não o ingira nem o aproveite adequadamente.

De maneira geral, um equino em manutenção consome 1,4% de seu PV em matéria seca (MS) de alimento, isto é, um equino de 500 kg necessita de 7 kg de MS de alimento, o que equivale a 21 kg de capim fresco por dia, aproximadamente. Assim, pode-se estimar o quanto de pastagem por ano deve-se ter disponível para o animal em termos de área, desde que se tenha espaço suficiente para ele caminhar, hábito comum a todos os equinos.

O quanto ele percorre depende também da qualidade e da disponibilidade do volumoso. De maneira geral, estima-se que um animal em manutenção necessite de 0,5 a 0,6 hectare (ha) de pastagem por ano para atender a sua demanda, dependendo do seu porte e do tipo de pastagem. Para cavalos de tração e acima de 650 kg de peso, estima-se de 0,7 a 0,8 ha de pastagem por ano.

Sistema de pastejo

Os principais objetivos do manejo adequado da pastagem, segundo Pupo (1985), são:

- Proporcionar alimentação mais regular e nutritiva durante o ano todo
- Elevar o rendimento forrageiro por unidade de área
- Reduzir a degradação do solo
- Conservar a fertilização do solo.

Para equinos, em geral, é possível considerar três tipos de sistema de pastejo, que permitem manejar as pastagens e obter delas o máximo de produtividade, sendo que a maneira de uso de cada pastagem deve ser adaptada conforme a estação do ano, o índice pluviométrico e a condição geral da pastagem. Os sistemas de pastejo podem, então, ser divididos em:

> **Pastejo contínuo.** Infelizmente, o mais utilizado, porque degrada o solo com intenso pisoteio e pior aproveitamento da pastagem. Nesse sistema, existe apenas uma área em que os animais permanecem durante o ano todo, o que não possibilita o crescimento homogêneo das plantas em consequência do hábito de pastejo do equino, conforme já explicado anteriormente, além de não possibilitar a recuperação das plantas, deteriorando rapidamente a área em poucos anos.

> **Pastejo alternado.** Neste tipo de manejo, há duas áreas de uso alternado, sendo que uma permanece em uso e a outra em descanso. Possibilita a recuperação parcial do solo e das plantas. Melhor que o contínuo, mas ainda ineficiente em produtividade.

> **Pastejo rotativo.** O uso das pastagens é mais intenso, mas ao mesmo tempo possibilita descanso e recuperação delas, pois o animal permanece por um período que varia de 3 a 7 dias, retornando após 30 a 35 dias, na estação das águas, dependendo do tipo de forrageira utilizado como pastagem. O ideal nesse sistema é que, quando o animal sai do piquete, este seja roçado para homogeneização da área, de modo que todas as plantas sempre tenham o mesmo porte e valor nutricional, e que se faça adubação de cobertura uma ou duas vezes por ano. Além disso, o uso da roçadeira espalha as fezes do animal, que ficam concentradas em diversas áreas do piquete onde o animal não pasteja, sendo facilmente identificadas pelo alto porte da cultura no local.

Capineira

Trata-se de outro tipo de fornecimento da forrageira *in natura*, mas aqui o animal não se alimenta coletando-a diretamente. O capim, normalmente um capim-elefante, napier ou colonião, ou mesmo o *coast-cross*, é cultivado para o corte, que ocorre somente no momento do fornecimento ao cavalo. Como as pastagens, a capineira deve ser tratada como cultura, com análise de solo e correção sempre que necessário.

Um bom manejo de capineira deve possibilitar que, praticamente toda semana, o cavalo receba alimento de qualidade. Infelizmente, no Brasil, dois erros são frequentemente cometidos pelos criadores: o primeiro e mais comum é o plantio da capineira realizado de uma vez em toda a área destinada para tal, o que faz com que, em determinada época, o animal receba alimento no ponto correto de corte, mas depois receba apenas capim passado do ponto; o segundo erro é que, em muitos locais, a capineira é limitada como área de reserva, sendo facilmente encontradas capineiras de capim-elefante com mais de 3, chegando até 5 metros de altura, o que faz com que a qualidade nutritiva caia rapidamente, além de favorecer a ocorrência de cólicas por excesso de forragem grosseira.

Ambos os problemas podem ser resolvidos com o dimensionamento adequado da capineira, com área que atenda à demanda e, principalmente, com plantio semanal da capineira, em geral, dividindo a área em cinco partes iguais e realizando o plantio em 5 semanas consecutivas (1 vez/semana). Isso faz com que o capim esteja no ponto correto de corte toda semana, e a diferença entre o capim durante o mês inteiro seja minimizada, podendo-se oferecer sempre volumoso de qualidade ao animal.

Na rotina diária, também se deve ter cuidado no horário do corte. O ideal é que a capineira seja cortada e fornecida no mesmo dia, no momento mais próximo possível da retirada da área de plantio para o máximo aproveitamento e a minimização de problemas para o animal. Se necessário, deve-se deixá-la em algum local abrigado de sol e chuva e bem ventilado por algumas horas até o momento do fornecimento. É comum, em muitas propriedades, para otimizar o uso da mão de obra, o corte do capim em dias alternados, porém isso pode trazer problemas: em capineiras além de seu ponto de corte, o capim ficará mais seco e grosseiro, com teores de lignina elevados que podem levar a quadros de cólica; em capineiras novas, com teores elevados de água, quando deixadas cortadas e amontoadas em temperaturas altas, inicia-se o processo de fermentação com produção de fungos e ácidos que podem favorecer o aparecimento de cólicas e intoxicações no animal.

Em geral, os capins destinados à capineira são os de porte elevado, como capim-elefante (*Panicum spp.*, p. ex., colonião, ou *Pennisetum spp.*, p. ex., napier), por produzirem mais massa seca por área, imaginando-se assim que se terá mais alimento disponível para o animal. A produção de massa muito mais elevada dos capins-elefantes ocorre quando estes ultrapassam o ponto de corte ideal para equinos, portanto, quando têm nível nutricional mais baixo. O problema aqui é a qualidade desse capim, que é inferior aos capins mais indicados para equinos, como as gramas bermudas (*Cynodon spp.*, p. ex., *coast-cross*, *tifton* etc.). Como o que interessa ao animal não é somente a quantidade, mas também a qualidade da alimentação, se for ofertado capim de qualidade inferior, a complementação com ração concentrada deve ser superior em qualidade e quantidade. Isto é, deve-se ofertar ração com melhores nutrientes (mais cara) e, em geral, em maior quantidade, gastando-se mais com o animal. Se forem utilizados capins de melhor qualidade, pode-se eventualmente diminuir a quantidade de uma ração de boa qualidade, minimizando os riscos de cólicas e reduzindo-se os custos. Claro que se pode utilizar os capins-elefantes como capineira, lembrando que devem ser muito bem manuseados para serem adequados à nutrição dos equinos. Enfim, deve-se escolher com muito critério o tipo de capim que irá compor a capineira (ver Capítulos 10 e 11, sobre descrição das gramíneas e dicas de como implantar uma boa capineira, respectivamente).

A maneira mais corriqueira de se fornecer o volumoso das capineiras, especialmente as originárias de capim de porte mais elevado, como o capim-elefante, é passando-o por uma máquina picadeira, pois assim o cavalo consome mais. O ideal, no entanto, é que o alimento da capineira seja cortado e fornecido inteiro ao animal, pois isso estimula mais a mastigação e a salivação, fundamentais para o bom processo digestivo. Mas, se for imprescindível passar o capim pela picadeira, o correto é que a máquina seja regulada para picá-lo em pedaços maiores, de preferência acima de 8 cm de comprimento, e não triturá-lo em pedaços muito pequenos. Assim, o cavalo apenas irá ingerir a porção do capim que lhe é saudável, descartando os talos grosseiros e secos que podem provocar quadros de cólicas.

Outro tipo de manejo comum, especialmente quando se trata de reserva de capineira para o inverno e o capim passa do ponto de corte, é colocar um pouco de farelo de trigo por cima, pois, caso contrário, o cavalo não irá comer o volumoso. Se o cavalo não quer comer o volumoso, ele está indicando que aquilo não serve de alimento para ele e pode lhe causar problemas. Deve-se saber interpretar esses avisos que os cavalos nos dão a respeito de alimentos que potencialmente possam lhes fazer mal.

Segundo Peixoto (1992, *apud* Lopes, 2004), há diversas vantagens e desvantagens no uso de capineiras.

Vantagens:

- Há melhor produção de forragem por área quando comparada com a pastagem, onde existem áreas em que o animal não consome por contaminação com fezes, urina e sobras de macegas que o animal deixa de ingerir
- Possibilita o uso de áreas de difícil acesso para o pastejo direto
- Torna possível o uso de forragem verde de maneira uniforme
- Possibilita o uso de forragem verde e tenra, de maior valor nutritivo, por períodos mais prolongados, por meio de cortes sucessivos
- Torna possível o uso da forragem na época das secas pela produção de feno ou silagem.

Desvantagens:

- A época de melhor produção de forragem de qualidade utilizada em capineira é coincidente com a época de melhor rendimento das pastagens
- O uso exclusivo de capineiras cria o problema do esterco fertilizante, uma vez que as fezes precisam ser coletadas de alguma maneira e devolvidas às culturas
- Os custos de produção são mais elevados, pois exige o corte e o transporte diários do material verde até o local de fornecimento aos animais
- Obriga o consumo de todas as partes da forrageira, independentemente de sua qualidade nutricional, enquanto no pastejo o animal seleciona o que é de melhor qualidade
- Maior necessidade de mão de obra, máquinas e implementos
- Maior extração de nutrientes do solo.

Silagem

Silagem é o alimento propriamente dito, feito pelo processo denominado ensilagem, utilizando forrageira de boa qualidade, que armazena o alimento com alto teor de umidade e submetido à fermentação anaeróbica (em ausência de ar), guardado em silos para posterior utilização. Normalmente, a silagem é feita de milho, sorgo, capim-elefante, cana ou mesmo alfafa. Quando bem-feita e armazenada nas condições ideais, pode ser administrada ao cavalo sem problemas.

Deve-se proceder a um fornecimento gradativo para que os animais se habituem a esse novo alimento, e pode ser o único tipo de volumoso para equinos, desde que observadas algumas condições: além de ser de ótima qualidade, a silagem deve ser fornecida ao cavalo várias vezes ao dia, sob risco de perda de sua qualidade e apetecibilidade.

Em estudo de 2008, Muhonen *et al.* observaram ligeira elevação do teor de ácidos graxos voláteis no cólon até 22 dias do início da dieta, com posterior estabilização e sem outros problemas, desde que os níveis nutricionais sejam adequados à categoria, mostrando necessidade de adaptação à nova dieta com silagem.

A silagem é armazenada em silos que devem ser bem fechados, sob condições de fermentação anaeróbica, o que favorece sua palatabilidade. Ao se abrir o silo e deixá-lo em contato com o ar, a silagem inicia o processo de fermentação aeróbica, que diminui sua qualidade, fazendo com que o cavalo recuse o alimento. Portanto, deve-se fornecer no cocho a quantidade suficiente que o animal deverá ingerir nos 90 a 120 min seguintes. Se necessário, após esse período, pode-se fornecer mais, até se alcançar a quantidade suficiente para suprir as necessidades do animal.

Entretanto, as qualidades nutritivas das silagens em geral são baixas e, se se desejar melhor desempenho do animal, quer seja reprodutivo, no crescimento ou no esporte, a complementação com uma ração concentrada de qualidade se torna imprescindível.

No Capítulo 10, são apresentadas as gramíneas mais comumente utilizadas, e no Capítulo 11 indicações sobre como implantar uma boa silagem.

Silagem pré-secada

Às vezes, é erroneamente denominada pré-secado, mas pode ser corretamente chamada de *haylage* (denominação americana que, traduzida ao pé da letra, significa "feno-silagem").

O *haylage* é o produto de um processo de preservação do volumoso no qual se retira parcialmente a umidade do alimento e utiliza-se um inoculante para estimular o processo fermentativo anaeróbico. Em geral, os alimentos volumosos *in natura* têm 70% de umidade; então, realiza-se uma secagem parcial a campo, em que a umidade diminui para 40 a 50%, e depois embala-se o alimento em filme plástico com inoculantes, formando medas de 50, 300 ou 500 kg, o que o preserva por determinado período, dependendo das condições climáticas. Depois de aberto o filme, o ideal é que o produto seja consumido em 3 a 5 dias e que seja mantido em local coberto e ventilado, longe da luz solar e de chuvas.

A vantagem desse tipo de preservação é que o alimento fica secando ao sol por algumas poucas horas, dependendo das condições climáticas, e pode ser armazenado a campo, pois o filme protege o conteúdo, além de facilitar o transporte: um caminhão que transporta 7 toneladas (t) de feno pode transportar 18 t de silagem pré-secada; entretanto, cabe ressaltar que, por causa do teor de umidade do *haylage* (40 a 50%), apenas 9 t são nutrientes, sendo o restante água. Quando bem produzido, tem ótima palatabilidade e bom valor nutricional para o equino.

É um método de preservação muito utilizado para fornecimento de volumoso a campo para gado em climas temperados, em que as estações do ano são bem definidas, por exemplo, inverno seco e frio, comum na Europa e algumas regiões dos EUA e do sul do Brasil. Nessas condições, o alimento chega a ser preservado por meses. Porém, na maior parte do Brasil, o tempo de preservação é menor, especialmente depois de aberto, pois o inverno é úmido e com variações de tempo frio e quente na mesma semana, em geral. As forrageiras mais utilizadas no Brasil são as do gênero *Cynodon* (ver Capítulo 10) como *coast-cross* e *tifton*, ou o azevém, mais comum na Região Sul.

Além disso, deve-se observar bem o custo desse produto, pois metade do que se compra é água. O feno contém de 12 a 15% de água, e de 85 a 88% de alimento seco. Essa baixa umidade é que possibilita sua preservação por até 12 meses com pouquíssima perda de qualidade nutricional (desde que armazenado em condições ideais). É na porção seca que se encontram todos os demais nutrientes que irão atender a demanda do animal. Quanto maior o teor de MS, maior a disponibilidade de nutrientes por quilo de produto bruto. Isto é, de 1 kg de *haylage*, apenas 500 g são compostos de proteína, energia, vitaminas E e minerais. Por sua vez, no caso do feno, de 1 kg de alimento bruto, 850 g são compostos dos demais nutrientes. Portanto, deve-se fazer as contas baseando-se nessas proporções para saber se o alimento bruto atende às necessidades nutritivas do animal.

Pré-secado

O pré-secado deriva de um processo semelhante ao do *haylage*, porém o produto não recebe o inoculante, e sim um aditivo estabilizante de atividade da água, que impede o processo fermentativo aeróbico.

As demais características em relação a teor de água, armazenamento, transporte e fornecimento ao equino, inclusive tempo pós-aberto e custos em relação ao feno, são as mesmas citadas para o *haylage*.

Existe no mercado brasileiro um produto erroneamente denominado pré-secado, mas que não recebe adição de inoculante nem de aditivo estabilizante, eventualmente apenas melaço (o que, em teoria, poderia estimular a fermentação), sendo de péssima qualidade, pois há fermentação aeróbica. A fermentação aeróbica traz muito pouca preservação das qualidades nutritivas do produto e não possibilita o seu armazenamento correto, favorecendo quadros de cólica nos animais.

O problema da preservação desse tipo de volumoso é que ele contém muito mais umidade (50 a 60%) que as silagens convencionais (30 a 35%) ou mesmo que o *haylage* (40 a 50%). Além disso, e principalmente, não passa de maneira eficaz pelo processo de compactação, que retira o oxigênio no processo de ensilagem, nem recebe o inoculante apropriado, o que não propicia ambiente favorável (anaerobiose) para crescimento das bactérias lácticas, que transformam açúcares solúveis presentes na planta em ácidos orgânicos, baixando, consequentemente, o pH e preservando o material enfardado de modo eficiente. Em um país tropical, em decorrência do elevado teor de umidade do volumoso e da elevada temperatura ambiente, assim que o pré-secado é embalado, inicia-se o processo de fermentação aeróbica, que produz ácidos não palatáveis ao equino e propicia o aparecimento de fungos, com riscos elevados de cólicas e intoxicações no animal. Apresenta ainda os inconvenientes sobre custos, já citados no tópico *haylage*.

Forragens secas

Feno

É o produto de um processo de desidratação parcial a que podem ser submetidas as forrageiras para preservar as qualidades nutritivas e facilitar o armazenamento. O feno pode ser de gramíneas (*tifton*, *coast-cross*, *rhodes*, azevém etc.) ou de leguminosas (alfafa a mais comum), sendo o de leguminosas, de maneira geral, o que tem teor proteico mais elevado (no Capítulo 10, estão descritas as gramíneas e leguminosas mais comumente utilizadas, com algumas de suas características).

O volumoso é cortado rente ao solo e deixado secar a campo, sob a ação do sol e do vento, ou em secadores especiais, até ficar com 10 a 15% de umidade. O tempo de secagem depende da intensidade do sol. O ponto ideal de corte depende da gramínea utilizada, da época do ano e do manejo do campo (adubação, irrigação etc.).

O ponto ideal de fenação é alcançado com observações frequentes da forrageira após o corte e enquanto secando ao sol. Deve-se pegar um talo da forrageira e torcê-lo, de modo que não deva estar quebradiço nem verter água. Se estiver quebradiço, secou demais; se verter água, deve ficar por mais tempo em secagem.

O bom feno deve ter coloração esverdeada, não ser nem muito seco, nem muito úmido, ser macio, com cheiro agradável e livre de fungos ou pó. Um feno seco, taludo ou úmido demais pode levar a quadros de cólicas no animal, além de proporcionar um alimento de baixo valor nutricional (no Capítulo 11, são apresentadas algumas dicas de como produzir um bom feno).

Um feno bem-feito pode ser armazenado por 6 meses a 1 ano; sob condições ideais (longe do sol, com ventilação adequada e sem umidade), mantém suas características nutricionais de maneira bem aceitável. Pode ser armazenado solto, em fardos, em cubos ou em *pellets* (do inglês pílula), sendo que estes dois últimos envolvem um processamento industrial que exige equipamento específico.

O feno em cubos mantém muitas características do volumoso, inclusive parte do tamanho das fibras, porém o feno em *pellets* perde essa característica primordial do volumoso, a fibra longa, pois, para ser peletizado, o alimento deve ser antes triturado. O uso de feno peletizado, ou mesmo extrusado, não é recomendado como fonte única de volumoso por um longo período, sob riscos de afetar a integridade física, digestiva e mental do cavalo. Em estudo de 2002, Medina *et al.* citam que o uso de partículas muito pequenas de forrageiras diminui o tempo de permanência do alimento no ceco, passando imediatamente para o cólon, fazendo com que o alimento concentrado siga o mesmo caminho quando ofertado além da capacidade digestiva do animal, comprometendo a saúde e favorecendo o surgimento de cólicas nessa região.

Segundo Pupo (1985), a escolha de uma boa forrageira para fenação deve levar em consideração os seguintes aspectos:

- Ser adaptável à região
- Ser de cultivo fácil e econômico
- Possibilitar corte mecânico
- Ter textura fina, que possibilita boa velocidade e uniformidade de desidratação das folhas e hastes
- Apresentar bons rendimentos
- Suportar cortes rentes e frequentes sem prejudicar seu crescimento
- Ter elevado teor nutritivo, com alta digestibilidade e boa palatabilidade.

Cascas

São as cascas de cereais, como arroz, aveia e soja. Não são muito recomendáveis como fonte única de volumoso por serem fibras curtas e, em geral, de baixa qualidade, mesmo como enchimento. Algumas rações podem conter quantidade de cascas para elevar seu teor de fibras, mas, dependendo do tipo de casca (arroz, aveia), a qualidade nutritiva é baixa, devendo-se, então, limitar sua inclusão (em geral a 5 a 7%); por outro lado, outros tipos de casca, como a de soja, têm melhor digestibilidade, podendo ter maior inclusão (até 30%, desde que seja tostada).

Diversos estudos têm sido realizados, especialmente em relação à casca de soja, seja como matéria-prima de rações, seja até mesmo como fonte única de volumoso para equinos, visto que contém outros nutrientes, inclusive proteína, que podem atender em termos quantitativos às necessidades do animal. Como constituinte de ração, não há problemas. Entretanto, pode não ser uma boa fonte de volumoso em longo prazo, pois sua fibra é muito pequena, não propiciando a estimulação correta da mastigação e a ótima motilidade intestinal.

Palhas

Normalmente, utilizam-se as palhas de cereal pós-coleta (p. ex., milho) ou capim mais seco quase exclusivamente como "enchimento", para satisfazer as necessidades de volume da digestão. Têm teor nutritivo insuficiente para satisfazer as necessidades do animal. Em condições normais, podem fazer parte da dieta, sem excessos. O excesso de palhas na alimentação pode levar à dificuldade de digestão, por causa da baixa digestibilidade, e propiciar o aparecimento de cólicas.

Alimentos concentrados

Alimento perfeito e equilibrado não existe, mas equilíbrio perfeito de alimentos é o que se deve almejar

para um melhor resultado na criação ou performance dos cavalos. Para isso, deve-se conhecer bem os tipos de alimentos concentrados que irão compor uma dieta e/ou ração concentrada, buscando o melhor equilíbrio entre todos os nutrientes.

Não existe um único tipo de alimento concentrado que atenda a todas as necessidades nutricionais de um equino, qualquer que seja a sua categoria, pois os diversos tipos de alimentos não são, isoladamente, equilibrados entre si. Assim, deve-se buscar esse equilíbrio na mistura de diversos alimentos, compondo um tipo que busque atender, da melhor maneira possível, às necessidades dos equinos, com valor biológico mais elevado, conforme descrito no início deste capítulo.

Os alimentos concentrados designados a seguir são os mais comuns e frequentemente utilizados na alimentação dos equinos. Em geral, devem ser utilizados como ingredientes de uma ração concentrada, buscando-se o equilíbrio entre os nutrientes. Caso sejam adicionados isoladamente a uma dieta ou a uma ração concentrada, deve-se considerar seu valor nutricional somado a todos os ingredientes e, com base nas necessidades nutricionais de cada categoria (citadas nos respectivos Capítulos de 15 a 19), calcular quanto de nutriente o animal está recebendo e se isso está sendo feito de modo equilibrado, sem deficiências nem excessos (ver Capítulo 22 sobre como elaborar uma dieta).

Na Tabela 9.1, encontram-se os níveis nutricionais de diversas matérias-primas disponíveis para compor a alimentação dos equinos.

Os valores observados na Tabela 9.1 referem-se a um levantamento de análises de alimentos feito

Tabela 9.1 Valores nutricionais médios das matérias-primas (% da MS).

Alimentos concentrados									
MP	MS	PB	FB	FDA	EE	MM	Ca	P	ED (Mcal)
Algaroba (farelo)	87,55	9,36	14,93	20,32	1,74	4,20	0,28	0,14	2,81[1]
Algodão (caroço)	90,76	22,99	25,39	35,24	19,32	4,36	0,29	0,74	3,50[2]
Algodão (casca)	90,21	5,17	38,65	60,98	1,58	2,99	0,16	0,12	2,14[2]
Algodão (farelo 28%)	89,79	31,09	20,90	31,63	1,98	5,40	0,26	0,81	2,89[2]
Algodão (farelo 38%)	89,92	39,63	16,73	22,94	1,43	6,31	0,24	0,97	2,92[2]
Algodão (farelo 42%)	90,38	45,88	15,67	19,25	2,03	6,36	0,21	0,97	3,15[2]
Algodão (torta)	90,68	29,74	18,51	34,92	9,43	4,72	0,28	0,51	1,86[2]
Amendoim (farelo)	89,23	58,38	4,54	10,96	0,40	6,34	0,14	0,71	3,88[3]
Amendoim (torta)	90,64	48,62	4,46	10,40	6,28	5,30	-	-	2,71[4]
Arroz (farelo integral)	89,03	13,22	8,76	11,88	16,32	9,71	0,11	1,77	3,53[2]

(continua)

132 Alimentação Equina | Nutrição, Saúde e Bem-estar

Tabela 9.1 Valores nutricionais médios das matérias-primas (% da MS). (*Continuação*)

Alimentos concentrados									
MP	MS	PB	FB	FDA	EE	MM	Ca	P	ED (Mcal)
Arroz (farelo magro)	89,02	17,48	10,85	14,37	1,49	10,16	0,09	1,87	3,87[2]
Arroz (quirera)	88,94	9,03	0,75	3,58	1,24	0,88	0,07	0,15	3,32[5]
Arroz (casca farelo)	89,58	3,20	41,14	68,98	1,00[5]	9,72	0,04	0,05	1,40[5]
Aveia (grão integral)	90,44	14,60	10,20	22,92	3,82	2,75	0,13	0,35	3,31[2]
Aveia (sem casca)[5]	90,00	18,00	3,00	-	4,70	10,00	0,10	0,47	3,26
Aveia (casca)[5]	92,00	4,00	36,00	-	1,00	15,00	1,50	1,00	1,39
Beterraba (polpa)[6]	91,00	7,70	20,00	24,20	0,47	2,42	0,96	0,37	3,09
Calcário (calcítico)[7]	99,91	-	-	-	-	99,72	37,20	0,35	-
Calcário (dolomítico)[8]	92,00	-	-	-	-	97,70	20,42	-	-
Cana-de-açúcar (bagaço)	51,75	2,03	44,14	59,01	1,03	4,26	0,09	0,05	1,89[2]
Cana-de-açúcar (bagaço hidrolisado)	44,70	1,82	34,23	54,42	0,61	4,39	0,10	0,05	2,44[9]
Cevada (grãos)	86,03	15,18	5,99	24,71	2,15	3,29	0,41	0,43	3,38[2]
Cevada (resíduo úmido cervejaria)	20,98	29,05	13,99	24,72	7,01	6,61	0,21	0,63	3,21[2]
Fosfato bicálcico[10]	98,54	-	-	-	-	96,08	24,12	18,51	-
Girassol (farelo)	91,06	31,81	25,22	34,64	1,94	5,49	0,28	0,92	2,81[2]
Girassol (torta)	90,81	16,82	-	27,45	13,14	5,74	0,20	0,90	-
Leite em pó (integral)	91,99	25,69	1,09	-	25,23	6,00[5]	0,95	0,61	3,61[5]
Levedura (*Saccharomyces spp.*)	92,18	37,19	0,53	0,67	0,84	6,49	0,31	0,57	3,91[2]
Linhaça (farelo)[5]	92,00	40,00	9,00	-	3,50	6,00	0,40	0,90	3,32
Linhaça (grão)	94,20	22,62	11,13	31,74[11]	36,51	3,25	0,25[5]	0,60[5]	5,59[2]
Mandioca (farelo com casca)	90,69	3,58	15,08	21,84	1,63	2,66	0,42	0,02	3,67[5]
Mandioca (farelo de raspa)	88,00[5]	1,80	10,73	-	0,80	1,60	0,27	0,03	2,99[5]
Mandioca (raspa)	87,66	2,80	2,99	7,19	0,45	3,28	0,21	0,07	3,02[2]
Melaço (líquido)	75,47	3,50	-	3,02	1,44	9,13	0,82	0,07	3,06[2]
Melaço (pó)	95,72	2,64	3,43	-	0,35	17,29	4,06	0,27	3,08[2]
Milheto (grão)	88,95	13,35	3,17	7,21	4,49	1,80	0,04	0,23	3,40[2]
Milho (degerminado)	88,15	6,77	2,00	0,81	1,00	2,00	-	-	-
Milho (grão)	88,93	8,99	2,42	3,37	4,51	1,29	0,03	0,34	3,16[5]
Milho (quirera)	88,71	9,02	3,41	4,99	4,00	1,51	0,06	0,21	3,66[2]
Milho (fubá)	87,91	9,05	2,21	4,00	4,02	1,61	0,03	0,25	3,77[2]
Milho (extrusado)	90,87	9,36	2,22	2,40	2,32	1,70	0,10	0,21	3,34[5]

(continua)

Capítulo 9 | Alimentos para Equinos 133

Tabela 9.1 Valores nutricionais médios das matérias-primas (% da MS). (*Continuação*)

| Alimentos concentrados | | | | | | | | | |
MP	MS	PB	FB	FDA	EE	MM	Ca	P	ED (Mcal)
Milho (floculado)	87,42	8,45	2,50	3,07	2,62	0,81	0,03	0,28	3,31[5]
Milho (farelo gérmen)	89,91	11,02	3,48	5,47	22,92	4,16	0,03	0,42	3,80[2]
Milho (glúten 60 Farelo)	90,57	63,90	1,49	3,75	2,73	2,30	0,05	0,46	3,83[2]
Milho (glúten 21 Farelo)	88,77	23,93	9,35	10,68	2,78	6,21	0,16	0,70	3,20[2]
Milho (grão + sabugo)	87,87	7,04	9,75	16,32	2,95	1,83	0,04	0,22	2,80[2]
Óleo vegetal[12]	99,57	-	-	-	99,17	-	-	-	9,01
Polpa cítrica peletizada	89,20	7,05	-	20,19	2,36	6,02	1,84	0,10	3,23[2]
Soja (casquinha)	90,30	12,73	36,48	49,15	2,20	5,13	0,54	0,16	3,03[2]
Soja (extrusada)	91,75	38,71	6,39	9,65	18,96	4,95	0,27	0,48	3,96[5]
Soja (farelo)	88,57	48,71	6,09	9,47	1,86	6,44	0,33	0,57	3,54[2]
Soja (proteína texturizada)	93,66	57,42	0,98	3,44	0,75	5,68	0,16	0,69	3,51[5]
Sorgo (grão)	88,12	9,67	2,53	6,07	2,94	2,03	0,04	0,28	3,51[2]
Trigo (gérmen)	89,12	31,14	4,61	4,38	8,40	5,22	0,12	0,94	3,26[5]
Trigo (farelo)	87,97	17,13	9,15	13,19	3,51	5,55	0,17	0,99	3,11[2]
Trigo (triguilho)	87,00	12,00	6,00	-	1,00	4,00	0,12	1,32	3,06[5]

MP: matéria-prima; MS: matéria seca; PB: proteína bruta; FB: fibra bruta; FDA: fibra em detergente ácido; EE: extrato etéreo; MM: matéria mineral; Ca: cálcio; P: fósforo; ED: energia digestível, em Mcal.
[1] Pereira *et al.*, 2010.
[2] Baseado no NDT observado, sendo 100% de NDT = 4,4 Mcal.
[3] Pedroso e Araripe, 2012. Baseado no NDT observado.
[4] Oliveira *et al.*, 2012. Baseado no NDT observado.
[5] Cintra, 2011.
[6] Ferreira, 1989.
[7] O calcário calcítico tem ainda 1,49% de magnésio em sua composição.
[8] O calcário dolomítico tem ainda 9,75% de magnésio em sua composição.
[9] Teixeira, 2007.
[10] O fosfato bicálcico tem ainda 1,47% de magnésio em sua composição
[11] Soncin *et al.*, 2009.
[12] Os valores nutricionais quantitativos referem-se a todos os tipos de óleos: soja, milho, arroz, linhaça etc. Para mais informações sobre óleos, veja o Capítulo 13.

por pesquisadores da Universidade Federal de Viçosa (UFV) em teses e dissertações e em artigos de diversas instituições de ensino de todo o país inseridos no programa Composição Química e Bromatológica de Alimentos (CQBAL 3.0; Valadares *et al.*, 2015b). Para a confecção mais exata de uma dieta ou ração concentrada, deve-se proceder à avaliação bromatológica específica do alimento a ser utilizado. Os nutrientes cuja composição aparece em branco (traço) não tiveram avaliação feita na análise; em alguns casos, fez-se o levantamento em outros trabalhos, conforme citado nas observações.

Alimentos básicos

Algaroba (*Prosopis juliflora*)

Fonte de energia, principalmente sob a forma de carboidratos e proteína. Comum na Região Nordeste do Brasil, a algaroba é uma leguminosa arbórea cujo valor nutritivo para equinos está no farelo de suas vagens. Tem boa palatabilidade para equinos, em razão de seu elevado teor de sacarose, e boa digestibilidade.

Em estudo de 2005, Stein *et al.* observaram ótima aceitação dos animais a ração com farelo de algaroba em substituição ao rolão de milho (palha, sabugo e grão moído), em proporção de até 75% da mistura concentrada. Houve redução do coeficiente de digestibilidade do alimento com inclusão de farelo de algaroba em concentrações maiores, porém, em inclusão de até 23%, a digestibilidade foi ótima, podendo ser utilizado sem restrição para formulação de ração.

Relatos de cólicas em equinos em pastejo em áreas com presença da algarobeiras são descritos por alguns autores (Pessoa *et al.*, 2012) decorrentes de fitobezoares; porém essas cólicas parecem ocorrer apenas se os animais ingerirem as vagens úmidas durante o período das águas, não sendo problema pela ingestão do farelo de algaroba. Medeiros (2012) avaliou experimentalmente a ingestão de vagem de algaroba por equinos em período de 30 dias *ad libitum* (consumo médio de 1,4% do PV) e, em outro grupo, por 4 meses (ingestão de 1% do PV), sem quadros de cólicas decorrentes de fitobezoares.

Arroz (*Oryza sativa*)

O arroz pode ser encontrado sob a forma de farelo de arroz gordo, farelo de arroz magro (ou desengordurado), quirera de arroz, casca de arroz ou óleo de arroz. É muito rico em gordura, vitamina E e fósforo (entre 15 e 17 g/kg), tendo baixos níveis de cálcio (ao redor de 0,2 g/kg). Contém bons níveis de proteína de ótima qualidade, variando de 11 a 17%, com bons níveis de lisina.

Por causa do elevado teor de gordura e pela ação enzimática que leva à geração de ácidos graxos livres no farelo de arroz armazenado, comprometendo a qualidade, sua conservação *in natura* se torna difícil, devendo ser estabilizado por diversos processos industriais para então ser utilizado pela indústria de alimentação animal.

➤ **Farelo de arroz integral (gordo ou cru).** Consiste no pericarpo e/ou na película que cobre o grão de arroz, estando presentes nesse farelo o gérmen e uma pequena quantidade de fragmentos de cascas, provenientes exclusivamente do processo normal de obtenção. Poderão ainda constar, em pequena quantidade, quirera ou arroz quebrado, e, em certos casos, em que o polimento é mais acentuado, o próprio grão de arroz finamente moído. Esses contaminantes devem ser evitados em farelos de boa qualidade. Tem como principal atrativo para seu uso o elevado teor de gordura, variando de 12 a 23%, dependendo do tipo de processamento. Entretanto, por causa desse elevado teor de gordura, que pode proporcionar energia em quantidade e de qualidade ao animal, o produto é de fácil oxidação e rancificação, devendo ser passado por um processo industrial de estabilização que torna possível a preservação de suas qualidades nutricionais sem perdas durante o armazenamento. O farelo de arroz gordo é uma matéria-prima muito procurada hoje em diversos países da Europa e dos EUA para compor a alimentação de equinos por causa de algumas de suas particularidades nutricionais. É rico em gama-oryzanol, um éster de ácido graxo que estimula uma série de ações no organismo animal. Entre os benefícios observados em seres humanos, mas que podem, aparentemente, ser extrapolados para os equinos, estão: função anabolizante com aumento de massa corpórea; melhoria no crescimento com aumento da massa muscular magra; aumento da resistência física, melhoria da recuperação após exercício e redução na gordura corporal; atividade antioxidante por neutralizar a ação dos radicais livres tóxicos ao organismo; aumento da produção de insulina, proporcionando melhor aproveitamento dos carboidratos pelo organismo; efeito anti-inflamatório e imunoestimulante com melhoria do estado físico; e melhoria da circulação capilar com melhoria no aspecto de pelo e pelagem. É muito bem recomendado como complemento na dieta de cavalos idosos e cavalos atletas, mas apresenta benefícios para todas as categorias de cavalos.

➤ **Farelo de arroz desengordurado.** É o subproduto obtido do processo de extração do óleo contido no farelo de arroz integral por meio de solventes. Contém cerca de 1,4% de gordura, 17% de proteína e 10% de fibras, sendo ainda rico em zinco, cobre, magnésio e cromo, além de vitaminas.

➤ **Casca de arroz.** Assim como a da aveia, a casca de arroz pode ser utilizada como fonte de fibra na formulação de rações, tomando-se o cuidado de não ultrapassar 5%, sob risco de prejudicar a qualidade final do produto. Quanto mais produtos de baixa densidade energética entrarem em uma fórmula, menos espaço sobra para produtos que ofertem nutrientes de qualidade para o animal.

➤ **Óleo de arroz.** Tem sua atividade potencializada e a preservação de suas características físico-químicas se extraído por processo físico, e não químico. É um óleo de aparência escura e viscoso. Seus principais componentes preservados por esse processo de extração são os ácidos graxos ômega-3, ômega-6 e ômega-9, grande percentual de gama-oryzanol e vitamina E. O óleo de arroz refinado não conserva todas essas propriedades benéficas (os benefícios do uso de óleo na dieta dos equinos são mais bem descritos no Capítulo 13).

Aveia (*Avena sativa*)

Quando se destinar ao consumo animal, a aveia branca deverá ser isenta de fungos, micotoxinas, sementes tóxicas e resíduos de pesticidas. É um excelente alimento para equinos, podendo ser utilizada integral ou ainda o grão sem a casca, com valores energéticos mais elevados, porém com menos fibra.

Um hábito muito comum, que deve ser realizado com critério, é molhar a aveia antes do fornecimento. A prática provavelmente surgiu tendo em vista que a água amolece a casca da aveia, tornando sua digestão mais fácil. Entretanto, nunca se deve deixar alimento molhado por longo tempo no cocho à disposição do cavalo, sob risco de fermentação e aparecimento de fungos, com consequentes quadros de cólicas e intoxicações.

Além disso, como qualquer concentrado, nunca deve compor mais de 50% da dieta total do cavalo, somado a todas as outras matérias-primas concentradas, sob risco de cólicas, hábito ainda comum em muitos locais de criação e competição equestre.

Um cuidado adicional é em relação ao teor de amido da ração, pois a aveia é rica nesse nutriente, que não deve ultrapassar 50% somado à quantidade de milho na sua composição, para que não se tenha muito amido residual, responsável por quadros de cólicas por fermentação no ceco e no cólon.

A aveia pode ser utilizada de quatro maneiras, descritas a seguir.

➤ Grão integral. Para ser utilizado na ração, deve ser triturado, constituindo ótima fonte de fibras e energia para atender à demanda dos animais. Rico em amido, deve ser utilizado com parcimônia na dieta total, para se evitar problemas de cólicas, seja pelo excesso de concentrado, seja pelo excesso de amido.

➤ Grão sem casca. Ótima fonte de energia, com menos fibras e minerais que o grão integral. Normalmente não utilizado na ração de equinos pelo seu custo mais elevado.

➤ Grão achatado. Muitos criadores têm o hábito de utilizar o grão achatado da aveia, pois, teoricamente, facilita a absorção de nutrientes, visto que o processo de achatamento quebra a casca, disponibilizando melhor os nutrientes. O processamento consiste em passar o alimento por um rolo que comprime e quebra a casca da aveia. Entretanto, a exposição do pericarpo da aveia pode comprometer a qualidade do produto em longo prazo (não bem determinado). Estudos têm comprovado que a digestibilidade da aveia achatada e do grão integral é a mesma, porém, a do grão triturado é mais elevada. Assim, o modo ideal seria incluir a aveia apenas dentro do *pellet* da ração, pois deve ser triturada para esse fim. Entretanto, o mercado de rações para equinos no Brasil exige que a aveia seja vista por fora do *pellet*, achatada, comprometendo parcialmente sua qualidade.

➤ Casca. Pode-se ainda utilizar somente a casca da aveia como fonte de fibras para a formulação de rações, em que se deve ter o cuidado de não ultrapassar o limite aceitável de 5% para não prejudicar a qualidade do produto.

Polpa de beterraba (*Beta vulgaris L.*)

A polpa de beterraba é o subproduto obtido da extração dos açúcares simples na fabricação do açúcar de mesa, para consumo humano; esse processo de extração do açúcar é tão eficiente que não resta quase nenhuma sacarose no subproduto.

É um alimento rico em fibra, ao redor de 20%, sendo que 70% são fibras solúveis, especialmente pectina, de elevada qualidade nutricional para equinos, com cerca de 8% de proteína. Seu teor de energia é mais elevado que o das demais forragens (3,09 Mcal de energia digestível) e mais baixo que o dos grãos em geral; porém, a qualidade dessa energia é diferente da dos grãos, pois, por ser proveniente principalmente de fibras solúveis, fornece mais energia via ácidos graxos voláteis (produtos da fermentação bacteriana) que via glicose, deixando o animal com menos energia ao consumir esse produto em relação aos alimentos mais ricos em amido, que disponibilizam mais energia pela via glicolítica. Tem também elevada concentração de cálcio (ao redor de 9,6 g/kg).

A polpa da beterraba pode ser administrada de duas maneiras: como constituinte da ração ou como fonte de volumoso. Neste último caso, como a disponibilidade do subproduto é muito seca, alguns autores recomendam que se molhe o produto antes de administrá-lo ao cavalo, podendo substituir até 50% do volumoso para equinos, desde que introduzido gradualmente na dieta e tomados os devidos cuidados ao se administrar um produto umedecido para evitar que estrague.

No Brasil, o uso de polpa de beterraba como fonte de volumoso não é comum, pois o custo é muito elevado. Como matéria-prima para rações, traz benefícios e vantagens, porém seu uso está restrito aos produtos de maior valor agregado.

Cevada (*Hordeum vulgare*)

Alimento largamente utilizado no mundo todo. Seu grão é semelhante à aveia (só que menor), e, por ter uma casca que o recobre, tem teor de fibras mais elevado que o milho. Se for de boa qualidade, é um ótimo cereal para equinos, mas é menos palatável que o milho e a aveia. Contém teor de amido superior e teor de proteína inferior aos observados na aveia.

No Brasil, a maior parte da produção de cevada destina-se à produção de cerveja, sendo enviados à alimentação animal apenas os grãos de qualidade não qualificada para a produção da indústria cervejeira. Na alimentação do gado, é comum o fornecimento de resíduo de cervejaria, subproduto pós-fermentação. Contudo, por apresentar elevado risco de cólicas nos equinos, essa oferta não é recomendada.

Deve ter sua inclusão restrita na dieta dos equinos, por favorecer o surgimento de laminite em razão do elevado teor de amido. Sua casca é rígida, sendo necessário o fornecimento sob a forma de farelo. Umedecer o grão antes pode favorecer desconforto abdominal e intoxicações se houver presença de fungos.

Quando o grão é de boa origem, sendo processado corretamente, e sua inclusão balanceada com outros alimentos, pode ser utilizado sem problemas na composição de uma ração.

Mandioca (*Manihot esculenta Crantz*)

A mandioca pode ser encontrada sob três formas: farelo de mandioca integral, farelo de raspas de mandioca e silagem.

O farelo de mandioca integral é obtido da secagem e posterior moagem do tubérculo da mandioca. O farelo de raspa de mandioca é o produto obtido após a extração do amido da mandioca. A mandioca e seus subprodutos se apresentam com proteína de baixa qualidade e quantidade (12,5 g/kg na raiz).

Também pode ser utilizada a parte aérea da mandioca para confecção de silagem (PB variando de 43,2 g/kg na haste a 274,5 g/kg na folha, quando ensilada aos 14 meses de idade).

Um controle de qualidade severo deverá ser realizado no sentido de evitar produtos com ácido cianídrico ("mandioca brava"), que são extremamente tóxicos para os animais domésticos, inibindo a cadeia respiratória e levando-os à morte.

O fornecimento de mandioca para monogástricos segue recomendação de secagem por 24 h e mistura com concentrado e outros volumosos.

É um alimento a ser considerado apenas em regiões onde não haja disponibilidade de outras fontes nutricionais.

Milheto (*Pennisetum glaucum* ou *P. typhoides* ou *P. americanum*)

Todas as nomenclaturas acima podem ser consideradas sinônimas. É o 6º cereal mais produzido no mundo, e seu grão é utilizado principalmente como alimento alternativo em decorrência da falta de informações, tendo níveis nutricionais semelhantes ao milho e preço bem inferior. É um cereal rico em ômega-3, não tendo nenhum fator antinutricional conhecido. O grão é pequeno, com cerca de ⅓ do tamanho do grão de sorgo.

Também pode ser utilizado como forrageira, sendo conhecido como "pasto italiano" na Região Sul do Brasil.

Milho (*Zea mays*)

Cereal mais utilizado mundialmente. Existem vários tipos de milho, cujas cores variam de branco a vermelho e amarelo. É um alimento com altos teores de energia, que provém basicamente do seu alto teor do carboidrato amido.

Os teores de proteína do milho são baixos, variando ao redor de 10% de PB na MS. A proteína do milho se apresenta pobre em alguns aminoácidos, notadamente em triptofano e lisina. Os teores de minerais e gorduras do milho são baixos. Cerca de ¾ do volume do grão seco do milho são constituídos por amido. Tem alta digestibilidade em função de seu baixo teor de FB. É pobre em cálcio e medianamente rico em fósforo. O teor de gordura é variável, com alta presença de ácidos graxos poli-insaturados.

O grão do milho destinado ao consumo animal deve ser isento de fungos, micotoxinas, sementes tóxicas e resíduos de pesticidas.

O milho pode ser fornecido sob várias formas de grãos, como:

- Grão integral
- Grão quebrado ou quirera: é o grão de milho moído grosso
- Grão triturado fino ou fubá: é o grão de milho moído fino
- Grão achatado: este tipo de apresentação é erroneamente chamado de laminado. O milho achatado passa apenas por um rolo prensa que quebra a película e o grão de milho, disponibilizando um pouco melhor seus nutrientes para o cavalo
- Grão extrusado: é o grão de milho que passa por processo industrial de extrusão, que disponibiliza melhor o amido para absorção
- Grão floculado: é o grão de milho que passa por processo industrial de floculação, em que é finamente prensado sob pressão de vapor, que o deixa semelhante aos flocos de milho de cereais matinais (*Corn Flakes*), o que disponibiliza melhor os seus nutrientes.

Comparando-se a digestibilidade pré-cecal do amido aos tipos de processamento industrial, observam-se valores de 29% para o milho em grão ou quebrado, 45% para o milho moído, 40% para o milho floculado e 90% para o milho extrusado.

O milho também pode ser encontrado sob a forma dos seguintes subprodutos:

- Farelo de milho ou gérmen de milho integral: obtido da moagem seca da mistura do gérmen, tegumentos e parte da porção amilácea da semente. Sua composição assemelha-se à da quirera e à do fubá
- Milho degerminado: resultado do processo industrial de degerminação do milho integral,

que consiste na remoção do gérmen e do tegumento

- Farelo de glúten de milho 60 ou 21: também chamado de farelo proteinoso ou refinazil. Apesar de apresentar elevado teor proteico, sua proteína é de baixa qualidade
- Rolão de milho: é a moagem do milho em grão, junto com o sabugo e a palha. Tem teores mais baixos de energia e proteína, mas elevado teor de fibras
- Óleo de milho: é a extração do óleo do milho. Utilizado como fonte energética de alta qualidade (os benefícios do uso de óleo na dieta dos equinos são mais bem descritos no Capítulo 13).

Polpa cítrica

A polpa de cítrus peletizada é um subproduto composto por semente, casca e medula dos frutos, obtido após a extração do suco de frutas cítricas, como laranja, limão, tangerina, lima e abacaxi, pela indústria. É comumente utilizado na alimentação de ruminantes.

Na alimentação de equinos, é pouco utilizada em razão da baixa palatabilidade e do forte odor, facilmente percebido pelos animais quando de sua inclusão na dieta. Entretanto, sua inclusão gradual possibilita seu uso em até 30% da formulação (deve-se ressaltar que, para elaboração de um produto concentrado comercial, essa necessidade de adaptação pode comprometer seu uso).

Tem bons níveis nutricionais, com teor de PB ao redor de 7% e 2,5% de gordura e energia digestível em torno de 3,23 Mcal, sendo rico em pectina (20,5% da MS e 86% da fibra em detergente neutro – FDN).

Diversos estudos demonstram que tem alta digestibilidade, pois é rica em pectina, carboidrato de elevada digestibilidade, sendo possível incluí-la na formulação de rações sem prejuízo funcional ou à saúde dos animais, além do eventual período de adaptação.

Sorgo (*Sorghum bicolor L. Moench*)

O grão de sorgo destinado ao consumo animal deve ser isento de fungos, micotoxinas, sementes tóxicas e resíduos de pesticidas, contendo no máximo 1% de taninos, expressos em ácido tânico.

Os grãos do sorgo são nutricionalmente muito semelhantes aos do milho. São ricos em extratos não nitrogenados (ENN), principalmente amido (65 a 75%), sacarose, maltose, frutose e glicose (1 a 2%). O teor de lipídios é de 3,6% (triglicerídios principalmente).

Os teores proteicos variam entre 8 e 18%, com variação nos teores de aminoácidos e limitações em lisina, metionina e treonina.

Apresenta numerosas variedades, como os sorgos graníferos, forrageiros, doces e vassoura. Todas as variedades são passíveis de uso em alimentação animal, porém os graníferos são os mais utilizados.

O sorgo apresenta como desvantagens ao seu uso a baixa palatabilidade (por causa, principalmente, do nível de tanino da espécie) e a difícil manipulação para moagem (alta pulverulência), apesar de muitas espécies comercializadas hoje em dia já terem baixos teores de tanino.

Trigo (*Triticum spp.*)

O trigo é o segundo cereal mais produzido no mundo, perdendo apenas para o milho.

Pode ser utilizado de três maneiras:

- Farelo de trigo: consiste em partículas finas de película do grão, do gérmen e das demais camadas internas, bem como de outros resíduos resultantes do processamento industrial normal de trigo para obtenção da farinha. Na formulação de rações para equinos, não é recomendável que constitua mais de 50% do total de alimentos. Proporciona mais energia disponível que a aveia e o milho, com valor de proteína entre 9 e 17%, mas não de boa qualidade. Apresenta uma relação cálcio:fósforo que pode chegar a 1:17, devendo ser administrado com muito critério
- Farelo de gérmen de trigo: é o gérmen e outras partículas obtidas após o processamento industrial do grão para conseguir a farinha de trigo
- Triguilho: é constituído de grãos quebrados, chochos e pequenos e outras impurezas. Tem teor proteico mais elevado que o do milho, em torno de 12%, com 6% de FB e 1% de gordura. Deve-se tomar cuidado com os contaminantes que podem vir junto com as impurezas.

Alimentos proteicos

Algodão (*Gossypium hirsutum L.*)

É uma das principais fontes proteicas para ruminantes. Encontrado sob a forma de farelo (com PB variando de 26 a 45%), torta (PB de 29%) e casca.

O farelo é o subproduto resultante da moagem fina do caroço de algodão no processo industrial para extração de seu óleo para consumo humano. A ele permite-se a adição de cascas de algodão, desde que não se ultrapasse o nível máximo estipulado para FB. A torta de algodão é o subproduto resultante da prensagem mecânica do caroço de algodão no processo industrial após extração de seu óleo.

O elevado teor de gossipol, que inibe a absorção de ferro em monogástricos e pode se ligar à lisina, diminuindo o valor proteico da ração, além do elevado teor de fibra, limitam seu uso em equinos. Além disso, quando se usa em grande quantidade em uma mistura peletizada, podem ser observados pontos escuros no *pellet*, o que compromete comercialmente sua utilização.

Amendoim (*Arachis hypogaea L.*)

O amendoim, pode ser utilizado sob a forma de farelo de amendoim, que é um subproduto da produção do óleo de amendoim. Contém valores nutricionais semelhantes aos do farelo de linhaça e do algodão.

Apresenta boa palatabilidade, mas se rancifica rapidamente se armazenado por longos períodos. Deve-se assegurar que não contenha aflatoxinas, abundantes em alguns farelos de amendoim, que podem ser fatais para monogástricos.

Pode ser encontrado como farelo de amendoim com e sem cascas, cujos valores nutricionais e qualidade variam. Tem alguns fatores antinutricionais, como saponinas e inibidores de tripsina, porém é são termolábil.

Girassol (*Helianthus annuus*)

O girassol pode ser encontrado sob a forma de farelo de semente de girassol, que é um subproduto da extração do óleo, utilizado como suplemento proteico. Sua PB pode variar de 23 a 59%, com fibras brutas variando entre 8 e 32%, dependendo das sementes terem sido descascadas ou não. Normalmente, no Brasil, encontra-se pouco farelo de girassol com elevado teor proteico, sendo então um produto de baixo valor energético, média proteína, baixos valores de lisina e alto teor de fibras. Apresenta baixa palatabilidade, por isso não deve ser utilizado em demasia em uma mistura com outros grãos.

Linhaça (*Linum usitatissimum*)

Muito se tem falado a respeito do uso da linhaça na alimentação dos equinos. Como a maioria dos grãos, a linhaça é um ótimo complemento a ser utilizado na alimentação do cavalo, desde que seu uso se justifique e seja feito com critério e avaliação cuidadosa das necessidades reais do animal. É um alimento altamente energético e proteico.

A linhaça pode ser encontrada sob três formas, descritas a seguir.

➤ **Grão.** Pequeno, com casca rígida, muito utilizado como complementar na alimentação de equinos, pelo seu efeito laxativo. O grão integral é tradicionalmente utilizado em pequenas quantidades, de 20 a 50 g diários ou mesmo 2 vezes/semana, com o intuito de evitar cólicas. Mais de 98% das cólicas são ocasionadas por erros de manejo. Isso quer dizer que, adequando-se o manejo às reais necessidades do cavalo, ele dificilmente terá cólicas (chance de 2%). Portanto, administrar um "preventivo" para cólicas na dieta diária somente se justifica se o manejo estiver errado. E manejo errado não se justifica. Além disso, a linhaça em grão só tem uma ação efetiva se administrada umedecida, pois a casca do grão é extremamente dura, dificultando sua ação laxativa. O problema e o perigo, contudo, são que, quando se umedece o grão de linhaça, este libera ácido prússico (cianídrico), que é altamente tóxico para o cavalo se administrado em quantidades elevadas. O ácido prússico impede a absorção de oxigênio pelo organismo, levando à morte súbita.

➤ **Farelo de linhaça.** É o subproduto resultante da moagem de sementes de linhaça no processo industrial de extração de seu óleo. Pode trazer alguns benefícios bastante interessantes ao animal, desde que obedecidas as recomendações iniciais de não ser alimento único para uma dieta, como muitos preconizam. A linhaça é um alimento muito rico em ômega-3 (ácido linolênico), um ácido graxo essencial que, junto com o ômega-6 (ácido linoleico), é responsável por uma série de respostas do organismo a agressões. Um equilíbrio entre os ácidos graxos ômega-3 (ácido alfalinolênico, ácido eicosapentanoico e ácido docosa-hexanoico, de baixo potencial inflamatório) e dos ácidos graxos ômega-6 (ácido linoleico e ácido araquidônico, de alto potencial inflamatório) leva a uma resposta equilibrada do organismo, trazendo diversos benefícios ao animal (ver Capítulo 13). A maioria dos grãos presentes na dieta tradicional do cavalo é muito rica em ômega-6, propiciando um desequilíbrio na relação ômega-3/ômega-6. Esse desequilíbrio pode ser atenuado com a administração criteriosa e equilibrada da linhaça sob a forma de farinha ou óleo na dieta do animal. A quantidade de farinha de linhaça a ser administrada, sempre como complemento à dieta diária, pode variar de 100 g a 400 g para cavalos saudáveis, podendo chegar a 700 g diários para animais debilitados.

➤ **Óleo de linhaça.** Quando extraído a frio, preserva as características de seus ácidos graxos ômega-3 e ômega-6, mantendo as vantagens caracterizadas acima para a farinha. O óleo de linhaça deve ser prensado a frio, pois o refinado volatiliza os ácidos graxos, perdendo o benefício a que se propõe o seu uso (os benefícios do uso de óleo na dieta dos equinos são mais bem descritos no Capítulo 13). A linhaça não é somente fonte de ômega-3 e 6. É um alimento rico em energia, rico em proteína (a farinha chega a 40% de PB), e, como toda matéria-prima, não é equilibrada em vitaminas e minerais. Portanto, seu uso de maneira indiscriminada e abusiva, ou mesmo como alimento único, pode ser mais prejudicial que benéfico ao animal.

Soja (*Glycine max*)

A soja é uma matéria-prima muito rica em proteína de boa qualidade para os herbívoros, sendo a principal fonte desse nutriente em rações de qualidade para equinos. O grão de soja integral ou moído, sem tratamento, contém fatores biológicos que prejudicam sensivelmente o metabolismo animal, inibindo o crescimento, reduzindo a digestibilidade proteica e a disponibilidade de aminoácidos, vitaminas e minerais, e causando hipertrofia pancreática.

Os principais fatores antinutricionais encontrados, citados por Lima *et al.* (2010), são: inibidores de tripsina e quimiotripsina, que inibem a digestão proteica; lectinas, que podem causar interferência na absorção de alguns nutrientes por se combinarem com células da parede intestinal; glicinina e betaconglicinina, que são fatores alérgicos, que reduzem a absorção de nutrientes e causam efeitos deletérios sobre as microvilosidades do intestino delgado; lipase e lipo-oxigenase, que promovem a oxidação e a rancificação da gordura da soja.

Para ser utilizada de modo seguro, a soja deve ser tostada antes de ser fornecida como alimento aos animais, e pode ser empregada de diversas maneiras, descritas a seguir.

> **Casca de soja.** Pode ser utilizada como fonte de fibras e fonte parcial de proteína. Apesar dos fatores antinutricionais estarem presentes no grão em si, pode ocorrer a presença de resíduos de grãos no processo de separação e embalagem da casca de soja para a alimentação animal, acabando por contaminá-la. O ideal é que a casca de soja seja oferecida tostada; contudo, é raro a indústria da soja oferecê-la desta maneira, não sendo, portanto, facilmente encontrada. Assim, pode-se tentar controlar a quantidade desses fatores antinutricionais pela análise da atividade ureática, que não deve ser superior a 1 (variação de pH), e para o farelo não deve ultrapassar 0,15, segundo o Sindirações (2005). Segundo Borges *et al.* (2003), quando o tratamento térmico é feito corretamente, a enzima urease é desnaturada, indicando que os inibidores de tripsina também o foram, tornando o alimento seguro para consumo.

> **Farelo de soja.** É o subproduto resultante da moagem dos grãos de soja no processo industrial para extração do seu óleo para consumo humano. Contém valores de proteína variáveis de 44 a 48%, e fibra bruta variável de 5 a 8%, conforme a inclusão de cascas no produto. É o subproduto da soja mais utilizado como fonte de proteína de qualidade para equinos. Seu limite de inclusão em rações concentradas está no custo da matéria-prima.

> **Proteína texturizada de soja (PTS).** Obtida do processo de extrusão da farinha de soja desengordurada, tem elevado teor proteico, com proteína de elevado valor biológico, rica em aminoácidos biodisponíveis.

> **Soja extrusada.** O farelo de soja é submetido ao processo industrial de extrusão, com cozimento do amido, que disponibiliza melhor alguns nutrientes. Em geral, tem maior digestibilidade, propiciando mais energia e aminoácidos ao animal.

> **Óleo de soja.** Muito utilizado como fonte de energia, pelo seu alto valor biológico e por seu custo menor em relação aos outros óleos vegetais. É utilizado sob a forma de óleo de soja degomado ou purificado, isto é, o óleo que, após sua extração, perdeu os fosfolipídios (os benefícios do uso de óleo na dieta dos equinos são mais bem descritos no Capítulo 13).

Outros ingredientes

Lecitina de soja

É uma mistura de fosfatídios obtidos no processo de degomagem do óleo bruto de soja, contendo lecitina, cefalina e fosfoinositol junto com glicerídios de óleo de soja e traços de tocoferóis, glucosídios e pigmentos. É um composto de fácil assimilação, com alto poder energético, sendo fonte natural de colina e fósforo e rico em ácidos graxos ômega-3. A lecitina facilita a mistura dos ingredientes da ração e melhora a peletização e o seu aspecto, reduzindo o custo do produto.

Levedura (*Saccharomyces* cerevisiae)

É o subproduto da fermentação alcoólica obtida de usinas e destilarias de álcool de cana-de-açúcar do tipo recuperação, produzido por processo anaeróbico e posteriormente desidratado. Pode também ser subproduto da fermentação da cevada para produção de cerveja. Contém 93% de MS e quase 40% de PB, com aminoácidos de boa qualidade e elevado teor de vitaminas do complexo B. Pode ser uma boa opção para uso como prebiótico (ver Capítulo 12), pois favorece a fermentação bacteriana da flora digestiva natural do aparelho digestivo dos equinos, melhorando a produção de ácidos graxos voláteis. Tem ainda uma ampla variedade de aminoácidos, sendo utilizada por muitas empresas como fonte de aminoácidos para rações e suplementos. Na Tabela 9.1, encontram-se os valores de nutrientes da levedura.

Melaço de cana

É o líquido xaroposo obtido como resíduo da extração de açúcar de cana. Muito utilizado como palatabilizante ou mesmo aglutinante em rações comerciais, ou ainda para reduzir o pó em substituição a outros ingredientes. Pode ser encontrado sob a forma de melaço líquido ou em pó. Em alimentos para equinos, inclusões acima de 4% na ração elevam o consumo de água, por causa dos elevados níveis de potássio em sua composição (3%). Algumas rações, principalmente extrusadas, chegam a utilizar até 8% de melaço em sua composição para aumentar a palatabilidade do produto, porém, como o consumo em geral é menor com esse tipo de ração, pode ser que ela não cause maiores problemas.

Óleo vegetal

Pode ser de soja, milho, canola, linhaça, arroz, palma, girassol ou coco. É o produto obtido da extração química ou mecânica, ou da associação de ambas, do óleo de sementes oleaginosas, que é posteriormente submetido à centrifugação. É uma excelente fonte complementar energética. Alguns óleos, como o de linhaça e o de arroz, contêm propriedades diferenciadas quando extraídos a frio ou por processos físicos específicos, que preservam nutrientes como ácidos graxos ômega-3 e ômega-6, que apresentam efeitos benéficos ao organismo. Todos os óleos, refinados ou não, têm valor energético semelhante, ao redor de 9 Mcal por quilograma de produto. No Capítulo 13, discute-se mais sobre as diferenças e os usos de óleos na alimentação dos equinos.

Cloreto de sódio

As necessidades de sal (cloreto de sódio – NaCl) nos equinos são muito elevadas. As necessidades diárias de cloreto de sódio estimadas para um equino em manutenção são de 25 a 30 g/animal/dia (Wolter, 1994), podendo variar conforme temperatura e umidade relativa do ar, individualidades, categoria (exercício, crescimento, reprodução, manutenção) etc.

Os equinos têm uma grande quantidade de glândulas sudoríparas por cm^2, cobrindo praticamente toda sua superfície corporal. Essas glândulas fazem as trocas de calor com o meio ambiente de modo bastante eficaz, possibilitando ao animal uma produção de calor corpórea muito grande para o trabalho muscular sem que isso afete de maneira drástica a temperatura corpórea.

Parte do suor dos mamíferos é composta por minerais que são perdidos quando há a necessidade de troca de calor mais intensa, seja em um trabalho muscular, seja em temperatura do ar elevada. Essas perdas podem chegar a 100 g/animal/dia, sendo de 35 a 40 g pela urina e de 50 a 60 g pelo suor (relação de 4,5 g/litro) (Wolter, 1994). Esses minerais devem ser repostos por meio da alimentação para manter o equilíbrio corpóreo.

Componente importante na formulação de rações para equinos, o sal comum é fonte de sódio e cloro. Diversos trabalhos comprovam a necessidade de disponibilizar esses nutrientes para o cavalo para melhor desempenho fisiológico. A deficiência de cloreto de sódio pode levar o animal a recusar o alimento, comprometendo o desempenho produtivo. Por outro lado, excessos de sódio na dieta elevam o consumo hídrico, podendo ainda causar diarreias e redução da performance. Na formulação de rações, recomenda-se limitar em 1,5 a 2% a inclusão de cloreto de sódio, sob risco de intoxicações que podem comprometer a saúde do animal. Os sintomas observados do excesso de sal na alimentação (mais 2 a 3% da dieta) incluem diarreia, desidratação e problemas cardíacos, podendo, em casos graves, levar o animal a óbito.

Calcário

O calcário é basicamente fonte de cálcio, sendo utilizado para equilibrar esse ingrediente na dieta. Há dois tipos básicos de calcário disponíveis para alimentação animal. Um deles é o calcário calcítico, com teores mais elevados de cálcio, sendo fonte exclusiva desse mineral, podendo ser encontrado em granulometria mais fina ou mais grosseira, com coloração branca a levemente acinzentada. O outro é o calcário dolomítico: além do cálcio, em quantidade inferior à do calcário calcítico, contém até 9,75% de magnésio, tendo granulometria fina, de coloração creme a acinzentada.

Fosfato bicálcico

Fonte de cálcio e fósforo utilizada para equilibrar e enriquecer uma formulação com esses minerais. Mais utilizado para fornecimento de fósforo e cálcio na formulação de sal mineral e outros suplementos. Pode ser encontrado em diversas granulometrias, sendo fino e branco, o que possibilita melhor homogeneização, ou mais grosseiro, com coloração acinzentada. O valor nutricional é o mesmo em ambos os casos.

Microingredientes

São compostos que entram em uma porção mínima para complementar e equilibrar uma alimentação. Podem ser:

> Aminoácidos sintéticos (DL-metionina; L-lisina). São utilizados na formulação de rações e suplementos como maneira de garantir um mínimo aporte desses aminoácidos no produto final. Em geral, são bem absorvidos e assimilados pelo animal. A inclusão de aminoácidos em uma dieta deve ser feita de maneira muito criteriosa. Os excessos de aminoácidos também são prejudiciais, podendo acarretar problemas ao animal. Em geral, os maiores problemas que podem ocorrer são as carências induzidas, em que o excesso de um elemento pode ocasionar carência de outro

na dieta. Por exemplo, os aminoácidos de cadeia ramificada, leucina, isoleucina e valina, concorrem pelo mesmo sítio de ação em muitas reações químicas no organismo. Se ocorrer oferta de um desses aminoácidos em quantidade acima da necessária ao animal e em desequilíbrio com os outros dois aminoácidos, pode-se observar carência desses aminoácidos. Outro exemplo é em relação à lisina, aminoácido fundamental no crescimento de potros e no trabalho muscular. O excesso de lisina inibe a formação da enzima glicina-amido-transferase, que atua na formação da creatina. Caso haja excesso de lisina, pode ocorrer deficiência de disponibilidade de creatina, diminuindo a transformação de ATP em ADP e comprometendo a oferta de energia para o animal.

> Vitaminas. São adicionadas à formulação de uma ração, constituindo o *premix* ou núcleo dessa ração, ou sendo constituinte de um suplemento específico, como garantia mínima de enriquecimento de vitaminas no produto final.

As vitaminas são "diluídas" em veículos especiais, constituindo, portanto, tipos de pré-misturas de um microingrediente. Algumas, como as vitaminas A, D e E, o ácido fólico e a biotina, sofrem um processamento que lhes confere, além da diluição, uma proteção contra a luz e a umidade, por microencapsulamento, formando estruturas conhecidas como *beadlets*.

Na Tabela 9.2, estão listadas as principais vitaminas e as formas como são encontradas. Existem ainda no mercado formas comerciais associando as vitaminas A e D ou A, D e E.

> Sais minerais (oligoelementos). Podem ser encontrados na forma inorgânica, mais comuns e listados na Tabela 9.3, ou na forma orgânica, como mineral quelato (ver Capítulo 7), sintetizado e produzido em laboratório como maneira de melhor biodisponibilizar os minerais para os animais. Conforme visto no Capítulo 7, a domesticação dos animais impôs-lhes, com o tempo, novas determinações e necessidades de sais minerais, sendo essencial, então, o fornecimento de sal mineral específico para equinos. Assim, os oligoelementos são também adicionados à ração concentrada como maneira de se ofertar um pouco mais de nutrientes de qualidade ao equino. Um cuidado básico deve ser sempre lembrado em relação à suplementação mineral para os animais: manter equilíbrio entre os vários tipos, jamais oferecer quantidade maior ou um único elemento mineral (exceto em casos de patologias específicas). Existe uma interação entre os elementos minerais e se houver excesso de um único elemento mineral, pode haver uma síndrome chamada carência induzida, na qual o excesso de um elemento mineral causa a deficiência de outro, mesmo

Tabela 9.2 Vitaminas e formas como são encontradas.

Vitamina	Forma como é encontrada
Vitamina A	Vitamina A-acetato, vitamina A-palmitato, provitamina A (betacaroteno)
Vitamina D	Vitamina D_3 (colecalciferol); vitamina D_2 (ergocalciferol)
Vitamina E	DL-alfa-tocoferila-acetato; DL-alfa-tocoferol
Vitamina K	Vitamina K_1, vitamina K_3
Vitamina C	Vitamina C: ácido ascórbico
Vitamina B_1	Cloridrato de tiamina
Vitamina B_2	Riboflavina fosfato
Vitamina B_6	Cloridrato de piridoxina
Vitamina B_{12}	Hidroxicobalamina
Niacina	Nicotinamida (ácido nicotínico)
Ácido pantotênico	Pantotenato de cálcio, pantotenato de sódio
Biotina	D-biotina
Ácido fólico	Folato de sódio/ácido fólico
Colina	Cloreto de colina

que este esteja em quantidade adequada na dieta. Por exemplo, se for oferecida uma suplementação extra de ferro ao animal, sem que seja necessária, pode-se causar uma carência induzida de zinco e cobre, e o animal passará a apresentar sintomas de carência de zinco e cobre, mesmo que os níveis desses elementos sejam os adequados na dieta. As formas mais comuns encontradas dos oligoelementos estão listadas na Tabela 9.3.

Aditivos

São substâncias adicionadas à ração ou ao suplemento, não prejudiciais aos animais, ao ser humano e ao meio ambiente. Devem ser utilizados levando-se em conta determinadas normas:

- Melhorar o desempenho de maneira efetiva e econômica
- Ser atuantes em pequenas doses
- Não apresentar resistência cruzada com outros ingredientes da alimentação
- Preservar a flora digestiva natural
- Ser atóxicos nas prescrições recomendadas
- Não ser carcinogênicos ou mutagênicos
- Não ter efeitos deletérios ao meio ambiente.

142 Alimentação Equina | Nutrição, Saúde e Bem-estar

Tabela 9.3 Oligoelementos e formas como são encontrados.

Oligoelemento	Forma como é encontrado
Cobre	Sulfato cúprico ($CuSO_4$ anidro) e ($CuSO_4$.5 H_2O pentaidratado); óxido cúprico (CuO); cloreto cuproso ($CuCl$); hidróxido cúprico ($Cu(OH)_2$); carbonato cúprico ($CuCO_3$.$Cu(OH)_2$)
Ferro	Sulfato ferroso ($FeSO_4$.7 H_2O), sulfato ferroso monoidratado ($FeSO_4$.H_2O); carbonato ferroso ($FeCO_3$)
Cobalto	Sulfato de cobalto ($CoSO_4$.7 H_2O), sulfato de cobalto monoidratado ($CoSO_4$.H_2O)
Manganês	Sulfato manganoso ($MnSO_4$.4 H_2O ou $MnSO_4$.5 H_2O), sulfato manganoso monoidratado ($MnSO_4$.H_2O); óxido manganês (MnO_3)
Iodo	Iodeto cúprico (CuI_2); iodeto cálcico ($Ca(IO_3)2$ H_2O)
Zinco	Sulfato de zinco monoidratado ($ZnSO_4$.H_2O); carbonato de zinco ($ZnCO_3$); óxido de zinco (ZnO_3)
Selênio	Selenito de sódio (Na_2Se)

Classificação dos aditivos

Os aditivos podem ser classificados em cinco grupos, sendo que quatro deles são utilizados em equinos:

- Tecnológicos: qualquer substância adicionada ao produto destinado à alimentação com fins tecnológicos
- Sensoriais: qualquer substância adicionada ao produto para melhorar ou modificar as suas propriedades organolépticas ou mesmo suas características visuais
- Nutricionais: toda substância utilizada para manter ou melhorar as propriedades nutricionais do produto
- Zootécnicos: toda substância utilizada para influir positivamente na melhoria do desempenho dos animais
- Anticoccidianos: substâncias destinadas a eliminar ou inibir protozoários (não utilizadas na alimentação de equinos).

Aditivos tecnológicos

Em razão da ambiguidade de uso, a indústria de alimentação animal agrupa os aditivos tecnológicos em quatro categorias:

- Grupo A: emulsificantes, espessantes, estabilizantes e gelificantes
  - Emulsificantes: possibilitam mistura homogênea
  - Espessantes: aumentam a viscosidade do alimento
  - Estabilizantes: mantêm o estado físico do alimento
  - Gelificantes: formam gel
- Grupo B: conservantes, reguladores de acidez, acidificantes, antifúngicos
  - Conservantes: utilizados para possibilitar maior tempo de prateleira de um produto,

pelo controle de crescimento bacteriano, especialmente *Salmonella*
  - Reguladores de acidez: usados para manter a acidez do produto estável
  - Acidificantes: substâncias como ácidos orgânicos adicionados à dieta visando reduzir o pH do trato digestivo para controlar a flora bacteriana, muito utilizados para suínos e aves
  - Antifúngicos: substâncias que têm como função impedir ou inibir o crescimento de fungos nas matérias-primas e nos produtos acabados, como rações e suplementos, evitando a formação de micotoxinas que podem levar o animal à morte. Como exemplo, pode-se citar sulfato de cobre, violeta de genciana e ácido propiônico
- Grupo C: antioxidantes. São substâncias que têm como função impedir ou retardar a oxidação de ácidos graxos poli-insaturados, presentes nas gorduras e óleos e que rancificam com facilidade quando expostos à presença de radicais livres de oxigênio. Podem ser encontrados sob as formas artificial ou natural. Como exemplos de antioxidante artificial, podem ser citados o BHT e o etoxiquim, largamente utilizados na indústria de alimentação animal. São exemplos de antioxidantes de origem natural a vitamina E (sob a forma de tocoferóis) e os flavonoides
- Grupo D: adsorventes, aglomerantes, antiaglomerantes, antiumectantes, umectantes, aglutinantes
  - Adsorventes: são substâncias capazes de fixar moléculas, por exemplo, ligam-se às micotoxinas levando-as para fora do trato gastrintestinal, evitando uma intoxicação. Como exemplos, há os aluminossilicatos (zeolita e bentonita) ou ainda os manano-

ligossacarídios (MOS) ou as betaglucanas, que são paredes celulares que têm ótima atuação como adsorventes. O efeito adsorvente da bentonita ainda não está efetivamente comprovado em equinos

- Aglomerantes: substâncias que possibilitam a aderência de partículas do alimento entre si. Utilizadas conforme a consistência das matérias-primas e o que se espera do produto final: em algumas formulações de ração, para diminuir a quantidade de finos no produto final, isto é, a quantidade de ração que esfarela antes de chegar ao cocho do animal. Como exemplos, podem-se citar os lignossulfonatos de cálcio ou de magnésio
- Antiaglomerantes: substâncias que atuam de modo inverso aos aglomerantes, impedindo que as matérias-primas unam-se. Seu uso também depende do tipo de matéria-prima e do que se deseja no produto final. Muito utilizados em alimentos em pó
- Antiumectantes: reduzem características higroscópicas, diminuindo a capacidade do produto de absorver ou reter água
- Umectantes: evitam perda de água do alimento
- Aglutinantes: são substâncias que têm como função melhorar a capacidade de peletização de uma ração, melhorando a qualidade do *pellet* e do processamento industrial e facilitando o uso de óleos nas formulações. Por exemplo, o lignossulfonato e a polimetilcarbamida.

Aditivos sensoriais

São aditivos inseridos na alimentação com o intuito de melhorar e estimular os sentidos do animal em relação ao alimento, especialmente aroma e sabor.

Estão divididos em dois grupos, segundo a indústria de alimentação animal:

- Grupo A: aromatizantes, palatabilizantes, flavorizantes
  - Aromatizantes: são substâncias que buscam melhorar o aroma dos produtos, tornando-os mais atrativos ao consumo. Exemplos de aromatizantes encontrados principalmente em suplementos para equinos são os que imitam odor de maçã-verde, banana ou baunilha
  - Palatabilizantes: são substâncias que buscam melhorar o sabor dos produtos, tornando-os mais atrativos ao consumo. Um exemplo de palatabilizante é o melaço, que é largamente utilizado na formulação de rações, em virtude da atratividade que o cavalo tem por doces

- Flavorizantes: são substâncias que conferem aroma e sabor aos alimentos. A palavra *flavor* foi criada pelos ingleses para designar o sentido conjunto de olfato e paladar. A maioria dos aditivos sensoriais utilizados na alimentação equina tem ação flavorizante
- Grupo B: corantes e pigmentos. Apesar das limitações do cavalo em notar diferentes tonalidades de cores, esses são aditivos cada vez mais utilizados para atrair o ser humano a comprá-los, sendo utilizados principalmente nas misturas de rações multicomponentes para conferir cor diferenciada aos compostos extrusados. Não trazem benefício nutritivo algum ao cavalo e ao produto, além da aparência diferenciada
  - Corantes: são substâncias que dão ou intensificam a cor de um alimento, podendo ser naturais ou artificiais
  - Pigmentos: substâncias adicionadas à alimentação do animal para intensificar a cor dos produtos para o consumo humano (não utilizados em produtos para equinos), podendo ser naturais ou sintéticos.

Aditivos nutricionais

Também podem ser denominados nutracêuticos, que podem ser definidos como "qualquer substância considerada alimento ou parte de alimento que propicie benefícios médicos ou para a saúde, incluindo a prevenção e o tratamento de doenças" (DeFelice, 1996). Os micronutrientes adicionados a uma formulação visando a uma ação específica podem ser considerados nutracêuticos desde que visem a benefícios à saúde animal.

Incluem as vitaminas, provitaminas e similares, os oligoelementos, aminoácidos e análogos, os ácidos graxos e ureia e derivados, sendo esta pouco utilizada na alimentação do equino.

Aditivos zootécnicos

- Digestivos: substâncias que facilitam a digestão dos alimentos, como enzimas
- Equilibradores de flora: microrganismos que formam colônias ou outras substâncias com efeito positivo sobre a flora intestinal, probióticos, prebióticos, simbióticos (probiótico + prebiótico), ácidos orgânicos. Os probióticos e prebióticos são substâncias com a função de potencializar a ação da flora intestinal natural do cavalo, melhorando a absorção de nutrientes (ver Capítulo 12)
- Melhoradores do desempenho: substâncias que melhoram o parâmetro de produtividade, elevando a taxa de crescimento ou de conversão alimentar. Intensamente utilizados para aves, suínos e bovinos, mas não para equinos.

Anticoccidianos

Substâncias destinadas a eliminar ou inibir protozoários. Em geral utilizadas em aves e bovinos. São altamente tóxicas para equinos.

Níveis de garantia obrigatórios pela legislação brasileira

As matérias-primas de origem vegetal devem vir acompanhadas de laudo bromatológico contendo as seguintes informações:

- Nível máximo de umidade
- Nível mínimo de proteína bruta
- Nível mínimo de extrato etéreo
- Nível máximo de matéria fibrosa
- Nível máximo de matéria mineral.

Os suplementos minerais e o sal mineralizado, com ou sem vitaminas, os aminoácidos ou os aditivos deverão indicar as quantidades mínimas de sua composição, expressas em porcentagem (%), gramas (g), miligramas (mg) ou partes por milhão (ppm) de cada elemento por quilograma (kg) de produto. Se o elemento tiver inclusão abaixo de 10 g, deve ser indicado em miligramas; se for acima desse valor, deve ser indicado em gramas. Esses valores são expressos pela proporcionalidade dos ingredientes que contêm a fórmula do produto, não sendo, usualmente, realizadas análises específicas.

Os suplementos vitamínicos deverão indicar as quantidades mínimas em unidades internacionais (UI) para as vitaminas A e D, em microgramas (mcg) para vitamina B_{12} e em miligramas (mg) para as demais vitaminas por quilograma (kg) de produto. Esses valores também são expressos pela proporcionalidade dos ingredientes e não se realizam análises específicas.

As rações concentradas (produto acabado) deverão conter as especificações a seguir, confirmadas por análise bromatológica, todas em gramas por quilograma (g/kg) ou miligramas por quilograma (mg/kg) de produto.

- Nível máximo de umidade
- Nível mínimo de proteína bruta (PB)
- Nível mínimo de extrato etéreo (EE)
- Nível máximo de matéria fibrosa (MF)
- Nível máximo de fibra em detergente ácido (FDA)
- Nível máximo de matéria mineral (MM)
- Nível máximo e mínimo de cálcio (Ca)
- Nível mínimo de fósforo (P).

O enriquecimento por quilograma de produto é dado seguindo-se as orientações anteriores de vitaminas, minerais e aminoácidos. Quaisquer outros nutrientes adicionados ao produto, como probióticos, prebióticos etc. são dados conforme especificações de registro no Ministério da Agricultura, Pecuária e Abastecimento (MAPA).

A indicação do valor energético do produto, dada em megacalorias (Mcal), quilocalorias (kcal) ou nutrientes digestíveis totais (NDT), não é obrigatória.

10 Forrageiras para Equinos

André G. Cintra

Introdução

Criadores e proprietários de cavalos constantemente questionam qual é o melhor capim para seus animais, independentemente da região onde se criam. Não se pode responder a essa questão dizendo simplesmente que o melhor capim é este ou aquele. A escolha do melhor capim envolve diversas questões, especialmente relativas à região da criação.

O Brasil é um país dito continental, isto é, tem dimensões tão grandes que mais parece um continente que um país. Isso provoca grande diversidade geográfica, climática, pluviométrica, populacional etc., fazendo com que a oferta e a necessidade de forrageiras sejam diferentes em cada região. Por exemplo, animais criados no sul do país, com clima temperado, onde pode nevar em algumas épocas do ano, têm necessidades diferentes de animais criados na Região Nordeste, com clima tipicamente tropical, em que a temperatura de 23°C é considerada frio.

Do mesmo modo, culturas cultivadas em clima temperado, com solo de ótima qualidade e índice pluviométrico constante, são diferentes de culturas cultivadas em clima tropical, com solo de baixa qualidade nutritiva para a planta e com índice pluviométrico que oscila entre a seca por alguns meses e chuvas intensas em outros, como ocorre no sul e no nordeste, respectivamente.

Segundo Araújo (2008), o comportamento de uma forrageira é decorrente da interação de seu potencial genético com o meio ambiente, existindo duas maneiras de elevar sua produção:

- Pelo melhoramento genético, que procura adaptar a planta às condições do meio, buscando melhor eficiência na transformação de composto vegetal em produto animal

- Por meio de alterações ambientais com o uso de adubação, irrigação e controle de pragas, doenças e plantas invasoras.

A escolha do melhor capim para equinos começa pela questão de sua adaptação às condições climáticas de cada região do país. Por exemplo, que seja resistente à seca e pouco exigente em fertilidade dos solos, na Região Nordeste; já no sul, deve ser resistente à geada e ao frio e tolerante a solo úmido. Dificilmente o mesmo capim tolera esses extremos. Por isso, deve-se buscar sempre o auxílio de um técnico local, um agrônomo ou um zootecnista da Casa da Agricultura, da CATI (Coordenadoria de Assistência Técnica Integral), da EMATER (Empresa de Assistência Técnica e Extensão Rural) ou de órgãos semelhantes, ou mesmo profissionais autônomos, que possam auxiliar na escolha do melhor capim para cavalos.

No entanto, existem alguns requisitos básicos que norteiam a escolha do capim: ter excelente palatabilidade para os equinos, tolerar pisoteio (se for para pastagem), tolerar cortes frequentes (se for para capineira ou campo de feno), ter teor adequado de proteína (entre 8 e 11%) e ter valores de fibra adequados para o bom trânsito intestinal nos equinos, os quais têm necessidades mínimas de fibra para garantir sua integridade física e psicológica, conforme abordado no Capítulo 14.

As fibras são compostas de fibras solúveis, que fornecem nutrientes essenciais ao animal, e insolúveis, essenciais para o bom trânsito do alimento no aparelho digestivo e para a boa formação das cíbalas (fezes do cavalo). Contudo, o teor de fibras insolúveis não deve ser superior a 18% da dieta (Wolter, 1994), ou pode acarretar problemas aos animais, desde baixo aproveitamento do alimento até cólicas. O teor de fibras também está relacionado com o manejo do capim, isto é, o momento em que se disponibiliza este ao animal. Se for muito novo, tem pouco teor de fibra, o que pode propiciar diarreia; se velho, a qualidade da fibra é ruim, comprometendo a qualidade do alimento em geral, pois o excesso de fibras diminui a absorção e a disponibilidade de outros nutrientes. Assim, os alimentos volumosos para equinos devem também levar em consideração o ponto de corte ideal, seja para o pastejo, seja para corte, fenação ou capineira.

A escolha do capim, então, deve ser feita com base nesses fatores: adaptabilidade geoclimática, palatabilidade, teor de proteína, teor de fibra total e teor de fibra insolúvel. Além disso, outro princípio fundamental para o plantio e manejo de uma pastagem para equinos é sempre ter em mente que "pasto é cultura", isto é, há exigências de solo, adubação e água, como em qualquer cultura; para ser de boa qualidade, a pastagem deve ser implantada após a adequada correção do solo e a adubação específica para cada variedade e na época correta, com índice pluviométrico adequado para a sua boa implantação. Isso também vale para capineiras, silagem ou campo de feno; lembre-se de que um alimento é tão bom e nutritivo quanto o solo do qual ele provém.

Por outro lado, muitos autores consideram uma boa pastagem para equinos a que seja formada por grande diversidade de espécies, como as pastagens nativas, que contêm gramíneas, leguminosas e outras espécies que os cavalos apreciam e consomem sempre que disponíveis. Aos olhos do ser humano, pode parecer uma pastagem suja, esteticamente, porém, do ponto de vista animal, fisiológica e nutricionalmente, é realmente uma opção mais interessante, pois oferece diversidade de nutrientes, em especial no que tange a aminoácidos, que apenas uma única espécie forrageira não consegue ofertar (ver tópico "Proteínas de segunda classe" no Capítulo 6). Em pastagens nativas de algumas regiões do Brasil, encontram-se até 50 variedades de forrageiras em uma mesma pastagem; em algumas regiões do Rio Grande do Sul, observam-se até 200 variedades. Para obter boa produtividade, os tratos culturais recomendados para essa pastagem cultivada também são válidos e importantes, pois os valores nutricionais e a produção de massa por hectare são baixos, e, naturalmente, não toleram pisoteio nem pastejo intenso.

Cuidados gerais antes da implantação de uma cultura para fornecimento de volumosos para os equinos

Alguns cuidados com a terra são fundamentais antes da implantação do alimento para equinos, seja como pastagem, capineira, silagem ou feno.

Culturas para pastagens tropicais são, em geral, duas vezes mais produtivas que as culturas para pastagens de clima temperado. Isso se deve a fatores como fisiologia da planta, luminosidade e temperatura constante e equilibrada distribuída durante o ano todo, o que faz com que a quantidade de massa por hectare produzida anualmente seja maior nas culturas de clima tropical. Entretanto, o valor nutricional, a digestibilidade e a proteína bruta (PB) da cultura de clima temperado são, em geral, mais elevados que os das de clima tropical, porém elas não estão disponíveis durante todo o ano.

Pode-se optar por espécies de gramíneas ou leguminosas. As gramíneas incluem os capins e gramas, e apresentam porte variável: rasteiro (gramas), médio (capins) e até elevado (milho, sorgo – estes não utilizados para pastejo direto de equinos). As leguminosas também têm porte variável. As mais utilizadas são herbáceas, muito ricas em proteínas. Apresentam folhas mais largas, sendo excelente fonte de nitrogênio para o solo (p. ex., alfafa, guandu, soja perene etc.). Pode-se ainda optar por consorciação entre as espécies, porém, para equinos, isso deve ser feito com muito cuidado, pois, além do elevado teor de proteína que as leguminosas proporcionam, o equino é muito seletivo com relação à escolha do volumoso, dando preferência para um ou outro tipo, dependendo da variedade, o que pode levar à eliminação de um dos dois em pouco tempo.

Quando for implantar uma área com uma cultura forrageira para consumo, quer seja direto ou indireto, deve-se seguir um roteiro básico, apresentado a seguir.

➤ Análise do solo. Possibilita quantificar e qualificar o ambiente em que a cultura será plantada. É muito simples de se fazer, devendo-se coletar amostras de terra em vários pontos da área e enviar a um laboratório especializado. Em uma primeira análise, pode-se proceder ao diagnóstico completo, de macro e micronutrientes para um melhor equilíbrio do solo. O ideal é que essa análise seja repetida anualmente, ou ao menos a cada 2 anos, para se manter um fornecimento de nutrientes adequados à cultura.

➤ Preparo do solo. Essa fase é a mecânica, com aração, gradeação ou subsolagem, conforme necessário. Nas mais modernas técnicas, evita-se ao máximo a aração de solo tropical, pois ela expõe o subsolo ao sol forte, inclemente, que pode matar a microflora ambiente, comprometendo a qualidade do solo e das culturas ali implantadas. Atualmente, tem-se dado preferência para o plantio direto, com gradeação e eventual subsolagem. O correto é sempre pedir o auxílio de um profissional competente, que dará as coordenadas apropriadas para o bom preparo e o manuseio do solo de acordo com a região.

> Calagem. Com a análise do solo em mãos, deve-se proceder ao fornecimento de calcário para o solo, de modo a equilibrar o pH e possibilitar um melhor desenvolvimento da cultura.

> Adubação. Pode ser de três tipos: química, orgânica ou *mix* dos dois tipos. A adubação química, em geral, é baseada em NPK (nitrogênio, fósforo e potássio). O problema é que ela oferece apenas NPK, sendo que a planta necessita de outros nutrientes para se alimentar, crescer e se desenvolver de maneira adequada. Deve-se lembrar que uma planta se alimenta de nutrientes disponíveis no solo. Quanto mais nutrientes de qualidade estiverem disponíveis, melhor será a qualidade da cultura oriunda desse ambiente e, consequentemente, melhor poderá ser a nutrição do equino, com redução da complementação extra com rações e suplementos. Assim, se a adubação for exclusivamente química, é preciso se preocupar também com a quantidade de microminerais a serem equilibrados no solo. No caso da adubação orgânica, além de, em geral, ser mais barata, propicia uma gama mais completa de nutrientes, de modo a alimentar melhor a planta e, consequentemente, o animal. O terceiro tipo visa atender mais e melhor a demanda de nutrientes do solo. Todavia, a adubação deve ser feita com muito critério, pois excessos podem ser tão ou mais prejudiciais que as deficiências.

> Plantio. Após o solo preparado e com índice pluviométrico adequado, procede-se ao plantio, que pode ser por sementes ou mudas, dependendo da espécie escolhida.

> Irrigação. Especialmente em áreas destinadas a campos de feno e capineiras, podendo ser utilizada em pastagens também; a irrigação possibilita melhor produtividade tanto em termos qualitativos como quantitativos.

> Manutenção. Este, em geral, é o fator menos levado em consideração quando se fala em pastagens e capineiras. Formar uma área não é difícil; mantê-la é bem mais complicado. Deve-se cuidar para que ervas invasoras não tomem conta da área, procedendo a uma adubação de cobertura e equilibrada anualmente, evitando a superlotação que compromete a longevidade da cultura e utilizando rotação de pastagens.

> Frequência do corte. Para culturas de fornecimento não direto no solo (feno, capineira etc.), a produção e o valor nutritivo do alimento estão ligados à frequência de corte: quanto mais frequente, menor a produção de matéria seca (MS), porém, melhor a qualidade nutritiva do alimento (desde que adubado corretamente), sendo o inverso verdadeiro: quanto menos frequente o corte, maior a produção, porém, com menor qualidade nutritiva.

Todas essas recomendações são fundamentais para se obter um campo de volumoso de qualidade. Lembre-se de que uma cultura somente pode ser tão boa quanto a disponibilidade de nutrientes no solo.

Deve-se ter um cuidado especial com relação à implantação de culturas para alimentação para equinos em área infestada por *Brachiaria* (ou braquiária). Esse tipo de gramínea, em geral, não é tão bem aceito pelo equino, sendo muitas vezes até prejudicial à sua saúde. O tipo mais comum é a *B. decumbens*, que dificilmente um equino ingere, provavelmente por ter um sabor muito amargo. Esse tipo de braquiária é muito invasiva e resistente, sendo difícil a sua eliminação. Existem relatos de sementes dormentes por até 8 anos no subsolo. Portanto, se for implantar uma cultura, especialmente de pastagem para equinos, os cuidados de manutenção, apenas para que a braquiária não retorne, devem ser mantidos no mínimo por 9 anos. Nesse caso, algumas dicas são:

- Fazer uma correta preparação do solo, incluindo uso de herbicidas para matar a braquiária e pré-emergentes que impeçam a germinação das sementes de braquiária
- Fazer um plantio da cultura escolhida em linha, de modo que se possa distinguir quando o que nasce é braquiária ou a cultura semeada
- Utilizar no mínimo 50% a mais de sementes/mudas que o recomendado – em alguns casos, recomenda-se o dobro ou mesmo o triplo de sementes/mudas
- Quando se identificar touceiras de braquiárias rebrotando, deve-se fazer o combate imediato, seja com herbicida, seja manualmente, carpindo e retirando-as da área
- Jamais deixar a braquiária sementar e o equino ingerir a semente, porque assim ele a disseminará, já adubada, por todas as outras áreas
- Evitar ao máximo uma lotação de pastagem além do limite permitido
- Possibilitar descanso adequado da área por meio de rotação de pastagem.

Gramíneas e leguminosas para equinos

A seguir, são apresentados alguns exemplos de capins e leguminosas preferenciais para equinos, mas que devem ser avaliados conforme adaptabilidade regional. Deve-se lembrar que existem muitos outros ainda disponíveis e possíveis de se utilizar para equinos, que podem ser avaliados conforme recomendação de técnico especializado (Tabela 10.1).

Os valores observados na Tabela 10.1 referem-se a um levantamento feito por pesquisadores da Universidade Federal de Viçosa (UFV).

148   Alimentação Equina | Nutrição, Saúde e Bem-estar

Tabela 10.1 Valores nutricionais médios de volumosos (% da MS).

Alimentos volumosos									
MP	MS	PB	FB	FDA	EE	MM	Ca	P	ED (Mcal)
Alfafa (feno)	89,32	18,77	29,36	37,52	2,85	9,11	1,30	0,24	2,57[1]
Alfafa (fresca)[2]	25,30	20,97	26,72	26,63	3,70	11,14	1,49	0,28	2,82[1]
Alfafa (peletizada)[3]	93,00	20,00	26,00	-	3,00	11,70	1,90	0,50	2,33
Amendoim forrageiro (feno)	94,53	10,92	-	39,22	0,73	8,28	-	-	-
Amendoim forrageiro (fresco)	22,57	17,75	10,97	27,47	1,92	9,21	1,72	0,22	-
Aveia (feno)	87,42	11,96	30,52	41,13	1,77	8,09	0,44	0,24	2,39[1]
Aveia (fresca – 61 a 90 dias)	10,70	15,10	-	-	-	-	0,57	0,44	2,68[1]
Aveia (silagem)	41,70	10,38	32,71	45,49	2,88	11,60	0,50	0,40	2,71[1]
Azevém (feno)	92,98	14,73	-	24,49	1,42	-	-	-	2,24[1]
Azevém (pastagem)	19,43	18,78	27,50	27,41	3,22	10,59	0,53	0,30	2,86[1]
Azevém (pré-secado)	51,98	15,33	-	33,51	2,64	10,71	0,65	0,30	-
Azevém (silagem)	22,43	9,72	41,91	-	1,86	-	-	-	2,56[1]
Azevém + aveia (pastagem)	21,49	20,06	24,93	27,27	3,36	9,91	-	-	2,72[1]
Brachiaria brizantha (pastagem)	35,63	6,77	29,72	39,02	1,61	6,97	0,31	0,11	2,24[1]
Brachiaria humidicola (pastagem)[4]	31,52	7,19	32,31	40,43	2,82	7,74	0,33	0,12	2,19[1]
Cameroon (fresco)	20,22	8,41	34,51	45,94	2,41	8,84	0,38	0,28	2,02[1]
Cameroon (fresco – 31 a 45 dias)	11,45	13,13	-	37,07	2,78	12,82	-	-	3,03[1]
Cameroon (fresco – 46 a 60 dias)	14,79	10,27	35,46	41,76	3,01	9,21	0,39	0,23	2,82[1]
Cameroon (fresco – 61 a 90 dias)	16,68	8,89	36,66	43,91	2,41	8,34	0,44	0,18	2,58[1]
Cameroon (fresco – 91 a 120 dias)	23,56	6,55	37,90	45,01	2,04	6,74	0,41	0,14	-
Cameroon (silagem)	24,66	6,52	35,48	45,74	2,35	11,65	0,53	0,20	2,52[1]
Cana-de-açúcar (inteira)	28,77	2,76	26,79	33,52	1,34	3,12	0,23	0,08	2,76[1]
Cana-de-açúcar (ponta – folha)	35,46	4,93	43,70	41,31	2,24	6,23	0,31	0,06	-
Cana-de-açúcar (silagem)	26,12	3,77	-	43,03	1,71	4,20	0,30	0,05	2,32[1]
Cenoura[3]	12,00	10,00	9,50	-	2,00	2,00	4,00	3,50	1,80
Coast-cross (feno)	88,90	8,57	33,37	40,59	1,48	6,30	0,47	0,22	2,34[1]
Coast-cross (fresco)	32,62	12,03	31,34	35,78	2,50	8,19	0,46	0,16	2,88[1]
Coast-cross (fresco – 30 dias)	21,09	16,98	-	35,41	1,80	7,63	0,31	0,38	-

(continua)

Capítulo 10 | Forrageiras para Equinos 149

Tabela 10.1 Valores nutricionais médios de volumosos (% da MS). (*Continuação*)

| Alimentos volumosos | | | | | | | | | |
MP	MS	PB	FB	FDA	EE	MM	Ca	P	ED (Mcal)
Coast-cross (fresco – 31 a 45 dias)	24,41	12,63	-	40,12	1,35	6,93	0,27	0,28	-
Coast-cross (fresco – 46 a 60 dias)	-	10,25	-	42,47	-	6,15	0,22	0,26	-
Coast-cross (fresco – 61 a 90 dias)	27,58	8,04	-	43,74	1,08	5,96	0,18	0,21	-
Colonião (fresco)	28,06	8,18	35,43	45,61	2,10	7,53	0,46	0,13	2,24[1]
Colonião (fresco – 30 dias)	25,76	14,14	28,05	35,41	5,61	8,32	0,77	0,21	-
Colonião (fresco – 46 a 60 dias)	23,72	8,79	38,05	44,34	4,13	6,75	0,78	0,20	-
Colonião (fresco – 61 a 90 dias)	28,93	7,91	40,55	45,20	2,43	5,35	0,72	0,15	-
Colonião (fresco – 91 a 120 dias)	32,79	6,60	44,70	50,39	1,75	5,39	0,67	0,15	1,95[1]
Colonião (fresco – 121 a 150 dias)	34,38	5,45	45,75	52,33	1,93	5,36	0,91	0,14	-
Colonião (fresco – 151 a 180 dias)	36,17	5,33	46,60	-	-	-	-	-	1,74[1]
Colonião (feno)	89,08	8,56	42,25	43,27	1,85	7,63	0,48	0,20	-
Colonião (silagem)	29,32	6,18	42,06	47,57	4,51	7,62	0,51	0,12	2,20[1]
Elefante (feno)	87,29	5,95	34,65	50,12	1,79	8,42	0,24	0,18	2,41[1]
Elefante (fresco)	21,56	6,89	35,75	46,24	2,20	9,02	0,34	0,23	2,22[1]
Elefante (fresco – 30 dias)	12,09	11,20	-	32,60	1,40	-	-	-	-
Elefante (fresco – 31 a 45 dias)	16,17	12,89	29,44	39,72	2,55	9,91	0,35	0,27	2,68[1]
Elefante (fresco – 46 a 60 dias)	17,57	10,55	32,03	41,95	2,87	10,52	0,50	0,54	2,51[1]
Elefante (fresco – 61 a 90 dias)	20,00	9,28	34,63	42,72	2,00	9,22	0,30	0,30	-
Elefante (fresco – 91 a 120 dias)	27,05	7,64	37,38	50,47	2,75	4,50	0,33	0,15	-
Elefante (silagem)	27,70	5,47	36,49	48,71	2,23	8,48	0,31	0,20	2,35[1]
Estilosante Campo Grande (feno)	89,90	12,20	-	44,30	2,40	8,00	1,46	0,23	-
Estilosante Campo Grande (fresca)	26,72	11,88	-	50,31	1,31	5,36	-	-	2,02[1]
Estrela (feno)	91,73	10,94	33,20	41,32	1,69	7,72	-	-	-
Estrela (fresca)	53,73	9,64	28,46	50,63	3,67	10,28	0,69	0,27	-
Estrela africana (fresca)	25,80	11,14	20,13	37,82	1,41	7,02	0,40	0,18	1,90[1]

(*continua*)

150 Alimentação Equina | Nutrição, Saúde e Bem-estar

Tabela 10.1 Valores nutricionais médios de volumosos (% da MS). (*Continuação*)

Alimentos volumosos										
MP	MS	PB	FB	FDA	EE	MM	Ca	P	ED (Mcal)
Girassol (silagem)	24,77	9,61	-	37,94	12,39	11,12	1,02	0,24	3,26[1]
Gordura (feno)	88,34	3,46	37,75	52,53	1,05	6,53	0,36	0,10	-
Gordura (fresca)	27,72	6,92	36,45	37,44	1,30	6,56	0,24	0,07	2,83[1]
Massai (fresco)	32,75	7,43	-	46,92	1,60	6,40	0,60	0,11	1,81[1]
Milheto (fresco)	18,20	12,35	27,01	33,56	3,54	9,64	0,72	0,26	2,89[1]
Milheto (silagem)	26,50	7,92	36,22	40,33	3,19	9,61	0,56	0,21	2,65[1]
Milho (silagem)	31,11	7,24	24,90	30,67	2,84	5,07	0,31	0,19	2,79[1]
Mombaça (fresca)	28,06	10,15	31,25	37,97	1,21	8,80	0,57	0,19	2,60[1]
Mombaça (silagem)	24,99	6,07	-	41,89	1,71	-	0,44	0,12	2,07[1]
Napier (feno)	87,87	7,12	33,75	50,95	3,15	11,96	0,17	0,25	-
Napier (fresco)	23,34	6,45	36,47	41,96	2,16	8,38	0,40	0,14	2,53[1]
Napier (fresco – 31 a 45 dias)	13,10	13,26	28,46	43,45	3,08	16,09	-	-	-
Napier (fresco – 46 a 60 dias)	18,24	10,49	-	43,02	4,56	6,07	-	-	-
Napier (fresco – 61 a 90 dias)	20,77	8,40	30,67	43,92	2,58	2,75	-	-	-
Napier (fresco – 91 a 120 dias)	24,53	6,69	33,41	42,06	2,49	7,51	-	-	-
Napier (silagem)	23,49	5,03	35,20	50,43	2,20	9,59	0,38	0,08	2,14[1]
Pastagem natural do RS	45,59	6,96	26,65	42,27	3,11	9,38	0,39	0,14	2,35[1]
Quicuio (feno)[4]	80,91	17,81	21,15	38,12	2,58	10,82	0,27	0,18	-
Quicuio (fresco)[3,4]	19,00	8,00	27,00	-	1,70	11,20	0,28	0,33	2,59
Rhodes (feno)	90,72	6,20	34,84	-	2,45	8,44	0,40	0,17	2,13[1]
Rhodes (fresco – 30 dias)	14,06	10,63	-	36,11	-	10,63	0,38	0,35	-
Rhodes (fresco – 31 a 45 dias)	17,25	9,34	-	43,52	-	8,41	0,27	0,30	1,18[1]
Rhodes (fresco – 46 a 60 dias)	29,56	5,76	-	42,70	-	8,34	0,27	0,27	-
Sorgo forrageiro (fresco)	24,11	6,84	39,40	36,11	3,04	6,41	0,13	0,13	-
Sorgo (silagem)	29,76	6,45	29,43	31,27	2,53	6,03	0,33	0,19	2,58[1]
Tanzânia (feno)	86,81	5,47	-	40,01	1,59	-	0,60	0,04	1,52[1]
Tanzânia (fresco)	23,31	9,45	31,31	41,58	2,53	10,02	0,58	0,15	2,16[1]
Tanzânia (30 dias)	22,69	14,51	-	47,80	2,34	6,77	-	-	-
Tanzânia (31 a 45 dias)	18,39	12,57	-	40,28	2,20	-	-	-	-
Tanzânia (46 a 60 dias)	20,80	6,43	-	45,28	3,10	-	-	-	-

(*continua*)

Capítulo 10 | Forrageiras para Equinos   151

Tabela 10.1 Valores nutricionais médios de volumosos (% da MS). (*Continuação*)

Alimentos volumosos									
MP	MS	PB	FB	FDA	EE	MM	Ca	P	ED (Mcal)
Tanzânia (silagem)	23,31	6,18	-	41,89	1,99	12,75	0,51	0,17	2,43[1]
Tifton (feno)	89,55	9,12	32,34	39,82	1,75	7,18	0,50	0,18	2,31[1]
Tifton 68 (feno)	91,60	7,45	-	40,75	1,24	7,74	3,00	0,11	2,25[1]
Tifton 68 (fresco)	23,13	13,40	-	33,06	2,91	8,72	-	0,08	-
Tifton 85 (feno)	88,94	9,69	33,60	38,72	1,55	6,40	0,41	0,25	2,41[1]
Tifton 85 (feno – 30 dias)	86,27	14,87	-	40,57	1,38	6,97	-	-	2,62[1]
Tifton 85 (feno – 31 a 45 dias)	86,07	13,94	-	40,00	1,34	7,09	-	-	2,60[1]
Tifton 85 (feno – 46 a 60 dias)	83,89	11,63	-	39,83	0,84	7,92	-	-	2,46[1]
Tifton 85 (feno – 61 a 90 dias)	92,66	7,36	-	48,95	1,13	6,59	-	-	-
Tifton 85 (fresco)	29,96	12,91	32,64	36,91	2,00	7,99	0,54	0,50	2,66[1]
Tifton 85 (fresco – 30 dias)	17,56	19,56	-	35,17	2,08	10,75	0,63	0,90	-
Tifton 85 (fresco – 31 a 45 dias)	20,66	13,86	-	39,71	2,20	10,03	-	-	-
Tifton 85 (fresco – 46 a 60 dias)	28,15	8,77	-	46,05	1,94	7,85	-	-	-
Tifton 85 (silagem)	37,05	9,67	-	40,85	1,80	8,40	-	-	2,29[1]
Tifton (*haylage* – silagem pré-secada)	47,76	16,62	-	32,00	2,41	8,97	0,62	0,25	2,63[1]
Tobiatã	33,87	8,63	-	38,80	-	-	0,56	0,14	-
Trevo-branco	14,88	20,94	19,18	30,93	5,00	-	1,10	0,36	2,90[1]

MP: matéria-prima; MS: matéria seca; PB: proteína bruta; FB: fibra bruta; FDA: fibra em detergente ácido; EE: extrato etéreo; MM: matéria mineral; Ca: cálcio; P: fósforo; ED: energia digestível (Mcal).
[1] Valor baseado no NDT observado, sendo 100% de NDT = 4,4 Mcal.
[2] O termo "fresco(a)" refere-se ao consumo de pastagem ou capineira.
[3] Cintra, 2011.
[4] Cuidado com teor de oxalato.

Foram consultadas análises de alimentos em teses, dissertações e artigos de diversas instituições de ensino de todo o país e inseridas no programa Composição Química e Bromatológica de Alimentos (CQBAL 3.0). Para a confecção mais exata de uma dieta ou ração concentrada, deve-se proceder à avaliação bromatológica específica do alimento a ser utilizado.

Na análise levantada, não consta a avaliação dos nutrientes cuja composição aparece em branco (traço); em alguns casos, conseguiu-se levantá-la em outros trabalhos, conforme citado nas observações.

Gramíneas

Bermudas (Cynodon spp.)

As gramas do tipo bermudas pertencem ao gênero *Cynodon*, assim como as gramas do tipo estrela. São de implantação um pouco complicada, pois seu plantio se dá apenas por mudas (multiplicação vegetativa), sendo esse o grande fator limitante desse tipo de capim (exceto o Vaquero, cuja multiplicação pode ser por semente). Contudo, têm grande vantagem por fecharem rapidamente o solo no plantio por mudas; além disso, são altamente competitivas, inclusive com braquiárias.

Em campos sem animais, podem inibir seu crescimento, porém, em pastejo direto, por causa de sua alta palatabilidade, os animais dão preferência a esse tipo de capim e, se o manejo não for ótimo, a braquiária pode tomar conta com facilidade.

Os valores nutricionais das diversas espécies de *Cynodon* são muito semelhantes, estando diretamente relacionados com a frequência de corte e adubação, recaindo assim a escolha sobre a melhor espécie à adaptabilidade regional e ao manejo da propriedade. O melhor espaçamento entre cortes é de 28 a 35 dias, mas isso depende da estação do ano (chuva ou seca, respectivamente) e da adubação.

A espécie em questão tem sido bem aceita nas mais diversas condições geoclimáticas, tanto no sul como no nordeste do país, porém depende de boa adubação, sendo muito exigente em fertilidade do solo e índice pluviométrico adequado. As gramas bermudas são exigentes em pH do solo neutro e devem ser plantadas em pleno sol, não se desenvolvendo bem sob sombra.

Furtado *et al.* (1999), em estudo comparando a digestibilidade de quatro tipos de feno: alfafa, *tifton*, *coast-cross* e estrela africana, encontraram valores semelhantes para os três primeiros e inferiores para a estrela africana, especialmente no que se refere à digestibilidade da PB.

Dittrich (2001) observou a preferência dos equinos por variedades do gênero *Cynodon spp*. O autor concluiu que os equinos preferem *tifton* 85, *coast-cross* e *jiggs* em relação a *tifton* 68 e a *tifton* 44. A estrela roxa foi preterida quando consideradas as demais variedades.

O valor de PB ideal para equinos das varietais desse grupo de gramíneas é entre 10 e 12%. Deve-se tomar cuidado com adubações extras ou colheitas pós-adubação que produzam capins com valores muito elevados de PB, acima de 14%, podendo chegar, inclusive, a 23%. Isso pode causar prejuízo à saúde dos equinos (ver tópico "Excessos de proteína" no Capítulo 6).

Os tipos de grama bermudas estão descritos a seguir.

Coast-cross [Cynodon dactylon (L.) Pers var. coast-cross]

De excelente palatabilidade e adaptabilidade em diversas condições, com valores adequados de proteína e fibra. De fácil manejo tanto para pastejo como para campo de corte. Pode ser utilizado para pastejo direto, capineira, pré-secado ou campo de feno. Apresenta melhor digestibilidade em relação às outras varietais de bermudas (especialmente *tifton*) e capim estrela (Cecato *et al.*, 2001). A produção de MS por hectare ao ano é bastante variável, dependendo diretamente de adubação, índice pluviométrico e intervalo de cortes, podendo variar de 4 a

27 t/ha/ano (conforme Alvim *et al.*, 1998) e alcançar níveis de PB de 23% (colheita pós-adubação).

Tifton [Cynodon dactylon (L.) Pers. var. tifton]

Variação do *coast-cross*, com excelente palatabilidade e adaptabilidade em diversas condições e valores adequados de proteína e fibra. O manejo deve ser feito com atenção, pois passa do ponto de corte com mais facilidade que o *coast-cross*. Pode ser utilizado para pastejo direto, capineira, pré-secado ou campo de feno. Existem diversas varietais, devendo ser escolhida a mais bem adaptável ao local de implantação da cultura.

Cynodon dactylon (L.) Pers. var. tifton 44

É um híbrido das gramas *coastal* bermuda e uma variedade de bermuda originária da Alemanha e desenvolvida na Flórida, sendo mais tolerante ao inverno. Tem digestibilidade ligeiramente superior durante o inverno em relação ao *coast-cross* e à *tifton* 85, mas semelhante nas estações das águas (Cecato *et al.*, 2001). A produção de MS por hectare ao ano é bastante variável, dependendo diretamente de adubação, índice pluviométrico e intervalo de cortes, podendo chegar a 24 t/ha/ano, com níveis de PB variando de 6 a 12% (corte com 8 e 4 semanas, respectivamente).

Cynodon dactylon (L.) Pers. var. tifton 68

Desenvolvida nos EUA, é boa opção para fornecimento aos equinos, dependendo das condições geoclimáticas, sendo menos resistente a secas e geadas. A produção de MS por hectare ao ano é bastante variável, dependendo diretamente de adubação, índice pluviométrico e intervalo de cortes, podendo variar de 2,8 a 21 t/ha/ano (conforme Alvim *et al.*, 2000), com níveis de PB variando de 5 a 20%.

Cynodon dactylon (L.) Pers. var. tifton 85

Originária dos EUA a partir de cruzamentos com a vr. 68, sendo mais resistente que esta ao frio, adaptando-se também a climas quentes. A digestibilidade é superior à da *tifton* 44, porém ligeiramente inferior à da *tifton* 68. A produção de MS por hectare ao ano é bastante variável, dependendo diretamente de adubação, índice pluviométrico e intervalo de cortes, podendo variar de 2,6 a 23 t/ha/ano (conforme Alvim *et al.*, 1999), com níveis de PB variando de 4,7 a 21,7%.

Florakirk [Cynodon dactylon (L.) Pers. var. florakirk]

Cruzamento da vr. *tifton* 44, com excelente palatabilidade e adaptabilidade a diversas condições, mas com baixa tolerância ao inverno; tem valores adequados de proteína e fibra. Pode ser utilizado para pastejo direto, capineira, pré-secado ou campo de feno. A produção de MS por hectare ao ano é bastante variável, dependendo diretamente de adubação, índice pluviométrico e intervalo de cortes, podendo chegar a 27 t/ha/ano (conforme Alvim *et al.*, 2003), com níveis de PB podendo alcançar 19%. Alvim *et al.* (2003) observaram que, independentemente das condições de adubação e sob as mesmas condições de pastejo que outras gramas do gênero *Cynodon*, o *florakirk* produz menos massa verde no inverno e foi encontrada mais quantidade de plantas invasoras em sua área de produção, o que exige melhor manejo para sua implantação e para manter essa gramínea.

Jiggs [*Cynodon dactylon* (L.) Pers. var. jiggs]
Variação dos anteriores, com excelente palatabilidade, adaptabilidade a diversas condições e valores adequados de proteína e fibra. De fácil manejo, pois tem menos talo, sendo mais difícil passar do ponto de corte. Produz menos massa por área. Pode ser utilizado para pastejo direto, capineira ou campo de feno. A produção de MS por hectare ao ano é bastante variável, dependendo diretamente de adubação, índice pluviométrico e intervalo de cortes, podendo chegar a 26 t/ha/ano (conforme Alvim *et al.*, 2003), com níveis de PB podendo alcançar 19%.

Vaquero (*Cynodon dactylon* var. 90160)
Uma das poucas gramas bermudas para forragem que se prolifera por sementes, tendo sido desenvolvida nos EUA pelo cruzamento de duas espécies de bermudas ornamentais e uma forrageira. É tolerante ao frio e ao déficit hídrico. Estudos realizados nos EUA em anos de baixos índices pluviométricos mostraram que pode produzir até 30% a mais que as variedades *tifton* e *coast-cross*. Pode ser utilizada para pastejo direto, capineira, pré-secado ou campo de feno. Apresenta elevado teor de folhas e talos muito finos, o que facilita o processo de fenação. A produção de MS por hectare ao ano é bastante variável, dependendo diretamente de adubação, índice pluviométrico e intervalo de cortes, podendo chegar a 16 t/ha/ano, com níveis de PB variando até 33% (colheita pós-adubação). Apesar da facilidade de implantação, por meio de sementes, seu custo é muito elevado. Além disso, suas qualidades nutricionais, em longo prazo, têm sido muito questionadas, inclusive pelo tempo de permanência da pastagem, que parece não ser tão longo como o de outras varietais. Em estudo realizado na UFV, Andrade *et al.* (2012), comparando capim vaquero e *tifton* 85, não observaram diferenças significativas entre as varietais com relação à avaliação bromatológica, mas constataram que, sob as condições propostas, o *tifton* 85 teve maior produção de massa que o capim vaquero.

Grama estrela (*Cynodon plectostachyus*)
A grama estrela é outro grupo do gênero *Cynodon*, não rizomatosa, mais robusta, originária da África. Já foi muito utilizada para equinos, porém hoje deu lugar às demais do tipo bermudas, com melhor produtividade e palatabilidade. São encontradas duas varietais principais, a estrela roxa e a branca. Assim como as demais, seu plantio se dá por meio de mudas (multiplicação vegetativa).

Segundo Cecato *et al.* (2001), apresenta valores mais elevados de FDA e FDN que a *tifton*, o que diminui sua digestibilidade. A produção de MS por hectare ao ano é bastante variável, dependendo diretamente de adubação, índice pluviométrico e intervalo de cortes, podendo chegar a 17,5 t/ha/ano (conforme Alvim *et al.*, 1999), com níveis de PB chegando a 16%.

Panicum (*Panicum maximum*)
Os capins do gênero *Panicum* variam consideravelmente em seu porte: desde porte elevado, para capineira ou silagem (p. ex., colonião), até porte mais baixo, apenas para pastagem (p. ex., aruana, áries). Não se sabe exatamente a data de sua introdução, mas alguns historiadores sugerem que serviam de "cama" em navios negreiros, tendo depois se disseminado por todo o Brasil. São exigentes em fertilidade do solo e índice pluviométrico. Normalmente não são utilizados para produção de feno por causa da desigualdade entre folha e colmo, que dificulta a secagem uniforme; as de porte mais baixo, como aruana e áries, até podem ser utilizadas para tal. Seu plantio é facilitado por ser feito por meio de sementes.

Colonião (*Panicum maximum* var. colonião)
A mais conhecida e antiga variedade dos capins do gênero *Panicum*. Pode ser utilizado para pastejo direto ou capineira, sendo preferencial o uso como capineira pelo seu porte elevado, chegando a 2,5 m de altura. Sua produção varia de 14 a 40 t/ha/ano, dependendo diretamente de adubação, índice pluviométrico e intervalo de cortes. Pode ser utilizado para pastejo direto ou capineira. Quando utilizado para pastejo, antes do florescimento, tem bom valor nutritivo, com PB chegando a 14%; porém, quando amadurece, torna-se fibroso, perdendo muito de sua qualidade nutritiva.

Tobiatã (*Panicum maximum* var. tobiatã)
Introduzida em 1978, é semelhante ao colonião, porém apresenta folhas mais largas (4,5 cm) e maiores (0,80 m), com níveis de PB variando de 8 a 16%, dependendo diretamente de adubação, índice pluviométrico e intervalo de cortes. Pode ser utilizada para pastejo direto ou capineira.

Tanzânia (*Panicum maximum* var. tanzânia)

Introduzida no Brasil em 1982, é uma variedade de menor porte que o colonião, com folhas mais abundantes e colmos mais finos, com ótima aceitação pelos animais, bons valores nutritivos, e valor de PB que pode alcançar até 18% em adubação nitrogenada e produção de até 26 t/ha/ano, dependendo diretamente de adubação, índice pluviométrico e intervalo de corte ou intensidade de pastejo. De fácil manejo e implantação, seu plantio é feito por sementes. Pode ser utilizada para pastejo direto ou capineira.

Mombaça (*Panicum maximum* var. mombaça)

Introduzido no Brasil em 1982, pode ser utilizado para pastejo direto, capineira ou campo de feno. Alcança até 1,65 m de altura, com folhas de 3,0 cm. Tem níveis de proteína menores que os do tanzânia (média de 13,4% para as folhas e 9,7% para os colmos), com melhor produtividade de MS por área, chegando a 33 t/ha/ano, dependendo de adubação, índice pluviométrico e intervalo de cortes.

Áries (*Panicum maximum* var. áries)

Variedade desenvolvida pela empresa Matsuda, que pode alcançar 1,2 a 1,5 m de altura, tolerando bem regiões com altas precipitações pluviométricas, encharcamento e solo de fertilidade mediana. Pode ser utilizado para pastejo direto ou capineira. Seu nível de PB pode chegar a 15%, com produção de MS de até 20 t/ha/ano, dependendo de adubação, índice pluviométrico e intervalo de cortes.

Aruana (*Panicum maximum* var. aruana)

Originária da África, foi introduzida no Brasil em 1974 e disponibilizada pelo Instituto de Zootecnia de Nova Odessa a partir de 1989. É uma variedade de porte menor, alcançando 80 cm de altura, com folhas estreitas e ótima aceitação pelos animais, além de bons valores nutritivos, com proteína mediana. De fácil manejo e implantação, seu plantio é por sementes. Pode ser utilizada para pastejo direto, capineira ou campo de feno. A produção de MS varia de 15 a 26 t/ha/ano, dependendo de adubação, índice pluviométrico e intervalo de cortes.

Massai (*Panicum maximum* var. massai)

Desenvolvida pelo Centro Nacional de Pesquisa de Gado de Corte (CNPGC-Embrapa) em 2001, é o cultivar de *P. maximum* de menor porte, formando touceiras com altura média de 60 cm e apresentando folhas finas, medindo 1 cm de largura, sendo a variedade que melhor cobre o solo. A sua produção de MS pode chegar a 16 t/ha/ano, dependendo de adubação, índice pluviométrico e

intervalo de cortes ou intensidade de pastejo, com valores de PB chegando a 12,5% nas folhas e 8,5% nos colmos. Pode ser utilizado para pastejo direto, capineira ou campo de feno. Em experimento realizado pela Embrapa, com gado de corte, tolerou mais unidades de animal por área, porém propiciou menor produtividade em relação às variedades tanzânia e mombaça (Embrapa, 2001).

Problemas relacionados

A partir de 2001, foram observados casos de cólicas em equinos, na região amazônica, alimentados com os cultivares tanzânia, mombaça e massai. Em nota técnica de 2009, a Embrapa observou que em nenhuma outra região do Brasil isso foi relatado. Os casos ocorreram no início da estação chuvosa em cultivares implantados havia mais de 2 anos e em plantas novas, recém-rebrotadas pelas chuvas. Os sinais clínicos observados são inquietação, deitar e rolar, timpanismo, estase intestinal (íleo paralítico), dor, congestão de mucosas e, eventualmente, refluxo nasal.

Segundo Dias-Filho (2009),

> à necropsia verificam-se congestão, erosões e úlceras na mucosa do estômago, congestão da mucosa e dilatação do intestino delgado com grande quantidade de conteúdo líquido, avermelhamento da mucosa e grande quantidade de gás no ceco. O percentual de mortalidade dos animais acometidos por esse problema estaria em torno de 40%.

Ainda não se sabe por que esses capins induzem quadros de cólicas; especula-se sobre a existência de microrganismos endofíticos que possam produzir alcaloides tóxicos, presença de saponinas ou qualquer outro princípio tóxico presente no capim. Especula-se que algumas características ambientais da região amazônica possam causar alterações metabólicas nos capins e provocar a toxicidade; porém, em um estudo mais recente na Região Sudeste, datado de 2014, algumas mortes de equinos também foram atribuídas aos mesmos problemas observados na região amazônica, sem explicação plausível para a *causa mortis*.

Em experimento de 2010, no Pará, Cerqueira observou a reação de equinos à administração de capim mombaça com o intuito de buscar explicação para essas cólicas e a mortalidade. Foi administrado capim no período de brotação sob diversas condições ambientais, obtendo-se alguns casos de cólicas nos animais. À avaliação bromatológica, observou-se o dobro de concentração de carboidratos não fibrosos nas plantas na estação das águas, em comparação com plantas em mesmo estágio vegetativo de outras regiões do país, levantando a hipótese de essa ser a causa das cólicas em razão de elevada fermentação, com produção excessiva de gases.

Pennisetum

Inclui diversas espécies, que variam conforme o porte e a utilização, podendo ser empregado como capineira, pastejo direto ou silagem, sendo necessário, no caso, um *mix* com milho ou a utilização de inoculantes para o início do processo fermentativo. Normalmente, não são utilizadas para produção de feno por causa da desigualdade entre folha e colmo, que dificulta a secagem uniforme.

As espécies mais comuns estão descritas a seguir.

Capim-elefante (*Pennisetum purpureum*)

O grupo dos capins-elefantes compõe gramíneas perenes, de hábito de crescimento cespitoso, isto é, que crescem formando touceiras, podendo alcançar até 5 m de altura, não cobrindo bem o solo.

Pelo seu porte elevado, é preferencialmente utilizado como capineira, com cortes a cada 35 a 60 dias, com altura entre 1,50 m e 1,80 m, dependendo da estação do ano, e deve ser oferecido preferencialmente integral e não picado, como é prática comum para bovinos. A maioria dos trabalhos refere-se a seu uso para bovinos, poucos o mencionam especificamente para equinos.

Seus valores nutricionais estão diretamente ligados à idade de corte. Silva (2002) observou variação do valor de energia digestível conforme a idade do corte, sendo 1,89 Mcal/kgMS aos 35 dias, 1,83 Mcal/kgMS aos 42 dias e 1,62 Mcal/kgMS aos 65 dias, constatando que a melhor idade para o corte para fornecimento aos equinos é aos 35 dias.

Para seu uso como pastejo direto, o manejo é fundamental, pois forma touceiras e talos grosseiros quando ultrapassa 1,80 m de altura, sendo de difícil consumo pelos equinos; a retirada dos animais do pastejo deve ser feita com o capim a 0,5 a 0,6 m do solo.

A silagem de capim-elefante é bem inferior à silagem de milho ou sorgo, tornando difícil o início do processo fermentativo, pois o teor de MS é baixo, sendo que os teores elevados de água da gramínea favorecem fermentações secundárias indesejáveis.

Tolera bem o frio e o calor, suportando variações de temperatura de 18° a 30°C, sendo algumas variedades tolerantes a geadas; porém, é pouco tolerante à seca e a áreas sujeitas a inundações, não respondendo de maneira significativa à irrigação em baixas temperaturas (24% a mais de produção, segundo Andrade, 1972); contudo, em regiões com seca e temperatura acima de 25°C, pode elevar a produção em até 148% com o uso de adubação química. Mistura *et al.* (2006), traba-

lhando com a variedade napier, observaram que a irrigação elevou os valores de fibra em detergente ácido (FDA) e fibra em detergente neutro (FDN), mas não alterou a proteína e alguns minerais, enquanto a adubação com nitrogênio e potássio aumentou a produção de MS sem alterar os valores proteicos e minerais. É exigente em relação à fertilidade do solo. Sua propagação é vegetativa, por meio do plantio dos colmos.

São diversos os cultivares existentes, porém não se conhece exatamente o seu número real, pois muitas vezes um mesmo cultivar é plantado em regiões diferentes sem identificação original, sendo rebatizados popularmente por napier ou *cameroon*, os dois cultivares mais conhecidos (Carvalho *et al.*, 1997). Diversos trabalhos foram conduzidos no Brasil, em diversas regiões, visando a conhecer os melhores cultivares e sua produtividade. Carvalho *et al.* (1997), citando trabalhos de diversos autores, destacam que os mais produtivos e conhecidos são:

➤ Cultivar NAPIER. Experimentos no Triângulo Mineiro (Aranovich *et al.*, 1983) observaram produção de até 37,5 t/ha/ano com cortes a cada 6 semanas, sendo o cultivar ao qual mais estudos foram dedicados, comprovando sua maior produtividade. Vicente-Chandler *et al.* (1964, *apud* Carvalho *et al.*, 1997) constataram produção variando de 16 a 52 t/ha/ano, com níveis de PB entre 6,5 e 13,8, dependendo diretamente de adubação, índice pluviométrico e intervalo de cortes.

➤ Cultivar CAMEROON. Poucos estudos são conduzidos com esse cultivar, mas nenhum deles demonstrou ser a melhor opção em termos de produtividade. Santana *et al.* (1989) observaram produção de até 18,3 t/ha/ano na Região Nordeste e apenas 5,3 ton./ha/ano na Região Sul. A PB pode variar de 7 a 11%, dependendo diretamente de adubação, índice pluviométrico e intervalo de cortes.

➤ Cultivar MINEIRO. Demonstrou ser o mais produtivo na Região Nordeste, podendo chegar a 19,4 t/ha/ano (Santana *et al.*, 1989). Em experimentos na região de Sete Lagoas (MG), produziu 7,23 t/corte/ha (Mozzer *et al.*, 1970), sendo a mais produtiva em comparação aos outros cultivares; porém, em outras avaliações, não demonstrou ser a melhor opção para o estado de São Paulo e a Zona da Mata mineira (Mozzer, 1986). A PB pode variar de 5 a 11%, dependendo diretamente de adubação, índice pluviométrico e intervalo de cortes.

➤ Cultivar TAIWANN. Existem neste cultivar diversos tipos, sendo os mais estudados: A-143, A-144, A-145, A-146 e A-148. O cultivar A-144 apresenta melhores resultados na maioria dos trabalhos, chegando a alcançar quase 52 t/ha/ano (Alcântara *et al.*, 1980) no estado de São Paulo;

porém, Mozzer (1986), na Zona da Mata mineira, e Gonçalves *et al.* (1979), no Pará, consideraram os cultivares A-146 e A-148 os mais produtivos. Vetterle e Salerno (1983) observaram que os cultivares A-148 e A-144 são melhores para a região de Santa Catarina. A PB pode variar de 6 a 12%, dependendo diretamente de adubação, índice pluviométrico e intervalo de cortes.

> Cultivar PORTO RICO. Muitos trabalhos mostram essa forrageira como bastante produtiva na Região Nordeste, chegando a 14,4 t/ha/ano (Caruso, 1989); porém, outros autores a consideram de mediana produção na Região Sudeste. A PB pode variar de 7 a 12%, dependendo diretamente de adubação, índice pluviométrico e intervalo de cortes.

Quicuio ou kikuyu (*Pennisetum clandestinum*)

É de origem africana, sendo bastante exigente em fertilidade do solo, alcançando 30 a 40 cm de altura. O plantio é vegetativo, por meio de mudas, porém há uma variedade australiana que pode ser disseminada por semente. Não deve ser confundida com o kikuyu da Amazônia ou *Bracharia humidicola*. Pode ser utilizado para pastejo direto, capineira ou campo de feno.

Pode produzir até 60 t/ha de massa verde em 6 cortes ou 5 t/ha/ano de MS para produção de feno. Os níveis de PB variam de 15 a 18%, podendo alcançar até 20%, dependendo de adubação, índice pluviométrico e intervalo de cortes ou manejo de pastejo.

Não é bem recomendado para equinos por causa dos elevados teores de oxalato, substância quelante do cálcio da dieta, tornando-o indisponível ao animal, levando a quadros de osteodistrofia fibrosa (cara inchada) ou ainda favorecendo o surgimento de doenças ortopédicas desenvolvimentares (DOD), especialmente osteocondrite dissecante (OCD) em potros em crescimento (Lins *et al.*, 2008).

Milheto (*Pennisetum glaucum* ou *P. typhoides* ou *P. americanum*)

Todas as nomenclaturas podem ser consideradas sinônimas, sendo também conhecido como "pasto italiano" na Região Sul do Brasil. É originário da África, produzindo bem em solos de baixa fertilidade, respondendo bem à adubação e a climas secos e podendo alcançar até 5 m de altura; porém, para o pastejo, o ideal é os animais entrarem na pastagem quando esta alcançar entre 50 e 70 cm de altura, sendo retirados quando estiver com 20 a 30 cm de altura (Kichel e Miranda, 2000b). É muito utilizado como alternativa durante as secas, em que há escassez de forragem para os animais. Pode ainda ser utilizado como auxiliar na recuperação de pastagens, para produção de silagem ou feno ou para colheita de grãos.

Segundo dados da Embrapa, pode produzir até 60 t/ha de massa verde, 20 tMS/ha, com até 24% de PB sob pastejo (Kichel e Miranda, 2000b). Catelan (2010) observou teores de 14% de PB, bem superiores aos do milho, com valores de energia digestível pouco inferiores, podendo alcançar 3,2 Mcal/kg.

Para a produção de feno, Frizzo Filho *et al.* (2004) observaram produção de 12,35 tMS/ha com valores de PB de 12,86%, com corte aos 60 dias, em experimento realizado na região de Brasília.

Para a produção de silagem, pode alcançar 31 t/ha (contra 27 do milho e 19 do sorgo) com equivalente em MS de 8,7 t/ha (contra 8,1 do milho e 5,7 do sorgo), e valores de PB de 12,8% (contra 7,8 do milho e 7 do sorgo), segundo Kichel e Miranda (2000b).

Deve-se atentar para os elevados teores de PB da forragem de milheto quando em uso para pastejo, buscando-se evitar problemas de sobrecarga proteica (ver Capítulo 6).

Aveia preta (*Avena strigosa Schreb*)

É uma variedade de aveia para produção de forragem, muito utilizada como pastagem de inverno devido a sua fácil implantação, sua alta produtividade e seu rápido crescimento.

Na Região Sul, é comum sua consorciação com azevém no período de inverno, como maneira de melhorar a qualidade nutricional do alimento disponível aos animais, ficando acessível entre maio e agosto. Nessa época, pode apresentar teores de PB e digestibilidade *in vitro* da matéria orgânica (DIVMO) de 25 a 75%, respectivamente (Kichel e Miranda, 2000a).

É utilizada na Região Sul, no Mato Grosso e em São Paulo, com bons resultados na reforma de pastagens, pois é cultivada e aproveitada no inverno e por causa do seu efeito alelopático de supressão ou controle de invasoras e sua resistência a geadas, especialmente após as colheitas de verão, como soja e milho, mantendo o solo fértil durante o período de inverno.

O pastejo inicia-se aos 30 a 40 dias pós-emergência, quando a planta alcança 30 cm de altura, com período de utilização variando de 30 a 80 dias, conforme manejo (rotação de pastagem, pastejo contínuo etc.) e dependendo das condições climáticas e de adubação.

É uma cultura bem adaptada a uma grande variedade de solos, porém é intolerante a excesso de umidade, temperaturas elevadas e baixa fertilidade, respondendo bem à adubação nitrogenada. Segundo Kichel e Miranda (2000a), apresenta excelente valor nutritivo, podendo alcançar até 26% de PB no início do pastejo, com boa palatabilidade e digestibilidade (60 a 80%). A produtividade varia de 2 a 6 t/ha, de MS em pastejo. Pode ainda ser utilizada para produção de feno, em que se obtém produção de 3 a 6 t/ha, com níveis de PB variando de 14 a 17% e digestibilidade de 58 a 60%, porém seu feno é de baixa aceitação pelos equinos, necessitando de uma ótima adaptação.

Azevém (*Lolium multiflorum Lam*)

O azevém é uma planta anual de inverno, comum na Região Sul do Brasil, utilizada para compor pastagens e capineiras, podendo ser consorciada com dezenas de espécies, sendo a mais comum a aveia preta. É muito utilizada como pastagem temporária de inverno, para a integração lavoura-pecuária, no período pós-colheita de milho e soja.

Tem altura média de 75 cm, podendo alcançar 1,20 m. É de fácil semeadura natural, sendo resistente a doenças e tendo grande potencial de produção de sementes. Pode ser utilizada como pastejo direto, capineira, produção de silagem, pré-secado ou feno, produzindo de 2 a 6 tMS/ha/ano. O período de uso varia de 60 a 180 dias, dependendo de sua utilização, das condições geoclimáticas, da adubação e do índice pluviométrico.

O valor da PB pode chegar a 23,3%, com produção de até 7,8 tMS/ha/ano, dependendo das condições climáticas e da adubação (Pellegrini *et al.*, 2010).

Rhodes (*Chloris gayana*)

Apresenta ótima palatabilidade, adaptabilidade variável e bons valores de fibra e proteína, sendo de fácil manejo e implantação, pois o plantio é por sementes.

Pode ser utilizado para pastejo direto, capineira ou campo de feno. O capim de Rhodes é originário da Tanzânia, adaptando-se bem a solos arenosos, clima frio e baixa umidade, não tolerando solos úmidos e pesados. A produção de MS por hectare ao ano pode variar de 8 a 12 t, dependendo diretamente de adubação, índice pluviométrico e intervalo de cortes, com níveis de PB variando de 6 a 12%.

Milho (*Zea mays*)

O milho como forrageira para equinos é utilizado apenas sob a forma de silagem, pois a palhada pós-colheita, comumente aproveitada para gado bovino, não é recomendada aos equinos em razão do elevadíssimo percentual de fibra indigestível, de baixo aproveitamento para a espécie, podendo inclusive levar a casos de cólica por obstrução.

Para o processo de ensilagem do milho, a colheita da planta é feita após a maturação fisiológica dos grãos de milho, com teor de umidade ao redor de 28 a 35% (Jobim *et al.*, 2001). Conforme a variedade do milho e as condições de plantio (adubação, clima etc.), o valor de PB pode variar de 7 a 11% com MS de 61 a 73%.

Em experimento de 2002, Santos *et al.*, trabalhando com potros e utilizando silagem de milho em substituição ao grão de milho em dieta isoenergética e isoproteica, não observaram diferenças nos parâmetros de crescimento e desenvolvimento, em período de 90 dias, entre os grupos.

Em estudo de 2007, Melo *et al.* avaliaram possíveis alterações em parâmetros hepáticos e renais em equinos alimentados com silagem de milho, não observando quaisquer alterações em nenhum animal, concluindo que pode ser utilizado sem restrição.

Como qualquer silagem, a maior restrição de uso está nos cuidados no momento de produção, para que se tenha um produto de ótima qualidade, e no momento do fornecimento, pois o produto, após aberto, deve ser rapidamente consumido, conforme visto no Capítulo 9.

Sorgo (*Sorghum vulgare*)

O sorgo pode ser utilizado sob a forma de grãos ou sob a forma de forrageira como silagem para equinos. Existem variedades de sorgo de baixo e alto grau de tanino. No caso dos grãos, apenas o sorgo de baixo tanino é recomendado; para ensilagem, o sorgo de alto tanino também pode ser utilizado, pois, segundo Mitaru *et al.* (1983), o processo fermentativo anaeróbico da silagem diminui em 95% os teores de tanino, não causando problemas nos animais.

Oliveira *et al.* (2007) não observaram problemas em equinos submetidos a dietas com silagem de sorgo de alto e baixo tanino. Em outro estudo de 2007, Melo *et al.* avaliaram possíveis alterações em parâmetros hepáticos e renais em equinos alimentados com silagem de sorgo, não observando quaisquer alterações em nenhum animal, concluindo que pode ser utilizada sem restrição.

Sob a forma de silagem, e como qualquer outra, também há que se ter cuidado com a produção e o fornecimento do produto, consumindo-o rapidamente após aberto (ver Capítulo 9).

Leguminosas

Além de produzir sementes em vagens, uma das principais características das leguminosas é retirar o nitrogênio atmosférico e fixá-lo em suas raízes por meio de simbiose com bactérias do gênero *Rhizobium*, o que favorece a síntese vegetal e propicia elevados níveis de PB.

Alfafa (*Medicago sativa L.*)

É tida por muitos como a rainha das forrageiras, por sua elevada palatabilidade e quantidade de nutrientes. A alfafa é um alimento volumoso rico em proteína, cálcio e energia, sendo classificada como leguminosa temperada, por ser mais bem adaptada a esse clima. Entretanto, existem áreas de produção de alfafa no semiárido baiano com ótima produtividade sob condições de irrigação.

Pode ser utilizada como fonte parcial de volumoso para equinos, compondo de 20 a 30% da dieta, dependendo do outro tipo de volumoso, pois fornece nutrientes de alto valor biológico, especialmente aminoácidos. Além disso, alguns trabalhos citam o efeito de alguns fatores nutricionais da alfafa na redução de úlceras gástricas em animais estressados quando fornecida nessa proporção, pois têm efeito tamponante do pH gástrico (Nadeau *et al.*, 2000).

Entretanto, não deve ser fonte única de volumoso, exatamente por ser rica em alguns nutrientes, isto é, fornecer grande quantidade de determinados nutrientes, como cálcio e proteína, o que pode comprometer a qualidade de vida do animal em médio e longo prazo. As restrições começam pelo elevado teor de proteína, que pode causar problemas sérios, já discutidos no Capítulo 6.

A alfafa fornece ainda energia, mas é uma energia dita "cara" ao organismo, pois, além de consumir mais energia que as outras fontes energéticas (carboidratos e lipídios), deixa resíduos, como a ureia, que é potencialmente tóxica ao organismo. Além disso, essa ureia que é excretada pela urina, quando em excesso, pode acentuar uma desidratação, pois o cavalo urina mais para eliminá-la, o que é certamente muito ruim em um país com clima variando do tropical ao temperado, mas com temperaturas elevadas a maior parte do ano, em que o cavalo já transpira mais para manter a homeotermia.

Dietas ricas em proteína fazem com que o cavalo produza um suor espesso, espumante, que dificulta consideravelmente a troca de calor com o ambiente, complicando ainda mais a performance do animal atleta, por exemplo.

Outra questão que compromete o livre acesso à alfafa é com relação ao teor de minerais, especialmente magnésio e cálcio. Ambos são formadores de enterólitos, pedras que se formam no intestino por acúmulo de minerais e que podem causar, no longo prazo, síndrome cólica. Essas formações não estão comprovadamente associadas ao consumo de alfafa, mas esta potencialmente eleva a predisposição dos animais. Além disso, o excesso de cálcio pode trazer problemas, especialmente a cavalos de alta performance, que têm sudorese intensa. O cálcio é um eletrólito perdido no suor, e cavalos com sudorese intensa perdem-no, portanto, em maior quantidade. O consumo de alfafa, então, que poderia parecer interessante para repor esse cálcio perdido, pode na verdade comprometer o desempenho do animal em competição. Quando o animal ingere alfafa à vontade, devido ao elevado teor de cálcio, o organismo libera o hormônio calcitonina, responsável pela retirada do cálcio da circulação e por enviá-lo para armazenamento, e inibe a produção do PTH (paratormônio), responsável pela mobilização de cálcio das reservas para a corrente sanguínea de modo a manter a homeostasia. Assim, o animal alimentado com alfafa apresenta baixo PTH; por isso, durante uma competição, em que ocorrem intensa sudorese e perda significativa de cálcio, tendo o animal uma necessidade extra deste mineral para o trabalho muscular, ele poderá apresentar problemas metabólicos em decorrência da redução imediata do cálcio sanguíneo sem reposição pela baixa produção do PTH, cuja produção está inibida pela alimentação diária rica em cálcio.

A alfafa é uma cultura perene, podendo durar de 8 a 10 anos, rica em nutrientes, exigindo muito do solo e, para uma boa produtividade, deve ser tratada de maneira intensiva, com combate às ervas invasoras que podem infestar a área de plantio, comprometendo a produção. É uma cultura mais bem adaptada ao clima temperado, mas existem plantações no sertão da Bahia com bons índices de produtividade. A Embrapa Centro-Oeste fez pesquisas na região, obtendo produtividade de até 20 tMS/ha/ano com teor de proteína de 25%. É exigente em água, sendo fundamental a irrigação para uma boa produção. Seu uso pode ser por (1) pastejo direto – pouco utilizado, pois há rápida degradação da cultura, (2) corte verde, (3) feno – mais comum, podendo ser encontrado em fardos, cubos ou *pellets*, (4) silagem – menos comum por causa das dificuldades de se fazer o silo, pelo elevado teor de proteína e pelo baixo teor de carboidratos.

Quando utilizada para corte, é possível realizá-lo a cada 30 dias na primavera-verão e a cada 35 a 40 dias no outono-inverno. A produtividade média varia de 15 a 20 tMS/ha/ano, com teor médio de PB entre 19 e 25%, dependendo diretamente de adubação, índice pluviométrico e intervalo de cortes.

O uso de alfafa deve ficar restrito a complemento à dieta regular do equino, ao redor de 10 a 30% do total de volumoso, conforme as necessidades da categoria, a qualidade do volumoso principal e também a qualidade e o valor proteico da ração concentrada utilizada. Para melhor utilizá-la, deve-se compor uma dieta e, pela avaliação matemática, chegar aos valores ideais para atender à demanda nutricional do equino sem prejuízos à saúde.

Amendoim forrageiro
(*Arachis pintoi* var. belmonte)

O amendoim forrageiro é uma leguminosa herbácea perene, de clima tropical, com crescimento rasteiro, com porte de 20 a 40 cm de altura, bem adaptada a altitudes de até 1.800 m. Desenvolve-se bem quando a precipitação é superior a 1.200 mm, tolerando solos de baixa a média fertilidade.

É muito utilizado como cobertura verde em consorciação com outras culturas arbustivas ou como adubação verde no pré-plantio de outras forrageiras, ou ainda em consorciação na formação de pastagens para bovinos, sendo necessários de 90 a 120 dias pós-plantio para que recubra de maneira adequada o solo (Valentim *et al.*, 2003).

Também pode ser utilizado como reserva de fonte de volumoso para ser administrado no cocho, isto é, como capineira. Quando é assim utilizado, a melhor otimização de produtividade de MS e PB se dá com diversos cortes na primavera-verão, com intervalos de 42 dias (3 a 4 cortes), e um corte no outono-inverno, alcançando a produção de até 6,5 tMS/ha. Assim, pode-se alcançar teores de PB de até 26,5% e índices de FDA mais baixos que quando é realizado apenas o corte outonal, o que indica melhor digestibilidade.

No caso de se fazer o corte somente no outono, a produtividade é de apenas 3,1 tMS/ha, e o teor de PB, de 19%. Isso é facilmente explicável, pois o corte outonal é realizado com planta de idade mais elevada, em geral aos 180 dias, com teores mais elevados de lignina.

A resposta também é variável conforme as condições de adubação, índice pluviométrico e intervalo de corte (Affonso *et al.*, 2007).

Estilosante Campo Grande
(*Stylosanthes guianensis*)

Lançada pela Embrapa Gado de Corte em 2000, é uma mistura de 20% de *S. macrocephala* e 80% de *S. capitata*.

É indicada para áreas com precipitação pluviométrica anual acima de 900 mm, preferindo solos de textura arenosa ou mediana; entretanto, em estudo conduzido por Rocha *et al.* (2009) no Piauí, com umidade relativa variando entre 12,25 e 71% e temperatura do ar entre 27°C e 40°C, observando a reação da estilosante Campo Grande em diversos níveis hídricos e com dois tipos de solo (plintossolo, proveniente de uma região de transição caatinga-cerrado, e latossolo amarelo, coletado na região semiárida, vegetação de caatinga), estes não constataram diferenças nos valores de FDA, FDN e PB, exceto no latossolo amarelo, no nível mais baixo de fornecimento de água, em que se observou valor de PB mais elevado.

O estilosante Campo Grande é indicado para consórcio com forrageiras dos gêneros *Brachiaria* e *Andopogon*. O pastejo deve ser iniciado de 30 a 40 dias após a introdução da leguminosa na recuperação de pastagens e de 40 a 50 dias após a semeadura no plantio de pastagens novas (Embrapa, 2000).

Pode alcançar produção de 12 a 13 tMS/ha/ano, com valores de PB entre 13 e 18%.

11 Volumosos para Equinos

José Luiz Domingues

Introdução

Consideram-se volumosos os alimentos que são utilizados nas dietas de equinos e que apresentam uma maior proporção de carboidratos estruturais em sua composição. São representados genericamente pela parte vegetativa dos alimentos, como gramíneas e outras espécies forrageiras. Em função das características da anatomia animal e do seu comportamento ingestivo, pode-se dizer que o consumo dos alimentos volumosos por equinos apresenta características distintas do consumo por outros herbívoros.

Entre as características das diferentes espécies vegetais consideradas volumosos, há algumas que fazem com que certos alimentos sejam mais selecionados, mais consumidos e melhor metabolizados pelos equinos que outros. Diferenças entre as plantas, como idade, espécie e morfologia, fazem com que haja diferenças no comportamento ingestivo dos animais, assim como variações na palatabilidade e no consumo delas.

Quando se estudam os alimentos volumosos nas dietas de equinos, levam-se em consideração todas as diferentes frações de carboidratos existentes nesses alimentos, e não apenas aquelas frações compostas notadamente por celulose e hemicelulose, parcialmente digeridas, além da lignina que não é digerida. Novos métodos e procedimentos analíticos buscam determinar e caracterizar as frações de carboidratos das dietas e, assim, melhorar o entendimento das funções e limitações das diferentes frações de carboidratos nos alimentos volumosos.

Para maior entendimento, adota-se a distinção das frações de carboidratos para equinos como: carboidratos hidrolisáveis (CHO-H), que podem ser digeridos no intestino delgado (hexoses, dissacarídeos, alguns oligossacarídeos e amido não resistente); carboidratos de fermentação rápida (CHO-FR), que são prontamente disponibilizados para a fermentação dos microrganismos (pectinas, frutanas, oligossacarídeos não digeridos, amido resistente e parte da hemicelulose); e carboidratos de fermentação lenta (CHO-FL), que incluem celulose, hemicelulose e lignocelulose.

Sendo uma fonte muito importante no aporte de energia para a nutrição de equinos, os alimentos volumosos são compostos por todas as frações citadas, que são digeridas nas diferentes porções do trato gastrintestinal.

Um aspecto marcante nesses alimentos é que eles apresentam uma característica clara de modificação constante na sua composição química e nutricional em função da idade de crescimento das plantas ainda em estado vegetativo e também em função das condições do ambiente e da época do ano a que estão submetidas. Assim, não se pode falar do uso de alimentos volumosos na nutrição de equinos sem considerar as espécies vegetais, sua idade e seu ambiente de desenvolvimento. Também as formulações e doses das dietas com alimentos concentrados para as distintas categorias de animais afetam diretamente a digestibilidade e a metabolização dos alimentos volumosos utilizados.

Em função do maior entendimento desses conceitos nutricionais e funcionais, surgem alternativas de utilização para novos alimentos fibrosos na nutrição de equinos. Nesse sentido, produtos como a casca de soja, que é um material rico em pectina, celulose e hemicelulose, com baixa lignina e que apresenta boa disponibilidade e boa palatabilidade, vêm sendo avaliados quanto à digestibilidade dessas frações. Também a polpa de beterraba e a polpa cítrica têm sido estudadas e avaliadas, buscando aumentar o aporte de energia nas dietas.

A necessidade nutricional diária em alimentos volumosos para os equinos pode variar entre 1,5 e 3% do seu peso vivo. Desse modo, a qualidade e a disponibilidade desses alimentos interferem de maneira significativa na fisiologia e no desempenho das diferentes categorias e idades.

Da mesma maneira, ao se considerarem os aspectos econômicos e administrativos dos diferentes sistemas de produção de equinos, a definição correta do manejo alimentar torna mais eficiente a escolha para os tipos disponíveis de volumosos. Com referência aos sistemas de produção, deve-se destacar a relevância de sempre considerar, além dos animais e das plantas forrageiras, os solos e o seu manejo dentro desses sistemas.

Não há como compreender uma boa nutrição de equinos sem que sejam considerados, além dos seus aspectos fisiológicos, também o aspecto da qualidade dos solos na formação e no desempenho desses animais. Isso se dá tanto em termos de fertilidade desses solos como fornecedores de nutrientes quanto em termos da sua capacidade física e microbiológica de sustentar esse sistema.

A manutenção adequada da matéria orgânica e da estrutura do solo, além da flora natural ali presente, proporciona um ambiente radicular favorável para a produção forrageira, retendo água e nutrientes essenciais. Isso faz com que todo o sistema do solo possa estar integrado e funcionando em equilíbrio, de modo que a qualidade ambiental possa embasar a qualidade nutricional.

Entre os diferentes modos de oferta de alimentos volumosos para equinos, os mais tradicionalmente usados são as pastagens, o feno de gramíneas ou de alfafa, silagens de milho ou de gramíneas, as capineiras, além de outras fontes de fibra, como polpa cítrica, polpa de beterraba ou casca de soja.

Para determinar o seu uso, deve-se observar sempre tanto a disponibilidade local, a produtividade e a qualidade bromatológica quanto o consumo voluntário e o atendimento aos bons métodos de produção, aos custos desses alimentos e às suas condições na ocasião da oferta para o consumo pelos animais.

Pastagens

Deve-se entender sempre que as pastagens são um modo muito eficiente e barato de coleta de energia solar, que é transformada em alimento para os animais e matéria orgânica para os solos. Quando manejadas adequadamente, as pastagens contribuem para que o sistema de produção seja ambientalmente mais equilibrado e financeiramente mais lucrativo.

Sistema de produção

Os estudos sobre sistemas de produção frequentemente destacam o fato de que as pastagens devem ser consideradas a base da dieta em volumosos para equinos. Considera-se aqui sistema de produção o conjunto de definições sobre o modo e os objetivos da produção de forragens a pasto, bem como o manejo a ser conduzido para os animais nessas pastagens.

Apesar de haver esse destaque, tanto entre criadores quanto entre técnicos, não é raro que aconteçam muitas situações em que o manejo de pastejo dos animais é mal feito, mal delegado ou simplesmente ignorado, levando a um consequente e oneroso aumento da necessidade de alimento suplementar. Embora reconhecido, há uma resistência em compreender este fato: manejo de pastagens mal feito custa caro e compromete o sistema de produção como um todo.

O sistema de produção define o manejo das pastagens. Um manejo inadequado mostra seus efeitos em várias situações nas propriedades, principalmente na diminuição da produção das forrageiras – que leva a baixas lotações por área –, diminuição na cobertura vegetal dos solos – que leva ao aumento da erosão –, diminuição no volume efetivo de raízes – que leva ao aumento da compactação dos solos –, e diminuição na densidade de plantas forrageiras – que leva à alteração na composição vegetal das áreas de produção.

Sejam as pastagens formadas por espécies perenes ou anuais, compostas ou exclusivas, elas devem fazer parte de uma avaliação técnica prévia com base em um programa de produção de forragens. Esse programa deve ser definido em função das condições físicas e técnicas locais e das características geográficas regionais e deve atender aos objetivos gerais e às condições definidas pelo sistema de produção a ser adotado, bem como à demanda anual de forragens de qualidade.

Planta forrageira

A caracterização do que é uma planta forrageira depende, inicialmente, dos conceitos de palatabilidade e de eficiência alimentar. Uma planta palatável é aquela que apresenta consumo voluntário pelos animais. Uma espécie forrageira que apresenta eficiência alimentar é aquela que, quando consumida pelos animais, resulta em ganhos positivos à categoria considerada com ausência de fatores antinutricionais.

Na relação de plantas indicadas ao uso em pastejo para equinos, tradicionalmente vê-se uma lista parcial de espécies forrageiras que apresentam boa aceitação pelos animais e que têm alta produção sob as suas condições ideais de produção.

Com o passar dos anos, algumas espécies de plantas forrageiras vão se sucedendo como preferidas para o estabelecimento das pastagens para equinos. Em função da sua tradição de uso e do local de origem dos criatórios, muitas delas "migraram" pelo país acompanhando os animais, levadas por tratadores e criadores. Leva-se muito em conta o aspecto visual e a altura do dossel de pastagem; no entanto, a observação do desempenho dos animais a pasto e o entendimento das características físicas e nutricionais das espécies vegetais vêm auxiliando no entendimento de que é o consumo pelo animal, em última análise, que deve nortear essa escolha.

O hábito de crescimento das plantas forrageiras, caracterizado por arquitetura foliar, modo de crescimento e localização dos colmos, influencia no comportamento dos animais durante o pastejo, notadamente os equinos.

Segundo Fontanelli *et al.* (2012), podem-se classificar as forrageiras, de acordo com seu hábito de crescimento, em:

- Cespitoso ereto: quando os entrenós basais são muito curtos, produzindo brotações de maneira a formar touceiras densas. Por exemplo, capim-elefante, setária, colonião
- Cespitoso prostrado: quando os colmos crescem encostados ao solo, sem enraizamento nos nós, erguendo-se na parte que tem a inflorescência. Por exemplo, capim-papuã
- Estolonífero: quando os colmos são rasteiros, superficiais, enraízam nos nós em contato com o solo, originando novas plantas em cada nó. Por exemplo, grama batatais, estrela africana
- Rizomatoso: quando o colmo é subterrâneo e sem clorofila. Dos nós, partem raízes que produzem novas plantas. Por exemplo, capim-quicuio, grama bermuda
- Cespitoso-estolonífero: brotações eretas e com presença de estolões cujo desenvolvimento é estimulado por cortes mecânicos ou pastejo. Por exemplo, capim de Rhodes.

Espécies de porte mais baixo e com menor produção de hastes em relação às folhas são consideradas mais adequadas à anatomia bucal e à fisiologia digestiva de equinos. Assim, as plantas com maior proporção de folhas na parte aérea devem ser priorizadas, sendo as espécies com hábito de crescimento estolonífero ou rizomatoso menos sujeitas a erros no manejo que as cespitosas.

Tanto em condições naturais como artificiais de pastagens, pode haver um consumo adequado de plantas de várias famílias e gêneros, com alturas diferentes, estrutura foliar diversa e em fases de crescimento distintas. O importante é o conhecimento da fisiologia e da dinâmica de crescimento das plantas que compõem o dossel de pastejo, bem como a composição botânica das espécies desse dossel.

Consumo

O consumo das pastagens pelos equinos é bastante peculiar e, mesmo com os estudos sobre a qualidade nutricional das diferentes espécies forrageiras sob diferentes manejos, tipos de solo ou alturas de corte, ainda persistem dúvidas quanto à existência de um padrão previsível de consumo.

A qualidade nutricional e física das forragens conservadas oferecidas aos equinos estabulados é muito diferente daquela obtida em condições adequadas de pastejo, quando os animais podem exercer livremente sua seletividade.

Essa constatação alcança seu ponto mais interessante em termos de comportamento ingestivo quando se está diante de animais sob condições de estabulação e com ausência ou redução significativa de atividade física.

Um comportamento animal marcante em pastagens é a determinação de áreas definidas para deposição das fezes, que seriam evitadas no consumo da forragem ali presente. Esse comportamento alimentar altamente seletivo em pastagens tem sido interpretado como uma estratégia atávica de controle de endoparasitas.

A seletividade de forragem pelos cavalos em pastejo é mais influenciada pela qualidade nutricional desta que pela presença de fezes e parasitas na pastagem. A seleção por forragens mais nutritivas supera a seleção por forragens sem riscos parasitários e a busca por alimentos fibrosos segue a mesma lógica. A expectativa de que equinos evitariam pastagens ou camas de baias contaminadas com fezes não foi confirmada. Assim, animais com histórico de presença de parasitas correriam mais riscos para obter benefícios nutricionais e físicos que os não parasitados.

Comportamentos impróprios durante as refeições, como nervosismo, agressividade, inquietação ou coprofagia, estão relacionados com dietas com excesso de concentrado (amido) e pouco volumoso, e podem explicar o fato de animais estabulados e com alguma deficiência nutricional apresentarem consumo de cama de baia ou restos de forragem no piso.

O aumento da fração de concentrados na dieta leva ao aumento da população de microrganismos amilolíticos, que estão associados ao aumento do lactato e da acidose intestinal, determinando a redução da população de bactérias celulolíticas e levando a uma redução da digestibilidade da fração fibrosa. Essas alterações afetariam o consumo e os hábitos alimentares desses animais.

Comportamentos anormais ou estereotipados, como coprofagia ou mastigação de madeira, estão relacionados a dietas com alto consumo de amido. O mesmo não ocorre em dietas exclusivas com fenos. Uma alimentação rica em amido também apresenta riscos de problemas nutricionais, lesões na superfície da mucosa intestinal, cólicas ou laminite. A adição de feno pode atenuar eventuais problemas nas dietas com excesso de amido.

Ao mesmo tempo que diminui a densidade energética das dietas, o uso de níveis mais elevados de alimentos fibrosos aumenta o consumo de água em relação a dietas com menores níveis de fibra, tornando a oferta adequada e constante de água limpa e de qualidade altamente importante nesses sistemas de produção.

Conclui-se que os equinos apresentam melhor equilíbrio geral quando mantidos em condições de pastagens bem manejadas e com boa disponibilidade de forragem.

Além do aspecto nutricional, a qualidade e a perenidade das pastagens são obtidas pelo manejo adequado dos períodos de ocupação e de descanso. Também no seu dimensionamento, as pastagens devem possibilitar o exercício natural, a sombra para o conforto térmico e o espaço para a possibilidade de relacionamento sadio e seguro entre indivíduos.

Todos esses pontos são importantes quando se observam os hábitos dos equinos em pastejo, tornando possível identificar a qualidade da fibra dietética.

Formação das pastagens

As decisões referentes à formação das pastagens para equinos devem considerar inicialmente a função das pastagens dentro de um sistema de produção definido previamente. Para isso, observam-se as características dos solos, do clima regional e do treinamento do pessoal responsável pelo manejo dos animais nessas pastagens.

As pastagens constituem uma parte decisiva não só da saúde física e mental dos animais, mas também da saúde financeira da propriedade e dos criadores e proprietários. Nenhuma espécie vegetal forrageira será perene e/ou lucrativa nas pastagens se não houver uma definição da sua função dentro do sistema. Sem essa definição e sem boa condução e bom manejo, as pastagens perecem, diminuem em produção e capacidade de suporte e praguejam; e as plantas forrageiras de qualidade desaparecem do sistema.

A escolha das espécies deve considerar o tipo de manejo a ser adotado e a qualidade do manejador. A tolerância ao pastejo das forrageiras varia de espécie para espécie, sendo que não há uma forrageira que se mantenha produtiva e com qualidade sem um manejo adequado. Aqui, considera-se a fertilidade do solo e sua necessidade de suplementação, o tempo de descanso e o período de ocupação de cada área.

É durante o planejamento da formação das pastagens, que vai desde a escolha das espécies até a definição das cercas, que se definem o tipo de manejo dos solos, os níveis de fertilidade e a adequação do manejo ao pastejo adotado para sua condução e manutenção.

Sendo sua implantação por mudas ou sementes, as diferentes espécies necessitam de uma densidade de plantas que proporcione uma completa colonização das áreas, levando a uma rápida cobertura do solo e a uma produção de raízes em profundidade. Com isso, a implantação física das espécies eleitas dentro das áreas de pastagens poderá ocorrer livre de plantas daninhas, que são as principais competidoras por luz, água e nutrientes, no período mais crítico, que é o do seu estabelecimento inicial.

As áreas de pastejo não necessitam ser formadas, e nem mantidas, por uma única espécie vegetal. Há que se considerar que, embora o manejo de uma pastagem seja facilitado pela presença de apenas uma espécie, o que é bastante trabalhoso e eventualmente caro, os equinos consomem bem as diferentes espécies disponíveis nas pastagens, quando estas apresentam boa palatabilidade.

Nos manuais das empresas de sementes de forrageiras, há informações abundantes sobre as espécies, como densidade de sementes, profundidade da semeadura e características de cada uma. Entretanto, o que define se uma espécie produzirá muito ou perecerá a curto prazo é a boa condução do manejo dessa pastagem, definido pelo sistema de produção.

Manejo de pastagens

O que comumente se discute no manejo racional das plantas forrageiras é o contrassenso da fixação de prazos e datas para a entrada e a saída dos animais nos pastos, bem como a discussão inócua e sem fundamento técnico sobre a fixação de limites de altura do pasto nessas datas. Pelo fato de que cada espécie forrageira responde diferentemente às variações de fertilidade e de água disponível no solo, bem como às variações sazonais de luz e temperatura, dentro de cada idade cronológica do pastejo não se pode definir uma data ou uma altura fixa para se estabelecer seu início ou término.

Além dos parâmetros citados, deve-se pensar principalmente na quantidade de forragem disponível para cada animal e no período de descanso que aquela espécie deverá ter após cada ciclo de pastejo, considerando as diferentes épocas do ano e os objetivos desejados.

Não cabe, portanto, a definição e a divulgação de regras fixas para manejo das pastagens, sejam genéricas ou específicas, devendo prevalecer sempre um conhecimento técnico da situação para cada área e cada espécie ou grupo de espécies. Isso sempre visando aperfeiçoar cada pastejo e otimizar o desempenho animal e o uso da forragem disponível e procurando perenizar a cobertura vegetal desejada. Se as definições e regras divulgadas pelos manuais fossem úteis, boas e corretas, haveria desde sempre pastagens luxuriantes, lucrativas e perenes por todos os lugares e durante todo o ano, mas essa não é a realidade.

Para possibilitar um manejo correto das pastagens, deve-se levar também em consideração o tipo, a forma e a locação das cercas presentes nas áreas de pastejo. As cercas são ferramentas de manejo que viabilizarão a manutenção da carga animal durante o período de pastejo, bem como a vedação das áreas para os animais no período de descanso das pastagens. Além disso, elas contribuem efetivamente para o controle e a manutenção do sistema de pastejo adotado. Entretanto, observa-se o uso frequente de cercas fixas, construídas com material variado e quase sempre mal dimensionadas, com alto custo de implantação e que demandam manutenção constante. Em terrenos declivosos, os problemas de manejo aumentam caso os bebedouros e cochos de sal sejam fixos.

Por um lado, piquetes fixos irregulares dificultam a estimativa de forragem disponível. Piquetes fixos regulares, por outro, dificultam a manutenção do número de animais dos lotes por categoria. Um manejo do pastejo mais flexível e ágil pode ser obtido utilizando-se de cercas, bebedouros e saleiros portáteis, mesmo que dentro de áreas de pastagem com cercas permanentes. Equinos respeitam cercas eletrificadas sempre que forem treinados e condicionados a respeitá-las.

O manejo técnico e racional do pastejo é a melhor solução para o fornecimento de alimento volumoso de qualidade, via pastagens, para animais seletivos, exigentes e inteligentes como os equinos.

Controle de plantas indesejáveis

Plantas indesejáveis em pastagens são aquelas que não são consumidas pelos animais ou que não apresentam boa qualidade nutritiva, ou ainda aquelas que apresentam características antinutricionais e que são potencialmente tóxicas aos equinos. Nessa perspectiva, podem-se considerar algumas plantas "não convencionais", eventualmente presentes em pastagens, como plantas forrageiras e, portanto, "não indesejáveis" do ponto de vista do consumo voluntário pelos animais.

Em muitos casos, os aspectos estéticos de uma "pastagem limpa" de espécie única podem ser desejáveis, mas podem se contrapor aos aspectos técnicos, nutricionais ou ambientais. Por exemplo, há algumas plantas anuais presentes em pastagens e que são bem consumidas pelos equinos, como espécies de *Amaranthus* (caruru) e *Portulaca* (beldroega).

Já algumas espécies consideradas boas plantas forrageiras podem apresentar, em determinadas situações ou locais, um potencial negativo na nutrição de equinos, por exemplo, a *Brachiaria humidicola*, muito usada já há algum tempo, mas que apresenta problemas para a saúde e o desempenho dos animais quando é forragem exclusiva. Os equinos mantidos nesse tipo de pastagem podem apresentar menor desenvolvimento e distúrbios metabólicos, como a fotossensibilização.

A ingestão de forrageiras com altas concentrações de oxalatos também pode levar a problemas no metabolismo do cálcio, provocando distúrbios na formação óssea, principalmente em animais ainda em fase de crescimento e éguas gestantes ou em lactação.

São eventualmente detectados níveis mais altos de oxalatos em diferentes gêneros e mesmo em espécies dentro de um mesmo gênero em forrageiras. Entre as pastagens tropicais que apresentam níveis mais elevados de oxalato e que poderiam produzir esse quadro, encontram-se: *Setaria*, *Cenchrus*, *Panicum*, *Pennisetum*, *Digitaria* e *Brachiaria*, ou seja, a maior porcentagem das espécies de forrageiras utilizadas no Brasil.

Deve-se considerar cada problema nutricional ligado aos volumosos de maneira mais global e sistêmica, buscando identificar, para cada situação, as causas efetivas, e não apenas quantificar os seus sintomas. Portanto, é preciso avaliar cuidadosamente tanto as informações das pesquisas quanto o manejo das pastagens nesses casos.

No caso de plantas chamadas tóxicas ou potencialmente tóxicas, considerados o potencial de exposição e o consumo voluntário dessas plantas, destaca-se que raramente este ocorre em quantidade que possa alcançar uma concentração do princípio tóxico capaz de levar animais à morte ou causar danos econômicos significativos. Entretanto, o reconhecimento das principais espécies e dos principais sintomas deve sempre fazer parte do sistema de informações do manejador de pastagens, de modo a identificar e evitar os problemas potenciais dessa presença.

Há uma cultura técnica estabelecida equivocadamente de que o uso de herbicidas em pastagens é o único método eficaz e definitivo para eliminar os problemas existentes com espécies indesejáveis nessas áreas. Com base em fatos como competição das plantas por espaço, luz, água e nutrientes, além de queda na capacidade de suporte por área, aumento do tempo para a formação das pastagens, eventuais ferimentos físicos aos animais ou ainda um ambiente propício ao desenvolvimento de parasitas externos, os argumentos a favor dos herbicidas atentam pouco para o fato de que estes são apenas ferramentas paliativas para as consequências de um manejo incorreto das espécies forrageiras e dos animais em pastagens.

Embora sejam eficientes quando bem aplicados, não há uma justificativa para o uso não técnico dos herbicidas em áreas de pastagens. São seletivos e o seu uso indiscriminado pode trazer mais problemas pelos resíduos produzidos, seja na forragem remanescente, no seu residual no solo ou mesmo na eventual contaminação de fontes de água. Existem outros meios para o controle dessas plantas, mecânicos, culturais ou pelo manejo adequado do pastejo, que conduzem à diminuição da presença e da propagação delas.

Outras substâncias presentes nas plantas forrageiras são consideradas tóxicas aos animais. A literatura específica cita casos de intoxicação por substâncias nitrogenadas presentes nas plantas forrageiras, notadamente os nitratos, que estão presentes em altas concentrações no solo devido ao metabolismo do elemento químico nitrogênio. Há uma alta concentração de nitrato no solo nas épocas de semeadura ou adubação. O nitrogênio presente nos adubos e nas proteínas vegetais é convertido no solo até a forma de nitrato por ação de bactérias. Uma rápida formação de nitrato pelos microrganismos do solo durante o período de crescimento das forrageiras pode levar a uma alta concentração de nitrato nas folhas dessas plantas. Assim, tanto os cuidados com o manejo das forrageiras nessas épocas quanto a alteração desse manejo de fertilidade farão a prevenção necessária ao problema.

Ensilagem e pré-secado

Existem dois métodos básicos, já discutidos neste livro, de conservação de alimentos volumosos úmidos para manutenção do seu valor nutricional e uso posterior na alimentação animal: ensilagem e pré-secagem.

Denomina-se silagem o alimento volumoso úmido obtido pelo processo controlado de fermentação anaeróbica e realizado pelo método de ensilagem da forrageira. Nele, colhe-se o alimento quando este apresentar matéria seca (MS) adequada, cerca de 30% para a maioria das espécies. A conservação é dada pela acidificação rápida do alimento por essa fermentação e pela manutenção da acidez na massa ensilada. Silagens são feitas principalmente com alimentos que apresentam boa quantidade natural de carboidratos fermentescíveis, que favorecem a rápida fermentação da massa, como milho e sorgo.

O pré-secado também é um alimento volumoso úmido conservado por meio de processo de fermentação anaeróbica. No método de pré-secagem, entretanto, esse alimento sofre uma desidratação parcial antes do início da fermentação anaeróbica. Com essa secagem parcial, aumenta-se a MS da massa, concentrando-se os açúcares disponíveis. A diminuição da umidade na maioria dos volumosos deve prosseguir até que alcancem cerca de 50% da MS. O pré-secado também é conservado pela acidez na massa ensilada, principalmente pela vedação e pelo controle das trocas gasosas nessa massa. Por isso, alguns pré-secados são embalados e plastificados mecanicamente na forma de cilindros. Utiliza-se a pré-secagem para conservar plantas forrageiras perenes, com alta produção de folhas (alta relação folha:haste), alta umidade (acima de 70%) e menor disponibilidade de carboidratos fermentescíveis, como *coast-cross* ou *tifton*.

Para a manutenção adequada do valor nutricional de alimentos volumosos úmidos, podem ser utilizados aditivos que propiciem melhoria nas condições da fermentação ou da conservação. Entre os aditivos mais comuns, há os inoculantes bacterianos e os ácidos orgânicos.

A adição de açúcares ou de enzimas durante a execução do processo a campo apenas será eficaz se houver a presença de bactérias lácticas em quantidade adequada para a fermentação e se as condições de anaerobiose na massa forem obtidas rapidamente e mantidas durante o processo.

Quando o alimento original tem boa qualidade, a execução do processo a campo é bem conduzida, a fermentação é adequada, os ácidos estão presentes em condições suficientes e a vedação ao oxigênio é eficiente, tanto silagens como pré-secados podem ser estocados por longos períodos. Para ter um "tempo de prateleira" elevado, eles devem apresentar boas condições de estocagem. Tal período pode chegar a muitos meses conforme a confecção do produto e a manutenção desses cuidados.

A qualidade nutricional das silagens e dos pré-secados como alimentos para equinos depende de diversos fatores, desde a manutenção do material nos silos durante o tempo de conservação até o modo de sua retirada destes silos e mesmo o manejo de fornecimento nos cochos de alimentação. Os erros cometidos nesses processos é que trazem riscos aos animais. No conceito de qualidade para determinação do valor nutritivo de uma forragem, sempre devem ser consideradas em conjunto as características físicas e bromatológicas dos alimentos, bem como a interação entre seu consumo pelo animal e o desempenho em produção deste mesmo animal.

As silagens de boa qualidade apresentam boa aceitação e consumo adequado pelos equinos. Já as produzidas com alimentos de má qualidade e as silagens mal conservadas apresentam baixa aceitação e baixo consumo pelos animais. Caso consumidas, silagens de baixa qualidade podem trazer sérios riscos para os animais pela presença de fungos, bolores e bactérias indesejáveis. Silagens de diferentes espécies vegetais, embora sejam muito usadas em países da Europa, são ainda pouco utilizadas nas dietas de equinos no Brasil, de maneira geral. Já o uso de pré-secados de gramíneas, tratados com conservantes ou não, vem aumentando bastante na nutrição de equinos, principalmente em função da maior disponibilidade de implementos mais leves e eficientes e com menor custo operacional e de aquisição.

As circunstâncias mais frequentemente observadas de utilização de silagens para alimentação de equinos no Brasil são aquelas em que os animais de trabalho permanecem por algum tempo próximos aos cochos de bovinos alimentados com esse material. Há poucos estudos publicados que tenham utilizado em suas observações silagem de milho, capim-elefante ou sorgo como base de volumosos para dietas de equinos. Isso se deve principalmente à necessidade de manutenção de estrutura física e equipamentos específicos, à baixa densidade em MS das silagens e aos problemas de manejo destas para a manutenção de sua qualidade e palatabilidade, tanto antes como depois da abertura dos silos.

Usando espécies do gênero *Cynodon*, pesquisas destacam que o ideal seria produzir feno ou utilizar essa espécie para pastejo. A produção de silagem apenas seria válida como estratégia de manejo de campos de feno se as condições climáticas não possibilitassem a execução do processo de fenação.

O uso de silagens de milho ou outros cereais para equinos ainda levanta suspeitas como causador de potenciais problemas neurológicos pelo fato de estas silagens estarem equivocadamente associadas a uma presença constante de fungos e contaminação por micotoxinas. Pode-se ressaltar uma presença potencialmente grave de bactérias em silagens conservadas sob condições inadequadas em silos plásticos. Condições de fermentação

não apropriadas das forragens não proporcionam um controle ambiental adequado para evitar o desenvolvimento de bactérias do gênero *Clostridium*, possibilitando assim a presença de suas toxinas nos silos. Os sinais neurológicos nos animais avaliados em diversos estudos até o momentos não corresponderam aos sinais causados por micotoxinas e não foram realizadas análises sobre esses metabólitos nas dietas. Ainda são escassas as informações sobre micotoxicoses em equinos, e não estão claros os efeitos aditivos ou sinergísticos da associação de duas ou mais toxinas em um alimento. Portanto, essa é uma área que necessita ainda de estudos científicos, considerada um desafio que proporcionaria informações importantes sobre como fornecer silagem aos equinos de maneira segura.

Pode-se considerar, de maneira geral, que o uso de forragens ensiladas para equinos apresenta mais restrições em decorrência das falhas no processo ou no manejo de retirada desse alimento que exclusivamente às características nutricionais do próprio alimento ou da técnica usada na sua produção.

Feno

Considera-se feno todo alimento volumoso obtido da desidratação de uma planta forrageira, gramínea ou leguminosa, até alcançar altos teores de MS que impeçam sua deterioração.

Em princípio, qualquer planta poderia ser fenada. Entretanto, em função de qualidade e custo, algumas características e condições devem ser consideradas e atendidas, entre elas: planta adequada ao processo, idade ótima de corte, momento ótimo de corte, processamento adequado e armazenamento adequado.

O procedimento correto quanto a essas condições pode determinar a obtenção e a elaboração de um feno bom ou ruim, ou ainda favorecer perdas significativas em quantidade e qualidade de fenos que originalmente poderiam ser considerados bons.

É impossível obter fenos bons com matéria-prima de má qualidade ou se as condições de uso dos equipamentos forem inadequadas, ou mesmo se a mão de obra ou o gerenciamento forem inexperientes. Assim, deve-se procurar caracterizar a atividade de fenação como uma atividade profissional e econômica na qual a qualidade, considerando-se tanto a matéria-prima quanto o processo e seu gerenciamento, são fundamentais para um bom desempenho comercial orgânico do produto/alimento.

Um feno de boa qualidade deverá apresentar características nutricionais que o diferenciem dos demais, sendo avaliado por meio de uma análise química nutricional. Entretanto, nem sempre isso é possível, uma vez que as análises bromatológicas desses fenos podem não estar disponíveis ou não ser representativas de todo o feno produzido naquela estação.

Assim, é importante que sejam reconhecidas algumas características físicas (visuais, tácteis e olfativas), desejáveis e indesejáveis, para que se possa avaliar inicialmente um lote de fardos de feno. De maneira geral, os lotes de feno com boa qualidade nutritiva apresentam os seguintes aspectos:

- Umidade adequada e homogênea
- Coloração esverdeada
- Maciez ao tato
- Alta proporção de folhas em relação às hastes
- Temperatura do fardo sempre fria
- Presença de odor característico de feno
- Presença de apenas uma espécie vegetal
- Ausência de odores estranhos, fungos e bolores
- Ausência de plantas daninhas, sementes ou pendões florais
- Ausência de terra, gravetos ou materiais estranhos.

Poderão ainda ser avaliadas nos fardos: a uniformidade do tamanho, a uniformidade do peso, a existência de perda excessiva de folhas no manuseio e a amarração firme dos fardos.

O método padrão de produção de fenos é o corte em condições adequadas de maturidade e de clima, de modo a proporcionar desde desidratação rápida e efetiva até certa umidade de segurança contra a ação de enzimas e microrganismos indesejáveis. Isso se dá pelo conhecimento de todas as etapas do processo de fenação, pela boa execução dessas etapas e pela previsão antecipada das condições climáticas, a fim de evitar erros no processo, uma vez que o conhecimento dos níveis de umidade relativa do ar é crucial para a qualidade do produto. As perdas no processo podem ser consideráveis caso um manejo correto não seja realizado.

Do mesmo modo que em silagens, há a possibilidade do uso de conservantes químicos para a conservação de fenos com umidade acima de 12%; contudo, seus custos operacionais aumentam e também o custo final do produto. Não há indícios de que os conservantes usados atualmente causem algum tipo de problema aos animais.

Avaliação da qualidade nutricional

Com a necessidade de uso dos fenos em grande parte do ano, a qualidade deles deve ser cuidadosamente observada em termos dos valores de energia e proteína e também da qualidade nutricional da fibra presente nesse alimento.

Observa-se que o uso de fenos nas dietas de equinos e de outras espécies vem aumentando consideravelmente, tanto em função da necessidade de manter dietas equilibradas quanto pela pressão e pela especulação imobiliária sobre as áreas de pastagens nas regiões mais valorizadas.

Para considerar que um feno contém elevado valor nutritivo, deve-se avaliar a sua palatabilidade ou aceitabilidade com base em seu consumo voluntário, que deve ser alto e não apresentar restrições físicas ou microbiológicas.

Uma dieta produzida com fenos de boa qualidade poderá suprir a demanda de animais adultos em manutenção ou pouca atividade, conforme apresentado na Tabela 11.1.

Em uma avaliação inicial, feita em função das características físicas dos alimentos a serem fornecidos aos equinos, deverão ser observados

Tabela 11.1 Relação concentrado:volumoso em dietas para equinos, em função da qualidade dos fenos e do requerimento animal.

Categoria	Requerimentos*		Relação concentrado:volumoso (%)	
	Energia digestível (ED) (Mcal/kg)	Proteína bruta (PB) (%)	Feno (2 Mcal/kg)	Feno (2,2 Mcal/kg)
Manutenção	2,2	8,5	10:90	0:100
Trabalho leve	2,5	8,5	35:65	25:75
Éguas gestação	2,5	11	35:65	25:75
Potros 18 meses	2,6	11	40:60	30:70
Éguas no 6º mês de lactação	2,6	12	40:60	30:70
Potros 12 meses	2,8	13,5	55:45	45:55
Éguas no 12º mês de lactação	2,8	14	55:45	45:55

*Dados base matéria seca (MS).
Fonte: adaptada de NRC (2007).

alguns parâmetros e alguns cuidados na seleção e no uso dos fenos. Entre os mais significativos e de fácil execução na prática diária, destacam-se os seguintes:

- Observar o conteúdo de vários fardos: avaliar com maior atenção e melhorar sempre a eficiência dessa avaliação. Não se preocupar apenas com a coloração externa dos fardos, pois uma leve descoloração pode ocorrer por causa do sol durante o armazenamento
- Escolher fenos que se apresentem folhosos, com hastes finas, macios ao tato e com coloração verde característica
- Evitar fenos muito secos, excessivamente expostos ao sol, com cheiro de bolor, empoeirados ou fermentados
- Selecionar aqueles que tenham sido cortados com a forrageira ainda não madura, antes do florescimento. Examinar a presença de perfilhos reprodutivos e sementes
- Evitar os fenos que contenham plantas tóxicas, plantas de outras espécies, sujeira e materiais estranhos
- Examinar os fardos quanto à presença de insetos, como formigas, besouros, lagartas ou mesmo aranhas e outros animais potencialmente problemáticos
- Rejeitar os fardos excessivamente pesados em relação ao seu volume. Observar se estão quentes ao toque, pois podem conter umidade excessiva, levando ao aparecimento de fungos e potencialmente podendo causar combustão espontânea nos fardos armazenados
- Adquirir feno novo e usá-lo em seguida, para utilizar seu melhor valor nutricional
- Manter os fardos em locais secos, longe do solo e das paredes, ventilados e livres da incidência de sol e das chuvas, onde possam ser vistoriados e retirados com facilidade
- Identificar o lote adquirido ou produzido e avaliar o resultado das análises bromatológicas desse lote para conhecer seu verdadeiro valor nutricional.

A aparência externa de um feno, mesmo parecendo adequada, nunca deve ser um parâmetro exclusivo para a decisão sobre a qualidade ou classificação desse feno. Uma análise bromatológica adequada, realizada com protocolos de amostragem corretos e significativos do lote sob análise, poderá mostrar seu valor nutricional sob padrões analíticos definidos.

Análises como proteína bruta (PB), fibra insolúvel em detergente neutro (FDN), fibra insolúvel em detergente ácido (FDA), nitrogênio ligado à fração insolúvel (N-FDA) e concentração de minerais (cálcio, fósforo, potássio, magnésio) são importantes para essa avaliação.

De igual importância para a avaliação dos alimentos, a digestibilidade da MS (DIG MS), que representa a quantidade do alimento que é efetivamente utilizada pelos animais, indica a qualidade dos alimentos e pode ser estimada pelos resultados dessas análises.

A FDN é constituída basicamente de celulose, hemicelulose e lignina, enquanto a FDA, principalmente de lignina e celulose. A FDA está mais associada à digestibilidade dos alimentos, enquanto a FDN, à ingestão, à taxa de enchimento e à passagem do alimento no sistema digestivo.

Há variações desses teores nos fenos em função da adubação nitrogenada, da idade ao corte e da espécie considerada, entre outros fatores. Assim, esses parâmetros devem ser avaliados em conjunto pelos profissionais de nutrição, dentro de condições conhecidas da matéria-prima e de cada situação particular em avaliação.

Os valores médios nas análises de fenos considerados adequados para cada parâmetro são apresentados na Tabela 11.2. Esses valores foram obtidos de diferentes trabalhos, espécies, idades e locais, e devem servir apenas como referência para sinalizar eventuais limitações nutricionais dos fenos.

Algumas espécies podem apresentar valores elevados para um parâmetro ao mesmo tempo que apresentam valores mais baixos para outros.

Tabela 11.2 Valores médios (%) e faixas de classificação de fenos de gramíneas tropicais.

Feno	Umidade	PB	FDN	FDA	DIG MS	Minerais
Ótimo	10 a 11	> 14	45 a 60	30 a 32	> 68	5 a 7
Bom	12 a 13	11 a 14	61 a 70	33 a 35	58 a 68	8 a 10
Médio	14 a 15	8 a 10	71 a 74	35 a 39	51 a 57	11 a 12
Ruim	> 15	< 7	> 75	> 40	< 50	> 13

PB: proteína bruta; FDN: fibra insolúvel em detergente neutro; FDA: fibra insolúvel em detergente ácido; DIG MS: digestibilidade da matéria seca.
Fonte: adaptada de Carvalho et al. (1992).

O capim *tifton* 85 pode apresentar valores de FDN elevados e, mesmo assim, proporcionar maior consumo de MS e de nutrientes, em função de sua maior digestibilidade.

Podem ser elaborados alguns padrões de qualidade para os fenos, usando-se dados de consumo e de qualidade bromatológica e visual, viabilizando tanto a comparação em qualidade quanto no custo final dos diferentes fenos.

Entre os principais cuidados na classificação dos fenos, é imprescindível a separação destes em classes distintas e caracterizadas em função das espécies e da idade das forragens utilizadas na sua confecção. Os testes devem basear-se em diferentes análises, químicas e visuais, considerando vários itens, com um peso para cada, como o valor do consumo de MS digestível, a qualidade alimentar relativa (análises bromatológicas), a avaliação da aparência física e os valores de PB.

Análises e avaliações dos fenos adquiridos e oferecidos aos animais tornarão possível um manejo nutricional mais equilibrado e menos sujeito a problemas nutricionais e fisiológicos nos animais, além da possibilidade de diminuição de custos com eventuais ações corretivas ou medicações.

Merece destaque, ainda, o eventual aparecimento de ocorrências não nutricionais em animais que ingerem fenos, principalmente em animais estabulados e nas ocasiões em que houve troca de fornecedor ou do lote adquirido. Essas ocorrências são de origem sanitária e podem ocorrer problemas pela contaminação dos alimentos por agrotóxicos. São eventualmente relatados casos de salivação excessiva, acompanhados de descoordenação motora e outros problemas neurológicos em animais que consumiram um feno possivelmente tratado com produtos químicos. Muitas vezes, a presença de resíduos de defensivos químicos ou outros produtos, sejam fungicidas, herbicidas ou inseticidas, aplicados no feno pouco tempo antes do corte para fenação, pode ser a causa desses problemas.

Produtores de feno que fazem aplicações de produtos químicos sem acompanhamento técnico, que usam esses produtos de maneira equivocada e em doses excessivas, fazem com que esse alimento seja questionado e visto com alguma insegurança. A seleção de produtores e revendedores conhecidos, idôneos e responsáveis, além de um contrato formal de fornecimento e corresponsabilidade pela qualidade nutricional e química dos fenos, podem aumentar essa garantia e diminuir os riscos.

Todas essas características desejáveis já destacadas devem se apresentar sempre em conjunto e em sua totalidade para que um feno possa ser considerado de boa qualidade. Não basta apresentar "quase" todas essas características para ser considerado um feno "quase" bom. Essas características físicas são muito importantes e complementares às análises bromatológicas na avaliação dos fenos.

O aumento do número de laboratórios, novas metodologias e equipamentos mais rápidos para avaliação química deverão tornar as análises bromatológicas completas cada vez mais recorrentes e aceitáveis para a avaliação dos fenos. Por outro lado, do ponto de vista nutricional, ou do nutricionista, apenas os resultados da análise bromatológica, sem uma apreciação visual ou física do produto, pode comprometer a avaliação de determinado lote de feno. Isso porque alguns parâmetros, como PB ou fibra bruta, podem ter seus resultados nutricionais mascarados pela metodologia com que são determinados nessas análises.

No caso da apresentação de resultados como PB, o método não avalia se esta proteína é verdadeira, ou seja, se foi transformada em proteína vegetal ou se ainda está em uma forma não metabolizada pela planta, pois os laboratórios medem diretamente a quantidade de nitrogênio do material, e não de proteína.

As variações ocorrem, por exemplo, no caso de amostras de fenos com altas doses de nitrogênio nas adubações ou com os cortes realizados muito próximos a uma adubação recente. Nessas condições, os eventuais altos teores de proteína nos resultados não significam que esse nitrogênio (proteína) esteja nutricionalmente disponível para o animal. Para uma avaliação mais criteriosa, deveriam ser analisados o N-NH3 (nitrogênio amoniacal), o N-nítrico (na forma de nitrato) e o N-ADF (nitrogênio ligado à fração fibrosa não digerível), o principalmente se esse material se destinar à alimentação de não ruminantes.

Da mesma maneira que a determinação de proteína, a avaliação da fração fibrosa deverá seguir alguns critérios diferenciados, para os casos em que se deseje um maior conhecimento de sua qualidade para os animais. Em geral, consideram-se apenas os teores de fibra bruta, em que não se consegue uma avaliação precisa de sua qualidade e do seu aproveitamento potencial pelos animais. Para isso, devem-se avaliar as diferentes frações de fibra dos fenos, a FDN, representando a fibra presente no feno, e a FDA, que é a fração fibrosa não digerível.

As características físicas a se observar nos fenos serão descritas a seguir, lembrando novamente que elas deverão sempre aparecer em conjunto nos materiais de boa qualidade usados como alimento, pois algumas dessas características poderão ser encontradas mesmo em fenos de baixa qualidade nutricional.

Na avaliação inicial de um lote de fardos de feno, a primeira característica a ser observada é a umidade do material. Devem-se abrir alguns fardos e avaliar seu aspecto geral quanto à presença de algum ponto de umidade excessiva, sendo desejável sua homogeneidade e um aspecto seco e firme.

Quando se avaliam as características visuais, a coloração é a que se apresenta com maior destaque e relevância. Quanto a essa característica, deve-se sempre buscar um padrão homogêneo, entre e dentro dos fardos, sendo uma cor verde ou esverdeada característica de um material de boa qualidade quanto ao processo de secagem e de armazenamento, e uma cor amarelada ou marrom denota problemas de excesso de horas ao sol e falta de qualidade.

A maciez ao tato mostra que a forrageira foi cortada ainda jovem, em seu estado vegetativo de crescimento, no qual uma presença maior de folhas em relação às hastes ou ao caule é a responsável pela sensação de maciez ou de ausência de características mais grosseiras, como aspereza ou dureza. Essa maior proporção de folhas também denota maior qualidade nutricional, pois essa fração das plantas é a que apresenta maior digestibilidade e concentração de proteína, apresentando também uma secagem mais rápida, o que evita perdas em qualidade e peso.

A presença do odor característico de feno, ou de capim cortado, reflete que ocorreu um processo adequado de desidratação, não havendo exposição demasiada ao sol, e armazenamento, em que não houve uma reidratação prejudicial do material. Também a ausência de odores desagradáveis é outro fator importante a considerar. Alguns animais são altamente seletivos em relação à qualidade do alimento, não consumindo aqueles que tenham características indesejáveis quanto ao aroma ou que apresentem material em decomposição, com presença de fungos ou bolores. Alguns defensivos, como inseticidas, também podem causar alteração no consumo.

Uma temperatura normal (fria) dentro dos fardos também é um bom indicativo de qualidade no processamento e na conservação. Já uma temperatura mais elevada é indicativo de umidade inadequada no enfardamento ou no armazenamento. Não é incomum encontrar fardos de feno com temperaturas acima de 30°C, em função do aquecimento provocado por atividade de microrganismos como fungos e bactérias. A presença de condições de desenvolvimento desses microrganismos será problemática em três aspectos principais: perdas em quantidade (peso), possibilidade de formação de compostos tóxicos, como as micotoxinas, e condições em que a combustão (queima) do material pode ocorrer espontaneamente.

A presença de outras espécies vegetais no feno, mesmo que adequadas ao processo, poderá significar que o campo de produção está em declínio, tendo sido pouco cuidado em relação às plantas invasoras, e sua qualidade sempre diminui com a presença de material de menor valor nutritivo, que terá o mesmo preço por unidade de peso. A presença de plantas daninhas, sementes ou pendões florais, da mesma maneira, tem influência negativa sobre a qualidade do feno, demonstrando que este se encontra já passado e fora de sua melhor condição nutricional, tanto por motivos de clima quanto pelo fato de o produtor de feno valorizar mais a quantidade produzida que a qualidade.

A ausência de materiais estranhos, terra ou gravetos também é uma característica importante e desejável nos fenos, refletindo a preocupação do seu produtor quanto à sanidade e à integridade física dos animais que irão consumi-lo. Há vários relatos de problemas de pinos, grampos, parafusos, plástico ou graxa encontrados em fardos de feno disponíveis aos animais.

Pelo exposto, pode-se perceber que a aquisição e a avaliação de feno, como um alimento de qualidade, é uma tarefa complexa e que deveria ser considerada parte fundamental de qualquer programa nutricional de toda propriedade criadora de equinos. Entretanto, o que se observa é que essa função é realizada por pessoal não qualificado, não informado sobre qualidade, mas apenas orientado e preocupado com cotação e frete.

Quanto melhor a seleção em relação à qualidade do feno adquirido e oferecido aos animais, maiores as vantagens alcançadas, como: melhor relação entre concentrado e volumoso na dieta total, menor demanda de concentrado para suprir as exigências nutricionais, menores riscos de problemas metabólicos, como cólicas ou torções internas, melhor função orgânica nos animais, menor custo por unidade consumida e menor custo por unidade produzida.

Essas considerações justificam os diferentes preços e tipos de feno presentes no mercado, havendo necessidade de padronização e qualificação para que seu preço seja o mais adequado e justo à sua qualidade.

Quando os fenos satisfizerem todas as características adequadas a um produto de alta qualidade (coloração, maciez, odor, limpeza, temperatura e análise química), poder-se-á considerar que apresentam o seu melhor valor nutricional e retorno econômico.

O envio de amostras para análise bromatológica em laboratórios credenciados, seguindo uma metodologia adequada de amostragem, deverá fazer parte da rotina das transações de compra e venda de feno entre os seus compradores preocupados com a qualidade do alimento e os seus fornecedores idôneos.

12 Probióticos e Prebióticos

André G. Cintra

Introdução

Em seu processo evolutivo, o cavalo desenvolveu um sistema digestório o mais eficiente possível para aproveitar os nutrientes disponíveis oriundos de forrageiras, de modo a transformá-los em energia que pode ser disponibilizada e aproveitada rapidamente pelo animal.

O processo digestivo no cavalo é dividido em duas fases: enzimática, que ocorre essencialmente no estômago e no intestino delgado (ID), responsável pela digestão de proteínas, carboidratos não estruturais (como o amido), vitaminas lipossolúveis e minerais; e microbiana, que ocorre essencialmente no intestino grosso (IG; ceco e cólon), responsável pela degradação dos carboidratos estruturais (celulose e hemicelulose). Contudo, a flora digestiva está presente por todo o aparelho digestivo do equino, desde o estômago até o IG, com maior concentração neste último.

As principais funções da flora digestiva, segundo Moura (2010), são:

- Resistência à instalação e multiplicação de microrganismos exógenos (efeito barreira e/ou exclusão competitiva)
- Estimulação de resposta imunológica mais rápida e adequada em caso de agressão infecciosa (imunomodulação)
- Auxílio na regulação da fisiologia digestiva e fornecimento de nutrientes (contribuição nutricional).

O cavalo é um animal monogástrico, com estômago pouco volumoso e intestino bem desenvolvido. Apesar de haver início de ação microbiana, o ID tem função de digestão essencialmente enzimática, na qual os alimentos permanecem por 1 a 2 h e as enzimas produzidas pelo pâncreas iniciam sua ação. No IG, onde os alimentos permanecem por 24 a 48 h, a digestão dos alimentos ocorre em virtude da ação da população microbiana.

O processo digestório enzimático, natural à maioria dos animais, é relativamente caro, isto é, consome energia para disponibilizar os nutrientes, por meio da produção de sucos digestivos que contêm as enzimas, entre outros fatores. Para um animal que tem necessidade de movimentar uma grande massa muscular a qualquer momento para fugir de predadores, todo custo energético adicional pode significar a sobrevivência ou a morte. Assim, o equino desenvolveu uma relação de simbiose com microrganismos que habitam seu aparelho digestivo, mais densamente no IG (ceco e cólon, que contêm 5 vezes mais bactérias e fungos que o ID), onde esses organismos realizam o processo de digestão, produzindo uma enzima denominada celulase, responsável pela quebra da celulose, e, por meio de processo fermentativo, disponibilizam energia pela produção de ácidos graxos voláteis. Além disso, a flora digestiva é responsável pela produção de vitaminas do complexo B e de vitamina K. Esta é a chamada digestão microbiana.

A flora digestiva do cavalo é altamente específica quanto ao tipo de alimento, volumoso ou concentrado, podendo mudar mais de 100 vezes durante um período de 24 h, refletindo as alterações dos tipos de nutrientes que compõem a dieta. Por isso, é fundamental evitar alterações constantes e bruscas na alimentação dos equinos, pois estas podem levar a distúrbios metabólicos e desordens digestivas, comprometendo o desempenho do animal e seu estado de saúde.

O cavalo, portanto, é totalmente dependente de bactérias e fungos que naturalmente habitam seu aparelho digestivo para poderem sobreviver. Além disso, essa flora digestiva é fundamental para inibir a proliferação de bactérias e outros microrganismos patogênicos também presentes naturalmente no aparelho digestivo, como salmonelas e enterobactérias, capazes de causar diarreias e outras enfermidades.

Yuki *et al.* (2000) identificaram especialmente *Lactobacillus salivarius, L. crispatus, L. reuteri* e *L. agilis* como microrganismos residentes na região gástrica de potros recém-nascidos.

Em experimento para avaliar o uso do nitrogênio cecal pelos microrganismos do equino, Maczulak *et al.* (1985) encontraram 114 tipos de bactérias que foram agrupadas conforme características morfofisiológicas, sendo 50,9% bacilos gram-negativos, 22,8% bacilos gram-positivos, 21,9% cocos gram-positivos e 4,4% cocos gram-negativos.

Segundo Frape (2008), na região gástrica, são encontrados microrganismos do tipo lactobacilos, estreptococos e *Veillonella gazogenes*, em concentração perto de 10^8 a 10^9 bactérias/g de conteúdo. A mesma quantidade é encontrada na região do ID (jejuno e íleo), nesse caso de bactérias gram-positivas anaeróbicas. No IG, especificamente no ceco e no cólon, local principal da digestão microbiana, são encontrados bactérias, fungos e protozoários em concentrações que podem variar de $0,5 \times 10^9$ a 5×10^9/g de conteúdo. Essa flora é responsável pela degradação de celulose, hemicelulose e pectinas, e aproximadamente 20% dessas bactérias são responsáveis pela degradação de proteínas. Entretanto, a absorção de aminoácidos no IG não é considerada significativa e é muito discutida, sendo dependente da dieta do animal. Algumas estimativas citam que a flora digestiva presente no IG pode ser responsável por 1 a 12% dos aminoácidos plasmáticos.

Probióticos

Pro = a favor, *Bios* = vida, isto é, substâncias que favorecem a vida do animal. Probióticos são microrganismos vivos que, introduzidos na dieta alimentar, melhoram a performance zootécnica dos animais. Por meio dessas substâncias, é possível facilitar a absorção de nutrientes pelo animal e promover um manejo adequado.

O objetivo do uso de probióticos, classificado pela indústria alimentar animal como aditivo, é favorecer o desempenho zootécnico dos animais, isto é, melhorar a performance nas diversas categorias, sejam elas reprodução, crescimento e animais de trabalho ou esporte.

A perfeita atividade da flora intestinal, presente naturalmente no aparelho digestivo e mais intensamente no IG dos equinos, possibilita uma boa utilização digestiva dos alimentos, pois a flora

tem um efeito de barreira ecológica à instalação de germes, particularmente os patogênicos, que podem trazer graves prejuízos ao animal. A boa higiene digestiva do animal dependerá também do equilíbrio da flora intestinal.

As causas que levam a uma perturbação da flora intestinal são de diversas origens: estresse por transporte ou competição, período pós-operatório, distribuição irregular de refeições, erros alimentares na escolha de produtos com excessos proteicos e/ou desequilibrados em celulose, em períodos normais da vida das éguas, como gestação e lactação, alterações de temperatura interna do animal, desidratação, alteração do pH digestivo, uso prolongado de antibióticos etc. Todos esses fatores podem destruir ou alterar a população de microrganismos, afetando parcialmente ou mesmo comprometendo a eficiência do processo digestório.

As consequências do desequilíbrio na flora intestinal, também denominado dismicrobismo (mais bem discutido ao final deste capítulo) levam a uma queda acentuada da eficácia da dieta diária, com um estado geral não adequado à performance esportiva e à reprodução, podendo causar enfermidades digestivas, como a síndrome cólica (discutida no Capítulo 14), uma das maiores causas de mortalidade dos cavalos. Em virtude, ainda, da liberação de endotoxinas, pode predispor o cavalo a quadros de laminite (pododermatite asséptica difusa – aguamento), enfermidade extremamente grave, que pode ser evitada com um manejo adequado.

O probiótico auxilia contra os desequilíbrios da flora intestinal. Por causa de sua ação biorreguladora, possibilita encobrir os desequilíbrios, preservando, assim, suas funções essenciais de maneira geral e a saúde do cavalo.

Não se conhece exatamente o modo de ação dos probióticos, mas alguns autores sugerem que eles atuem de maneira competitiva com os microrganismos patogênicos pelos sítios de fixação dos nutrientes, impedindo temporariamente sua ação. Como esta é temporária, justifica-se seu fornecimento contínuo. Outros autores sugerem que os microrganismos que compõem os probióticos produzem determinadas substâncias, como bacteriocinas, ácidos orgânicos voláteis e peróxido de hidrogênio, que podem atuar na flora patogênica, coibindo sua ação e melhorando o estado de saúde do animal.

Todavia, para que um probiótico possa ter uma ação efetiva e ser chamado de probiótico, ele deve ter algumas características particulares:

- Ser cultura viva (pode ser bactéria ou levedura)
- Não causar doenças ou elevar a concentração de ácido láctico cecal
- Estar em alta concentração, mínimo de 10^8 a 10^9 UFC/g de produto (unidades formadoras

de colônia), sendo ofertado, nessa concentração, um mínimo de 1 g/kg de MS ingerida pelo animal por dia

- Ser oferecido em aporte contínuo, ininterruptamente – a meia-vida dos microrganismos que compõem os produtos de probiótico é limitada e eles não conseguem se reproduzir no aparelho digestivo do equino, conforme observado por Medina *et al.* (2002), sendo fundamental a administração contínua do produto para uma eficácia constante
- Ser resistente às enzimas digestivas e ao pH do estômago
- Ser competitivo em relação aos germes digestivos.

Em geral, os probióticos mais comuns para equinos podem ser oriundos de bactérias vivas, como *Lactobacillus acidophillus*, *Streptococcus faecium* e *Bacillus subtilis,* ou leveduras vivas, como *Saccharomyces cerevisiae* e *Aspergillus oryzae.*

Estudos na Universidade Federal de Pelotas, desde a década de 1990, utilizam cepas de *Bacillus* como probióticos para animais, por terem a vantagem, em relação ao *Lactobacillus*, de passar melhor pelo tubo digestivo em virtude de sua alta capacidade de esporulação, que lhes confere melhor resistência às enzimas gástricas e ao pH dessa região. Resultados bem-sucedidos foram observados na espécie suína e em aves, porém não são confirmados na espécie equina.

Glade e Sist (1990) realizaram estudo com potros lactentes e observaram pouca eficácia na adição de *A. oryzae* à dieta desses animais, porém notaram melhora na conversão alimentar de alguns aminoácidos com o uso de *S. cerevisae*, indicando que esta levedura pode auxiliar no crescimento e no desenvolvimento de potros, resultado semelhante ao observado por outros autores como Yuyama *et al.* (2004) e Moura *et al.* (2009).

Em estudo de 2002, Medina *et al.* (2002) constataram grande eficácia na administração de *S. cerevisiae* na quantidade de 10 g de produto/dia com concentração de $4,5 \times 10^9$ UFC/g a cavalos com excesso de amido e alto teor de fibra na dieta, limitando os malefícios da dieta desequilibrada no ecossistema digestivo do equino. Nesse estudo, com uma dieta rica em fibras, a administração de probiótico mostrou-se eficaz no combate aos malefícios provocados pelo desequilíbrio do amido, o que não foi observado por Julliand *et al.* (2001) com uma dieta rica em amido e pobre em fibras, em que a população de bactérias produtoras de ácido láctico caiu drasticamente, comprometendo a saúde dos animais. Essa diferença de resultados certamente foi decorrente da baixa disponibilidade do principal alimento dos microrganismos que habitam o trato gastrintestinal, as fibras.

Weese *et al.* (2004), trabalhando com lactobacilos para equinos com problemas entéricos, observaram bons resultados no retorno desses animais ao bom estado de saúde, especialmente com *Lactobacillus pentosus.*

Para equinos em recuperação de enterocolites, Desrochers *et al.* (2005) observaram redução da gravidade e da duração da enfermidade do trato gastrintestinal durante a hospitalização em cavalos que receberam 25 g de *Saccharomyces boulardii* a cada 12 h por 14 dias, com concentração de 10^{10} UFC/g.

Morgan *et al.* (2007) observaram melhora na digestibilidade aparente de matéria seca (MS), proteína bruta e fibra detergente neutro (FDN) para equinos suplementados com 56 g/animal/dia de probiótico recebendo feno de baixa qualidade, o que não foi observado nos animais que recebiam alimento volumoso de melhor qualidade, indicando o melhor efeito do probiótico em alimentos de qualidade inferior.

Em estudo de 2008, Landes *et al.*, visando ao tratamento auxiliar para eliminar areia acumulada no trato digestório de equinos, obtiveram bons resultados com o uso, durante 35 dias, de uma combinação de probióticos, prebióticos e *psyllium* (um derivado da semente da planta *Platango ovata*, rico em fibras solúveis e insolúveis).

Moura *et al.* (2009) observaram menor consumo de MS pelos animais que recebiam probiótico (5 g/dia, concentração 10^{10} ufc/g), com resultados de ganho de peso e altura semelhantes ao grupo que não recebia o suplemento. O menor consumo de alimento indica melhor aproveitamento dos nutrientes disponíveis pelos animais com suplementação.

Furtado *et al.* (2010), trabalhando com equinos de peso médio de 400 kg e alimentados com feno de *tifton* de baixa qualidade, adicionados de 15 g/dia de *S. cerevisiae* (concentração de 5×10^9 UFC/g), notaram melhor aproveitamento dos nutrientes pelos animais quando comparado com dietas de baixa qualidade sem uso de probiótico.

Moura (2010), trabalhando com potros Mangalarga Marchador entre 6 e 12 meses de idade, administrando 5 g/dia de *S. cerevisiae*, com concentração de 10^{10} UFC/g, observou melhor mineralização óssea dos potros 100 dias após o desmame (273 dias de idade), sem diferenças nos quesitos peso e altura dos animais quando comparados ao grupo controle.

Em 2012, ainda que sem comprovação científica de seus efeitos, mas com aparente resultado auxiliar positivo, o Prof. Dr. Geraldo Eleno, da UFMG, realizou a administração de probióticos e carvão ativado diretamente no lúmen do cólon maior durante a cirurgia de cólica em equinos portadores de colite, com alterações importantes da mucosa intestinal e da flora. Ademais, a utilização de probióticos como auxiliares na recuperação de equinos em todo e qualquer caso de enfermidade (inclusive laminite, pois o próprio processo de cura e confinamento excessivo dos animais, que muitas vezes deve ser imposto, causa estresse, comprometendo a integridade e o equilíbrio da flora digestiva) e o uso desses microrganismos podem ajudar muito no revigoramento do animal.

Muitas bactérias agem naturalmente no processo digestório; porém, a maioria delas, mesmo os *Lactobacillus acidophilus*, *L. plantarum*, *L. bulgaricus*, *L. lactis* e *Bifidobacterium bifidum*, comumente encontrados em suplementos probióticos, não alcançam as especificações para se tornarem probióticos, isto é, não apresentam nos equinos os resultados esperados, sendo, em geral, pouco resistentes à bile ou, ainda, não se mantendo estáveis à temperatura ambiente de armazenamento dos produtos.

Quando se administra um probiótico ao animal, tem-se a intenção de melhorar a eficácia alimentar com o aumento da atividade enzimática e da digestibilidade das fibras. Além disso, espera-se uma melhoria no estado de saúde do animal, pois há elevação das defesas imunitárias com diminuição da ação dos germes patogênicos. Os cavalos apresentam melhoria do estado geral (aspecto do pelo, qualidade dos cascos etc.) e, sobretudo, queda significativa dos problemas digestivos.

Evitando e estabilizando os desequilíbrios da flora microbiana do organismo, o probiótico reforça as defesas imunitárias naturais, otimiza o aproveitamento da alimentação e reduz os problemas da digestão, limitando os efeitos das transições alimentares ou do estresse.

Em éguas reprodutoras, um aporte regular de alimento suplementado com probiótico favorece melhor lactação. As dietas diárias são mais bem valorizadas e as éguas não perdem peso de modo excessivo após o parto, além de apresentarem melhor qualidade leiteira com o aumento dos níveis dos elementos nutritivos e minerais do leite. A produção leiteira melhora qualitativa e quantitativamente, o que torna possível ao criador obter potros mais bem criados, mais robustos e resistentes.

É importante ressaltar que a maioria dos probióticos presentes no mercado não é termorresistente, isto é, não resiste a temperaturas elevadas, morrendo ainda nos processos industriais de fabricação da ração. Para que um probiótico possa ser utilizado na ração comercial, ele deve ser, obrigatoriamente, termorresistente, para se manter vivo após a industrialização do produto ou ser adicionado ao *pellet* após o processamento industrial, por meio de pulverizações com produtos não aquosos.

Do mesmo modo, suplementos com probióticos, para terem suas características preservadas, devem ser acondicionados em recipientes que mantenham a integridade das bactérias e leveduras, e armazenados de modo apropriado, isto é, em ambiente fresco, seco e longe da luz solar, em recipiente bem fechado.

Em estudo de 2010, Moura observou que produtos que continham lactobacilos, quando armazenados em temperatura ambiente, não mantinham as propriedades probióticas com esses microrganismos vivos, salvo se armazenados a 4°C. O mesmo resultado foi observado em produtos contendo *S. cerevisiae* na apresentação pasta; entretanto, quando a sua apresentação era em pó, não foram encontrados problemas nas condições ideais de armazenamento e em temperatura ambiente pelo prazo de 7 meses. Após esse período, a quantidade de microrganismos viáveis cai drasticamente.

Muitos estudos ainda necessitam ser realizados para se comprovar a melhor eficácia no desempenho do equino com a suplementação de probiótico. Administrar bactérias e leveduras buscando-se aumento da produtividade em um animal saudável, pouco sujeito a lesões de manejo e nutricionais, pode nem sempre ter o resultado esperado, isto é, em condições ideais para o animal, a eficácia do probiótico será pouco perceptível.

Por outro lado, em virtude das condições nem sempre ideais a que os equinos são submetidos, com variações na dieta, no manejo e na atividade diária, além do próprio estresse da rotina de treinamento e, principalmente, das competições, a oferta de probiótico pode ser uma ótima maneira de reduzir os problemas decorrentes desses erros e oscilações no dia a dia do animal.

Prebióticos

São substâncias alimentares não digeríveis pelo organismo animal, que têm como função fortalecer ou estimular o crescimento da flora intestinal saprófita (benéfica), natural ou não, do animal, tornando-a mais capacitada para aproveitar os nutrientes oferecidos pelos alimentos.

Segundo Gibson e Roberfroid (1995), para um produto poder ser classificado como prebiótico, ele deve ter algumas características:

- Não pode ser hidrolisado ou absorvido no trato gastrintestinal superior
- Deve ser um substrato seletivo para um tipo ou um número limitado de microrganismos saprófitos no cólon
- Deve ser capaz de alterar a composição da flora digestiva em prol dos microrganismos saprófitos
- Deve induzir efeitos sistêmicos benéficos ao animal.

Como exemplos, têm-se o mananoligossacarídio (MOS; parede celular de bactéria), o frutooligossacarídio (FOS; açúcares não convencionais, não metabolizados pelo organismo humano e não calóricos, considerados prebióticos uma vez que promovem seletivamente o crescimento de probióticos ou da flora natural) e algumas leveduras de cana e cerveja que fornecem carboidratos que as bactérias da flora digestiva têm capacidade de fermentar.

O uso concomitante de probiótico e prebiótico tende a potencializar a eficácia de ambos. Produtos que contenham probiótico e prebiótico são denominados simbióticos.

Dismicrobismo cecocólico

O dismicrobismo é uma alteração da flora digestiva natural do cavalo, possibilitando que a flora patogênica se manifeste com consequências graves. Para se falar sobre o dismicrobismo, deve-se lembrar da importância que a flora intestinal natural tem na vida do cavalo, citada no início deste capítulo.

O dismicrobismo pode ocorrer por alterações bruscas na dieta, alterações no manejo do animal, estresse, falta de fibras na dieta (as fibras são o alimento da flora intestinal saprófita do animal) ou excesso de amido dietético, energia dietética ou proteína dietética.

Os fatores citados anteriormente levam a uma produção excessiva de amônia e aminas e de ácido láctico, ocasionando um quadro de endotoxemia, pois as bactérias saprófitas, benéficas ao organismo, não conseguem sobreviver nessas condições, possibilitando uma proliferação das bactérias patogênicas, como *Salmonelas sp*, *Escherichia coli* e *Clostridium sp*. Isso provoca uma série de quadros fisiopatológicos maléficos ao animal: ocorrem problemas circulatórios que levam à inibição da movimentação intestinal, congestão muscular ou podal, podendo chegar a quadros de laminite, que também podem ocorrer por causa de uma coagulação disseminada.

A inibição da motricidade digestiva e os movimentos peristálticos do intestino, por sua vez, podem levar à síndrome cólica, que inibe ainda mais a movimentação intestinal, agravando ainda mais a cólica.

As endotoxinas produzidas levam a degenerações orgânicas, predispondo o animal a cardiopatias, alterações hepáticas e insuficiência renal, que agrava ainda mais a endotoxemia. Os excessos de ácidos intestinais levam a quadros de diarreia e consequente desidratação do animal, reduzindo a diurese que diminui a desintoxicação do organismo, comprometendo ainda mais os rins e o fígado.

Enfim, tendo em vista a gravidade e as consequências graves que o desequilíbrio da flora intestinal traz ao animal, deve-se evitá-lo ao extremo. A busca por condições adequadas de instalações, manejo e alimentação para o cavalo, evitando situações que possam levá-lo ao estresse, evita também de maneira fácil e tranquila esses tipos de alterações.

A Figura 12.1 resume os problemas causados pelo dismicrobismo cecocólico.

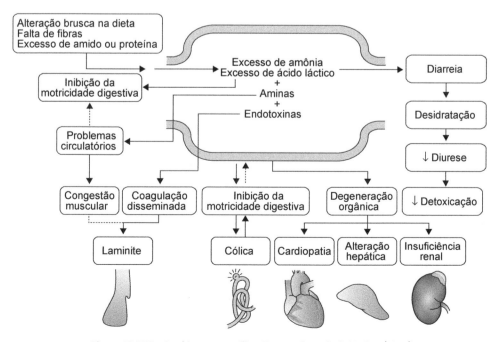

Figura 12.1 Dismicrobismo cecocólico. Fonte: adaptada de Wolter (1994).

13 Óleos para Equinos

André G. Cintra

Introdução

A atividade esportiva a que os equinos são submetidos está cada vez mais competitiva e intensa, exigindo dos animais um esforço muito além daquele que a natureza possibilita. Assim, o ser humano se vale de técnicas de seleção genética, treinamento e alimentação em busca de animais que possam cumprir essas tarefas e exigências.

As características anatomofisiológicas evolutivas dos equinos os fizeram animais herbívoros, que se alimentam essencialmente de fibras longas, eventualmente complementadas com outras fontes vegetais. Tal fonte nutricional de baixa quantidade energética, contudo, é insuficiente para o esforço esportivo e atlético a que os cavalos são submetidos atualmente. Por isso, é fundamental a complementação com outros tipos de alimento que disponibilizem a energia necessária para o seu desempenho.

Tradicionalmente, utiliza-se o amido, sob a forma de ração concentrada, aveia ou milho porém, de determinada quantidade em diante (ver Capítulo 5), o equino terá problemas digestivos que podem levá-lo inclusive ao óbito, sendo fundamental a utilização de fonte energética alternativa e mais saudável que possa atender à demanda do animal.

Os óleos vegetais têm se apresentado como excelente fonte de energia sem prejuízos ao animal, podendo ser utilizados com grande segurança. Os diversos tipos de óleos vegetais podem ser encontrados sob as formas refinada e semirrefinada, sendo sua energia quantitativamente semelhante, mas qualitativamente tendo diferenciais que devem ser levados em consideração, pois afetam os resultados no animal.

Óleos vegetais para equinos

Os óleos vegetais são originários de plantas denominadas oleaginosas, como linhaça, arroz, soja, milho, canola, girassol, palma etc., e são extraídos por processos específicos que irão qualificar o óleo em questão.

Os óleos e gorduras compõem a porção lipídica de um alimento, sendo que, em geral, os óleos se apresentam líquidos à temperatura ambiente e as gorduras são sólidas nas mesmas condições. Isso se deve ao elevado teor de ácidos graxos saturados (AGS) dos óleos de origem animal – exceção feita ao óleo de palma, de origem vegetal, rico em gordura saturada, que se apresenta sólido à temperatura ambiente. Ambos são compostos de triacilgliceróis (moléculas formadas de uma de glicerol e três de ácidos graxos – AG), podendo ser saturados e insaturados, dependendo das ligações entre as moléculas de carbono. Os AGS podem influenciar no aumento da gordura no tecido adiposo e no ganho de peso corporal, enquanto os insaturados, quando consumidos moderadamente, trazem benefícios à saúde do animal.

Outras substâncias que compõem os óleos vegetais incluem esteróis, tocoferóis, fenóis, flavonoides, compostos voláteis, vitaminas e pigmentos. Dependendo do processo de extração, o óleo pode preservar ou perder alguns compostos presentes nas sementes, dando um grande diferencial ao produto final. O processo de refino, em geral utilizado na maioria dos óleos disponíveis no mercado, faz com que as sementes percam grande parte de seu diferencial qualitativo, como ocorre com o gama-oryzanol (um éster de ácido graxo que estimula uma série de ações no organismo animal, como anabolizante natural, antioxidante, efeito anti-inflamatório etc.), presente no arroz e no óleo de arroz semirrefinado, mas não no óleo refinado.

Quantitativamente, o valor energético de todos os óleos é semelhante, não importando nem mesmo o processo utilizado para sua extração, e situa-se na faixa de 9 Mcal/kg de produto.

O elevado grau de AG mono e poli-insaturados encontrados na maioria dos óleos vegetais torna-os mais suscetíveis à rancificação em temperatura ambiente, predispondo-os às alterações oxidativas em comparação com outros óleos que contêm AGS em maior quantidade.

A composição de cada óleo é diferenciada em relação aos tipos de AG encontrados em sua semente, sendo o mais abundante o AG ômega-6, em detrimento do AG ômega-3 e ômega-9, muito mais equilibrados no óleo oriundo da linhaça, além do azeite de oliva (este, por motivos financeiros, não utilizado na alimentação do equino) e do óleo de palma (Tabela 13.1).

Nos óleos vegetais, os AGS mais comuns são o palmítico e o esteárico, e os AG insaturados (AGI) mais comuns são: oleico (ômega-9), linoleico (ômega-6) e linolênico (ômega-3). A denominação ômega refere-se à posição da primeira ligação dupla do carbono do radical metila terminal (sendo esta a posição um). Os AG ômega-3 e 6 são denominados essenciais (AGE) por não serem produzidos pelo organismo animal, e obtidos apenas da dieta. O AG ômega-9 é produzido pelo organismo do animal.

Os AGI pertencentes às classes ômega-3 e ômega-6 têm atividades relacionadas no organismo, mas são opostos em seu modo de ação, sendo fundamental o equilíbrio nutricional entre eles para garantir a homeostasia de um organismo.

Os desequilíbrios dos AGE podem resultar em processos inflamatórios causados pela liberação de prostaglandinas e leucotrienos. Os fatores que incorporam o ômega-6 causam uma reação inflamatória extremamente agressiva, 100 vezes mais potente que o ômega-3, resultando em irritação da pele, prurido cutâneo intenso, opacidade e perda de pelos, dores musculares e articulares e desequilíbrios circulatórios. Já os fatores que incorporam o ômega-3 inibem a formação dos fatores resultantes do ômega-6. Portanto, o equilíbrio nutricional entre os fatores ômega-3 e 6 combate os efeitos danosos de grande parte dos processos inflamatórios e alérgicos.

Para uma boa ação dos AGE, é necessário que eles estejam em equilíbrio no organismo, com uma relação ao redor de 2:1 a 3:1 (ômega-6: ômega-3). A maioria dos alimentos e dos óleos contém teores muito elevados de AGE ômega-6 em desequilíbrio com os AGE ômega-3, sendo que essa relação deve ser mais bem equilibrada com o uso de alimentos mais ricos em ômega-3; para equinos, a fonte mais rica em ômega-3 disponível

Tabela 13.1 Porcentagem dos principais ácidos graxos nos óleos mais utilizados para equinos.

Tipos de óleo	% Principais ácidos graxos insaturados (AGI)			% Principais ácidos graxos saturados (AGS)	
	Ômega-9 (oleico)	Ômega-6 (linoleico)	Ômega-3 (linolênico)	Palmítico	Esteárico
Óleos refinados					
Óleo de soja[*]	17 a 30	47 a 58	4 a 11	8 a 13,5	2 a 5
Óleo de milho[*]	20 a 42	34 a 65	0 a 2	8,6 a 16,5	0 a 3
Óleo de canola[**]	Não citado	21	11	Não citado	Não citado
Óleo de girassol[*]	14 a 39	48 a 74	0 a 0,3	5 a 7,6	2 a 6
Óleos semirrefinados					
Óleo de linhaça[***]	18,6	14,4	55,3	6	5
Óleo de arroz[*]	38 a 48	21 a 42	0,1 a 2,9	14 a 23	0,9 a 4
Óleo de palma[*]	36 a 44	9 a 12	0 a 0,5	39 a 47	3,5 a 6

[*] FAO; OMS (1999).

[**] EMBRAPA (2004).

[***] Pimentel *et al.* (2005).

é a linhaça, sob a forma de farelo ou óleo (seu uso é abordado no Capítulo 9).

O equilíbrio entre ômega-3 e 6 pode trazer algumas vantagens, como o abrandamento de reações inflamatórias e alérgicas indesejáveis, melhorando a resposta imunológica; em potros em crescimento, funciona como auxiliar no desenvolvimento neurológico; para éguas em gestação, auxilia no desenvolvimento fetal e na lactação, aumentando a quantidade de leite. Observa-se ainda restabelecimento do brilho e da cor da pelagem, apresentando melhoria na saúde da pele. Em cavalos de esporte e trabalho, aumenta a energia disponível, levando a uma recuperação muscular mais rápida após exercícios. Promove ainda prevenção de distúrbios circulatórios e cardiovasculares, além de ser excelente auxiliar no tratamento de laminites, artrites e artroses e miopatias.

Os óleos podem ser extraídos das sementes por prensagem ou pelo uso de solvente. O subproduto oriundo de cada método industrial recebe denominações diferentes: torta, quando originário de prensagem, e farelo, quando originário do uso de solvente. Após a extração do óleo, este pode ser refinado, por meio de um processamento industrial por aquecimento que modifica a aparência do produto final e faz com que perca alguns compostos, como AG livres (AGL), fosfolipídios e alguns corantes, indesejáveis na aplicação comercial por darem aparência escura e produção excessiva de fumaça na queima do produto.

De acordo com Pereira (2007), as principais etapas do processo de refinamento dos óleos vegetais são:

- Degomagem: consiste em remover substâncias que causam escurecimento do óleo na etapa de desodorização, como gomas (fosfatídios hidratáveis), ceras, corantes (clorofila, carotenoides) e substâncias coloidais presentes nos óleos brutos
- Neutralização: tem a finalidade de remover os AGL (com hidróxido de sódio – NaOH) e outros componentes indesejáveis, como produtos de decomposição de glicerídios, proteínas, ácidos oxidados etc. A neutralização ocorre na interface do óleo e da solução alcalina e, como essas fases não são intersolúveis, esse processo exige uma dispersão de solução alcalina no óleo
- Branqueamento: apesar de o processo de degomagem remover certa quantidade de corantes presente no óleo e o de neutralização promover o seu branqueamento, eles não deixam o óleo completamente límpido, quase incolor, como exigem os consumidores. Por isso, as indústrias utilizam terras clarificantes (naturais ou ativadas) e algumas vezes misturadas com carvão ativado para adsorver os corantes presentes nos óleos
- Desodorização: visa remover os odores e sabores indesejáveis causados pelos peróxidos e pelos AGL, bem como alguns compostos que se desenvolveram durante a armazenagem e o processamento das sementes e dos óleos, como aldeídos, cetonas, AG oxidados (AGO), produtos de decomposição de proteínas, carotenoides, esteróis, fosfatídios etc.

Características físico-químicas básicas dos óleos refinados e semirrefinados

A qualidade do óleo está diretamente ligada aos cuidados com a semente da qual será extraído, como condições de cultivo, preparo e armazenamento, que devem ser bastante adequados, pois o aquecimento das sementes pode alterar as características organolépticas e a acidez e causar alterações estruturais no produto final. O processo de refinação objetiva características de aparência, odor e sabor diferenciadas e atrativas, que não estão presentes no óleo bruto em razão da grande quantidade de impurezas encontradas em suas sementes após a extração do óleo (mecânica ou por meio de solventes).

Alguns compostos presentes em diversas plantas oleaginosas, como fenólicos, esteróis, carotenoides e clorofilas, com grande atividade antioxidante, têm baixa estabilidade no processo de refino, sendo pouco encontrados no seu produto industrializado final. Por outro lado, são amplamente encontrados em óleos semirrefinados, como azeite de oliva, arroz, linhaça e palma, que apresentam mais de 30 compostos antioxidantes disponíveis, em virtude da ausência de processo de refino, o que favorece amplamente as características qualitativas desses tipos de óleo para a alimentação.

O semirrefino, apesar de não qualificar o óleo para frituras e consumo humano, preserva determinados nutrientes benéficos para o organismo, sem problemas de acidez ou rancificação. Nesse processo, é retirada a lecitina, mantendo-se outros compostos, como vitaminas e fitoesteróis, que têm efeitos favoráveis no organismo. Em alguns tipos de óleo, como o de arroz, mantém-se ainda o gama-oryzanol, composto com propriedades anabolizantes.

Óleos refinados
Óleo de soja

A soja (*Glycine max*) é originária da China e do Japão, onde é conhecida há mais de 5 mil anos, sendo amplamente utilizada na alimentação humana. Foi introduzida na Europa no século XVIII e no Brasil no final do século XIX, sendo hoje um dos principais produtos de produção e exportação do agronegócio brasileiro, tanto sob a forma de proteína como de óleo.

O óleo refinado é amplamente utilizado na alimentação humana e, eventualmente, na animal; já o degomado, do qual é removida a lecitina, é amplamente utilizado na alimentação animal por ter valor financeiro menos elevado.

O óleo de soja tem de 71,5 a 89,9% de AGI em sua composição, sendo que a distribuição entre os três principais AGI é de 17 a 30% para o ácido oleico (ômega-9), de 47 a 58% para o ácido linoleico (ômega-6) e de 4 a 11% para o ácido linolênico (ômega-3). Entre os AGS, contém de 8 a 13,5% de ácido palmítico e de 2 a 5% de ácido esteárico (FAO e OMS, 1999).

Óleo de milho

O milho (*Zea mays L.*) é um dos cereais mais cultivados em todo o mundo e é amplamente utilizado na alimentação de animais, especialmente o grão, no Brasil. Tem origem no continente americano, difundindo-se por todo o mundo a partir do século XVI, sendo o segundo cereal mais cultivado no Brasil, depois da soja.

O óleo refinado de milho é amplamente utilizado na alimentação humana e, eventualmente, na animal, como suplemento nutricional, por ter valor financeiro mais elevado. Tem excelente palatabilidade para o equino.

O óleo de milho contém de 70 a 91% de AGI em sua composição, sendo que a distribuição entre os três principais AGI fica entre 20 e 42% para o ácido oleico (ômega-9), entre 34 e 65% para o ácido linoleico (ômega-6) e entre 0 e 2% para o ácido linolênico (ômega-3). Entre os AGS, contém de 8 a 16,5% de ácido palmítico e de 0 a 3% de ácido esteárico (FAO e OMS, 1999).

Óleo de canola

Extraído da colza (*Brassica nabus* e *Brassica campestris*), o óleo de canola é conhecido desde os primeiros séculos da Era Cristã, porém passou a integrar a alimentação a partir dos anos 1970, por conta dos elevados teores de acidez que dificultavam seu consumo. Por meio de intensa seleção genética, cientistas canadenses desenvolveram espécies com baixos teores de ácido erúcico e glucosilanatos, que receberam então o nome canola (**Can**adian **o**il **l**ow **a**cid). No Brasil, é produzida nos estados de Goiás, Paraná, Santa Catarina e Rio Grande do Sul, onde foi inicialmente introduzida. O óleo de canola é um dos mais saudáveis, pois contém elevada quantidade de ômega-3, gorduras monoinsaturadas e vitamina E.

O óleo de canola tem cerca de 93% de AGI em sua composição, sendo que a distribuição entre os dois principais AGI é de cerca de 21% para o ácido linoleico (ômega-6) e 11% para o ácido linolênico (ômega-3) (EMBRAPA, 2004).

Óleo de girassol

O girassol (*Helianthus annuus*) é originário da América, entre México e Peru, e muito utilizado como alimento pelos índios. Tem elevado índice de tocoferóis e ácido linoleico (AGI, ômega-6), com baixa quantidade de AGS (entre 10 e 15%). É o quarto tipo de óleo mais consumido na alimentação humana, ficando atrás da soja, da palma e da canola e tendo boa palatabilidade.

O óleo de girassol contém por volta de 62 a 92% de AGI em sua composição, e a distribuição entre os três principais AGI é de 14 a 39% para o ácido oleico (ômega-9), de 48 a 74% para o ácido linoleico (ômega-6) e até 0,3% para o ácido linolênico (ômega-3). Entre os AGS, contém de 5 a 7,6% de ácido palmítico e de 2 a 6% de ácido esteárico (FAO e OMS, 1999).

Óleos semirrefinados

A vantagem dos óleos semirrefinados é preservar características qualitativas de suas sementes que se perdem no processo de refino, como compostos antioxidantes que combatem os radicais livres, produzidos em grandes quantidades nas dietas ricas em gorduras e durante o exercício físico, reduzindo assim os danos nos tecidos musculares.

Óleo de linhaça

A linhaça (*Linun usitatissimum L.*) é a semente do linho, cultivada há mais de 4 mil anos nos países mediterrâneos. Pode ser utilizada para a produção de óleos e farelos, ou mesmo diretamente para consumo animal e humano. O farelo, em geral, é destinado à alimentação animal e humana e o óleo, até há bem pouco tempo, era destinado exclusivamente para a indústria na fabricação de verniz, tintas e resinas. Nos últimos anos, a semente de linhaça tem passado por outros processamentos, como prensagem a frio para extração do óleo para uso em alimentação animal, obtendo-se um produto rico em ômega-3.

O óleo de linhaça contém cerca de 89% de AGI em sua composição, sendo que a distribuição entre os três principais AGI é de 18,6% para o ácido oleico (ômega-9), 14,4% para o ácido linoleico (ômega-6) e 55,3% para o ácido linolênico (ômega-3). Entre os AGS, contém 6% de ácido palmítico e 5% de ácido esteárico, tendo ainda elevados teores de tocoferóis, que são precursores da vitamina E, com potente ação antioxidante (Pimentel *et al.*, 2005).

Óleo de arroz

O óleo de arroz semirrefinado preserva algumas características e alguns nutrientes interessantes para o organismo animal, como antioxidantes e AG poli-insaturados (ácidos linoleico e linolênico), que têm ação anabolizante, aumentando a massa muscular e protegendo as células durante o esforço físico.

É rico em gama-oryzanol e muito recomendado como complemento na dieta de cavalos idosos e cavalos atletas, mas seus benefícios se estendem a todas as categorias de cavalos.

O óleo de arroz contém cerca de 59 a 85% de AGI em sua composição, sendo que a distribuição entre os três principais AGI é de 38 a 48% para o ácido oleico (ômega-9), de 21 a 42% para o ácido linoleico (ômega-6) e de 0,1 a 2,9% para o ácido linolênico (ômega-3). Entre os AGS, contém de 14 a 23% de ácido palmítico e de 0,9 a 4% de ácido esteárico (FAO e OMS, 1999).

Óleo de palma

Óleo extraído da polpa do fruto da palmeira oleaginosa *Elaeis guineensis*, por métodos físicos (prensagem mecânica), sem uso de solventes ou outras substâncias químicas. Também chamado de gordura de palma, pois, ao contrário dos demais óleos vegetais, pode permanecer semissólido em temperatura ambiente, especialmente por causa dos elevados teores de AGS, sobretudo o palmítico, e de AG monoinsaturados (ômega-9), além de menores teores de AG poli-insaturados (ômega-6 e 3). O óleo de palma é fonte muito rica em tocotrienois e tocoferóis, precursores da vitamina E, sendo potente antioxidante.

A palma é a única oleaginosa da qual se podem extrair dois tipos diferentes de óleos bem distintos: da polpa (mesocarpo), se extrai o óleo de palma, e da amêndoa, o óleo de palmiste. O grande crescimento do óleo de palma no mercado mundial também impulsiona o consumo e a produção do óleo de palmiste, já que a extração dos dois produtos é feita do mesmo fruto. O óleo de palma bruto é a fonte mais rica em carotenoides, com concentrações na ordem de 700 a 1.000 ppm, ou seja, 15 vezes mais que a encontrada na cenoura.

O óleo de palma contém de 45 a 57% de AGI em sua composição, sendo que a distribuição entre os três principais AGI fica por volta de 36 a 44% para o ácido oleico (ômega-9), de 9 a 12% para o ácido linoleico (ômega-6) e até 0,5% para o ácido linolênico (ômega-3). Entre os AGS, contém de 39 a 47% de ácido palmítico e de 3,5 a 6% de ácido esteárico (FAO e OMS, 1999).

Uso de óleos de origem vegetal na alimentação dos equinos

Existem diversas vantagens na utilização de óleo na dieta dos equinos. Além da já citada redução do consumo de grãos em favorecimento do uso de volumoso, alimento natural do equino, evitando casos de síndrome cólica e quadros de laminite, o óleo tem a vantagem de reduzir a quantidade de calor produzido pelo processo digestório, economizando o máximo de energia utilizada nesse processo. Isso tem grande importância em regiões de clima quente e úmido: menos calor produzido leva a maior eficiência na resistência ambiental em altas temperaturas, sobretudo se há dificuldade para se resfriar o animal. Óleos são conhecidos como alimentos frios, pois produzem menos calor que os alimentos em grãos, elevando a energia disponível para a atividade física e o armazenamento de glicogênio muscular. Em estudo de 1993, Scott *et al.* demonstraram que a adição de óleo na dieta dos equinos reduziu em 14% a produção de calor sem haver redução da energia disponível.

Além disso, muitos autores observaram elevação do teor de glicogênio muscular em dietas ricas em óleos, ao contrário do que muitos pensavam. Óleo é um tipo de lipídio e, por causa de seu processo digestório, por muito tempo considerou-se que a sua administração seria benéfica como fonte de energia apenas em casos de exercícios de longa duração, pois imaginava-se que seria armazenado diretamente no tecido adiposo se a dieta do animal tivesse carboidratos disponíveis, como amido e glicose. Por mecanismos ainda não bem compreendidos, a adição de óleo na dieta dos equinos, elevando o glicogênio muscular, torna-o benéfico para qualquer tipo de exercício, quer de curta quer de longa duração. Porém, essa elevação parece, segundo alguns autores, estar ligada também à relação volumoso:concentrado, devendo ser respeitadas as necessidades dos equinos de pelo menos 1% de seu peso em matéria seca (MS) de volumoso e, preferencialmente, que este represente ainda ao menos 50% da dieta total.

Diversos estudos indicam que a inclusão de óleos vegetais pode compor até 15% da ração concentrada sem problemas; em valores absolutos, isso significa de 50 a 450 mℓ diários, para equinos de 400 kg de peso vivo, administrando-se um máximo de 3 kg/dia. Jansen (2001), no entanto, utilizando ração concentrada com 10% e 13,8% de gordura, observou redução da digestão da fibra no ceco e no cólon dos equinos em ambos os casos. Deve-se ressaltar que não apenas a quantidade de óleo por quilo de ração deve ser considerada, mas também a quantidade dessa ração a ser administrada. Rações muito ricas em extrato etéreo (EE, gordura bruta) devem ser limitadas a quantidades muito baixas; quanto mais elevado o EE, menor a quantidade de ração a ser utilizada.

Foram poucos os estudos, contudo, que observaram os efeitos do uso de óleos em longo prazo; a maioria acompanhou os seus efeitos por períodos de 30 a 90 dias. A sua utilização deve ser feita com cautela quando em grande quantidade e por períodos prolongados, devendo, peremptoriamente, ser adaptados regularmente à intensidade do esforço do animal, sob risco de os excessos de gordura se acumularem, causando prejuízos à forma física do animal. Acredita-se também que o óleo possa propiciar algum tipo de dano a alguns órgãos, como o fígado, responsável pela transformação da gordura alimentar em energia disponível, quando necessário, ou pelo seu armazenamento, quando em excesso.

O incremento do nível de glicose sanguínea em dietas adicionadas de óleo é controverso. Diversos estudos mostram elevação do nível de glicose sanguínea (Taylor *et al.*, 1995); outros indicam redução do nível glicolítico (Meyers *et al.*, 1989); e outros ainda demonstram nenhuma alteração (Oldham *et al.*, 1990; Scott *et al.*, 1992). Todos possivelmente estão relacionados com as diferentes composições da dieta total utilizadas em cada experimento.

Indica-se regularmente o uso de óleo conforme as necessidades do animal, sua dieta básica e a qualidade do volumoso. A adição de quantidades de 50 a 100 mℓ diários não deve trazer nenhum prejuízo à rotina do animal; quantidades maiores devem ser bem avaliadas e contabilizadas conjuntamente com todos os outros ingredientes da dieta, pois a maioria das rações industrializadas disponíveis para equinos atletas no mercado brasileiro tem valores elevados de EE, obtidos justamente da inclusão de óleos em sua formulação.

Para entender melhor essa conta na prática, há alguns anos visitou-se um cliente que preparava seus animais para uma exposição de raça específica. Ele relatou problemas com seu principal animal, que estava perdendo peso a poucas semanas do evento nacional da raça. Ao avaliar a dieta total administrada, constatou-se que o criador incluía volumoso de qualidade à vontade, sal mineral específico para equinos e água fresca e limpa à vontade, 6 kg de ração com 9% de EE adicionados de suplemento aminoácido e 200 mℓ de óleo de soja, prática comum no preparo de equinos para exposição. Ocorre que o valor de EE da ração em questão era conseguido com a adição de 4% de óleo à formulação, equivalente a 40 mℓ por quilo de ração. Multiplicando-se 6 kg de ração por 40 mℓ de óleo, observou-se que o animal já recebia 240 mℓ

diários. Ao se acrescentar os 200 mℓ de óleo à dieta, o animal passou a receber 440 mℓ diários, valor extremamente elevado para as suas necessidades, levando possivelmente a uma saturação de seu organismo. O animal provavelmente não conseguia mais metabolizar adequadamente todo esse óleo, ocasionando prejuízos até mesmo à homeostasia do seu organismo, com queda de peso e perda da forma física, comprometendo o seu preparo físico. Nesses casos, há duas medidas possíveis a serem tomadas: elevar a carga de exercício do animal para que o gasto seja compatível com o consumo e equilibrar a dieta às necessidades do animal, o que acabou sendo feito mudando-se a qualidade da ração para uma com 5% de gordura (1% de óleo na formulação, equivalente a 10 mℓ por kg), diminuindo-se a sua quantidade para 5 kg e o óleo para 100 mℓ, o que contabilizou 150 mℓ diários (manter o óleo na dieta foi solicitação do proprietário, por isso recomendou-se utilizar uma ração com inclusão menor de óleo).

Em outra situação, que exige muita cautela do profissional de nutrição, solicitou-se a avaliação do que estava ocorrendo com alguns cavalos de enduro. Em tal centro de treinamento, o proprietário questionava a qualidade de determinada ração com 8% de gordura bruta (no caso, com 4% de óleo por kg de produto), que ele misturava com aveia mais 200 mℓ diários de óleo de soja, pois alguns animais estavam perdendo desempenho, e, quando ele mudou para outra ração com 2% de EE (zero de óleo na formulação), os animais melhoraram o desempenho. Aos olhos do leigo ou do profissional mais desatento, a matemática parece simples: "dou esta ração (com EE = 8%), o animal perde desempenho; mudo a ração (com EE = 2%), o animal melhora o desempenho; consequentemente, a segunda ração (EE = 2%) é melhor que a primeira". Esse é um erro grosseiro muitas vezes cometido, pois, na realidade, o que ocorreu foi que, na soma de todos os nutrientes e do óleo disponíveis na dieta, 200 mℓ de óleo de soja adicionados à dieta mais 4 kg de ração com 40 mℓ/kg, foram obtidos 360 mℓ diários, quantidade exagerada para o animal em questão (puro-sangue árabe, 370 kg, em treinamento para enduro de velocidade livre de 60 km). Quando o treinador mudou para a ração sem óleo, o animal metabolizava perfeitamente os 200 mℓ diários, compatíveis com a necessidade diária exigida pelo tipo de treinamento aplicado. A solução poderia ser manter a ração com EE de 2% mais óleo ou reduzir a ração de 8% de EE e o óleo administrado, ou ainda simplesmente eliminar o óleo e manter a ração com 8% de EE, sendo esta, na maioria das vezes, a solução mais correta.

Segundo Potter *et al.* (1990), o nível de energia necessário para o desempenho da atividade atlética do equino de alta performance somente é conseguido com segurança, sem comprometer a quantidade de MS máxima recomendada, com o uso de óleos vegetais. Em seus estudos, os pesquisadores observaram que a adição de 5 a 10% de óleo na alimentação reduziu o consumo de grãos em 8,5 e 17%, respectivamente, pois elevou o nível de energia na dieta em 21 e 25%.

O alimento natural com base em fibra não fornece energia suficiente para o atendimento das necessidades do equino de alta performance, sendo necessária uma complementação. Se esta for feita à base de cereais em grande quantidade, distúrbios digestivos podem ser observados nos animais; entretanto, diversas pesquisas indicam que a adição de gordura à dieta diária atende às necessidades elevadas de energia em quantidade suficiente e de maneira segura. Gibbs *et al.* (2012) observaram que uma alimentação rica em gordura oriunda de óleos vegetais pode elevar o armazenamento de glicogênio muscular, favorecendo o trabalho aeróbico de longa duração e mesmo o de curta duração, o que possibilita ao organismo animal poupar glicose e obter melhor desempenho. Mesmo com pequenas quantidades de gordura, notaram que auxilia na proteção contra a fadiga em animais com preparo físico reduzido, especialmente comparando a adição de gordura em uma dieta rica em carboidratos a uma dieta convencional, à base de volumosos.

Frape (1994) observa que o período de adaptação do metabolismo do equino a uma suplementação rica em gordura pode demorar de 6 a 11 semanas, fato que pode levar a diferentes interpretações, algumas errôneas, tanto nos estudos científicos como na observação prática de resultados. Por outro lado, Hintz (1997) considera que 30 dias são suficientes para adaptação enzimática do trato digestório de equinos e observação dos resultados de uma dieta com inclusão de óleos.

Buscando avaliar o efeito da administração em longo prazo de dieta rica em gordura, Pagan *et al.* (1995b) realizaram estudo com 12 equinos puro-sangue de corrida submetidos a exercícios em esteira, por período de 7 meses, recebendo 400 mℓ diários de óleo de soja e concentrado à base de aveia (42%) e milho (31%), não percebendo alterações sanguíneas nas células vermelhas e brancas ou na função hepática, observada pelos níveis de aspartato aminotransferase (AST), alanina aminotransferase (TGP) e bilirrubina total, considerados dentro dos parâmetros normais para equinos atletas, mantidos em treinamento e pastagem adequada, notando ainda que os valores de gordura mais elevados reduzem a queda de glicose, ajudando a retardar a fadiga. Entretanto, observaram diferenças na capacidade de absorção de oxigênio em outro estudo com uma proporção diferente de aveia (36%) e milho (43%), provavelmente relacionadas ao teor mais elevado de amido do milho.

A suplementação regular de lipídios sob a forma de óleos na alimentação dos equinos como fonte de energia tem efeito de poupar o glicogênio muscular, especialmente em animais submetidos a exercício de longa distância. Seu uso é mais benéfico em meses mais quentes, pois seu processo digestório produz menos calor que qualquer outro tipo de alimento. Foi observada melhor palatabilidade para o óleo de milho em relação a outros óleos, porém seu uso deve ser limitado, por ser mais rico em ômega-6, sendo a dose máxima recomendada de 15% da dieta total, ou 470 mℓ diários, devendo ser introduzido lentamente na dieta (KER, 2011).

Atenção especial deve ser dada ao tipo de gordura utilizada, de origem animal ou vegetal, pois, enquanto a vegetal é composta de AG poliinsaturados, mais benéficos à saúde, a animal é rica em AG saturados (AGS). Além disso, o tipo de óleo vegetal também deve ser observado, pois alguns, como milho e soja, são mais ricos em AG ômega-6, de elevado potencial inflamatório, que podem agravar respostas inflamatórias subclínicas, enquanto outros, como óleo de linhaça prensado a frio, são mais ricos em AG ômega-3, de baixo potencial inflamatório, que pode reduzir a inflamação subclínica (Gibbs *et al.*, 2012).

Em experimentos conduzidos por Meyer (1995), observou-se que a administração diária de até 1,16 ℓ de óleo de boa qualidade, dividida em diversas refeições ao longo do período, para equinos de 500 kg de peso vivo submetidos a esforço compatível, em período determinado, não ocasionou problemas de saúde para os animais. Para períodos mais prolongados, mais estudos devem ser realizados, pois, se pouco mais de uma pequena parte do óleo chegar ao intestino grosso, pode afetar a flora digestiva natural, levando ao dismicrobismo e comprometendo o processo fermentativo natural, com alteração da digestão da fibra.

Lewis (2000) cita que é possível adicionar óleo até 20% da dieta total ou 30% da dieta de concentrados, sem efeitos adversos, observando melhoria no teor de glicogênio muscular com 10 a 12% de óleo da ração total, porém, o teor de glicogênio começa a diminuir se a adição de óleo for superior 15% da dieta total. Cita ainda que 217 mℓ de óleo por quilograma de grãos resultam em 20% de gordura adicionada aos grãos.

Por outro lado, Gibbs *et al.* (2012) não recomendam mais de 10% do mix de grãos diariamente, o que pode equivaler, para um equino de

500 kg de peso vivo, ingerindo o máximo recomendado de 1% do seu peso em grãos, a 500 mℓ diários.

Beynen e Hallebeek (2002) encontraram diversos resultados na digestibilidade aparente em muitos estudos científicos com o uso de óleo na dieta, sendo que alguns reduzem a digestibilidade aparente, outros não a alteram e outros, ainda, demonstram elevação da digestibilidade, chegando à conclusão de que os resultados dependem da quantidade total de fibra na dieta, devendo esta ser equilibrada com as necessidades do equino.

Brandi (2005) observou bons resultados na glicemia de animais pós-prova utilizando de 100 a 300 mℓ diários de óleo de girassol por 30 dias. Marqueze *et al.* (2001), em estudo com quatro equinos machos castrados, em treinamento de intensidade média, recebendo dieta com 4,7% de óleo de soja por 63 dias, não observaram alterações na frequência cardíaca e respiratória antes e depois do exercício dos animais, mas constataram elevação significativa da concentração do glicogênio muscular pré-exercício.

Utilizando óleo de milho com inclusões de até 750 mℓ diários, Resende Júnior *et al.* (2004), trabalhando com 28 equinos de idades entre 6 e 10 anos e peso entre 400 e 500 kg, com uma dieta composta de 50% de concentrado e 50% de volumoso, não observaram diferenças na digestibilidade de outros nutrientes por um período de 23 dias.

Mattos *et al.* (2006), em estudo com 18 equinos machos castrados recebendo 250 e 500 mℓ de óleo de soja por 30 dias, observaram melhoria no desempenho hematofisiológico, o que pode levar a melhor performance esportiva em equinos, constatando ainda bons resultados na recuperação pós-prova com o grupo que recebeu 500 mℓ/dia.

Freitas (2007) e Brandi (2007), em dois estudos realizados com 20 equinos puro-sangue árabe, submetidos a treinamento de enduro de 80 km, por um período de 48 dias, não observaram problemas na administração de até 26% de inclusão de óleo no concentrado no que se refere a níveis bioquímicos e plasmáticos sanguíneos e na digestibilidade de outros nutrientes da dieta, porém, uma condição para isso é que essa dieta venha acompanhada de uma elevada administração de fibras, que favorece o metabolismo digestivo sem comprometer a integridade da flora digestiva.

Pastori (2007), trabalhando com quatro potros entre 10 e 12 meses de idade, observou o resultado de digestibilidade aparente e nível de colesterol plasmático após a ingestão de dietas contendo entre 5 e 20% de óleo de soja no concentrado. Notou

também uma melhoria na digestibilidade aparente da MS e da matéria orgânica (MO) e das fibras em detergente neutro para níveis de até 10% de inclusão de óleo; no caso da proteína bruta (PB), observou-se redução de 0,28% da digestibilidade para cada 1% de inclusão de óleo na dieta. No caso do colesterol plasmático, observou-se redução de 0,58 mg/dℓ para cada 1% de inclusão de óleo na dieta.

Com o objetivo de comparar óleo vegetal (soja), óleo mineral (vaselina líquida) e gordura animal (sebo suíno), Ribeiro (2007) realizou estudo com quatro potros entre 13 e 16 meses de idade, em que todos os animais receberam todos os tipos de óleo na quantidade de 10% do concentrado, em diferentes períodos com duração de 11 dias (8 para adaptação da dieta e 3 para coleta de material), com relação volumoso:concentrado de 50:50, e obteve ganho de peso em todos os animais comparando-se o peso inicial e o peso final do período de teste. Não foram observadas diferenças de aceitabilidade entre os diferentes tipos de óleo nem diferenças de digestibilidade da MS e da MO, da PB, do EE e das fibras. Contudo, notou-se a não absorção do óleo mineral durante o experimento e menor digestibilidade da matéria seca e orgânica desse grupo em relação ao grupo controle.

Em experimento com 15 equinos recebendo dieta composta de 67:33 de relação concentrado: volumoso, com inclusão de 8,5% (até 730 mℓ/dia) e 19,5% (até 1,44 ℓ/dia) de óleo de soja por período de 34 dias, Godoi (2008; 2009a) observou redução da digestibilidade da celulose na dieta com 19,5% de inclusão, assim como do consumo de MS, notando também elevação do coeficiente de digestibilidade do EE. A relação concentrado:volumoso de 67:33 está aquém do mínimo do ideal de 50:50 – mínimo de 1% do peso vivo do animal de volumoso, para garantir uma boa integridade física e psicológica (Cintra, 2011). Todos os equinos obtiveram ganho de peso no período (média de 0,54 kg/dia).

Alguns autores consideram que o equino atleta deve ingerir menos volumoso para reduzir o peso no trato digestivo, o que poderia potencializar o desempenho, porém isso pode comprometer a integridade física do animal, favorecendo quadros de cólica. Tal concepção vem sendo ratificada em estudos mais recentes de pesquisadores como Pagan (2012), que enaltece os benefícios do uso de alimentos energéticos concentrados e óleos, mas garantindo um mínimo de 1% do peso vivo do animal a volumosos, com resultados positivos inclusive para equinos de corrida, observando menor gasto energético anaeróbico.

Moreira (2008), em experimento com quatro potros de 18 meses de idade, comparou os efeitos da adição de quatro tipos de óleo (soja, canola, palma e linhaça) sobre a digestibilidade aparente, em uma dieta com relação volumoso:concentrado de 50:50, na qual os animais recebiam 300 mℓ de um tipo de óleo por um período de 11 dias (8 dias de adaptação à dieta, 3 dias de coleta de amostras e 3 dias de descanso entre um período e outro), depois passando para outro tipo de óleo e assim sucessivamente. Os animais não exerciam nenhum tipo de atividade física, permanecendo em piquetes durante o dia e embaiados no período noturno. O autor constatou ganho de peso em todos os animais, entre 4 e 8% comparando-se o peso final e o peso inicial do experimento. Com relação à palatabilidade, não observou-se diferença significativa entre os tipos de óleo, com exceção do óleo de palma em dias mais frios, que se solidifica em temperatura mais baixa, comprometendo sua aceitabilidade. Comparando-se a digestibilidade aparente de MS, MO, PB e fibras, não foram encontradas diferenças significativas entre os diversos tipos de óleo.

Arlas (2008) observou melhora na motilidade espermática, na concentração e na morfologia dos espermatozoides e na funcionalidade da membrana por ação antioxidante com o uso de óleo de arroz em quatro garanhões por período de 80 dias, na quantidade de 200 mℓ diários. Entretanto, Gonzaga (2008), trabalhando com seis garanhões por período de 60 dias, na quantidade de 300 mℓ diários de óleo de arroz, comparando com óleo de soja, não observou alterações na qualidade do sêmen, mas notou melhor ganho de peso para o grupo que recebeu o óleo de arroz (7% de ganho do peso vivo, contra 3,3% do grupo do óleo de soja), sem alterações na digestibilidade aparente de MS, MO, PB, EE, fibra detergente ácido (FDA) e fibra detergente neutro (FDN).

Trabalhando com 15 éguas da raça crioula, Gonçalves (2010), em experimento com inclusão de 10% de óleo de soja contra inclusão de 10% de óleo de girassol e 0% de óleo no grupo controle, pelo período de 52 dias, com relação volumoso: concentrado de 40:60, não encontrou diferenças significativas de ganho de peso e parâmetros sanguíneos, exceto no caso de colesterol total, em que apenas o grupo controle não apresentou variação. Possivelmente a relação concentrado: volumoso possa ter interferido no melhor aproveitamento do óleo pelos animais.

Comparando-se o resultado do uso de óleo de arroz contra óleo de soja, Oliveira (2010) utilizou 14 equinos que receberam dietas com 0,5 mℓ/kg de peso vivo por animal (média de 200 mℓ diário de óleo) por período de 40 dias, submetidos a exercícios físicos, observando que não houve diferença de ganho de peso entre os dois tipos de óleo, porém percebeu diminuição na produção de lactato no grupo suplementado com óleo de arroz após exercício físico.

Em estudo de 2011, com 12 equinos em crescimento, de idade média de 18 meses, sendo 6 machos e 6 fêmeas, recebendo até 17,5% de inclusão de óleo de arroz no concentrado pelo período de 90 dias, Garcia não observou alteração na digestibilidade de MS, PB e fibras. A relação volumoso:concentrado inicial foi de 50:50 sem inclusão de óleo e de 55:45 com a inclusão de 17,5% de óleo, o que melhora a capacidade de aproveitamento do óleo pelo equino.

Em estudo de 2012, com potros de 18 meses de idade em crescimento, em início de trabalho de guia (duas vezes/semana, trabalho leve a moderado), recebendo dieta adicionada de até 17,5% de óleo de arroz no concentrado por período de 90 dias, com relação volumoso:concentrado de 50:50, Soncin não encontrou alterações no valor de glicose sanguínea pré e pós-tratamento, assim como no nível de glicogênio muscular e no de testosterona plasmática. No caso de fibras musculares, em potros machos, observou elevação dos tipos IIA e IIX, e nas fêmeas, notou elevação do diâmetro das fibras musculares do tipo I.

Oliveira *et al.* (2013), buscando comparar a administração de óleo de soja em quantidades diferentes e o resultado com exercício físico, utilizaram quatro cavalos submetidos a tratamentos de adição de 5 e 15% de óleo de soja no concentrado e submetidos a exercícios aeróbicos de 40 e 60 min, sendo cada período experimental de 6 semanas, com intervalo de 30 dias entre cada um. A dieta era composta de 70% de volumoso e 30% de concentrado, respeitando-se a natureza herbívora do equino. Observou-se redução do triglicerídio no grupo ingerindo 15% de óleo de soja com trabalho de 60 min e elevação do valor de lactato sanguíneo em todos os tratamentos, porém em valores inferiores aos comumente encontrados em outros estudos (possivelmente por conta do elevado teor de volumoso nesse experimento contra os demais observados). Os autores ressaltam ainda a importância de se associar a atividade física ao fornecimento de elevadas quantidades de óleo, visando a obter melhor aproveitamento pelo metabolismo sem problemas adversos pelo excesso de gordura.

O uso de óleo na dieta dos equinos como substituição parcial do amido para fornecimento de energia é altamente benéfico, porém as quantidades devem variar conforme o esforço despendido pelo animal e pela dieta base, buscando o equilíbrio que deve permear toda a alimentação de um ser vivo.

As recomendações são sempre baseadas para atender às necessidades diárias de alto desempenho, ou quando se deseja reduzir a quantidade diária de grãos de modo a evitar problemas com seus excessos. O óleo pode ser administrado a qualquer categoria animal, enquanto houver necessidade de uma grande demanda energética, misturado aos grãos diariamente.

A quantidade a ser fornecida depende de diversos fatores, como peso, atividade física, quantidade e qualidade do volumoso disponível e tipo de alimento concentrado utilizado. Este último é crucial para o bom funcionamento do organismo animal, pois a maioria das rações concentradas disponíveis têm elevado teor de EE, obtido somente com a adição de óleo à sua formulação, e esta quantidade deve ser levada em consideração no total a ser fornecido ao animal, para se evitarem excessos. De maneira geral, rações com teores acima de 5% de EE somente chegam a esses valores com a adição de óleo vegetal, em geral óleo de soja degomado, por causa de seu custo mais acessível.

Em virtude da necessidade de adaptação a qualquer tipo de alimento, o início do fornecimento deve ser sempre gradual, a partir de 50 mℓ/dia, elevando-se semanalmente até se chegar à quantidade desejada.

Para alcançar bom resultado no preparo de animais para eventos como exposição ou leilão, a quantidade de 100 mℓ/dia já apresenta efeitos favoráveis no aspecto de pelagem, auxiliando ainda no ganho de peso. Pode-se utilizar o óleo de soja comum, do tipo de cozinha, sem problemas, visto que tem boa palatabilidade e bons resultados em curto prazo.

Para se obterem resultados de performance esportiva, quantidades acima de 150 mℓ até 400 mℓ podem ser fornecidas diariamente, acrescidas à ração diária divididas em 2 ou 3 vezes/dia. Quantidades acima desses valores e por tempo mais prolongado, acima de 6 meses, devem ser fornecidas com cuidado, pois ainda não se conhecem os efeitos que esses excessos podem causar à saúde do animal. É importante lembrar que sempre se deve levar em consideração a quantidade de óleo que já consta da ração para ofertar esse valor total, pois já foram observados efeitos negativos em dietas ricas em óleos, além das necessidades reais do animal.

Para animais em convalescença, seja por doença ou cirurgia, o fornecimento de óleo pode ser bem interessante, especialmente os semirrefinados, como de linhaça e arroz, por conta dos benefícios qualitativos, em quantidades que variam entre 100 e 200 mℓ/dia, conforme cada caso.

Um uso bastante comum de óleos vegetais para equinos é como preventivos de cólicas, servindo de "lubrificantes" do aparelho digestivo. Para tal caso, em geral, o óleo é administrado 1 ou 2 dias por semana, com quantidades de 20 a 50 mℓ/dia. Primeiro, a quantidade é irrisória; depois, tal "prevenção" se dá apenas nos dias de aplicação do óleo para tal fim, uma ou duas vezes por semana, portanto. Além disso, a imensa maioria dos quadros de cólicas (mais de 98%) é ocasionada por erros de manejo. Isso quer dizer que, adequando-se o manejo às reais necessidades do cavalo, ele dificilmente terá cólicas (chance de 2%). Portanto, administrar um "preventivo" para cólicas na dieta diária somente se justifica se o manejo estiver errado. E manejo errado não se justifica.

Exceção pode ser feita em casos extremos, como em períodos de seca prolongada, em que o volumoso disponível fica com excesso de fibra, que pode levar a cólica nos animais, seja oriundo de feno, seja de capineiras. Nesse caso, em que não é possível corrigir os erros de manejo (fornecer alimento de baixa qualidade), pode ser recomendado o uso diário de 100 mℓ de óleo misturado na dieta, preferencialmente oferecido em duas refeições de 50 mℓ.

Entre os óleos refinados, pouca diferença pode ser observada no desempenho do animal utilizando-se as mesmas quantidades. Entre o óleo refinado e o óleo semirrefinado, este apresenta vantagens do ponto de vista qualitativo, por preservar nutrientes benéficos ao organismo que auxiliam no desempenho do animal.

O óleo disponibiliza, de maneira mais eficiente, energia para que os equinos possam executar o trabalho muscular sem os prejuízos que podem advir do excesso de amido oriundo dos grãos.

14 Necessidades Básicas dos Cavalos

André G. Cintra

Introdução

Quando se trabalha com cavalos, para se alcançar o melhor resultado possível por um longo prazo, deve-se sempre ter em mente dois princípios: respeitar a natureza do cavalo e buscar seu equilíbrio físico e mental. Ao seguir esses preceitos, otimizam-se as condições de vida, a alimentação e o manejo do animal, seja na criação, seja no esporte e no lazer.

Por sua natureza, o cavalo é um animal herbívoro, isto é, se alimenta de capim, e gosta de liberdade, portanto a melhor maneira de criá-lo é em piquetes ou pastagens. Isso nem sempre é possível, principalmente nos grandes centros urbanos, onde geralmente é mantido em baias, que devem ser adequadas às necessidades do animal, com tamanho ideal, ventilação, visualização de outros animais e uma cama confortável e sempre limpa. Mesmo nesses locais, no entanto, é imprescindível que se possa soltar os cavalos em piquetes, redondéis ou até um pequeno solário, onde o animal possa correr com um pouco de liberdade e tomar sol durante pelo menos 2 h diárias, o que é fundamental para o seu bom desenvolvimento e para a sua saúde.

O equilíbrio físico parece básico e simples de ser obtido. Pode-se facilmente suprir as necessidades dos equinos com base nos números fornecidos neste livro (ver Capítulos 15 a 19), fazendo as contas de quanto cada alimento oferece para balancear a dieta e adequando-a às necessidades de cada categoria de equino. Equilíbrio, contudo, não é somente isso, mas saber oferecer ao cavalo aquilo de que ele necessita sem deficiências nem excessos. E aí está o problema: até quando oferecer, quando parar.

Os excessos podem ser tão prejudiciais quanto as deficiências (p. ex., em éguas prenhes, grande parte dos sintomas de excesso e deficiência energética é semelhante), porém são mais difíceis de serem detectados. Afinal, um animal gordo, sadio, esbanjando saúde é muito mais benquisto. E é exatamente por isso que se deve ter preocupação com o equilíbrio físico, pois excesso de peso, apesar de aparentar beleza, pode ser muito prejudicial aos animais, quer sejam éguas e garanhões em reprodução, potros em crescimento, animais de esporte e trabalho, quer sejam cavalos em manutenção, e nem sempre significa "animal sadio".

O equilíbrio mental, por sua vez, é importante para que o animal possa aproveitar melhor os nutrientes a ele fornecidos e convertê-los em produtividade. O desequilíbrio mental leva ao estresse, com consequências nefastas aos animais, e deve ser evitado ao máximo, sob risco de comprometer todo o desempenho do cavalo, qualquer que seja a categoria a que ele pertence.

Para um bom resultado nutricional, alguns fatores precisam ser levados em conta, conforme descritos a seguir.

Rotina diária

O cavalo é um animal de hábitos, que precisa e deve ser alimentado, manuseado e trabalhado seguindo uma rotina que sofra o mínimo de alteração possível, para um melhor desempenho do animal. Uma dúvida frequente é sobre o melhor horário para se alimentar o cavalo, ou o horário ideal para a primeira ração. Na verdade, não há um horário específico a ser recomendado (6, 7, 9 ou mesmo 11 h da manhã); o importante é que, determinada uma hora, esta seja rigorosamente respeitada todos os dias, em todas as refeições. Da mesma maneira, as rotinas de trabalho e manuseio do animal devem ser respeitadas o máximo possível, procurando seguir horários diários próximos. Nada impede que em alguns dias se trabalhe mais, em outros, menos, mas isso deve fazer parte do tipo de treinamento. Enfim, seguir uma rotina faz bem ao físico e à mente do animal, potencializando o resultado nutricional.

Alimentação equilibrada

Uma boa alimentação deve ser composta de matérias-primas nobres, buscando oferecer ao animal o melhor valor nutricional e variando o mínimo possível a composição da dieta total, o que tende a garantir a qualidade do produto final. Deve-se evitar a constante alteração do tipo de alimento fornecido, principalmente a potros e cavalos de trabalho, pois, quanto menos se altera a dieta básica, melhores são os resultados. O uso de volumoso, concentrado ou suplemento de qualidade duvidosa, por uma questão de custo, certamente compromete o resultado final. Por outro lado, o uso de produtos de qualidade, inclusive volumoso, possibilita uma economia na quantidade de alimento ofertada para suprir as necessidades do cavalo.

Necessidades reais do cavalo

Há que se avaliar sempre a quantidade de nutrientes a ser disponibilizada ao animal conforme individualidades que levam em consideração:

- Raça, pois algumas têm melhor conversão alimentar
- A idade, pois animais idosos, por terem reduzida sua capacidade de absorção de alguns nutrientes, e potros, por estarem em pleno crescimento e desenvolvimento, exigem mais nutrientes e de melhor qualidade
- Peso, que deve ser compatível com a estrutura e a atividade do animal
- Esforço a que o animal é submetido, baseado em tempo despendido diariamente e frequência cardiorrespiratória durante a atividade
- Forrageira utilizada, pois, para equilibrar uma dieta, começa-se pelo tipo de volumoso disponível
- Objetivo fixado, pois, para cavalos de lazer, as necessidades são mais simples, porém para cavalos de alta performance, seja na criação, seja no esporte, as necessidades são mais elevadas e específicas. Se o objetivo for alimentar um campeão, a chamada sintonia fina nutricional, ajustando pequenos detalhes, se torna fundamental.

Alimentação adequada do cavalo

Ressaltando, deve-se respeitar a natureza do animal, suprindo suas necessidades básicas. É fundamental ter em mente que o cavalo é um animal herbívoro, que se alimenta especialmente de vegetais, normalmente chamados de volumoso, forrageira ou simplesmente "verde".

Outro fator muito importante na alimentação diária do cavalo é respeitar determinado horário, que deve ser sempre constante, caso contrário predispõe a condições de estresse, podendo ocasionar inclusive úlceras gástricas, comprometendo o aproveitamento dos nutrientes disponíveis na dieta. Além disso, a manutenção do mesmo tipo de alimento de modo constante, durante o ano todo, favorece um melhor desempenho em qualquer nível de criação ou esporte. Isso quer dizer que se deve eventualmente evitar oferecer algum tipo de alimento para que não ocorram problemas digestivos no cavalo, que é muito sensível a qualquer alteração brusca em sua dieta, em virtude da grande dependência de sua flora digestiva, específica para cada tipo de alimento (conforme citado no Capítulo 12).

Qualidade das fezes do cavalo

Um bom trabalho de investigação da qualidade da nutrição dos cavalos passa pela avaliação de suas fezes, que indica, com probabilidades muito corretas, o modo como o cavalo está aproveitando o alimento que lhe é fornecido. O ideal é a análise logo após a defecação, porém, mesmo depois de um período considerável, alguns fatores ainda podem ser observados, como excesso de fibras ou de grãos na alimentação.

A consistência das fezes do cavalo, principal indicador de sua saúde digestiva, está diretamente ligada ao teor de fibra na alimentação e à saúde de sua dentição. A ação mecânica, que tem um efeito benéfico ao animal na boa formação das fezes, com cíbalas consistentes, nem úmidas em excesso, nem ressecadas, é obtida das fibras insolúveis. Estas proporcionam boa estimulação pancreática da amilase, aceleração do trânsito digestivo, boa formação do bolo fecal e umidificação ideal das fezes.

Capins muito novos, recém-rebrotados ou plantados, normalmente provocam quadros de diarreias leves por causa dos baixos teores de fibra em sua composição. O mesmo ocorre com uma alimentação muito rica em concentrado (rações, milho, trigo etc. em quantidade superior a 50% da dieta total), em que as fezes ficam semelhantes às de vaca, pastosas, sem consistência firme, indicando um baixo aproveitamento dos alimentos. Por outro lado, volumosos muito secos também podem causar quadros de desconforto digestivo (cólicas) em decorrência de uma aceleração exagerada do peristaltismo, por causa do elevadíssimo teor de fibras indigestíveis na dieta, observadas nas fezes com excesso de fibras e ressecadas. Deve-se atentar para as condições dentárias do animal, pois, em animais com problemas na dentição, também podem ser observadas fibras grandes e não digeridas nas fezes, conforme descrito no Capítulo 3.

Se as fezes recém-feitas forem enegrecidas, indicam excesso de proteína na dieta do cavalo. Se contiverem muco, indicam distúrbio digestivo. Se estiverem com presença de vermes, indicam a necessidade de uso de vermífugo e, claro, revisão urgente do cuidado sanitário do local.

A boa consistência das fezes, nem pastosas nem ressecadas, indica que o alimento ficou tempo suficiente no aparelho digestivo para que seus nutrientes tivessem o máximo de aproveitamento possível pelo animal. Fezes de cavalos saudáveis contêm cerca de 60% de água.

Necessidades alimentares em fibras

É de fundamental importância ofertar ao cavalo uma quantidade de fibra que garanta a sua integridade física e psicológica. Integridade física refere-se a suprir as necessidades mínimas que lhe garantam um aporte de nutrientes suficiente para desempenhar as funções a que se destina. Já a integridade psicológica é consequência da garantia de um tempo de ocupação mínimo, próximo ao que o animal tem quando em liberdade, ou seja, entre 13 e 16 h.

Tabela 14.1 Necessidade de fibras do cavalo (%/dia).

	Ótimo	Mínimo	Máximo
FB	17	15	30
FDN	20	18	30
FDA	13	10	20

FB: fibra bruta; FDN: fibra detergente neutro; FDA: fibra detergente ácido.

As necessidades de fibra dos cavalos podem ser observadas na Tabela 14.1. A Tabela 14.2 traz os valores de fibras de alguns alimentos.

Matéria seca

A matéria seca (MS) é determinada pelo total de alimento menos sua umidade (água), constituindo, assim, todos os nutrientes para uma dieta, exceto a água. Em virtude da grande diferença que existe entre os tipos de alimentos para herbívoros, desde pastagens com 70% de umidade até feno com 10%, para calcular as necessidades e ofertas de nutrientes aos equinos, utiliza-se a MS do alimento.

Um mínimo de MS deve ser ofertado para o cavalo, variável conforme a categoria a que este pertence, seu peso e algumas variações individuais, além da qualidade do próprio alimento, que pode atender mais ou menos às necessidades do equino.

As categorias dos animais e suas necessidades de MS são apresentadas na Tabela 14.3, segundo os padrões europeu (INRA) e norte-americano (NRC).

As necessidades são calculadas em porcentual do peso vivo (PV) do cavalo. O cálculo estimado do peso do equino é dado mais adiante, ainda neste capítulo.

Observa-se que, diferentemente das demais espécies de produção, para se avaliar as necessidades dos equinos, utiliza-se um intervalo na quantidade de MS, e não apenas um valor absoluto. Isso se deve tanto à grande variedade de volumosos e rações disponíveis para equinos quanto às individualidades dos animais.

Quando se trata de animais de produção, cujo único intuito é produzir o máximo possível no menor espaço de tempo (carne, leite, ovos, lã etc.), os equinos têm uma vida útil pré-programada pelo homem. Assim, busca-se ofertar o máximo de nutrientes ao animal para alcançar a máxima

Tabela 14.2 Teores de fibras de alguns alimentos (%/kg de produto).

Alimento		FB	FDN	FDA	Lignina
Feno	*Coast-cross*	33,37	78,68	40,59	6,05
	Alfafa	29,36	46,93	37,52	9,74
	Alfafa (moída)	19,03	40,14	27,66	NA
Cereais	Aveia inteira	10,2	27,69	22,92	3,51
	Milho (fubá)	2,21	13,91	4,00	1,18
	Trigo (farelo)	9,15	43,24	13,19	3,8

FB: fibra bruta; FDA: fibra detergente ácido; FDN: fibra detergente neutro; NA: não avaliado.

Fonte: Valadares *et al.* (2015b).

192 Alimentação Equina | Nutrição, Saúde e Bem-estar

Tabela 14.3 Necessidades diárias de matéria seca por animal, por dia, em porcentagem do peso vivo.

Categoria animal		INRA	NRC
Manutenção		1,4 a 1,7%	2%
Gestação	1º ao 8º mês	1,2 a 1,7%	2%
	9º ao 10º mês	1,3 a 1,8%	2,5%
	11º mês	1,5 a 2,2%	2,5%
Lactação	1º mês	2,4 a 3%	2,5%
	2º ao 3º mês	2 a 3%	
	4º ao 6º mês	1,6 a 2,5%	
Crescimento	3º ao 12º mês	1,7 a 2,5%	2 a 3%
	13º ao 36º mês	1,6 a 2,2%	1,7 a 2%
Trabalho	Leve	1,9 a 2,3%	2%
	Médio	2,1 a 2,7%	2,25%
	Intenso	2 a 3%	2,5%
	Muito intenso	2 a 3%	2,5%
Garanhão em monta	Leve a média	1,7 a 2,1%	2 a 2,25%
	Média a intensa	2 a 2,5%	2,25 a 2,5%

INRA: Institut National de la Recherche Agronomique; NRC: National Research Council.
Fonte: adaptada de Wolter, 1994, e NRC, 2007.

resposta produtiva, sem a mínima preocupação com a sua qualidade de vida, e, acima de tudo, a sua longevidade – quando cai a sua produtividade, o animal é descartado, em geral, destinado ao abate. Todavia, atualmente, com a crescente preocupação (principalmente de iniciativas europeias) com o bem-estar de animais de produção, isso está se modificando aos poucos.

Já com os equinos, pelo contrário, procura-se a melhor produtividade pelo maior tempo de vida útil possível, não sendo incomum que, mesmo diminuindo sua funcionalidade, reprodutiva ou esportiva, o animal seja mantido até sua morte natural. Acima de tudo, valores afetivos estão ligados a essa espécie que acompanha o homem praticamente há 6.000 anos. Boa produtividade e longevidade são alcançadas com a oferta dos melhores nutrientes que atendam a uma demanda específica do indivíduo, conforme o tópico "Variações individuais", deste capítulo. Ao se levar em consideração essas variações, observa-se que o consumo de alimento muda conforme o indivíduo, e isso deve ser considerado para se obter a melhor resposta do animal.

Exemplos de cálculo de necessidades de matéria seca

Para um cavalo em manutenção de 500 kg de peso, as necessidades de MS, pelo padrão INRA,

são de 7 a 8,5 kg/dia. Se esse mesmo animal estiver em trabalho médio, suas necessidades são de 10,5 a 13,5 kg de MS/dia.

Cálculos:

- Equino de 500 kg de peso em manutenção: necessidades de 1,4 a 1,7% do PV

$$500 \text{ kg} - 100\%$$
$$Y \text{ kg} - 1,4\%$$

$$Y = \frac{500 \times 1,4}{100} = 7 \text{ kg de MS/dia}$$

$$500 \text{ kg} - 100\%$$
$$Z \text{ kg} - 1,7\%$$

$$Z = \frac{500 \times 1,7}{100} = 8,5 \text{ kg de MS/dia}$$

- Equino de 500 kg de peso em trabalho médio: necessidades de 2,1 a 2,7% do PV

$$500 \text{ kg} - 100\%$$
$$Y \text{ kg} - 2,1\%$$

$$Y = \frac{500 \times 2,1}{100} = 10,5 \text{ kg de MS/dia}$$

$$500 \text{ kg} - 100\%$$
$$Z \text{ kg} - 2,7\%$$

$$Z = \frac{500 \times 2,7}{100} = 13,5 \text{ kg de MS/dia}$$

Na prática, apesar de os cálculos nutricionais sempre serem feitos com base em 100% de MS, deve-se converter esse valor de MS em matéria natural, pois é assim que se prescreve a dieta ao funcionário responsável pelos animais; para isso, basta dividir a quantidade de alimento prescrita pelo valor da MS.

Por exemplo, para atender à mínima necessidade de um cavalo em manutenção de 500 kg de PV, são necessários de 7 a 8,5 kg de MS/dia. Para alimentá-lo com feno com 15% de umidade (85% de MS), o animal deverá ingerir 8 a 10 kg de feno por dia. O resultado é obtido da seguinte maneira:

$$\frac{7}{0,85} = 8,2 \quad e \quad \frac{8,5}{0,85} = 10$$

Para entender melhor essa relação, pode-se observar a regra de três:

7 kg — 85% do alimento

Y kg — 100% do alimento

$$Y = \frac{7 \times 100}{85} = 8,2 \text{ kg de feno/dia}$$

8,5 kg — 85% do alimento

Z kg — 100% do alimento

$$Z = \frac{8,5 \times 100}{85} = 10 \text{ kg de feno/dia}$$

Na prática, o bom senso deve predominar. Fornecer 8 ou 8,2 kg, se os demais nutrientes estão equilibrados, é a mesma coisa, pois 200 g a mais para um equino de 500 kg de PV não serão fator determinante de sucesso ou fracasso.

Caso a alimentação seja com capim fresco com 70% de umidade (30% de MS), o animal deverá ter disponíveis de 23 a 28 kg de capim fresco por dia, e tem-se, assim, o resultado:

$$\frac{7}{0,3} = 23,3 \quad e \quad \frac{8,5}{0,3} = 28,3$$

Aqui, também vale a regra de três para entender melhor a relação:

7 kg — 30% do alimento

Y kg — 100% do alimento

$$Y = \frac{7 \times 100}{30} = 23,3 \text{ kg de capim/dia}$$

8,5 kg — 30% do alimento

Z kg — 100% do alimento

$$Z = \frac{8,5 \times 100}{30} = 28,3 \text{ kg de capim/dia}$$

Essa quantidade recomendada deve ser a total, com todos os alimentos disponíveis (volumoso, concentrado e suplementos), e ser dividida conforme equilíbrio, qualidade e disponibilidade de nutrientes nos alimentos.

Por outro lado, supondo-se que se estabeleceu ofertar 2 kg de ração (com 87% de MS) para um animal e deseja-se complementar com feno (com 85% de MS), qual a quantidade ideal de feno para fechar a dieta total? Os cálculos de matéria original de feno necessários nessa dieta para complementar os 2 kg de ração são feitos da seguinte maneira: 2 kg de ração com 87% de MS significam 1,74 kg de MS de ração.

2 kg — 100% de alimento

Y kg — 87% de alimento

$$Y = \frac{2 \times 87}{100} = 1,74 \text{ kg de MS de ração}$$

Como as necessidades mínimas eram de 7 kg de MS/dia, faltam 5,26 kg de MS a serem complementados com feno (85% de MS), tendo-se:

5,26 kg — 85% de alimento

Z kg — 100% de alimento

$$Z = \frac{5,6 \times 100}{85} = 6,2 \text{ kg de feno}$$

Assim como para a alimentação composta por 2 kg de ração (com 87% de MS), complementada com capim fresco (com 30% de MS), calcula-se a quantidade ideal desse capim, a fim de fechar a dieta total, da seguinte maneira:

2 kg — 100% de alimento

Y kg — 87% de alimento

$$Y = \frac{2 \times 87}{100} = 1,74 \text{ kg de MS de ração}$$

Como as necessidades mínimas eram de 7 kg de MS/dia, faltam 5,26 kg de MS a serem complementados com capim (30% de MS):

5,26 kg — 30% de alimento

Z kg — 100% de alimento

$$Z = \frac{5,26 \times 100}{30} = 17,5 \text{ kg de capim}$$

Peso do equino

O peso do cavalo deve ser avaliado, sempre que possível, em balança devidamente aferida para tal. Entretanto, existem algumas possibilidades de se estimar o seu peso por meio de fórmulas que podem dar uma ideia bastante aproximada, bem como, se mensurado sempre da mesma maneira e pela mesma pessoa, possibilita observar a proporção de ganho ou perda de peso do animal, mesmo que não seja tão exata.

Todas as fórmulas levam em consideração o perímetro torácico do animal, retirado da circunferência que passa logo atrás da cernelha e circunda o corpo (PT – Figura 14.1). Algumas fórmulas acrescentam ainda a altura (A – Figura 14.2) ou o comprimento do animal tirado da tuberosidade isquiática à ponta da espádua (C_1 – Figura 14.3), ou ainda o comprimento do animal tirado da tuberosidade isquiática ao olécrano (C_2 – Figura 14.3). Essas fórmulas dão um peso aproximado, em kg ou libras. Contudo, pode haver diferenças entre as raças e em virtude do estado gestacional das éguas, por exemplo, devendo ser utilizadas apenas como balizamento, e não como peso absoluto. Os estudos do peso do cavalo baseados em avaliações biométricas ainda são controversos e variam dependendo da abordagem, conforme observado nas fórmulas a seguir.

Para cavalos de sela (animais adultos até 650 kg de peso), cavalos de tiro ou tração (animais adultos acima de 650 kg de peso) e pôneis e minipôneis (animais adultos abaixo de 350 kg de peso), têm-se as seguintes fórmulas (nas quais: PV = peso vivo; PT = perímetro torácico; A = altura; C_1 = comprimento da tuberosidade isquiática à ponta da espádua; C_2 = comprimento da tuberosidade isquiática ao olecrano; I = idade):

1. Potros de 1 a 6 semanas de idade (King e Nequin, 1989):

$$PV = \frac{(PT - 63,7)}{0,38}$$

Sendo PT em centímetros e o resultado em kg. Para potros de 6 a 12 semanas de idade, acrescer mais 17% ao resultado da fórmula (Lewis, 2000).

2. Potros até 12 meses de idade:

$$PV = \frac{(PT - 25)}{0,07}$$

Sendo PT em polegadas e o resultado em libras (1 pol = 2,54 cm e 1 lb = 0,45 kg).

3. Potros em crescimento de 6 meses a 4 anos (Martin-Rosset, 1990):

$$PV (\pm 23 \text{ kg}) = 4,5 \text{ PT} - 370$$

Sendo PT em centímetros e o resultado em kg.

4. Potros puro-sangue inglês (PSI) em crescimento – até 24 meses de idade (Paragon et al., 2000):

$$PV (\pm 15 \text{ kg}) = (0,237 \times I) + (1,899 \times PT) + (1,472 \times A) - 284,4$$

Sendo I em dias, PT e A em centímetros e o resultado em kg.

5. Potros de raças de salto em crescimento – até 24 meses de idade (Paragon et al., 2000):

$$PV (\pm 15 \text{ kg}) = (0,213 \times I) + (2,09 \times PT) + (1,783 \times A) - 328,7$$

Sendo I em dias, PT e A em centímetros e o resultado em kg.

6. Animais acima de 12 meses (Marcenac e Auble, 1964):

$$PV = (PT)^3 \times 80$$

Sendo PT em metros e o resultado em kg.

7. Animais acima de 12 meses (Carroll e Huntington, 1988):

$$PT = \frac{(PT^2 \times C_1)}{11.877}$$

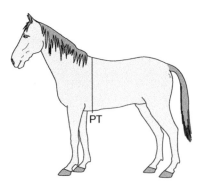

Figura 14.1 Perímetro torácico.

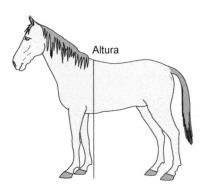

Figura 14.2 Altura.

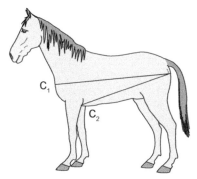

Figura 14.3 Comprimento C_1 ou C_2.

Sendo PT e C_1 em centímetros e o resultado em kg. Existem variações dessa fórmula com o divisor podendo valer 11.900 (modificada por McGowan *et al.*, 2007) ou 11.000 (modificada por McKiernan, 2007), ou mesmo 11.689 (proposta por García Neder, 2009, para cavalos da raça crioula).

8. Animais acima de 12 meses (Gibbs e Householder, 2012):

$$PV = \frac{(PT \times C_1)}{330}$$

Sendo PT e C_1 em polegadas e o resultado em libras (1 pol = 2,54 cm e 1 lb = 0,45 kg).

9. Animais acima de 12 meses (Ensminger, 1977):

$$PV = \frac{(PT^2 \times C_2 + 22,7)}{660}$$

Sendo PT e C_2 em polegadas e o resultado em libras (1 pol = 2,54 cm e 1 lb = 0,45 kg).

10. Éguas em lactação (Martin-Rosset, 1990):

$$PV\ (\pm 25\ kg) = (5,2 \times PT) + (2,6 \times A) - 855$$

Sendo A e PT em centímetros e o resultado em kg.

11. Cavalos adultos – castrados, garanhões e éguas (Martin-Rosset, 1990):

$$PV\ (\pm 26\ kg) = (4,3 \times PT) + (3 \times A) - 785$$

Sendo A e PT em centímetros e o resultado em kg.

12. Cavalos de tração (Martin-Rosset, 1990):

$$PV\ (\pm 27\ kg) = (7,3 \times PT) - 800$$

Sendo PT em centímetros e o resultado em kg.

13. Pôneis (Martin-Rosset, 1990):

$$PV\ (\pm 21,3\ kg) = (3,65 \times PT) + (3,56 \times A) - 714,66$$

Sendo A e PT em centímetros e o resultado em kg.

14. Pôneis e minipôneis (Stanback, s.d.):

$$PV = (9,36 \times PT) + (5,01 \times C_1) - 348,53$$

Margem de 94%. Sendo PT e C_1 em polegadas e o resultado em libras (1 pol = 2,54 cm e 1 lb = 0,45 kg).

$$PV = (11,68 \times PT) + (2,85 \times A) - 357,26$$

Margem de 92%. Sendo PT e A em polegadas e o resultado em libras (1 pol = 2,54 cm e 1 lb = 0,45 kg).

$$PV = (13,18 \times PT) - 326,07$$

Margem de 90%. Sendo PT em polegadas e o resultado em libras (1 pol = 2,54 cm e 1 lb = 0,45 kg).

Lewis (2000) estabeleceu um índice para a aproximação do peso real do cavalo conforme a utilização de uma ou mais relações corporais. Quando se utilizam o PT e o C do animal, a correlação entre a fórmula é de aproximadamente 90%; apenas o PT, a correlação é de 87%; PT, A e C, a correlação é de 85%; PT e A, é de 84%; apenas C, é de 75%; e apenas A, a correlação é de 62%.

Wagner e Tyler (2011), em estudo com 110 cavalos, observaram valores muito próximos (média de 17 kg de diferença) entre a pesagem real e a utilizada pela avaliação biométrica por meio da fórmula proposta por Carroll e Huntington em 1988 (Fórmula 7).

Em um estudo de 2012 com cavalos crioulos, Canelón *et al.* constataram grandes diferenças (de 4,7 a 11,5% do peso real) utilizando a fórmula proposta por Marcenac e Auble (Fórmula 6), mesmo utilizando variações do multiplicador de 70 a 90, conforme preconizado pelos autores, observando a dificuldade de se extrapolar as diversas fórmulas obtidas de um estudo com determinada raça em determinado país para outras raças em outras situações de manejo e alimentação.

Em outro estudo, com potros Mangalarga Marchador, Bromerschenkel *et al.* (2013) observaram relação entre o peso real e o peso mensurado biometricamente para animais de nascimento com até 30 dias de idade utilizando as Fórmulas 6 e 7 e outra em que PV = (PT/2,5) – 25. Para animais acima de 30 dias, apenas a Fórmula 6 se mostrou eficaz, a 1% de significância.

Variações individuais

São fatores que interferem na capacidade de absorção e aproveitamento dos nutrientes pelo animal e que devem ser levados em conta para a correta elaboração de uma dieta para o cavalo.

Esses fatores são subjetivos do ponto de vista científico que avalia a nutrição, mas fundamentais para a aplicabilidade dos índices científicos, devendo-se acompanhar periodicamente a alimentação dos animais para verificação e potenciais ajustes que possam ser necessários nas dietas para se obter o desempenho desejado. Alguns dos principais estão descritos a seguir.

Raça

Algumas raças de animais têm maior capacidade de aproveitamento dos nutrientes, tais como as de tração pesada, que, com menor quantidade de alimento por kg de peso, têm melhor performance. Por outro lado, raças de porte inferior, como os pôneis, podem necessitar de um aporte um pouco mais elevado, proporcionalmente. Pode-se considerar, na média geral, três categorias distintas de aproveitamento de nutrientes de acordo com porte e peso: animais de até 350 kg, animais de 350 a 650 kg e animais acima de 650 kg. As pesquisas do INRA, bastante específicas, demonstram diferenças gradativas conforme o peso do animal aumenta ou diminui. Algumas tabelas publicadas estipulam necessidades diferenciadas em média a cada 100 kg de PV, isto é, a cada 100 kg, as necessidades são menores proporcionalmente ao peso. Por exemplo, nas necessidades energéticas em energia líquida, para um cavalo de 200 kg de peso, o INRA recomenda 1,05 UFC para cada 100 kg de PV; para um cavalo de 450 kg de peso, a recomendação do INRA é de 0,87 UFC para cada 100 kg de PV; para um cavalo de 500 kg de peso, 0,84 UFC para cada 100 kg de PV; para um cavalo de 600 kg de peso, aconselha 0,80 UFC para cada 100 kg de PV; para um cavalo de 800 kg de peso, o INRA recomenda 0,71 UFC para cada 100 kg de PV (Wolter, 1994). Segundo o NRC (2006), as recomendações de energia digestiva se diferenciam apenas até 650 kg de PV e acima de 650 kg de PV.

Temperamento

Entre as raças, animais mais enérgicos, de sangue mais quente, como árabe ou campolina, podem exigir um pouco mais de nutrientes, enquanto raças mais tranquilas ou linfáticas, como o quarto de milha e o crioulo, podem exigir menos nutrientes. Dentro de uma mesma raça, encontram-se animais mais nervosos, com um maior desgaste, exigindo maior quantidade de nutrientes. Essa variação pode chegar a até 25% das necessidades de outros animais da mesma categoria. Contudo, são necessários alguns cuidados nessa avaliação: se o animal é enérgico por temperamento, ou se ele está se alimentando com quantidade acima da necessária, ou se exercitando pouco, ou ficando confinado demais, ou ainda a somatória de todos esses casos, o que o deixa com acúmulo de energia, parecendo temperamental, induzindo ao erro de se adicionar mais nutrientes à sua dieta. O correto, nesse caso, é reduzir a alimentação e corrigir o manejo.

Digestibilidade individual

Dentro de uma mesma raça existem diferenças entre os indivíduos que interferem na capacidade de absorção. Essa variação pode chegar a até 20% das necessidades de outros animais. Tal fator apenas pode ser constatado após se conhecer muito bem o animal e se eliminar quaisquer outras causas possíveis, como problemas clínicos, dentários, de manejo ou mesmo estresse.

Clima

Dependendo das condições climáticas, o desgaste do animal varia. Em climas quentes, há uma maior perda de suor e, consequentemente, de eletrólitos, que devem ser repostos. Por outro lado, em regiões de clima frio, há uma maior necessidade de energia, utilizada também para preservar a temperatura do animal. Além disso, as variações da qualidade e do tipo de volumosos em regiões quentes e frias fazem com que a oferta de nutrientes adicionais deva ser diferenciada, atendendo à demanda completa do animal.

Baia ou pastagem

É importante também considerar se o animal está encocheirado ou em pastagem. A pasto, o animal tem livre acesso ao volumoso, o que pode diminuir a necessidade de complementação com concentrado. Animais encocheirados, além do estresse a que são submetidos, podem apenas ingerir o alimento disponível no cocho.

Estado geral

Ao se elaborar uma dieta, é fundamental levar em consideração o estado geral do animal, pois, se estiver abaixo de seu escore corporal ótimo, é necessário que ganhe peso antes de se elaborar a dieta ideal para performance. Nesse caso, antes de proceder aos cálculos das necessidades matemáticas do animal, é necessário avaliar se o seu escore corporal é adequado ao seu porte e à sua função. Caso o animal esteja com peso abaixo do ideal para a função específica, os cálculos devem ser feitos com projeção do peso atual para o peso ideal. Cuidados devem ser tomados quando o animal está muito abaixo de seu peso para que não se oferte uma quantidade de alimento incompatível com seu estado atual; nesse caso, recomenda-se uma projeção inicial de ganho de 10%, isto é, se o animal está pesando 400 kg, calculam-se as necessidades para um animal de 440 kg e, quando ele chegar a esse peso, projeta-se novo ganho até alcançar o porcentual desejado. Para animais acima do peso, a projeção pode ser feita imediatamente para o peso ideal, aliando-se ao manejo alimentar um esquema prático de exercícios físicos. Em quaisquer dos casos, o monitoramento constante é imprescindível para ajustes imediatos sempre que necessário.

Dieta básica dos cavalos

A dieta básica dos equinos, qualquer que seja a categoria a que pertençam, para suprir suas necessidades mínimas é de volumoso, água e sal mineral.

Volumoso

Volumoso engloba todos os alimentos de baixo valor energético, principalmente em virtude de seu elevado teor em fibra bruta ou água. Todos os alimentos que têm mais de 18% de fibra bruta são considerados volumosos.

O volumoso deve compor um mínimo de 50% da dieta do cavalo em quantidade de MS, sendo ainda que deve ser fornecido um mínimo de 1% do peso do cavalo em MS de volumoso para se atender às mínimas necessidades fisiológicas e digestivas para impedir que haja problemas com o animal.

Esse volumoso pode ser ofertado sob a forma de capim fresco, seja pastagem ou capineira, sob a forma de feno, gramíneas ou leguminosas, sob a forma de silagem, *haylage* ou ainda pré-secado. As características desses diversos tipos de volumosos e as gramíneas e as leguminosas que os compõem estão bem descritas nos Capítulos 9 a 11.

Água fresca, limpa e potável

Água fresca deve estar sempre à disposição do animal, jamais gelada por causa dos riscos de cólicas que esta pode ocasionar (melhor descrito ao final deste capítulo). Deve também estar sempre limpa, evitando-se as águas barrentas, que podem causar distúrbios digestivos pelo acúmulo da terra dentro do aparelho digestivo do cavalo.

O consumo de água para um cavalo com alimentação de forragem fresca é em torno de 30 a 70 mℓ/kg/dia, o que daria uma variação média de 15 a 35 ℓ diários para um cavalo de 500 kg de peso, dependendo das condições climáticas, ambientais e de variações individuais.

Pode-se, ainda, calcular a necessidade de água do animal com base na sua necessidade energética, já que a necessidade hídrica é próxima da energética (sendo esta medida em Mcal). Por exemplo, um animal em manutenção necessita de 3,3 Mcal por 100 kg; isso nos daria uma necessidade de 3,3 ℓ de água por 100 kg, ou 16,5 ℓ de água por dia para um cavalo de 500 kg de peso em manutenção. Se fosse um animal de trabalho médio (fazenda, rodeio, salto, corrida de obstáculos), com necessidade energética na faixa de 4,95 Mcal/100 kg de peso, haveria uma necessidade de água na faixa de 25 ℓ diários. Claro que essas necessidades são variáveis, sempre dependendo das condições climáticas e das individualidades de cada animal, por isso é imprescindível que o equino tenha livre acesso à água sempre, para quando desejar ou necessitar.

Um cuidado especial deve ser dado ao tamanho e à limpeza do cocho de água. É muito comum, nas propriedades rurais, utilizar-se de grandes caixas para armazenar a água para os cavalos, com capacidade de 100 ℓ, 200 ℓ ou até mesmo 1.000 ℓ. Como o cocho deve ser limpo pelo menos 2 a 3 vezes/semana (sendo o ideal todos os dias), grandes cochos tornam essa tarefa difícil, quiçá impossível. Se a propriedade tem água em abundância e o cocho consta de uma boia, um de tamanho pequeno, com apenas 3, 5 ou 10 ℓ de água, pode ser suficiente para cinco ou até 10 animais. Raramente equinos bebem água todos ao mesmo tempo, sendo desnecessário uma grande superfície de acesso. Caso haja muitos animais no ambiente que possam eventualmente acessar o cocho simultaneamente, um com superfície ampla, mas baixa profundidade (p. ex., 10 a 15 cm), facilita a limpeza e possibilita o acesso à água fresca e limpa diariamente.

Complementação mineral

O sal mineral também é de fundamental importância para suprir as necessidades básicas do cavalo, que são relativamente elevadas em relação aos minerais. Estes devem ser oferecidos de maneira equilibrada, por meio de sal mineral específico para equinos (proveniente de empresas idôneas, é sempre bom lembrar), com livre acesso em um cocho à parte, em baia ou piquete.

Quando em liberdade, na natureza, o cavalo tinha acesso a inúmeras fontes de oligoelementos e a grande variedade de gramíneas. O confinamento excessivo, ou mesmo em pastagens formadas, em geral, por uma única espécie de gramínea, limita o acesso do cavalo à diversidade de microminerais, podendo causar deficiências desses elementos em seu organismo.

Muitos criadores e proprietários têm o hábito de fornecer sal branco separado do sal mineral para o cavalo optar por aquele de que "sentir" mais necessidade; ou ainda, sob pretexto de economia, misturam sal branco a um sal mineral pronto para consumo. Isso não é interessante, pois as necessidades de cloreto de sódio são maiores que as de outros elementos minerais, e a ingestão de sal mineral é regulada pela quantidade de cloreto de sódio em sua composição. Ao se administrar sal branco em cocho separado, ou misturar mais sal branco ao sal mineral pronto para uso, limita-se a ingestão de outros elementos minerais, pois o consumo de sal mineral será menor, em razão da inclusão mais elevada do sal comum.

Além disso, o sal mineral deve ser específico para cavalos por dois motivos: em primeiro lugar, pelas necessidades nutricionais de equinos, bovinos, caprinos e ovinos serem diferentes entre si. Dessa maneira, se um sal mineral recomendado para uma espécie for ofertado a outra, serão administrados alguns elementos minerais em quantidades acima do recomendado, e outros abaixo, podendo ocasionar excesso ou deficiência desses minerais. O segundo motivo é que muitos sais minerais de bovinos têm promotores de crescimento que auxiliam essa espécie, porém são extremamente prejudiciais aos equinos, podendo levá-los à morte.

A quantidade diária de sal mineral a ser ingerida pelo equino é bastante variável em função de sua categoria, das condições climáticas e do restante de sua alimentação, inclusive da formulação do próprio sal mineral; em geral, varia de 80 a 150 g diários. Um mesmo animal pode variar diariamente a ingestão de sal mineral conforme os fatores citados. O manejo ideal de oferta de sal mineral é em cocho à parte com reposição diária; a quantidade a ser reposta depende de quanto sal mineral o animal ingeriu no dia anterior, conforme exemplo citado no Capítulo 7: iniciando a oferta de sal com 100 g diários, no dia seguinte observa-se o cocho; se ainda houver sal, coloca-se um pouco menos; se não houver nada, coloca-se um pouco mais que no dia anterior; e assim sucessivamente.

As funções de cada elemento mineral e as necessidades específicas de sal mineral estão mais bem discutidas no Capítulo 7.

Complementação nutricional

Só após suprir as mínimas necessidades para manutenção do cavalo, conforme a atividade à qual ele será submetido, seja um potro em crescimento, uma égua em reprodução ou um cavalo de esporte e trabalho, deve-se oferecer os complementos de uma alimentação, para que se atinjam os níveis energéticos e/ou proteicos suficientes para suprir as novas necessidades, mas sempre respeitando sua natureza e valorizando o volumoso.

É conhecida a preferência dos cavalos por alguns alimentos em especial, como água, doces, sais e alimentos energéticos (p. ex., aveia). Caso possam ter a livre escolha, preferem, em geral, esses alimentos, fato facilmente observado quando lhes é oferecida uma ração multicomponente: eles comem primeiro a aveia e depois o restante, e alguns cavalos comem apenas a aveia. Alimentando-se dessa maneira, não estarão ingerindo uma dieta balanceada, sendo necessário induzi-los a comer os alimentos necessários para lhes assegurar um melhor aporte de nutrientes, de modo mais balanceado. Isto é, eles não podem comer apenas o que querem, com a consequência de não poder ser exigida deles uma performance diferenciada por simples deficiência nutricional, pois certamente acarretará problemas ao animal.

Ração (complemento corretor)

A ração ou concentrado deve, na verdade, ser chamada de complemento corretor, pois sua função é: complementar e corrigir as necessidades do animal que o volumoso disponível não consegue suprir. Ela deve ser equilibrada, oriunda de empresas ou fornecedor idôneo de matérias-primas para se ter garantia da qualidade do produto final. Existem vários tipos de apresentação de ração: farelada, triturada, peletizada, laminada, multicomponente (ou multipartículas) e extrusada. As diferenças, as vantagens e as desvantagens de cada tipo estão descritas no Capítulo 21.

Outro hábito muito comum entre os criadores e os proprietários de cavalos é oferecer matérias-primas como aveia, milho e trigo, além da ração balanceada e equilibrada. Ocorre que essas matérias-primas são, em geral, muito ricas em fósforo (a relação cálcio:fósforo – Ca:P – pode ser de 1:8, quando o ideal é 2:1), o que leva a um desbalanceamento na relação cálcio/fósforo sanguíneo ocasionando graves problemas, como a cara inchada (ver Capítulo 7). Além disso, esse hábito pode elevar desnecessariamente os níveis proteicos e energéticos da dieta trazendo prejuízos por excessos nutricionais.

Enfim, devem-se estabelecer as necessidades reais do cavalo para suprir-las de forma adequada e obter os melhores resultados de performance e também de saúde do animal. Por isso, é importante observar qual o tempo de digestão de cada tipo de alimento para, assim, dividir e ocupar melhor o tempo de cada animal.

Suplementos nutricionais

Os suplementos são alimentos adicionados à alimentação diária do cavalo que o auxiliam no desempenho. Devem ser utilizados com muito critério, preferencialmente recomendados por um técnico especializado.

Os suplementos disponíveis atualmente podem ser divididos nas seguintes categorias: fatores pró-digestivos, probióticos e prebióticos, minerais, eletrólitos (ver Capítulo 7), vitaminas, suplementos energéticos, ácidos graxos ômega-3 e 6, suplementos proteicos e aminoácidos. Na verdade, encontram-se no mercado inúmeros suplementos que nem sempre se encaixam nesta ou naquela definição, a maioria por ter eficácia comprovada ou por ainda não se saber a real necessidade do equino para determinada substância.

➤ Fatores pró-digestivos. São cuidados com o alimento e com o animal que favorecem o aproveitamento dos nutrientes. Vão desde a saúde dentária do animal (ver Capítulo 3), passando pela qualidade das fibras do volumoso, pela escolha do tipo e do ponto de corte da forrageira (ver Capítulos 9 a 11), até o processamento industrial das rações concentradas (ver Capítulo 21). Todas essas situações podem favorecer ou comprometer o aproveitamento dos alimentos com melhor ou pior absorção pelo animal.

> **Probióticos e prebióticos.** Probióticos são bactérias e leveduras vivas ofertadas ao animal, e prebióticos são alimentos para a flora digestiva que favorecem a ação desta sobre os alimentos, disponibilizando melhor os nutrientes para os equinos. Estão mais bem descritos no Capítulo 12.

> **Suplementos minerais.** Além do sal mineral, os minerais podem compor suplementos a serem disponibilizados aos animais para atender à demanda de nutrientes do organismo. Podem ser ofertados tanto em situações específicas de deficiências nutricionais, como raquitismo ou osteodistrofia fibrosa (em relação ao cálcio) quanto em casos de animais de esporte, como repositor eletrolítico para situações que assim o exijam. Estão mais bem descritos no Capítulo 7.

> **Suplementos vitamínicos.** Podem ser ofertados como modo de atender à demanda específica de animais cujo aporte natural não é atendido por meio de forragem fresca e do sol diariamente, como animais de esporte e trabalho confinados e alimentados com feno e rações ricas em gordura (ver Capítulo 8).

> **Suplementos energéticos.** São os aditivos que podem compor a dieta do animal a fim de elevar a disponibilidade de energia para o melhor funcionamento do organismo. Em geral, são ofertados a animais de esporte e trabalho. Estão mais bem descritos no Capítulo 5. Nos Capítulos 9 e 13, encontram-se os alimentos que fornecem energia.

> **Suplementos ômega-3 e ômega-6.** Para melhor equilibrar o potencial inflamatório do organismo, assim como obter melhor resposta imunológica, o fornecimento de alimentos ricos em ômega-3, como a linhaça, é bastante interessante. O Capítulo 13 descreve o que são e quais as vantagens dos ácidos graxos da família ômega, e mais detalhes sobre a linhaça podem ser encontrados no Capítulo 9.

> **Suplementos proteicos.** São comumente usados para enriquecer a dieta dos equinos, pois, erroneamente, credita-se a qualidade de um alimento ao seu teor de proteína. A proteína é fundamental para o bom funcionamento do organismo, mas, assim como os demais nutrientes, deve ser fornecida de maneira equilibrada. Todavia, proteína em excesso pode comprometer a saúde do animal. Os alimentos denominados proteicos estão descritos no Capítulo 9 e as funções e limitações da proteína, no Capítulo 6.

> **Suplementos aminoácidos.** São a menor unidade funcional de uma proteína e o que realmente é absorvido pelo equino. São de fundamental importância para o metabolismo animal, porém também devem ser fornecidos de acordo com as necessidades específicas de cada categoria animal. Estão mais bem descritos no Capítulo 6.

Para se proceder à administração dos suplementos, deve-se observar, em primeiro lugar, a real necessidade do cavalo desse tipo de produto. Esse cálculo é possível por meio da elaboração de uma dieta equilibrada (ver Capítulo 22). Depois, deve-se entender o que é e como age cada um desses suplementos, com o conhecimento dos seus nutrientes e de seu modo de ação, descritos nos referidos capítulos.

Definido, então, que realmente há um déficit de alguns nutrientes, pode-se ofertá-los ao animal, observando-se adequadamente os resultados para chegar ao sucesso no desempenho esportivo ou mesmo na criação.

Manejo alimentar do cavalo

A pasto

Um cavalo solto a pasto se alimenta de 13 a 18 h por dia. Ocorre, dessa maneira, grande fracionamento da preensão alimentar e repartição das refeições ao longo do dia, que fica dividido em 13 a 18 h para alimentação, 1 a 2 h para ociosidade e 5 a 7 h para repouso.

Em uma alimentação a pasto, ou com valorização do volumoso, ocorre boa mastigação, forte salivação com bom estímulo da motricidade digestiva e excelente tranquilização.

No manejo a pasto, especialmente em pastagem cultivada com mais de um tipo de forrageira, o animal tem acesso a diversidade de aminoácidos, bom fornecimento de minerais (sem dispensar o sal mineral), vitaminas A e E e exposição ao sol, que estimula a síntese de vitamina D. Além disso, estando o animal tranquilo e sem estresse, a flora digestiva disponibiliza todas as vitaminas do complexo B e vitamina K e o fígado produz a vitamina C necessária para o bom funcionamento do organismo animal.

O animal tranquilo ainda utiliza o seu tempo ocioso para diversão e para explorar o local onde vive, permanecendo em uma situação favorável para o máximo aproveitamento dos nutrientes. Nessa situação, pode haver redução drástica das necessidades nutricionais dos animais, desde que não sejam exigidos em demasia.

Somente com feno

Um cavalo que se alimenta somente com feno gasta de 6 a 7 h por dia para ingestão de 9 a 10 kg de feno (40 min/kg de MS). Mantendo-se de 5 a 7 h para repouso, aumenta-se o tempo ocioso para 11 a 14 h.

Animais com acesso somente a feno têm restrição de vitaminas A e E. Se, junto a essa condição, o animal estiver confinado, pode-se ainda comprometer a integridade da flora digestiva, diminuindo a disponibilidade de vitaminas do complexo B.

Além disso, o acesso a um único tipo de forrageira pode elevar as necessidades de aminoácidos, em razão de os vegetais não conterem todos os aminoácidos essenciais. Estes são conseguidos pelos equinos com a diversificação de alimentos vegetais, que podem compor a ração concentrada, por isso, esta deve fazer parte da dieta do animal (ver item "Proteínas de segunda classe", no Capítulo 6).

Um maior tempo ocioso pode trazer problemas para o animal, especialmente se ele estiver confinado e/ou isolado, predispondo ao estresse e ao aparecimento de vícios e distúrbios comportamentais, que comprometem o aproveitamento dos nutrientes e a sua performance.

Somente com ração

O animal gasta 1 h por dia para ingestão de 6 a 7 kg de ração (10 min/kg de MS). Pressupõe-se, então, um período de trabalho de 1 h diária e de 5 a 7 h de repouso, o período ocioso ficando próximo de 15 a 17 h.

Ao se utilizar mais o concentrado em detrimento do volumoso, há o risco de o animal sofrer com distúrbios digestivos (má digestão, cólicas etc.) e problemas de comportamento (pica, melancolia, depressão).

Medidas necessárias para evitar problemas: limitar a 2 a 2,5 kg/refeição e aumentar a duração da refeição; multiplicar e repartir as refeições; fornecer boa forragem; distrair o cavalo.

Síndrome cólica

Estima-se que as cólicas são a maior causa de mortalidade de equinos nos sistemas de criação e utilização de cavalo nos dias atuais. A síndrome cólica é o indício mais comum de que há algum erro na dieta do cavalo.

O equino tem características anatômicas e fisiológicas desenvolvidas em seu período evolutivo, que, se por um lado facilitaram seu modo de vida e possibilitaram sobrevivência mais eficiente, atualmente podem comprometer a sua saúde; além disso, alguns denominam erroneamente essas características de fatores predisponentes para a cólica. Erroneamente pois essas características tornaram o processo digestório mais eficiente com menor quantidade de alimento disponível, baseado em uma alimentação relativamente pobre em nutrientes, como é o capim nativo.

As características anatômicas que devem ser destacadas são:

- Dentes: são responsáveis pelo processo mastigatório, cuja trituração eficiente do alimento leva a um melhor processamento da digestão. A rotina atual de alimentação baseada em concentrado e volumoso previamente processado pode levar a um desgaste irregular da arcada dentária, com quadros de lesões na mucosa oral ou nos próprios dentes, que podem comprometer a boa trituração do alimento. Caso partículas de tamanho grande, pela má trituração do alimento, passem para os próximos segmentos do aparelho digestório, há comprometimento da qualidade do movimento peristáltico, o que favorece quadros de cólica (ver Capítulo 3)
- Esôfago: tubo que une a boca ao estômago, cuja função essencial nessa espécie é carrear o alimento. A deglutição é um movimento que se inicia de modo voluntário e termina de modo reflexo. Ao final do esôfago, na junção com o estômago, existe uma estrutura denominada cárdia, também chamada de esfíncter esofágico inferior, que é muito bem desenvolvida no equino e permite apenas o trânsito unidirecional do alimento; isto é, o cavalo não pode regurgitar alimento ou vomitar. Assim, todo alimento que cai no estômago tem apenas um sentido a seguir, que é a porção final do aparelho digestório
- Estômago: relativamente pequeno para o tamanho do animal, limita a quantidade de alimento concentrado a ser fornecida, pois excessos de alimento, como não podem retornar à boca, favorecem as cólicas gástricas por sobrecarga
- Intestino delgado (ID): tubo longo, podendo chegar a 20 m de comprimento, enovelado em uma pequena cavidade abdominal, com um lúmen pequeno. Conforme citado no Capítulo 1, o alimento progride nessa porção por meio do movimento peristáltico, estimulado pela quantidade de fibra presente. Alimentos grosseiros, que não foram bem triturados por má dentição ou pela péssima qualidade do alimento em si, têm maior quantidade de fibra, estimulando o movimento peristáltico exageradamente e favorecendo o aparecimento de torções e intussuscepções, levando a quadros de cólica
- Intestino grosso (IG): nessa porção, existem estruturas com espessamento na parede, que são as flexuras, rígidas e com lúmen pequeno, tornando possível a passagem de pouco alimento de um compartimento para outro. Alimentos mais grosseiros, pouco triturados ou processados pela digestão química ou enzimática

podem ter dificuldade de trânsito nessa área, favorecendo quadros de cólicas

- Ceco: é onde está presente a maioria dos microrganismos que compõem a flora digestiva, responsável pela degradação da celulose presente na alimentação do equino. Alimentos grosseiros, ricos em lignina, não são quebrados de maneira eficiente pela flora, comprometendo o trânsito intestinal. Além disso, alimentos altamente fermentescíveis, ricos em amido, podem não ser digeridos de maneira eficiente no estômago e no ID, e quando o amido residual chega a essa porção, o processo fermentativo é exacerbado, favorecendo quadros de cólica.

Pode-se dizer que ao menos 98% dos casos de cólicas são ocasionados por erros de manejo, afinal, se a alimentação do equino for essencialmente baseada em volumoso de qualidade, com o animal solto boa parte do dia, em boas instalações e assistido por funcionários competentes, a incidência de cólica é próxima de zero. Se as precauções não forem levadas em conta, pode-se até salvar o animal dos problemas gastrintestinais, mas estes certamente voltarão a ocorrer.

A síndrome cólica, portanto, é facilmente evitável, bastando atentar para os detalhes da rotina diária e do tipo de alimento, treinando-se adequadamente a mão de obra e cuidando bem de tudo o que cerca o equino; assim, praticamente elimina-se o problema da propriedade.

Vale ressaltar ainda que a ração não é causa de cólica em equinos como normalmente se pensa e até mesmo se afirma. Ração de boa qualidade e boa procedência, por si só, não é causadora de cólica em equinos. O mau uso da ração, isto é, o seu manejo impróprio, é que pode causar cólica, por exemplo, o fornecimento de um alimento estragado ou mofado, ou em grande quantidade distribuída em poucas refeições, com pouca fibra, rico em energia ou em proteína. É muito importante levar isso em consideração, pois, ao se atribuir um caso de cólica às rações, o erro certamente não está na ração em si, mas no seu manejo e, se este não for modificado, fica-se constantemente sujeito a problemas de cólicas nos animais, que pagam, muitas vezes com a própria vida, por uma interpretação equivocada.

É denominada de síndrome por não ser apenas uma enfermidade com causa, sintoma e tratamento únicos, mas, sim, uma série de situações que leva ao surgimento do desconforto abdominal, podendo alcançar diferentes porções do aparelho digestivo dos equinos, com sintomas, tratamentos e desenrolares diferentes.

Por suas características anatômicas, o cavalo é um animal muito sensível a esses distúrbios e,

quando acometido por eles, deita e rola no chão muitas vezes com violência, podendo se machucar. Por isso, é de fundamental importância o rápido procedimento clínico, realizado por profissional experiente e capacitado.

A Figura 14.4 resume, de modo simples, as principais causas de cólica, todas ligadas a problemas de manejo; ou seja, corrigindo-se o manejo, evita-se a imensa maioria dos quadros de cólicas.

Em linhas gerais, as principais causas da síndrome cólica ocasionadas pelos erros de manejo estão descritas a seguir.

Cólicas gástricas

Dois são os principais grupos de causas da síndrome cólica gástrica. O primeiro é formado pelos erros no fornecimento de água: muito rápido, água muito fria, muito irregular ou feito raramente. O cavalo é extremamente sensível às alterações no padrão alimentar, inclusive no que diz respeito à água: se muito fria, por exemplo, pode causar uma vasoconstrição no estômago, levando a um quadro de cólica. O mesmo pode ocorrer se o animal tomar água muito rapidamente, em especial após esforço físico, ou se houver inconstância ou mesmo restrição no seu fornecimento.

O outro grupo diz respeito ao excesso de concentrado: ingestão muito rápida e/ou muito abundante e produtos facilmente fermentáveis (açúcares e amidos). Essas etiologias normalmente levam a quadros de dilatação, indigestão ou congestão gástrica. Cavalos que têm o hábito de comer a ração muito rapidamente trituram pouco o alimento e, consequentemente, produzem quantidade menor da saliva que seria utilizada no umedecimento do bolo alimentar para facilitar o processo digestivo e o trânsito intestinal. A ingestão de grandes quantidades de alimento concentrado por refeição, acima de 0,5 kg/100 kg de PV, causa uma sobrecarga intestinal em virtude do tamanho pequeno do estômago (conforme descrito no Capítulo 1), levando a um processo de dilatação gástrica e consequente cólica. Já alimentos altamente fermentescíveis provocam produção excessiva de gases, levando a quadros de cólicas gasosas com dilatação gástrica.

Cólicas intestinais

Podem ser de três tipos: estase intestinal, dismicrobismo e obstrução intestinal.

Estase intestinal

A estase intestinal é a parada do movimento do intestino, podendo ser causada por ingestão de palha em grande quantidade ou leguminosas me-

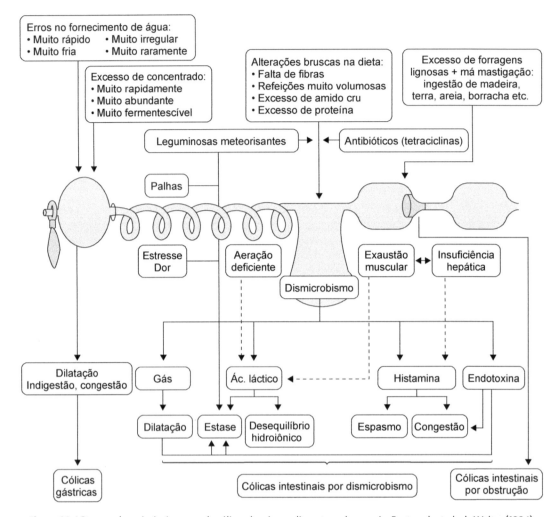

Figura 14.4 Resumo das principais causas de cólicas de origem alimentar e de manejo. Fonte: adaptada de Wolter (1994).

teorisantes – que proporcionam formação de gases (alfafa, principalmente fresca) –, estresse ou dor.

Diversos tipos de alimentos de baixa digestibilidade, por excesso de lignina, têm seu processo digestivo mais lento. Se a quantidade for muito elevada, pode obstruir o lúmen intestinal, causando uma estase e levando a quadros de cólicas. Outros alimentos, como alfafa fresca, por suas características, quando em fornecimento *ad libitum* ao animal, podem induzir à formação de gases intestinais, ocasionando também quadros de cólicas.

Situações de estresse ou dor intensa, por fim, também podem provocar a estase intestinal e, em consequência, quadros de cólicas.

Dismicrobismo

O dismicrobismo é marcado por alterações da flora intestinal que levam a graves quadros de cólicas, como produção de gases, que causa dilatação; alta produção de ácido láctico, que causa desequilíbrios hidroiônicos; produção de histaminas, que ocasiona espasmos e congestão; e produção de endotoxinas, que causa congestão e dilatação.

As causas de cólicas em decorrência do dismicrobismo podem ser diversas:

- Leguminosas meteorisantes que proporcionam formação de gases, levando a cólicas gasosas
- Alterações bruscas na alimentação:
  - Dietas ricas em grãos levam à deficiência de fibras, diminuindo a fonte de alimento dos microrganismos
  - Refeições muito volumosas, que dificultam a digestão de todo o alimento. Quanto mais fracionada forem as refeições do cavalo, melhor será o aproveitamento

- Excesso de amido, como ocorre com os grãos, que será digerido pelos microrganismos em vez de sofrer digestão enzimática, causando um desequilíbrio na produção de ácidos graxos e tornando o ambiente não propício à flora intestinal
- Excesso proteico: pelo excesso de amina, que causa morte de parte da flora digestiva por enterotoxemia
- Uso excessivo de antibióticos, como tetraciclinas, que em doses elevadas e prolongadas podem matar a flora intestinal.

Obstrução intestinal

Uma das causas importantes de obstrução intestinal é a ingestão em excesso de forragem ligninosa (fibra grosseira, não digerível), tornando-se imprescindível o fornecimento de forragem de boa qualidade. A alimentação com esse tipo de forragem é comum em propriedades que utilizam capineira de capim-elefante como alimento forrageiro e uma área de reserva para o período de estiagem; essa reserva será certamente de má qualidade, especialmente pelos elevados porte e teor de fibra indigestível. Se esse excesso de forragem ligninosa estiver associado a uma má mastigação, esta pode ser originarária de problemas de dentição, que devem ser evitados com avaliação, feita por profissional competente, da forma dentária do animal. Equinos que se alimentam apenas de ração e alimentos picados têm maior predisposição para problemas dentários.

Outro fator significativo que causa obstrução intestinal é a ingestão de areia, terra, madeira ou borracha, isto é, produtos não naturais para a espécie animal, que constitui um vício comportamental denominado "pica". Isso pode trazer sérios prejuízos para a saúde do animal. A ingestão de areia e terra pode estar associada a verminose, desmineralização do animal ou acesso a água barrenta, ou ainda ser consequência de animais que comem ração diretamente do chão, com piso de areia.

Estresse

Apesar de o estresse não ser uma enfermidade de origem alimentar, ele exerce profunda influência no resultado de uma alimentação, mesmo sendo esta adequada, interferindo profundamente no desempenho do animal.

Como visto, o cavalo é um animal de hábitos, herbívoro, que gosta de liberdade, pontualidade em seu manejo e treinamento diário, cuja evolução nos milhões de anos foi sempre como presa. O respeito a essas condições mantém o animal calmo e tranquilo, exercendo um efeito benéfico em sua saúde e seu desempenho atlético. Por isso, alimentá-lo em horários alternados, realizar um manejo inadequado com treinamentos além de sua capacidade física e mental ou deixá-lo ser manuseado por equipe não competente ou capacitada para compreendê-lo, encurralando-o ao ser tratado ou mantendo-o confinado em excesso e sem o alimento volumoso necessário, enfim, alterar sua rotina diária certamente trará problemas de estresse, físico ou mental, ao animal. Excessos sempre são prejudiciais, então, deve-se ter cuidados para que esses problemas, isolados ou em conjunto, não façam parte da rotina dos equinos.

Por esses motivos, muitos acreditam que ter e criar um cavalo é algo bastante complicado, complexo. Quando se conhece o animal e como ele funciona, pensa, age e enfrenta a rotina diária, a tarefa não é assim tão difícil, e tem-se um ótimo companheiro. Por outro lado, muitos pensam que, para se ter um cavalo, basta colocá-lo em uma cocheira com farta ração, e aí sim o processo se torna complicado, pois esses são os primeiros passos para a instalação do estresse e suas terríveis consequências ao animal.

É interessante observar ainda que muitos dos ditos "profissionais" do cavalo não têm a mínima preocupação com o bem-estar dos animais, não procurando entender a fundo o que os está afligindo. Muitas vezes, a mínima alteração na rotina diária pode mudar as situações de estresse, tanto para o bem quanto para o mal.

O estresse no cavalo pode ocorrer por diversos fatores que afetem a sua rotina e a sua tranquilidade diária, como transporte, superpopulação, erros alimentares, desmame, alterações de regime alimentar (p. ex., mudanças de ração), trabalho muito intenso, competições etc. Quando o animal é submetido a essas condições, ocorre uma série de alterações fisiopatológicas que interferem na absorção de nutrientes da sua dieta, causando-lhe problemas de saúde.

Essas alterações são muito semelhantes às descritas no Capítulo 20 em relação ao cavalo idoso. Aqui, compete apenas ressaltar que, no caso do cavalo idoso, as alterações são irreversíveis, cabendo ao homem apenas amenizá-las e retardá-las ao máximo; já no que diz respeito ao estresse, podem ser plenamente atenuadas, se não eliminadas de vez.

O processo fisiopatológico inicia-se com uma diminuição da irrigação sanguínea intestinal, levando a um quadro de anorexia. Ocorre uma diminuição das enzimas digestivas e da vitalidade do trânsito intestinal, reduzindo consideravelmente a absorção de nutrientes. Com isso, ocorre o chamado dismicrobismo, ocasionando uma ação predatória dos microrganismos patogênicos existentes no aparelho digestório do cavalo, possibilitando uma ação mais intensa de *Salmonela sp*, *E. coli* e *Clostridium sp*, o que diminui a disponibilidade de glicose e aminoácidos, além de predispor a quadros de diarreias e enterotoxemias.

Quando o estresse persiste, ocorrem distúrbios gastrintestinais, com hipomobilidade gástrica, que levam a quadros de cólicas e úlceras gástricas. Em estudos feitos nos EUA, levantou-se que 70% dos cavalos estabulados têm quadros de úlcera gástrica pelo excesso de confinamento. Esse mesmo estudo ampliado observou que 100% dos cavalos que vivem em regime de pastagem, quando estabulados abruptamente, desenvolvem quadros de úlcera nos primeiros 30 dias após a estabulação. A manutenção ou cura dessa úlcera dependerá do manejo imposto ao animal.

Em artigo do Kentucky Equine Research (KER, 2012), são relatados diversos estudos com cavalos de corrida com elevada incidência de úlceras gástricas decorrente de mau manejo e má alimentação, como uma pesquisa em Hong Kong com 195 cavalos de corrida, dos quais 82% apresentaram problemas de úlcera. Em outro estudo citado, é relatada a ocorrência de úlceras em 74% dos animais observados, sendo que apenas 46% apresentavam sinais clínicos. Nos EUA, diversos estudos mostram elevada incidência de úlcera em animais de alta performance, com valores que variam de 81 a 90% dos animais observados, atribuindo o problema à falta de respeito às condições de pastejo e liberdade, necessárias ao bem-estar dos equinos.

Também é relatado (Meyer, 1985) que a elevada incidência de úlceras em animais nessas condições é decorrente da baixa produção de saliva que a alimentação rica em concentrado propicia. Quando a alimentação do equino é composta por grãos de cereais em sua maioria, a produção de saliva é de 206 g/100 g de MS de alimento, enquanto em uma alimentação saudável de pastagem fresca é de 400 g a 480 g/100 g de MS de alimento. Como a saliva tem ação tampão sobre o pH gástrico, quando sua produção é baixa, ocorre maior ação dos ácidos do suco gástrico sobre a mucosa do estômago, favorecendo a úlcera.

Em estudo de 1990, Coenen observou elevada porcentagem de animais que desenvolveram úlcera gástrica em dietas ricas em carboidratos e proteínas.

No intestino, ocorre ainda uma involução das vilosidades, diminuindo a área de absorção do estômago e do intestino e levando à má digestão e à má absorção dos nutrientes.

Quando o estresse é muito intenso e persistente, leva a uma regressão pancreática, diminuindo produção e liberação de insulina e, assim, a disponibilidade energética intracelular. Em seguida, ocorre uma involução hepática com esteatose comprometendo a integridade do organismo.

Acontecem então perturbações hormonais, com liberação de corticoides e catecolaminas, o que diminui a imunidade do animal e aumenta o catabolismo, isto é, o organismo inicia um processo interno de degradação prejudicial ao seu bom funcionamento. Esse catabolismo é representado pelo aumento de consumo de proteína muscular, o que eleva ainda mais os detritos proteicos, complicando a homeostasia. Observa-se ainda um aumento da produção de ácido láctico.

O estresse, portanto, é uma situação complexa, que afeta quase todos os órgãos e sistemas do organismo animal, comprometendo profundamente o seu desempenho. Isso, além de comprometer a integridade mental do animal, prejudica também a sua integridade física, pois impede a absorção de nutrientes da dieta.

Por isso, o estresse precisa e deve ser combatido para um melhor estado de saúde e desempenho do animal, seja no seu crescimento e na sua reprodução, seja no trabalho esportivo. Para isso, basta compreender e aprender o que é e como vive o cavalo e respeitar da melhor maneira possível suas necessidades e seu modo de vida.

15 Alimentação e Nutrição de Equinos em Manutenção

André G. Cintra

Introdução

Quando se fala de um animal em manutenção, considera-se aquele que não tem qualquer atividade específica além de viver e, eventualmente, passear. Esse animal não está em crescimento, nem em reprodução, nem tem uma atividade física regular e constante, portanto, suas necessidades são exclusivas para que possa se manter vivo.

Seu manejo é relativamente simples, devendo seguir e respeitar os quatro preceitos essenciais que norteiam o comportamento equino: ser presa, gregário, viver em liberdade e se alimentar de volumoso. O não respeito a qualquer um desses princípios predispõe o animal ao estresse, conforme citado no Capítulo 14, favorecendo o aparecimento de vícios e distúrbios comportamentais e comprometendo, assim, o aproveitamento dos nutrientes e, consequentemente, a performance do animal.

Devem-se respeitar as regras de boa convivência do animal com o meio ambiente e com outros animais. Os equinos devem estar soltos o máximo de tempo possível, vivendo em plena liberdade, com volumoso de qualidade, água fresca e limpa e sal mineral específico à vontade, além de um bom manejo sanitário, com controle adequado de endo e ectoparasitas.

Alimentação

As necessidades nutricionais de manutenção são mínimas, podendo ser supridas simplesmente com bom aporte de volumoso de qualidade, água fresca e limpa e sal mineral específico para equinos.

A dieta total do animal pode ser complementada com uma ração de boa qualidade, dispondo de uma quantidade de proteína que atenda à demanda do animal, além de complementar os nutrientes disponíveis no volumoso, para que não sejam ofertadas proteína e energia em excesso, prejudiciais à saúde do animal.

A ração, caso seja oferecida, poderá conter 12% de proteína bruta, o que evita proteína em excesso, e ter energia baixa (extrato etéreo na faixa de 1,5 a 3%). Entretanto, deve-se lembrar sempre de que a quantidade de proteína e energia de uma dieta está diretamente relacionada com a dieta total. Se o volumoso for de péssima qualidade, a ração deverá ser de qualidade superior para alcançar as necessidades do animal. Se o volumoso for de excelente qualidade, com níveis nutricionais mais elevados, a ração poderá ter níveis menores de nutrientes ou ser ofertada em menor quantidade. Além disso, se o concentrado ofertado tiver um valor proteico e/ou energético elevado, a quantidade a ser ofertada poderá ser menor em comparação com um produto que tenha menos energia e proteína.

O conceito básico que norteia a alimentação é o equilíbrio da dieta, no qual as necessidades do animal devem ser supridas pelo somatório dos nutrientes ofertados por todos os alimentos disponíveis (ver Capítulo 22).

Necessidades de matéria seca

A necessidade de matéria seca (MS) é indicada na Tabela 15.1, em porcentual do peso vivo (PV), segundo preconizado pelo Institut National de la Recherche Agronomique (INRA) e pelo National Research Council (NRC).

As necessidades de MS são separadas pelo peso do animal, abaixo e acima de 650 kg de PV, pois a conversão alimentar e as necessidades

Tabela 15.1 Necessidades diárias de MS para equinos em manutenção, em porcentagem do PV, para animais de até 650 kg e acima de 650 kg.

Peso (kg)	INRA (%)	NRC (%)
< 650	1,4 a 1,7	2
> 650	1,1 a 1,4	2

Fonte: adaptada de Wolter, 1994.

alimentares dos animais mais pesados são proporcionalmente menores que as de animais mais leves em razão do metabolismo mais lento, que propicia melhor aproveitamento dos nutrientes ofertados. Vale ressaltar, conforme citado no Capítulo 14, que os valores obtidos devem ser convertidos em matéria natural para serem ofertados ao animal.

Exemplo 1

Para um equino em manutenção de 500 kg de PV, as necessidades de MS são de 7 a 8,5 kg de MS (INRA) ou 10 kg de MS (NRC):

$$500 \text{ kg} - 100\%$$
$$Y \text{ kg} - 1,4\%$$
$$Y = \frac{500 \times 1,4}{100} = 7 \text{ kg de MS/dia}$$
$$500 \text{ kg} - 100\%$$
$$Z \text{ kg} - 1,7\%$$
$$Z = \frac{500 \times 1,7}{100} = 8,5 \text{ kg de MS/dia}$$

Essa quantidade é equivalente a 7,5 a 9,5 kg de feno com 90% de MS ou 23 a 28 kg de capim fresco com 30% de MS (valores já aproximados para facilitar a administração). Para saber os valores de MS dos diversos alimentos, ver as tabelas de referência dos Capítulos 9 e 10.

Cálculos para conversão em matéria natural, bruta ou original

* Feno com 90% de MS:

7 kg de MS feno — 90% da matéria original

X kg de feno — 100% da matéria original

X = 7,7 kg (por aproximação 7,5 kg) de feno

8,5 kg de MS feno — 90% da matéria original

Y kg de feno — 100% da matéria original

Y = 9,4 kg (por aproximação 9,5 kg) de feno

* Capim fresco com 30% de MS:

7 kg de MS feno — 30% da matéria original

X kg de feno — 100% da matéria original

X = 23,3 kg (por aproximação 23 kg) de capim fresco

8,5 kg de MS feno — 30% da matéria original

Y kg de feno — 100% da matéria original

Y = 28,3 kg (por aproximação = 28 kg) de capim fresco

Exemplo 2

Para um equino em manutenção de 700 kg de PV, as necessidades de MS são de 9,8 a 11,9 kg de MS (INRA) ou 14 kg de MS (NRC).

* Cálculos (INRA):

$$700 \text{ kg} - 100\%$$
$$Y \text{ kg} - 1,4\%$$
$$Y = \frac{700 \times 1,4}{100} = 9,8 \text{ kg de MS/dia}$$
$$700 \text{ kg} - 100\%$$
$$Z \text{ kg} - 1,7\%$$
$$Z = \frac{700 \times 1,7}{100} = 11,9 \text{ kg de MS/dia}$$

Essa quantidade é equivalente a 11 a 13 kg de feno com 90% de MS ou 33 a 40 kg de capim fresco com 30% de MS (valores já aproximados para facilitar a administração).

Cálculos para conversão em matéria natural, bruta ou original

* Feno com 90% de MS:

9,8 kg de MS feno — 90% da matéria original

X kg de feno — 100% da matéria original

X = 10,8 kg (por aproximação = 11 kg) de feno

11,9 kg de MS feno — 90% da matéria original

Y kg de feno — 100% da matéria original

Y = 13,2 kg (por aproximação = 13 kg) de feno

* Capim fresco com 30% de MS:

9,8 kg de MS feno — 30% da matéria original

X kg de feno — 100% da matéria original

X = 32,6 kg (por aproximação = 33 kg) de capim fresco

11,9 kg de MS feno — 30% da matéria original

Y kg de feno — 100% da matéria original

Y = 39,6 kg (por aproximação = 40 kg) de capim fresco

Dessa maneira, ao se implementar uma pastagem para cavalos, deve-se calcular, conforme o tipo de gramínea utilizada, sua produtividade anual em MS e a lotação esperada de animais para se ter a área necessária para um cavalo por ano. Isso reflete em uma área bem manejada, que não dispensa adubação e rotação correta dos piquetes. Conforme a utilidade a ser dada aos animais, para reprodução, crescimento ou trabalho, as necessidades de MS variam, alterando também a quantidade de volumoso que deverá estar disponível na pastagem para o animal.

Necessidades energéticas

Energia digestível

A quantidade de energia digestível poderá ser calculada segundo fórmulas, em megacalorias por dia (Mcal/dia).

- Animais até 600 kg:

$$EDm = 1,4 + 0,03 \times PV$$

- Animais acima de 600 kg:

$$EDm = 1,82 + (0,0383 \times PV) - (0,000015 \times PV^2)$$

Em que: EDm = energia digestível para animais em manutenção; PV = peso vivo do animal (kg).

Exemplo 1

Para um equino em manutenção de 500 kg de peso:

$$EDm = 1,4 + (0,03 \times 500) = 16,4 \text{ Mcal}$$

Para atender a essa demanda energética, podem ser necessários 8 kg de feno de *tifton* ou 21 kg de capim *tifton* fresco (capineira ou pastagem) ou ainda 7 kg de feno de alfafa. Para outros volumosos, os valores devem ser calculados conforme o valor nutricional dado na tabela do Capítulo 10.

Considerando um feno de *tifton* com 2,29 Mcal/kg de MS, a quantidade diária necessária para atender à demanda de 16,4 Mcal é:

1 kg de feno – 2,29 Mcal

X kg de feno – 16,4 Mcal

X = 7,2 kg de MS de feno

Convertendo em matéria bruta ou original:

7,2 kg de MS de feno – 90% de matéria bruta

Y kg de feno – 100% de matéria bruta

Y = 8 kg de feno de *tifton*

Considerando pastagem ou capineira de *tifton* com 2,61 Mcal/kg de MS, a quantidade diária necessária para atender à demanda de 16,4 Mcal é:

1 kg de *tifton* fresco – 2,61 Mcal

X kg de *tifton* fresco – 16,4 Mcal

X = 6,3 kg de MS de *tifton* fresco

Convertendo em matéria bruta ou original:

6,3 kg de MS de *tifton* fresco – 30% de matéria bruta

Y kg de *tifton* fresco – 100% de matéria bruta

Y = 21 kg de capim *tifton* fresco (capineira ou pastagem)

Considerando feno de alfafa com 2,57 Mcal/kg de MS, a quantidade diária necessária para atender à demanda de 16,4 Mcal é:

1 kg de feno de alfafa – 2,57 Mcal

X kg de feno de alfafa – 16,4 Mcal

X = 6,4 kg de MS de feno de alfafa

Convertendo em matéria bruta ou original:

6,4 kg de MS de feno de alfafa – 90% de matéria bruta

Y kg de feno de alfafa – 100% de matéria bruta

Y = 7 kg de feno de alfafa

Exemplo 2

Para um equino em manutenção de 700 kg de peso:

$$EDm = 1,82 + (0,0383 \times 700) - [0,000015 \times 700^2] = 21,28 \text{ Mcal}$$

Em animais acima de 600 kg de peso, o metabolismo é mais lento, sendo necessário menos nutriente para suprir suas necessidades. Para atender à demanda energética de um cavalo de 700 kg de peso em manutenção, podem ser necessários 10 kg de feno de *tifton* ou 27 kg de capim *tifton* fresco (capineira ou pastagem) ou ainda 9 kg de feno de alfafa. Para outros volumosos, os valores devem ser calculados conforme o valor nutricional dado na tabela do Capítulo 10.

Considerando um feno de *tifton* com 2,29 Mcal/kg de MS, a quantidade diária necessária para atender à demanda de 21,28 Mcal é:

1 kg de feno – 2,29 Mcal

X kg de feno – 21,28 Mcal

X = 9,3 kg de MS de feno

Convertendo em matéria bruta ou original:

9,3 kg de MS de feno – 90% de matéria bruta

Y kg de feno – 100% de matéria bruta

Y = 10,3 kg (por aproximação = 10 kg) de feno de *tifton*

Considerando a pastagem ou capineira de *tifton* com 2,61 Mcal/kg de MS, a quantidade diária necessária para atender à demanda de 21,28 Mcal é:

1 kg de *tifton* fresco – 2,61 Mcal

X kg de *tifton* fresco – 21,28 Mcal

X = 8,2 kg de MS de *tifton* fresco

Convertendo em matéria bruta ou original:

8,2 kg de MS de *tifton* fresco – 30% de matéria bruta

Y kg de *tifton* fresco – 100% de matéria bruta

Y = 27,3 kg (por aproximação = 27 kg) de capim *tifton* fresco

Considerando feno de alfafa com 2,57 Mcal/kg de MS, a quantidade diária necessária para atender à demanda de 21,28 Mcal é:

1 kg de feno de alfafa – 2,57 Mcal

X kg de feno de alfafa – 16,4 Mcal

X = 8,3 kg de MS de feno de alfafa

Convertendo em matéria bruta ou original:

8,3 kg de MS de feno de alfafa – 90% de matéria bruta

Y kg de feno de alfafa – 100% de matéria bruta

Y = 9,2 kg (por aproximação = 9 kg) de feno de alfafa

Energia líquida

A quantidade de energia líquida é dada segundo a Tabela 15.2, em unidade forrageira cavalo (UFC) por dia.

Para obter a quantidade de alimento necessária para atender à demanda nutricional utilizando-se os valores de energia líquida, é fundamental ter os valores de energia líquida dos alimentos. Os procedimentos sobre como realizar os cálculos para obter esses valores de cada alimento são dados no Capítulo 5.

Interpolação

Como observado na Tabela 15.2, os valores são dados em PV pontual, sendo um pouco mais complexo o cálculo para pesos intermediários. Contudo, esses dados podem ser obtidos por meio do uso da interpolação, conforme exemplificado a seguir.

A interpolação pressupõe que as necessidades dos animais variam de modo linear conforme a alteração no peso. Fisiologicamente, isso não é um conceito plenamente correto, porém, na prática nutricional, pode-se aceitar esse conceito matemático considerando que a boa alimentação deve ter acompanhamento diário para que eventuais ajustes pontuais possam ser realizados considerando o maior ou menor ganho de peso e o desempenho do animal, o que deve readequar a matemática à fisiologia e ao individualismo do animal.

Exemplo 1

Considerando um animal com PV de 535 kg, cujas necessidades em UFC não são observadas na tabela, procede-se ao cálculo utilizando os valores de peso imediatamente acima e abaixo do necessário para calcular a diferença de UFC entre esses pesos. Para um PV 500 kg, a UFC necessária é de 4,2; já para um PV de 600 kg, a UFC necessária é de 4,8. A diferença entre as UFC é de 0,6 (4,8 – 4,2) para 100 kg de peso (600 – 500).

Com base nisso, estabelece-se uma proporcionalidade; considerando que o animal a ser analisado pesa 535 kg, a diferença entre seu peso e o imediatamente abaixo é de 35 kg (535 – 500).

Então, por meio de uma regra de três, obtém-se:

100 kg – 0,6 UFC

35 kg – X

X = 0,21 UFC

Esse valor encontrado é adicionado ao valor de UFC do PV imediatamente abaixo, no caso, 500 kg com UFC de 4,2. Então, tem-se o valor de 4,41 UFC para um animal de 535 kg de PV.

Exemplo 2

Considere um animal com PV de 585 kg. Para um PV de 500 kg, a UFC necessária é de 4,2; para um PV de 600 kg, a UFC necessária é de 4,8. A diferença entre as UFC é de 0,6 (4,8 – 4,2) para 100 kg de peso (600 – 500). Proporcionalidade para o animal a ser analisado: a diferença entre seu peso e o peso imediatamente abaixo é de 85 kg (585 – 500).

Então, com uma regra de três, obtém-se:

100 kg — 0,6 UFC

85 kg — X

X = 0,51 UFC

Esse valor encontrado é adicionado ao valor de UFC do PV imediatamente abaixo, no caso, 500 kg com UFC de 4,2. Então, tem-se o valor de 4,71 UFC para um animal de 585 kg de PV.

Exemplo 3

Considere um animal com PV de 350 kg. Para um PV 200 kg, a UFC necessária é de 2,1; para um PV

Tabela 15.2 Necessidades diárias de energia líquida para equinos em manutenção, conforme peso do animal.

Peso (kg)	200	450	500	600	800
UFC	2,1	3,9	4,2	4,8	5,7

UFC: unidade forrageira cavalo.
Fonte: adaptada de Wolter, 1994.

de 450 kg, a UFC necessária é de 3,9. A diferença entre as UFC é de 1,8 (3,9 – 2,1) para 250 kg de peso (450 – 200). Proporcionalidade para o animal a ser analisado: a diferença entre seu peso e o imediatamente abaixo é de 150 kg (350 – 200).

Então, com uma regra de três, obtém-se:

$$250 \text{ kg} - 1,8 \text{ UFC}$$

$$150 \text{ kg} - X$$

$$X = 1,08 \text{ UFC}$$

Esse valor encontrado é adicionado ao valor de UFC do PV imediatamente abaixo, no caso, 200 kg com UFC de 2,1. Então, tem-se o valor de 3,18 UFC para um animal de 350 kg de PV.

Necessidades proteicas

Proteína bruta

Pode ser dada segundo a fórmula a seguir, em gramas por dia:

$$PB \text{ (g)} = 1,26 \times PV \text{ (kg)}$$

Exemplos

Para um cavalo em manutenção de 500 kg de peso:

$$PB = 1,26 \times 500 = 630 \text{ g de proteína bruta por dia}$$

Para atender à demanda proteica de um cavalo de 500 kg de peso em manutenção, podem ser necessários 8 kg de feno de *tifton* ou 18 kg de capim *tifton* fresco (capineira ou pastagem) ou ainda 4 kg de feno de alfafa. Para outros volumosos, os valores devem ser calculados conforme o valor nutricional dado na tabela do Capítulo 10.

Considerando um feno de *tifton* com 9% PB/kg de MS, deve-se inicialmente converter a porcentagem em gramas:

$$1.000 \text{ g} - 100\%$$

$$X \text{ g} - 9\%$$

$$X = 90 \text{ g PB/kg de MS de feno}$$

Quantidade diária necessária para atender à demanda de 630 g de PB:

$$1 \text{ kg de feno de } tifton - 90 \text{ g de PB}$$

$$Y \text{ kg de feno de } tifton - 630 \text{ g de PB}$$

$$Y = 7 \text{ kg de MS de feno}$$

Convertendo em matéria bruta ou original:

$$7 \text{ kg de MS de feno} - 90\% \text{ de matéria bruta}$$

$$Z \text{ kg de feno} - 100\% \text{ de matéria bruta}$$

$$Z = 7,8 \text{ kg (por aproximação} = 8 \text{ kg) de feno de } tifton$$

Considerando a pastagem ou capineira de *tifton* com 11,5% PB/kg de MS, deve-se inicialmente converter a porcentagem em gramas:

$$1.000 \text{ g} - 100\%$$

$$X \text{ g} - 11,5\%$$

$$X = 115 \text{ g PB/kg de MS de feno}$$

Quantidade diária necessária para atender à demanda de 630 g de PB:

$$1 \text{ kg de } tifton \text{ fresco} - 115 \text{ g de PB}$$

$$X \text{ kg de } tifton \text{ fresco} - 630 \text{ g de PB}$$

$$X = 5,5 \text{ kg de MS de } tifton \text{ fresco}$$

Convertendo em matéria bruta ou original:

$$5,5 \text{ kg de MS de } tifton \text{ fresco} - 30\% \text{ de matéria bruta}$$

$$Y \text{ kg de } tifton \text{ fresco} - 100\% \text{ de matéria bruta}$$

$$Y = 18,3 \text{ kg (por aproximação} = 18 \text{ kg) de capim } tifton \text{ fresco}$$

Considerando o feno de alfafa com 19% PB/kg de MS, deve-se inicialmente converter a porcentagem em gramas:

$$1.000 \text{ g} - 100\%$$

$$X \text{ g} - 19\%$$

$$X = 190 \text{ g PB/kg de MS de feno}$$

Quantidade diária necessária para atender à demanda de 630 g de PB:

$$1 \text{ kg de feno de alfafa} - 190 \text{ g PB}$$

$$X \text{ kg de feno de alfafa} - 630 \text{ g PB}$$

$$X = 3,3 \text{ kg de MS de feno de alfafa}$$

Convertendo em matéria bruta ou original:

$$3,3 \text{ kg de MS de feno de alfafa} - 90\% \text{ de matéria bruta}$$

$$Y \text{ kg de feno de alfafa} - 100\% \text{ de matéria bruta}$$

$$Y = 3,7 \text{ kg (por aproximação} = 4 \text{ kg) de feno de alfafa}$$

Para um cavalo em manutenção de 700 kg de peso:

$$PB = 1,26 \times 700 = 882 \text{ g de PB/dia.}$$

Para atender à demanda proteica de um cavalo de 700 kg em manutenção, podem ser necessários 11 kg de feno de *tifton* ou 26 kg de capim *tifton* fresco (capineira ou pastagem) ou ainda 5 kg de feno de alfafa. Para outros volumosos, os valores devem ser calculados conforme o valor nutricional dado na tabela do Capítulo 10.

Considerando um feno de *tifton* com 9% PB/kg de MS, deve-se inicialmente converter a porcentagem em gramas:

1.000 g — 100%

X g — 9%

X = 90 g PB/kg de MS de feno

Quantidade diária necessária para atender à demanda de 882 g de PB:

1 kg de feno de *tifton* – 90 g de de PB

Y kg de feno de *tifton* – 882 g de PB

Y = 9,8 kg de MS de feno

Convertendo em matéria bruta ou original:

9,8 kg de MS de feno – 90% de matéria bruta

Z kg de feno – 100% de matéria bruta

Z = 10,9 kg (por aproximação = 11 kg) de feno de *tifton*

Considerando pastagem ou capineira de *tifton* com 11,5% PB/kg de MS, deve-se inicialmente converter a porcentagem em gramas:

1.000 g — 100%

X g — 11,5%

X = 115 g PB/kg de MS de feno

Quantidade diária necessária para atender à demanda de 882 g de PB:

1 kg de *tifton* fresco – 115 g de PB

X kg de *tifton* fresco – 882 g de PB

X = 7,7 kg de MS de *tifton* fresco

Convertendo em matéria bruta ou original:

7,7 kg de MS de *tifton* fresco – 30% de matéria bruta

Y kg de *tifton* fresco – 100% de matéria bruta

Y = 25,7 kg (por aproximação = 26 kg) de capim *tifton* fresco

Considerando feno de alfafa com 19% PB/kg de MS, deve-se inicialmente converter a porcentagem em gramas:

1.000 g — 100%

X g — 19%

X = 190 g PB/kg de MS de feno

Quantidade diária necessária para atender à demanda de 882 g de PB:

1 kg de feno de alfafa – 190 g de PB

X kg de feno de alfafa – 882 g de PB

X = 4,6 kg de MS de feno de alfafa

Convertendo em matéria bruta ou original:

4,6 kg de MS de feno de alfafa – 90% de matéria bruta

Y kg de feno de alfafa – 100% de matéria bruta

Y = 5,1 kg (por aproximação = 5 kg) de feno de alfafa

É importante ressaltar que uma dieta equilibrada é composta da avaliação de todas as necessidades do animal e calculada com base em todos os alimentos disponíveis. Assim, considerando-se os cálculos das necessidades de MS, energia digestível e proteína bruta dos exemplos citados e comparando-se com a oferta feita dos três tipos de alimentos citados, observa-se, conforme a Tabela 15.3, que a quantidade ofertada varia de acordo com o alimento disponível. Em alguns casos, atendendo às necessidades proteicas utilizando alfafa, haverá deficiência de MS e energia. Se for atendida a demanda de energia e MS, haverá excesso de proteína. Realizar essa avaliação é fundamental para um bom equilíbrio dietético. No Capítulo 22, é exemplificado como elaborar uma dieta equilibrada.

Proteína líquida

A quantidade de proteína líquida é dada segundo a Tabela 15.4, conforme o peso do animal.

Para obter a quantidade de alimento necessária para atender à demanda nutricional utilizando os valores de proteína líquida, é fundamental ter

Tabela 15.3 Quantidade de alimento necessária para cavalo em manutenção, para atender às necessidades nutricionais de MS, energia digestível e proteína bruta, conforme o tipo de alimento e o peso do animal.

Necessidade	Peso	Atendimento		
		Feno *tifton*	*Tifton* fresco	Feno alfafa
Matéria seca (INRA)	500 kg	7,5 a 9,5 kg	23 a 28 kg	7,5 a 9,5 kg
	700 kg	11 a 13 kg	33 a 40 kg	11 a 13 kg
Energia digestível	500 kg	8 kg	21 kg	7 kg
	700 kg	10 kg	27 kg	9 kg
Proteína bruta	500 kg	8 kg	18 kg	4 kg
	700 kg	11 kg	26 kg	5 kg

Tabela 15.4 Necessidades diárias de proteína líquida (MPDC) para equinos em manutenção, conforme peso do animal.

Peso (kg)	200	450	500	600	800
MPDC (g)	252	275	295	340	420

MPDC: matéria proteica digestível cavalo.
Fonte: adaptada de Wolter, 1994.

os valores de proteína líquida dos alimentos. Os procedimentos sobre como realizar os cálculos para obter esses valores de cada alimento são descritos no Capítulo 5.

Interpolação

Assim como ressaltado para energia líquida, pode-se observar na Tabela 15.3 que os valores são dados em PV pontual. Para pesos intermediários, os dados devem ser obtidos por meio do uso da interpolação, conforme exemplificado a seguir.

Exemplo 1

Considerando um animal com PV de 535 kg, cujas necessidades de MPDC não são observadas na tabela, procede-se ao cálculo utilizando os valores de peso imediatamente acima e abaixo do necessário para calcular a diferença de MPDC entre esses pesos. Para um PV 500 kg, a MPDC necessária é de 295 g. Para um PV de 600 kg, a MPDC necessária é de 340 g. A diferença entre as MPDC é de 45 (340 – 295) para 100 kg de peso (600 – 500).

Assim, estabelece-se uma proporcionalidade; considerando que o animal a ser analisado pesa 535 kg, a diferença entre seu peso e o peso imediatamente abaixo é de 35 kg (535 – 500).

Então, com uma regra de três, obtém-se:

$$100 \text{ kg} - 45 \text{ g MPDC}$$
$$35 \text{ kg} - X$$
$$X = 15,75 \text{ g MPDC}$$

Esse valor encontrado é adicionado ao valor de MPDC do PV imediatamente abaixo, no caso, 500 kg com MPDC de 295 g. Então, tem-se o valor de 310,75 g (por aproximação = 311 g) de MPDC para um animal de 535 kg de PV.

Exemplo 2

Considerando-se um animal com PV de 585 kg: para um PV 500 kg, a MPDC necessária é de 295 g; para um PV de 600 kg, a MPDC necessária é de 340 g. A diferença entre as MPDC é de 45 g (340 – 295) para 100 kg de peso (600 – 500). Proporcionalidade para o animal a ser analisado: a diferença entre seu peso e o imediatamente

abaixo é de 85 kg (585 – 500). Então, com uma regra de três, obtém-se:

$$100 \text{ kg} - 45 \text{ g MPDC}$$
$$85 \text{ kg} - X$$
$$X = 38,25 \text{ g MPDC}$$

Esse valor encontrado é adicionado ao valor de MPDC do PV imediatamente abaixo, no caso, 500 kg com MPDC de 295 g. Então, tem-se o valor de 333,25 g (por aproximação = 333 g) de MPDC para um animal de 585 kg de PV.

Exemplo 3

Considerando-se um animal com PV de 350 kg: para um PV 200 kg, a MPDC necessária é de 252 g; para um PV de 450 kg, a MPDC necessária é de 275 g. A diferença entre as MPDC é de 23 (275 – 252) para 250 kg de peso (450 – 200). Proporcionalidade para o animal a ser analisado: a diferença entre seu peso e o peso imediatamente abaixo é de 150 kg (350 – 200). Então, com uma regra de três, obtém-se:

$$250 \text{ kg} - 23 \text{ g MPDC}$$
$$150 \text{ kg} - X$$
$$X = 13,8 \text{ g MPDC}$$

Esse valor encontrado é adicionado ao valor de MPDC do PV imediatamente abaixo, no caso, 200 kg com MPDC de 252 g. Então, tem-se o valor de 265,8 g (por aproximação = 266 g) de MPDC para um animal de 350 kg de PV.

Necessidades minerais

As necessidades diárias de minerais são apresentadas na Tabela 15.5, segundo preconizado pelo INRA e pelo NRC.

Exemplo para um equino de 500 kg de PV

Como as necessidades diárias de minerais mostradas na Tabela 15.5 são referentes a cada 1 kg de PV, nesse exemplo a necessidade de cada oligoelemento é calculada multiplicando-se o valor observado na Tabela 15.5 por 500, obtendo-se, assim, o total diário do elemento mineral, conforme a Tabela 15.6.

Para atender a essa demanda de minerais, no caso de animais em manutenção, apenas a disponibilidade de sal mineral específico para equinos, de boa qualidade e com livre acesso, é suficiente.

Caso opte-se por fornecer ração concentrada e suplementos nutricionais, além do sal mineral, deve-se tomar cuidado para que a quantidade não se aproxime de níveis tóxicos que podem comprometer a saúde do animal. Os níveis máximos são descritos no Capítulo 7.

Tabela 15.5 Necessidades diárias de minerais por quilo de PV para equinos em manutenção, segundo INRA e NRC.

Nutriente	INRA	NRC
Relação Ca:P ideal	1,75:1	1,43:1
Cálcio (g)	0,0525	0,0400
Fósforo (g)	0,0300	0,0280
Magnésio (g)	0,0150	0,0150
Sódio (g)	0,0480	0,0200
Potássio (g)	0,0450	0,0500
Enxofre (g)	0,0260	0,0300
Cobalto (mg)	0,0023	0,0010
Cobre (mg)	0,3750	0,2000
Iodo (mg)	0,0030	0,0070
Ferro (mg)	1,5000	0,8000
Manganês (mg)	0,7500	0,8000
Selênio (mg)	0,0030	0,0020
Zinco (mg)	1,1250	0,8000

Ca:P: cálcio:fósforo.
Fonte: adaptada de Wolter, 1994, e NRC, 2007.

Tabela 15.6 Necessidade diária total de minerais para um equino de 500 kg de peso em manutenção, segundo INRA e NRC.

Nutriente	INRA	NRC
Relação Ca:P ideal	1,75:1	1,43:1
Cálcio (g)	26,25	20
Fósforo (g)	15	14
Magnésio (g)	7,50	7,50
Sódio (g)	24	10
Potássio (g)	22,50	25
Enxofre (g)	13	15
Cobalto (mg)	1,15	0,50
Cobre (mg)	187,50	100
Iodo (mg)	1,50	3,50
Ferro (mg)	750	400
Manganês (mg)	375	400
Selênio (mg)	1,50	1
Zinco (mg)	562,50	400

Ca:P: cálcio:fósforo.

Necessidades vitamínicas

As necessidades vitamínicas são dadas segundo a Tabela 15.7, por quilograma de PV, segundo preconizado pelo INRA e pelo NRC.

Segundo o NRC, algumas vitaminas estão designadas como "não determinadas" (nd), pois esse instituto de pesquisa considera que não há necessidade de suplementação. No caso da vitamina C, sintetizada pelo fígado, e da biotina, disponibilizada em alguns alimentos e sintetizada pela flora bacteriana, em condições normais, não há necessidade de suplementação, por isso constam como "nd".

Exemplo para um equino de 500 kg de PV

Como as necessidades diárias de vitamina dadas na Tabela 15.7 são referentes a 1 kg de PV, nesse exemplo, a necessidade de cada vitamina é calculada multiplicando-se o valor observado na Tabela 15.7 por 500, o que resulta no total diário de cada vitamina, conforme observado na Tabela 15.8.

Para atender a essa demanda de vitaminas, no caso de animais em manutenção, conforme citado no Capítulo 8, se o animal viver a pasto, com livre acesso a forragem verde e sol, sem estresse, não há necessidade de suplementação. Caso o animal se alimente de feno, seja confinado e viva em permanente situação de estresse, uma suplementação vitamínica contendo todas as vitaminas pode ser interessante.

Tabela 15.7 Necessidades diárias de vitaminas por quilo de PV para equinos em manutenção, segundo INRA e NRC.

Nutriente	INRA	NRC
Vitamina A (UI)	80	30
Vitamina D (UI)	12	7
Vitamina E (mg)	0,200	1
Vitamina B_1 (mg)	0,048	0,06
Vitamina B_2 (mg)	0,080	0,04
Vitamina B_6 (mg)	0,024	nd
Vitamina B_{12} (mcg)	0,240	nd
Ácido fólico (mg)	0,024	nd
Ácido pantotênico (mg)	0,096	nd
Colina (mg)	1,200	nd
Niacina (mg)	0,240	nd
Vitamina C (mg)	nd	nd
Biotina (mg)	nd	nd

UI: unidades internacionais; nd: não determinado.
Fonte: adaptada de Wolter, 1994, e NRC, 2007.

Tabela 15.8 Necessidade diária total de vitaminas para um equino de 500 kg de peso em manutenção, segundo INRA e NRC.

Nutriente	INRA	NRC
Vitamina A (UI)	40.000	15.000
Vitamina D (UI)	6.000	3.500
Vitamina E (mg)	100	500
Vitamina B_1 (mg)	24	30
Vitamina B_2 (mg)	40	20
Vitamina B_6 (mg)	12	nd
Vitamina B_{12} (mcg)	200	nd
Ácido fólico (mg)	12	nd
Ácido pantotênico (mg)	48	nd
Colina (mg)	600	nd
Niacina (mg)	120	nd
Vitamina C (mg)	nd	nd
Biotina (mg)	nd	nd

UI: unidades internacionais; nd: não determinado.

16 Alimentação e Nutrição de Garanhões

André G. Cintra

Manejo

Muitos consideram o garanhão reprodutor o animal mais importante do plantel. Em termos genéticos, sua importância se equipara à das éguas, afinal, ele responde por 50% das características genéticas do potro, e as éguas, pelos outros 50%. Portanto, para se ter uma boa descendência, é importante cruzar machos e fêmeas de boa qualidade.

Na verdade, a fêmea representa um pouco mais de 50% da genética do cavalo, pois contribui com mais 0,4% referente ao DNA citoplasmático que entra na composição de seus descendentes. Além disso, as fêmeas, por carregarem o potro dentro de si e, após o parto, serem responsáveis por sua criação e sua alimentação, têm maior responsabilidade na qualidade do plantel. Entretanto, para dispor de um bom plantel, basta um garanhão de ótima qualidade, que pode padrear até 40 fêmeas em monta natural e uma infinidade em monta artificial; portanto, como deixa maior número de descendentes por ano, há certa justificativa para se preocupar mais com sua qualidade e saúde.

O problema de um bom manejo de garanhões dentro de um haras reside no fato de que na espécie equina, mais que em qualquer outra, em virtude dos sistemas de criação da espécie, sempre que existe a presença de fêmeas para se formar um rebanho, o macho disputa seu território e seu domínio até a morte ou a desistência de seu oponente (sendo esta mais comum que os embates mortais). Portanto, muitos consideram que os machos devem ser separados no período inicial da puberdade, pelo risco de acidentes mais graves. Esse aparte pode ser feito ao menos entre machos e fêmeas, visto que muitos criadores formam um lote de potros machos e os criam juntos até a idade de 3 ou 4 anos sem muitos problemas, desde que não os exponham à presença de uma fêmea, principalmente se esta estiver no cio. Entretanto, potros habituados a ficar sempre juntos, quando chegam à idade de reprodução, chegam a fazer a monta em liberdade, com um garanhão e diversas éguas em um piquete durante a estação de monta. Ao final da estação, os garanhões permanecem juntos sem problemas adicionais.

Exatamente por essa disputa territorial e essa insociabilidade se existem fêmeas por perto, um garanhão que não será utilizado na reprodução deve ser castrado, pois isso facilita o seu convívio com outros de sua espécie e, consequentemente, o seu manejo. Caso o garanhão tenha qualidades reprodutivas que valham a pena transmitir a descendentes, pode-se utilizá-lo em um plantel de éguas de qualidade.

Alguns cuidados essenciais devem ser tomados para otimizar ao máximo o aproveitamento de nutrientes pelo garanhão, especialmente no que diz respeito ao seu manejo diário, pois o manejo errado leva ao estresse e à diminuição de performance do animal. O manejo correto passa pelas instalações do animal, que podem ser simples, preferencialmente um piquete de 300 a 600 m^2 com cerca adequada (elétrica, madeira ou ambas) e baia dentro com as portas sempre abertas para que o animal entre e saia quando bem desejar, ou ao menos uma cobertura (artificial ou natural, como árvores) para servir de abrigo em tempo de chuva ou sol excessivo.

Caso não seja possível uma baia dentro do piquete, pode-se ter uma baia em local apropriado e um piquete solário para que o animal possa ser solto diariamente, por um período mínimo de quatro horas, quando não o dia todo. A baia deve ter proporções mínimas de 4 × 4 m e ser bem ventilada, com cama apropriada e limpeza diária para o conforto e o bem-estar do animal.

Muitos recomendam, equivocadamente, que a cerca seja ladeada por uma cerca viva, para impedir que o animal fique nervoso ao avistar o movimento de outros cavalos. No entanto, o ideal é que o garanhão se habitue à presença de outros animais, pois isso, além de deixá-lo mais amistoso socialmente, faz com que ele aprenda a respeitar e conviver com outros cavalos sem agredi-los.

Exercitar diariamente o garanhão é muito favorável, tanto para a libido quanto para acalmá-lo e despertar o seu apetite, otimizando a nutrição adequada e melhorando sua performance reprodutiva. Durante a estação de monta, o exercício pode consistir em um trabalho leve, alternando-se seis períodos de 3 min ao trote com intervalos de 2 min ao passo, totalizando 32 min de trabalho (inicia-se ao passo e finaliza-se ao passo). Qualquer trabalho além desse pode desgastar em demasia o animal. Entretanto, um exercício físico mais intenso pode ser realizado desde que seja acompanhado por um enriquecimento na alimentação, buscando atender à necessidade mais elevada pela dupla função.

Deve-se sempre lembrar que soltar o animal em piquete, mesmo que ele fique correndo, não é trabalhar, e não deve ser computado como exercício físico diário.

Alimentação

A dieta diária dos garanhões reprodutores prioriza o equilíbrio alimentar, evitando os excessos. As necessidades de matéria seca (MS) em relação a seu peso variam de 1,4% em manutenção a 2,3% em estação de monta intensa, com as quantidades de energia e proteína adequadas, além de sal mineral específico e água fresca e limpa à vontade.

Alguns alimentos tradicionais devem ser evitados em excesso, como o feno de alfafa, que predispõe o animal a níveis proteicos elevados, e a aveia, que desequilibra a ração e favorece a produção de sêmen de baixa fertilidade, além de fornecer energia via o carboidrato amido, que pode deixar o animal mais agitado.

Fora do período de monta, uma dieta de manutenção é suficiente, conforme preconizado no Capítulo 15, com o fornecimento de capim ou feno de qualidade, suplementação mineral e, eventualmente, concentrado em quantidade suficiente para se manter um estado corpóreo satisfatório.

No período de monta, uma suplementação com concentrado é importante para complementar as necessidades energéticas, dependendo da frequência de monta e do estado corpóreo do animal.

A complementação proteica é, em média, semelhante à de animais em trabalho médio. Uma preocupação constante deve ser a qualidade dessas proteínas oferecidas por meio de alimentos com teores adequados de lisina e metionina, além da manutenção de um equilíbrio alimentar adequado, com a suplementação de vitaminas e minerais sempre que necessário.

Necessidade de matéria seca

As necessidades de MS dos garanhões variam conforme o nível de atividade reprodutiva e são apresentadas na Tabela 16.1, em porcentual do peso vivo (PV), como preconizado pelo Institut National de la Recherche Agronomique (INRA) e pelo National Research Council (NRC).

As necessidades de MS são separadas pelo peso do animal, abaixo e acima de 650 kg de PV, pois a conversão alimentar e as necessidades alimentares dos animais mais pesados são proporcionalmente menores que as de animais mais leves em razão do metabolismo mais lento, o que propicia melhor aproveitamento dos nutrientes ofertados. Vale lembrar, conforme citado no Capítulo 14, que os valores obtidos devem ser convertidos em matéria natural para serem ofertados ao animal.

Exemplos

Para um garanhão de 400 kg de PV, em monta média, as necessidades de MS são de 6,8 a 8,4 kg de MS (INRA) ou 8 a 9 kg de MS (NRC).

Cálculos (INRA)

$$400 \text{ kg} - 100\%$$
$$Y \text{ kg} - 1,7\%$$
$$Y = \frac{400 \times 1,7}{100} = 6,8 \text{ kg de MS/dia}$$
$$400 \text{ kg} - 100\%$$
$$Z \text{ kg} - 2,1\%$$
$$Z = \frac{400 \times 2,1}{100} = 8,4 \text{ kg de MS/dia}$$

Essa quantidade é equivalente a 7,5 a 9 kg de feno com 90% de MS ou 23 a 28 kg de capim fresco com 30% de MS (valores já aproximados para facilitar a administração). Para saber os valores de MS dos diversos alimentos, consultar as tabelas referência nos Capítulos 9 e 10.

Cálculos para conversão em matéria natural, bruta ou original

• Feno com 90% de MS:

$$6,8 \text{ kg de MS feno} - 90\% \text{ da matéria original}$$
$$X \text{ kg de feno} - 100\% \text{ da matéria original}$$
$$X = 7,5 \text{ kg de feno}$$

Tabela 16.1 Necessidades diárias de matéria seca para garanhões, conforme a intensidade da monta, para animais com até 650 kg e acima de 650 kg, segundo INRA e NRC.

Categoria animal		Peso (kg)	INRA (%)	NRC (%)
Manutenção		< 650	1,4 a 1,7	2
		> 650	1,1 a 1,4	
Garanhão em monta	Leve a média	< 650	1,7 a 2,1	2 a 2,25
		> 650	1,5 a 1,9	
	Média a intensa	< 650	2 a 2,5	2,25 a 2,5
		> 650	1,7 a 2,1	

Fonte: adaptada de Wolter (1994).

8,4 kg de MS feno — 90% da matéria original

Y kg de feno — 100% da matéria original

Y = 9,3 kg (por aproximação = 9 kg) de feno

- Capim fresco com 30% de MS:

6,8 kg de MS feno — 30% da matéria original

X kg de feno — 100% da matéria original

X = 22,7 kg (por aproximação = 23 kg) de capim fresco

8,4 kg de MS feno — 30% da matéria original

Y kg de feno — 100% da matéria original

Y = 28 kg de capim fresco

Para um garanhão de 700 kg de PV, em monta intensa, as necessidades de MS são de 11,9 a 14,7 kg de MS (INRA) ou 15,8 a 17,5 kg de MS (NRC).

- Cálculos (INRA):

$$700 \text{ kg} - 100\%$$

$$Y \text{ kg} - 1,7\%$$

$$Y = \frac{700 \times 1,7}{100} = 11,9 \text{ kg de MS/dia}$$

$$700 \text{ kg} - 100\%$$

$$Z \text{ kg} - 2,1\%$$

$$Z = \frac{700 \times 2,1}{100} = 14,7 \text{ kg de MS/dia}$$

Essa quantidade é equivalente a 13 a 16 kg de feno com 90% de MS ou 40 a 49 kg de capim fresco com 30% de MS (valores já aproximados para facilitar a administração).

Cálculos para conversão em matéria natural, bruta ou original

- Feno com 90% de MS:

11,9 kg de MS feno — 90% da matéria original

X kg de feno — 100% da matéria original

X = 13,2 kg (por aproximação = 13 kg) de feno

14,7 kg de MS feno — 90% da matéria original

Y kg de feno — 100% da matéria original

Y = 16,3 kg (por aproximação = 16 kg) de feno

- Capim fresco com 30% de MS:

11,9 kg de MS feno — 30% da matéria original

X kg de feno — 100% da matéria original

X = 39,7 kg (por aproximação = 40 kg) de capim fresco

14,7 kg de MS feno — 30% da matéria original

Y kg de feno — 100% da matéria original

Y = 49 kg de capim fresco

Necessidades energéticas

As necessidades do garanhão reprodutor em manutenção são as mesmas para qualquer animal nessa condição e foram apresentadas no Capítulo 15.

As necessidades energéticas do garanhão em período de monta são superestimadas pelos criadores, para os quais um estado corpóreo um pouco acima do normal é sinal de força, vitalidade e beleza. Entretanto, a obesidade compromete a longevidade do reprodutor, pois o excesso de peso fatiga as articulações, favorece a artrose e dificulta o salto, além de tornar um animal já agitado ainda mais nervoso para se manejar.

Em período de estação de monta, a função reprodutora é relativamente pouco exigente em energia, sendo 15% acima da manutenção em animais em monta leve, em valores de energia digestível, 25% em animais em monta média e 35% acima da manutenção em monta intensa, semelhante a um animal em trabalho leve a médio, mas é necessário um excelente equilíbrio alimentar. Podem-se considerar em monta leve animais que realizam de 1 a 2 saltos por semana, em monta média, de 3 a 5 saltos por semana, e em monta intensa, acima de 5 saltos por semana.

O excesso de peso também afeta a fertilidade. Ocorre diminuição do nível hormonal e da libido por fixação dos hormônios sexuais no tecido adiposo. Por outro lado, o emagrecimento afeta certos garanhões muito nervosos, que perdem o apetite. É necessário oferecer alimentação concentrada e variar o regime alimentar para manter um bom estado corpóreo, vigoroso e com boa qualidade de sêmen.

Energia digestível

A quantidade de energia digestível (ED) deve ser calculada segundo as fórmulas a seguir, em megacaloria (Mcal) por dia:

- Monta leve: $ED = EDm \times 1,15$
- Monta média: $ED = EDm \times 1,25$
- Monta intensa: $ED = EDm \times 1,35$

  Em que:

- EDm: energia digestível para animais em manutenção
  - Animais até 600 kg: $EDm = 1,4 + 0,03 \times PV$
  - Animais acima de 600 kg: $EDm = 1,82 + (0,0383 \times PV) - (0,000015 \times PV^2)$
- PV: peso vivo (kg) do animal.

Exemplos

Para garanhão em monta de 400 kg de PV, as necessidades energéticas são:

- Monta leve:

  $ED = [1,4 + (0,03 \times 400)] \times 1,15 = 15,41 \text{ Mcal/dia}$

- Monta média:

  $ED = [1,4 + (0,03 \times 400)] \times 1,25 = 16,75 \text{ Mcal/dia}$

- Monta intensa:

  $ED = [1,4 + (0,03 \times 400)] \times 1,35 = 18,09 \text{ Mcal/dia}$

Para se atender à demanda energética de 16,75 Mcal de um garanhão de 400 kg de peso em monta média, podem ser necessários 8 kg de feno de *tifton* ou 21 kg de capim *tifton* fresco (capineira ou pastagem), ou ainda 7 kg de feno de alfafa. Para outros alimentos, os valores devem ser calculados conforme o valor nutricional apresentado nas tabelas dos Capítulos 9 e 10.

Considerando um feno de *tifton* com 2,29 Mcal/kg de MS, a quantidade diária necessária para atender à demanda de 16,75 Mcal é de:

1 kg de feno – 2,29 Mcal

X kg de feno – 16,75 Mcal

X = 7,3 kg de MS de feno

Convertendo em matéria bruta ou original:

7,3 kg de MS de feno – 90% de matéria bruta

Y kg de feno – 100% de matéria bruta

Y = 8,1 kg (por aproximação = 8 kg) de feno de *tifton*

Considerando pastagem ou capineira de *tifton* com 2,61 Mcal/kg de MS, a quantidade diária necessária para atender à demanda de 16,75 Mcal é de:

1 kg de *tifton* fresco – 2,61 Mcal

X kg de *tifton* fresco – 16,75 Mcal

X = 6,4 kg de MS de *tifton* fresco

Convertendo em matéria bruta ou original:

6,4 kg de MS de *tifton* fresco – 30% de matéria bruta

Y kg de *tifton* fresco – 100% de matéria bruta

Y = 21,3 (por aproximação = 21 kg) de capim *tifton* fresco (capineira ou pastagem)

Considerando feno de alfafa com 2,57 Mcal/kg de MS, a quantidade diária necessária para atender à demanda de 16,75 Mcal é de:

1 kg de feno de alfafa – 2,57 Mcal

X kg de feno de alfafa – 16,75 Mcal

X = 6,5 kg de MS de feno de alfafa

Convertendo em matéria bruta ou original:

6,5 kg de MS de feno de alfafa – 90% de matéria bruta

Y kg de feno de alfafa – 100% de matéria bruta

Y = 7,2 (por aproximação = 7 kg) de feno de alfafa

Para garanhão em monta de 700 kg de PV, as necessidades energéticas são:

- Monta leve:

  $ED = [1,82 + (0,0383 \times 700) - (0,000015 \times 700^2)] \times 1,15 = 24,47 \text{ Mcal/dia}$

- Monta média:

  $ED = [1,82 + (0,0383 \times 700) - (0,000015 \times 700^2)] \times 1,25 = 26,60 \text{ Mcal/dia}$

- Monta intensa:

  $ED = [1,82 + (0,0383 \times 700) - (0,000015 \times 700^2)] \times 1,35 = 29,58 \text{ Mcal/dia}$

Para atender à demanda energética de 29,58 Mcal de um garanhão em monta intensa, podem ser necessários 14 kg de feno de *tifton* ou 38 kg de capim *tifton* fresco (capineira ou pastagem) ou ainda 13 kg de feno de alfafa. Para outros alimentos, os valores devem ser calculados conforme o valor nutricional dado nas tabelas dos Capítulos 9 e 10.

Considerando um feno de *tifton* com 2,29 Mcal/kg de MS, a quantidade diária necessária para atender à demanda de 29,58 Mcal é de:

1 kg de feno – 2,29 Mcal

X kg de feno – 29,58 Mcal

X = 12,9 kg de MS de feno

Convertendo em matéria bruta ou original:

12,9 kg de MS de feno – 90% de matéria bruta

Y kg de feno – 100% de matéria bruta

Y = 14,3 kg (por aproximação = 14 kg) de feno de *tifton*

Considerando pastagem ou capineira de *tifton* com 2,61 Mcal/kg de MS, a quantidade diária necessária para atender à demanda de 29,58 Mcal é de:

1 kg de *tifton* fresco – 2,61 Mcal

X kg de *tifton* fresco – 29,58 Mcal

X = 11,3 kg de MS de *tifton* fresco

Convertendo em matéria bruta ou original:

11,3 kg de MS de *tifton* fresco – 30% de matéria bruta

Y kg de *tifton* fresco – 100% de matéria bruta

Y = 37,6 kg (por aproximação = 38 kg) de capim *tifton* fresco

Considerando feno de alfafa com 2,57 Mcal/kg de MS, a quantidade diária de necessária para atender à demanda de 29,58 Mcal é de:

1 kg de feno de alfafa – 2,57 Mcal

X kg de feno de alfafa – 29,58 Mcal

X = 11,5 kg de MS de feno de alfafa

Convertendo em matéria bruta ou original:

11,5 kg de MS de feno de alfafa – 90% de matéria bruta

Y kg de feno de alfafa – 100% de matéria bruta

Y = 12,7 kg (por aproximação = 13 kg) de feno de alfafa

Energia líquida

As necessidades de energia líquida (EL) estão na Tabela 16.2, em unidade forrageira cavalo (UFC) por dia.

Para obter a quantidade de alimento necessária para atender à demanda nutricional utilizando os valores de EL, é fundamental ter os valores de EL dos alimentos. Os procedimentos sobre como realizar os cálculos para obter esses valores de cada alimento são dados no Capítulo 5.

Como mostra a Tabela 16.2, os valores são dados em PV pontual, sendo um pouco mais complexo o cálculo para pesos intermediários. Contudo, esses dados podem ser obtidos com base na interpolação, conforme exemplificado no Capítulo 15.

Necessidades proteicas

As necessidades proteicas são ligeiramente superiores às de manutenção, em 20% independentemente da atividade reprodutiva, segundo o NRC (2007), e um pouco maiores, segundo o INRA (1990), para ativar a produção das glândulas sexuais. Entretanto, os excessos são prejudiciais, pois elevam a reabsorção intestinal de aminas, podendo contribuir para alterar o vigor e a sobrevida dos espermatozoides.

Proteína bruta

As necessidades de proteína bruta (PB) para garanhões em monta podem ser dadas segundo a fórmula a seguir, em g/dia:

$$PB\ (g) = 1,26 \times PV\ (kg) \times 1,20$$

Exemplos

- Garanhão de 500 kg de peso em monta:

PB = 1,26 × 500 × 1,20 = 756 g de PB por dia

Para atender à demanda proteica de um garanhão de 500 kg de peso em monta, podem ser necessários 9 kg de feno de *tifton* ou 22 kg de capim *tifton* fresco (capineira ou pastagem) ou ainda 4,5 kg de feno de alfafa. Para outros alimentos, os valores devem ser calculados conforme o valor nutricional dado nas tabelas dos Capítulos 9 e 10.

Considerando um feno de *tifton* com 9% PB/kg de MS, deve-se inicialmente converter a porcentagem em gramas:

1.000 g – 100%

X g – 9%

X = 90 g PB/kg de MS de feno

Tabela 16.2 Necessidades diárias de energia líquida para garanhões, em UFC, conforme intensidade da monta e peso do animal.

Peso (kg)	200 kg	450 kg	500 kg	600 kg	800 kg
Manutenção	2,1	3,9	4,2	4,8	5,7
Monta leve	3,3	5,4	6,6	6,9	7,1 a 8
Monta média	3,7	6,5	7,3	7,5	7,3 a 8,6
Monta intensa	4	7,2	8	8,3	7,7 a 9,2

UFC: unidade forrageira cavalo.

Fonte: adaptada de Wolter (1994).

Quantidade diária necessária para atender à demanda de 756 g de PB:

1 kg de feno de *tifton* – 90 g de PB

Y kg de feno de *tifton* – 756 g de PB

Y = 8,4 kg de MS de feno

Convertendo em matéria bruta ou original:

8,4 kg de MS de feno – 90% de matéria bruta

Z kg de feno – 100% de matéria bruta

Z = 9,3 kg (por aproximação = 9 kg) de feno de *tifton*

Considerando pastagem ou capineira de *tifton* com 11,5% PB/kg de MS, deve-se inicialmente converter a porcentagem em gramas:

1.000 g – 100%

X g – 11,5%

X = 115 g PB/kg de MS de feno

Quantidade diária necessária para atender à demanda de 756 g de PB:

1 kg de *tifton* fresco – 115 g de PB

X kg de *tifton* fresco – 756 g de PB

X = 6,6 kg de MS de *tifton* fresco

Convertendo em matéria bruta ou original:

6,6 kg de MS de *tifton* fresco – 30% de matéria bruta

Y kg de *tifton* fresco – 100% de matéria bruta

Y = 22 kg de capim *tifton* fresco

Considerando feno de alfafa com 19% PB/kg de MS, deve-se inicialmente converter a porcentagem em gramas:

1.000 g – 100%

X g – 19%

X = 190 g PB/kg de MS de feno

Quantidade diária necessária para atender à demanda de 756 g de PB:

1 kg de feno de alfafa – 190 g de PB

X kg de feno de alfafa – 756 g de PB

X = 4 kg de MS de feno de alfafa

Convertendo em matéria bruta ou original:

4 kg de MS de feno de alfafa – 90% de matéria bruta

Y kg de feno de alfafa – 100% de matéria bruta

Y = 4,4 kg (por aproximação = 4,5 kg) de feno de alfafa

- Garanhão de 700 kg de peso em monta:

PB = (1,26 × 700) × 1,20 = 1.058 g de PB por dia

Para atender à demanda proteica de um garanhão de 700 kg de peso, podem ser necessários 13 kg de feno de *tifton* ou 31 kg de capim *tifton* fresco (capineira ou pastagem) ou ainda 6 kg de feno de alfafa. Para outros alimentos, os valores devem ser calculados conforme o valor nutricional dado nas tabelas dos Capítulos 9 e 10.

Considerando um feno de *tifton* com 9% PB/kg de MS, deve-se inicialmente converter a porcentagem em gramas:

1.000 g – 100%

X g – 9%

X = 90 g PB/kg de MS de feno

Quantidade diária necessária para atender à demanda de 1.058 g de PB:

1 kg de feno de *tifton* – 90 g de PB

Y kg de feno de *tifton* – 1.058 g de PB

Y = 11,8 kg de MS de feno

Convertendo em matéria bruta ou original:

11,8 kg de MS de feno – 90% de matéria bruta

Z kg de feno – 100% de matéria bruta

Z = 13,1 kg (por aproximação = 13 kg) de feno de *tifton*

Considerando pastagem ou capineira de *tifton* com 11,5% PB/kg de MS, deve-se inicialmente converter a porcentagem em gramas:

1.000 g – 100%

X g – 11,5%

X = 115 g PB/kg de MS de feno

Quantidade diária necessária para atender à demanda de 1.058 g de PB:

1 kg de *tifton* fresco – 115 g de PB

X kg de *tifton* fresco – 1.058 g de PB

X = 9,2 kg de MS de *tifton* fresco

Convertendo em matéria bruta ou original:

9,2 kg de MS de *tifton* fresco – 30% de matéria bruta

Y kg de *tifton* fresco – 100% de matéria bruta

Y = 30,7 kg (por aproximação = 31 kg) de capim *tifton* fresco

Considerando feno de alfafa com 19% PB/kg de MS, deve-se inicialmente converter a porcentagem em gramas:

1.000 g – 100%

X g – 19%

X = 190 g PB/kg de MS de feno

Quantidade diária necessária para atender à demanda de 1.058 g de PB:

1 kg de feno de alfafa – 190 g de PB

X kg de feno de alfafa – 1.058 g de PB

X = 5,6 kg de MS de feno de alfafa

Convertendo em matéria bruta ou original:

5,6 kg de MS de feno de alfafa – 90% de matéria bruta

Y kg de feno de alfafa – 100% de matéria bruta

Y = 6,2 kg (por aproximação = 6 kg) de feno de alfafa

É importante ressaltar que uma dieta equilibrada é composta da avaliação de todas as necessidades do animal e calculada com base em todos os alimentos disponíveis. Assim, considerando-se os cálculos das necessidades de MS, ED e PB dos exemplos citados e comparando-se com a oferta feita com os três tipos de alimentos citados, pode-se observar, conforme a Tabela 16.3, que a oferta varia de acordo com o alimento disponível. Em alguns casos, atendendo a necessidades proteicas utilizando alfafa, haverá deficiência de MS e energia. Se a demanda de energia e MS for atendida, haverá excesso de proteína. Realizar essa avaliação é fundamental para um bom equilíbrio dietético. O Capítulo 22 exemplifica como preparar uma dieta equilibrada.

Proteína líquida

As necessidades de proteína líquida (MPDC) estão na Tabela 16.4, em g/dia, conforme intensidade da monta e peso do animal.

Para se obter a quantidade de alimento necessária para atender à demanda nutricional utilizando-se os valores de proteína líquida é fundamental ter os valores de proteína líquida dos alimentos. Os procedimentos sobre como realizar os cálculos para obter esses valores de cada alimento são apresentados no Capítulo 6.

Assim como destacado no caso da EL, pode-se observar na Tabela 16.4 que os valores são dados em PV pontual. Para pesos intermediários, os dados devem ser obtidos com o uso da interpolação, conforme exemplificado no Capítulo 15.

Necessidades minerais

Uma complementação mineral é necessária para evitar carências de fósforo, zinco, manganês, cobre, iodo e selênio, que são importantes para a fertilidade e, normalmente, deficientes nas forragens.

Tabela 16.3 Quantidade de alimento necessária para garanhão em monta, para atender às necessidades nutricionais de matéria seca, energia digestível e proteína bruta, conforme tipo de alimento, peso do animal e intensidade de monta.

Necessidade	Categoria	Peso	Atendimento		
			Feno *tifton*	*Tifton* fresco	Feno alfafa
Matéria seca (INRA)	Monta média	400 kg	7,5 a 9 kg	23 a 28 kg	7,5 a 9 kg
	Monta intensa	700 kg	13 a 16 kg	40 a 49 kg	13 a 16 kg
Energia digestível	Monta média	400 kg	8 kg	21 kg	7 kg
	Monta intensa	700 kg	14 kg	38 kg	13 kg
Proteína bruta	Monta média	400 kg	9 kg	22 kg	4,5 kg
	Monta intensa	700 kg	13 kg	31 kg	6 kg

Tabela 16.4 Necessidades diárias de proteína líquida (MPDC) para garanhões, conforme a intensidade da monta e o peso do animal.

Peso (kg)	200	450	500	600	800
Manutenção	252 g	275 g	295 g	340 g	420 g
Monta leve	275 g	447 g	480 g	500 g	500 a 570 g
Monta média	296 g	512 g	550 g	570 g	530 a 630 g
Monta intensa	314 g	578 g	620 g	640 g	590 a 690 g

MPDC: matéria proteica digestível cavalo.

Fonte: adaptada de Wolter (1994).

As necessidades de minerais estão na Tabela 16.5, como preconizadas pelo INRA e pelo NRC, por kg de PV.

Exemplo | Garanhão de 400 kg de PV em monta

Como as necessidades diárias de minerais dadas na Tabela 16.5 são referentes para cada 1 kg de PV, nesse exemplo, a necessidade de cada oligoelemento é calculada multiplicando-se o valor observado na Tabela 16.5 por 400 e obtendo, assim, o total diário do elemento mineral, conforme observado na Tabela 16.6.

Para atender a essa demanda de minerais, no caso de garanhões, apenas a disponibilidade de sal mineral específico para equinos, de boa qualidade e com livre acesso, nem sempre é suficiente. Deve-se proceder aos cálculos de balanceamento de uma dieta exemplificados no Capítulo 22, tomando cuidado para não se aproximar de níveis tóxicos que podem comprometer a saúde do animal. Os níveis máximos são dados no Capítulo 7.

Necessidades vitamínicas

A suplementação vitamínica compõe-se, em primeiro lugar, de vitamina A, que garante a integridade do epitélio germinal. A vitamina E é importante para a fertilidade pela proteção antioxidante dos ácidos graxos essenciais e da vitamina A. O restante do complexo vitamínico é essencial para o bom equilíbrio do organismo do garanhão.

As necessidades de vitaminas estão na Tabela 16.7, por kg de PV, segundo preconizado pelo INRA e pelo NRC. De acordo com o NRC, algumas vitaminas são designadas como "não determinadas" (nd), pois considera que não há necessidade de suplementação.

No caso da vitamina C, sintetizada pelo fígado, e da biotina, disponibilizada em alguns alimentos e sintetizada pela flora bacteriana, em condições normais, não há necessidade de suplementação, por isso constam como "nd".

Exemplo | Garanhão de 400 kg de PV

Como as necessidades diárias de vitamina dadas na Tabela 16.7 são referentes a 1 kg de PV, neste exemplo, a necessidade de cada vitamina é calculada multiplicando-se o valor observado na Tabela 16.7 por 400 e obtendo-se, assim, o total diário de cada vitamina, conforme observado na Tabela 16.8.

Tabela 16.5 Necessidades diárias de minerais para garanhões em monta, por kg de peso vivo e intensidade da monta, segundo INRA e NRC.

Nutriente	INRA			NRC
	Monta leve	Monta média	Monta intensa	
Relação Ca:P ideal	1,70:1	1,75:1	1,75:1	1,66:1
Cálcio (g)	0,0648	0,0788	0,0840	0,060
Fósforo (g)	0,0379	0,0450	0,0480	0,036
Magnésio (g)	0,0185	0,0225	0,0240	1,000
Sódio (g)	0,0480	0,0480	0,0480	0,028
Potássio (g)	0,0555	0,0675	0,0720	0,057
Enxofre (g)	0,0260	0,0260	0,2600	0,030
Cobalto (mg)	0,0028	0,0034	0,0036	0,001
Cobre (mg)	0,4625	0,5625	0,6000	0,200
Iodo (mg)	0,0037	0,0045	0,0048	0,007
Ferro (mg)	1,8500	2,2500	2,4000	0,800
Manganês (mg)	0,9250	1,1250	1,2000	0,800
Selênio (mg)	0,0037	0,0045	0,0048	0,002
Zinco (mg)	1,3875	1,6875	1,8000	0,800

Ca:P: cálcio:fósforo.

Fonte: adaptada de Wolter (1994) e NRC (2007).

Tabela 16.6 Necessidade diária total de minerais para um garanhão de 400 kg de peso em monta, conforme intensidade da monta, segundo INRA e NRC.

Nutriente	INRA			NRC
	Monta leve	Monta média	Monta intensa	
Relação Ca:P ideal	1,70:1	1,75:1	1,75:1	1,66:1
Cálcio (g)	25,92	31,52	33,60	24
Fósforo (g)	15,16	18	19,20	14,40
Magnésio (g)	7,40	9	9,60	400
Sódio (g)	19,20	19,20	19,20	11,12
Potássio (g)	22,20	27	28,80	22,80
Enxofre (g)	10,40	10,40	104	12
Cobalto (mg)	1,12	1,36	1,44	0,40
Cobre (mg)	185	225	240	80
Iodo (mg)	1,48	1,80	1,92	2,80
Ferro (mg)	740	900	960	320
Manganês (mg)	370	450	480	320
Selênio (mg)	1,48	1,80	1,92	0,80
Zinco (mg)	555	675	720	320

Ca:P: cálcio:fósforo.

Tabela 16.7 Necessidades diárias de vitaminas para garanhões em monta, por kg de peso vivo, conforme intensidade da monta, segundo INRA e NRC.

Nutriente	INRA			NRC
	Monta leve	Monta média	Monta intensa	
Vitamina A (UI)	110	120	130	45
Vitamina D (UI)	15	16	17	7
Vitamina E (mg)	0,290	0,300	0,310	1,60
Vitamina B_1 (mg)	0,070	0,072	0,074	0,06
Vitamina B_2 (mg)	0,110	0,120	0,130	0,04
Vitamina B_6 (mg)	0,035	0,036	0,037	nd
Vitamina B_{12} (mcg)	0,350	0,360	0,370	nd
Ácido fólico (mg)	0,035	0,036	0,037	nd
Ácido pantotênico (mg)	0,140	0,144	0,148	nd
Colina (mg)	1,700	1,800	1,900	nd
Niacina (mg)	0,350	0,360	0,370	nd
Vitamina C (mg)	nd	nd	nd	nd
Biotina (mg)	nd	nd	nd	nd

UI: unidades internacionais; nd: não determinado.

Fonte: adaptada de Wolter (1994) e NRC (2007).

Para atender a essa demanda de vitaminas, no caso de animais em manutenção, conforme citado no Capítulo 8, se o animal viver a pasto, com livre acesso a forragem verde e sol, sem estresse, pode não ser necessária a suplementação, a qual dependerá do estado geral do animal e da quantidade de vitaminas disponíveis no concentrado. Caso o animal se alimente de feno e viva confinado e em permanente situação de estresse, uma suplementação vitamínica contendo todo o complexo certamente é interessante.

Tabela 16.8 Necessidade diária total de vitaminas para um garanhão de 400 kg de peso em monta, conforme intensidade da monta, segundo INRA e NRC.

Nutriente	INRA			NRC
	Monta leve	Monta média	Monta intensa	
Vitamina A (UI)	44.000	48.000	52.000	18.000
Vitamina D (UI)	6.000	6.400	6.800	2.640
Vitamina E (mg)	116	120	124	640
Vitamina B_1 (mg)	28	28,80	29,60	24
Vitamina B_2 (mg)	44	48	52	16
Vitamina B_6 (mg)	14	14,40	14,80	nd
Vitamina B_{12} (mcg)	140	144	148	nd
Ácido fólico (mg)	14	14,40	14,80	nd
Ácido pantotênico (mg)	56	57,60	59,20	nd
Colina (mg)	680	720	760	nd
Niacina (mg)	140	144	148	nd
Vitamina C (mg)	nd	nd	nd	nd
Biotina (mg)	nd	nd	nd	nd

UI: unidades internacionais; nd: não determinado.

17 Alimentação e Nutrição de Éguas Reprodutoras

André G. Cintra

Manejo

Éguas em reprodução são aquelas que já estão em estágio de crescimento adequado para receber e desenvolver adequadamente um potro em seu ventre. Isso se dá por volta dos 3 anos de idade, na maioria dos casos. A partir dessa idade, estando o animal apto e em condições físicas, pode ser colocado em reprodução.

Um bom manejo reprodutivo começa com a apresentação de animais em bom estado de saúde e com um *status* corporal adequado para o regime reprodutivo.

Uma alimentação equilibrada da égua durante os 3 últimos meses de gestação é fundamental para que o parto possa transcorrer normalmente. Uma égua com excesso de peso terá dificuldade durante o trabalho de parto; já uma égua mal alimentada não terá contrações adequadas. A má nutrição da égua no terço final da gestação, quer seja pela deficiência quer pelo excesso de nutrientes, refletirá no peso do potro ao nascer e na qualidade do colostro e do leite, podendo prejudicar o tamanho do cavalo adulto. Muitos defeitos de aprumos podem se originar na vida intrauterina (ver item "Doenças ortopédicas desenvolvimentares", no Capítulo 18).

Para um melhor manejo reprodutivo e nutricional, recomenda-se dividir as éguas em vários lotes:

- Éguas vazias e cobertas até o segundo mês de gestação sem potro ao pé: aqui se incluem desde éguas virgens até as mais velhas que estejam vazias e sem potro ao pé. Essa categoria tem exigências nutricionais semelhantes às de animais em manutenção e exige um manejo constante, por meio de rufiação diária ou ao menos em dias alternados, para uma detecção mais precisa do cio e consequente cobertura pelo garanhão
- Éguas prenhes do segundo ao oitavo mês de gestação sem potro ao pé: esses animais também têm necessidades nutricionais semelhantes às de um animal em manutenção e, por estarem com prenhez confirmada, não precisam de rufiação constante, apenas um acompanhamento para detectar se houve morte embrionária precoce (reabsorção embrionária) ou mesmo um aborto
- Éguas vazias e cobertas até o 2º mês de gestação com potro ao pé: nessa categoria, estão as éguas com um diferencial nutricional por serem lactentes, cujas necessidades nutricionais são extremas, e que exigem também uma rufiação frequente para detecção do cio e melhor continuidade reprodutiva. Podem também ser mantidas nos mesmos piquetes das éguas prenhes com potro ao pé, desde que seja feito o manejo adequado
- Éguas prenhes com potro ao pé: aqui, consideram-se as éguas com potro ao pé acima de 60 dias de gestação, quando já se confirmou a prenhez, não mais sendo necessária a rufiação, mas que, sendo lactentes, precisam de uma alimentação diferenciada. Esses animais, tomando-se os devidos cuidados no manejo, podem ser mantidos no mesmo lote de éguas vazias com potro ao pé
- Éguas prenhes do 9º ao 11º mês de gestação: nessa fase, o terço final da gestação, pelas exigências nutricionais distintas em relação à manutenção e pelo rápido crescimento intrauterino do potro, deve-se formar um lote à parte para um suporte nutricional diferenciado e adequado.

Essa divisão depende do número de éguas do plantel, sendo que a prioridade deve ser a segurança dos animais e a facilidade no manejo. Se o local tiver um excelente manejo com instalações adequadas e funcionários extremamente competentes, apenas dois lotes de éguas, com e sem potro ao pé, podem ser suficientes.

A observação constante é imprescindível, especialmente das éguas no último mês gestacional, devendo-se avaliar a dieta para observar animais que estejam fora do estado ideal, abaixo ou acima do peso esperado.

Atenção especial deve ser dada ao manejo das éguas no momento do desmame, pois, ao ser separada de seu potro, a égua continua a produzir leite por alguns dias. Para amenizar possíveis casos de mamites (ou mastite = inflamação do úbere), é preciso programar o desmame para diminuir gradativamente a produção leiteira. Deve-se cortar o fornecimento de concentrado 15 dias antes do desmame e diminuir o volumoso para 1% do peso vivo (PV) do animal na semana anterior, mantendo essas proporções ao menos até 15 dias pós-desmame. Uma menor qualidade nutricional induz a uma menor produção leiteira. Não se deve proceder à ordenha do animal, pois um dos principais estímulos para a descida do leite é mecânico, e a ordenha estimula mais a produção de leite. Caso a égua tenha um aumento da glândula mamária, a ponto de incomodar, podem ser feitas compressas com água morna e fria, ou mesmo ducha no local, 1 a 2 vezes/dia, por 2 a 3 dias, o que deve ser suficiente.

Alimentação

Aproximadamente metade da energia consumida pelas éguas em reprodução por meio da alimentação é destinada ao metabolismo basal, sendo o restante reservado para o crescimento e o desenvolvimento do potro, seja no período intrauterino, seja pelo leite, no período lactente.

A má nutrição é um dos maiores responsáveis pela infertilidade da égua, mas é comum os criadores subestimarem a sua importância.

As éguas reprodutoras têm quatro ciclos nutricionais bem distintos, sendo dois durante a gestação e dois durante a lactação. Quando ocorre déficit na alimentação no período gestacional, podem surgir problemas na ovulação, como cio não fértil, na nidação (fixação do embrião na parede uterina), no desenvolvimento da gestação e, consequentemente, na viabilidade do feto. Se o déficit nutricional for por um período prolongado ou muito intenso, podem ocorrem abortos, que predispõem a complicações infecciosas que comprometem a fertilidade, e ao nascimento de prematuros ou de potros fracos, pouco resistentes, que ficam sujeitos à natimortalidade.

Um ajuste na alimentação da égua em reprodução se faz necessário para evitar o aparecimento de problemas como redução das chances de fecundação, retardo do ciclo normal nos anos subsequentes e baixo número de potros nascidos no decorrer da vida reprodutiva da égua. Para evitar a infertilidade de origem nutricional, a dificuldade pode estar na detecção do erro na dieta, devendo-se adequar os aportes energéticos, proteicos, minerais e vitamínicos conforme as necessidades do animal. Essa detecção começa pela estimativa das necessidades nutricionais do animal, passa pela avaliação dos valores nutricionais dos alimentos disponíveis e termina no balanceamento correto da dieta, mais bem descrito no Capítulo 22.

No período de gestação, a égua deverá ganhar de 13 a 18% de peso, desde que esteja, já no início da gestação, em seu estado corporal ótimo. Esse ganho é dividido em 3 a 5% na primeira fase (até o oitavo mês de gestação) e 10 a 13% na fase final (terço final da gestação).

A égua tem necessidades pouco superiores à manutenção no início da gestação e no final da lactação, especialmente proteicas no final da gestação e muito acentuadas, sobretudo energéticas, no início da lactação. O fornecimento de minerais e vitaminas por todo o período de gestação/lactação é fundamental para o bom crescimento do esqueleto do potro. Tanto deficiências proteicas na lactação como excessos energéticos levarão a uma queda na produção leiteira, com consequente diminuição no crescimento e no desenvolvimento do potro neonato.

De qualquer modo, é importante ressaltar que tais necessidades, sempre acompanhadas de um aporte mineral e vitamínico adequado, somente podem ser conseguidas com uma complementação de supridas, pois a capacidade da égua de ingestão de volumoso não atende de maneira adequada às necessidades nessas fases de vida reprodutiva. Certamente, a manutenção de uma égua apenas a pasto, sem fornecimento de complementos nutricionais, não impedirá a gestação ou mesmo o parto e o crescimento do potro, porém este não terá todo o seu potencial genético exteriorizado, tendo um crescimento e um desenvolvimento menores do que teria se o aporte de nutrientes fosse feito da maneira mais equilibrada possível.

Se, no período final da gestação, o animal estiver em um estado ótimo, haverá melhor maturidade do feto, maior qualidade do colostro, aumento da produção leiteira e da atividade ovariana, favorecendo uma nova gestação. Por outro lado, o fornecimento exagerado de alimentos para a égua no terço final da gestação, com ganho de peso em excesso, proporcionará, no momento do parto, perda demasiada de peso e dificuldade no parto, ocasionando o nascimento de um potro frágil e uma queda na produção leiteira, com consequente prejuízo reprodutivo subsequente.

Alimentação da égua em gestação

Primeira fase de gestação (1º ao 8º mês)

Após a fecundação, a égua deve manter seu peso, ou engordar se estiver muito magra. As necessidades da mãe são ligeiramente superiores às de manutenção, sendo necessário de 1,4 a 1,7% de matéria seca (MS) em relação ao peso do animal.

Nessa fase, ocorre um crescimento de cerca de 30% do tamanho do feto. Isto é, um potro que deverá nascer com 50 kg de peso, nesse período, irá crescer somente 15 kg, representando muito pouco em termos nutricionais para a mãe.

Um volumoso de ótima qualidade, água fresca e limpa à vontade, mineralização adequada e um mínimo de concentrado de qualidade são suficientes para suprir suas necessidades nessa fase.

Segunda fase de gestação (9º ao 11º mês)

Nessa fase, ocorre um aumento muito grande das necessidades nutricionais da égua. Há um crescimento de 70% do tamanho do feto nesse período.

Aquele potro que, no período anterior, cresceu somente 15 kg em 8 meses, neste período de 3 meses crescerá cerca de 35 kg, exigindo muito de sua mãe.

A alimentação fetal é prioritária em relação à da mãe, inversamente ao que ocorre no início da gestação: está sendo definido todo o "futuro potencial" do potro, isto é, todo o potencial genético de crescimento do potro é preparado nessa fase.

Nesse período, também, a égua deve adquirir uma reserva corpórea para que, no início da lactação, não ocorra uma perda excessiva de peso decorrente das elevadas necessidades energéticas dessa fase.

Por causa do excesso de gordura da mãe e do feto, deve-se ter cuidado com os abusos alimentares, que podem acarretar problemas graves, como dificuldades no parto, nascimento de um potro frágil por anoxia e diversas complicações associadas, como retenção de placenta e metrite.

O bom estado corporal da égua no momento do parto é uma garantia do nascimento de um potro saudável e com ótimo desenvolvimento pós-natal.

Uma complementação concentrada adequada no final da gestação tem vantagens para compensar a queda de apetite momentos antes do parto, possibilitando manter o bom estado corporal, estimular o desenvolvimento fetal, assegurando o nascimento de um potro saudável e maduro,

ativar a produção de imunoglobulinas para a produção de um colostro de excelente qualidade, que cause ótima proteção anti-infecciosa para o potro, e promover alta produção leiteira favorável ao crescimento inicial do potro.

A quantidade de proteína do concentrado, dependendo do volumoso utilizado, pode ser de 15 a 16%, e a energia, mediana, sendo o extrato etéreo variável de 3 a 5%. É necessário lembrar que, quanto maior o valor do extrato etéreo, melhor será a qualidade da energia e menor poderá ser a quantidade de ração oferecida. De qualquer maneira, uma alimentação balanceada passa pelos cálculos de necessidades nutricionais do animal e pela oferta de nutrientes oriundos da alimentação, buscando-se o melhor equilíbrio entre eles, conforme pode ser observado em exemplo no Capítulo 22.

Necessidades de matéria seca

As necessidades de MS podem ser observadas na Tabela 17.1, em porcentual do PV, segundo preconizado pelo INRA e pelo NRC.

As necessidades de MS são separadas pelo peso do animal, abaixo e acima de 650 kg de PV, pois, como visto no Capítulo 15, a conversão alimentar e as necessidades alimentares dos animais mais pesados são proporcionalmente menores que as de animais mais leves, em razão do metabolismo mais lento que propicia melhor aproveitamento dos nutrientes ofertados. Vale lembrar que, conforme citado no Capítulo 14, os valores obtidos devem ser convertidos em matéria natural para serem ofertados ao animal.

Exemplos

Para uma égua de 480 kg de peso no 7º mês de gestação, as necessidades de MS serão de 6,7 a 8,2 kg/dia (INRA) ou 9,6 kg/dia (NRC).

Tabela 17.1 Necessidades diárias de matéria seca para éguas em gestação, em porcentagem do peso vivo, para animais com até 650 kg e acima de 650 kg, conforme a fase gestacional, segundo INRA e NRC.

Gestação	Peso (kg)	INRA (%)	NRC (%)
1º ao 8º mês	< 650	1,4 a 1,7	2,0
	> 650	1,3 a 1,6	
9º ao 10º mês	< 650	1,5 a 1,7	2,5
	> 650	1,7 a 2,0	
11º mês	< 650	1,6 a 2,0	
	> 650	1,8 a 2,1	

Fonte: adaptada de Wolter (1994).

Cálculos (INRA)

$$480 \text{ kg} - 100\%$$
$$Y \text{ kg} - 1{,}4\%$$

$$Y = \frac{480 \times 1{,}4}{100} = 6{,}7 \text{ kg de MS/dia}$$

$$480 \text{ kg} - 100\%$$
$$Z \text{ kg} - 1{,}7\%$$

$$Z = \frac{480 \times 1{,}7}{100} = 8{,}2 \text{ kg de MS/dia}$$

Essa quantidade é equivalente a 7,5 a 9 kg de feno com 90% de MS ou 22 a 27 kg de capim fresco com 30% de MS (valores já aproximados para facilitar a administração). Os valores de MS dos diversos alimentos podem ser consultados nas tabelas de referência nos Capítulos 9 e 10.

Cálculos para conversão em matéria natural, bruta ou original
- Feno com 90% de MS:

6,7 kg de MS feno — 90% da matéria original

X kg de feno — 100% da matéria original

X = 7,4 (por aproximação = 7,5 kg) kg de feno

8,2 kg de MS feno — 90% da matéria original

Y kg de feno — 100% da matéria original

Y = 9,1 kg (por aproximação = 9 kg) de feno

- Capim fresco com 30% de MS:

6,7 kg de MS feno — 30% da matéria original

X kg de feno — 100% da matéria original

X = 22,3 kg (por aproximação = 22 kg) de capim fresco

8,2 kg de MS feno — 30% da matéria original

Y kg de feno — 100% da matéria original

Y = 27,3 kg (por aproximação = 27 kg) de capim fresco

Para uma égua de 700 kg de peso no 9º mês de gestação, as necessidades de MS serão de 11,9 a 14,7 kg/dia (INRA) ou 17,5 kg/dia (NRC).

Cálculos (INRA)

$$700 \text{ kg} - 100\%$$
$$Y \text{ kg} - 1{,}7\%$$

$$Y = \frac{700 \times 1{,}7}{100} = 11{,}9 \text{ kg de MS/dia}$$

$$700 \text{ kg} - 100\%$$
$$Z \text{ kg} - 2{,}1\%$$

$$Z = \frac{700 \times 2{,}1}{100} = 14{,}7 \text{ kg de MS/dia}$$

Essa quantidade é equivalente a 13 a 16 kg de feno com 90% de MS ou 40 a 49 kg de capim fresco com 30% de MS (valores já aproximados para facilitar a administração).

Cálculos para conversão em matéria natural, bruta ou original
- Feno com 90% de MS:

11,9 kg de MS feno — 90% da matéria original

X kg de feno — 100% da matéria original

X = 13,2 kg (por aproximação = 13 kg) de feno

14,7 kg de MS feno — 90% da matéria original

Y kg de feno — 100% da matéria original

Y = 16,3 kg (por aproximação = 16 kg) de feno

- Capim fresco com 30% de MS:

11,9 kg de MS feno — 30% da matéria original

X kg de feno — 100% da matéria original

X = 39,7 kg (por aproximação = 40 kg) de capim fresco

14,7 kg de MS feno — 30% da matéria original

Y kg de feno — 100% da matéria original

Y = 49 kg de capim fresco

Para uma égua de 550 kg de peso no 11º mês de gestação, as necessidades de MS serão de 8,8 a 11 kg/dia (INRA) ou 13,8 kg/dia (NRC).

Cálculos (INRA)

$$550 \text{ kg} - 100\%$$
$$Y \text{ kg} - 1{,}6\%$$

$$Y = \frac{500 \times 1{,}6}{100} = 8{,}8 \text{ kg de MS/dia}$$

$$550 \text{ kg} - 100\%$$
$$Z \text{ kg} - 2\%$$

$$Z = \frac{550 \times 2}{100} = 11 \text{ kg de MS/dia}$$

Essa quantidade é equivalente a 10 a 12 kg de feno com 90% de MS ou 29 a 37 kg de capim fresco com 30% de MS (valores já aproximados para facilitar a administração).

Cálculos para conversão em matéria natural, bruta ou original
- Feno com 90% de MS:

8,8 kg de MS feno — 90% da matéria original

X kg de feno — 100% da matéria original

X = 9,8 kg (por aproximação = 10 kg) de feno

11 kg de MS feno — 90% da matéria original

Y kg de feno — 100% da matéria original

Y = 12,2 kg (por aproximação = 12 kg) de feno

- Capim fresco com 30% de MS:

8,8 kg de MS feno — 30% da matéria original

X kg de feno — 100% da matéria original

X = 29,3 kg (por aproximação = 29 kg) de capim fresco

11 kg de MS feno — 30% da matéria original

Y kg de feno — 100% da matéria original

Y = 36,6 kg (por aproximação = 37 kg) de capim fresco

Necessidades energéticas

Energia digestível

A necessidade de energia digestível (ED) para éguas até o 5º mês de gestação é semelhante à de manutenção, conforme dadas no Capítulo 15. Para os demais meses, pode ser calculada segundo as fórmulas a seguir, conforme o estágio gestacional, medida em megacalorias (Mcal) por dia.

- < 5º mês: ED = EDm
- 6º ao 7º mês: ED = EDm × 1,05
- 8º mês: ED = EDm × 1,10
- 9º ao 10º mês: ED = EDm × 1,15
- 11º mês: ED = EDm × 1,28.

Em que:

- EDm: energia digestível para animais em manutenção
  - Animais até 600 kg: EDm = 1,4 + 0,03 × PV
  - Animais acima de 600 kg: EDm = 1,82 + (0,0383 × PV) − (0,000015 × PV²).
- PV: peso vivo em kg.

Exemplos

Égua de 450 kg de peso em período gestacional (o PV deve se referir ao peso no momento da elaboração do cálculo, pois espera-se ganho de peso no decorrer da gestação):

- < 5º mês: ED = 1,4 + (0,03 × 450) = 14,9 Mcal/dia
- 6º a 7º mês: ED = [1,4 + (0,03 × 450)] × 1,05 = 15,65 Mcal/dia
- 8º mês: ED = [1,4 + (0,03 × 450)] × 1,10 = 16,39 Mcal/dia
- 9º a 10º mês: ED = [1,4 + (0,03 × 450)] × 1,15 = 17,14 Mcal/dia
- 11º mês: ED = [1,4 + (0,03 × 450)] × 1,28 = 19,07 Mcal/dia.

Para atender à demanda energética de 14,9 Mcal para uma égua de 450 kg de peso até o 5º mês de gestação, podem ser necessários 7 kg de feno de *tifton* ou 19 kg de capim *tifton* fresco (capineira ou pastagem) ou ainda 6,5 kg de feno de alfafa. Para outros alimentos, os valores devem ser calculados conforme o valor nutricional dado nas tabelas dos Capítulos 9 e 10.

Considerando um feno de *tifton* com 2,29 Mcal/kg de MS, a quantidade diária necessária para atender à demanda de 14,9 Mcal é de:

1 kg de feno – 2,29 Mcal

X kg de feno – 14,9 Mcal

X = 6,5 kg de MS de feno

Convertendo em matéria bruta ou original:

6,5 kg de MS de feno – 90% de matéria bruta

Y kg de feno – 100% de matéria bruta

Y = 7,2 kg (por aproximação = 7 kg) de feno de *tifton*

Considerando pastagem ou capineira de *tifton* com 2,61 Mcal/kg de MS, a quantidade diária necessária para atender à demanda de 14,9 Mcal é de:

1 kg de *tifton* fresco – 2,61 Mcal

X kg de *tifton* fresco – 14,9 Mcal

X = 5,7 kg de MS de *tifton* fresco

Convertendo em matéria bruta ou original:

5,7 kg de MS de *tifton* fresco – 30% de matéria bruta

Y kg de *tifton* fresco – 100% de matéria bruta

Y = 19 kg de capim *tifton* fresco (capineira ou pastagem)

Considerando feno de alfafa com 2,57 Mcal/kg de MS, a quantidade diária necessária para atender à demanda de 14,9 Mcal é de:

1 kg de feno de alfafa – 2,57 Mcal

X kg de feno de alfafa – 14,9 Mcal

X = 5,8 kg de MS de feno de alfafa

Convertendo em matéria bruta ou original:

5,8 kg de MS de feno de alfafa – 90% de matéria bruta

Y kg de feno de alfafa – 100% de matéria bruta

Y = 6,4 kg (por aproximação = 6,5 kg) de feno de alfafa

Para atender à demanda energética de 15,65 Mcal para uma égua de 450 kg de peso do 6º ao 7º mês de gestação, podem ser necessários 7,5 kg de feno de *tifton* ou 20 kg de capim *tifton* fresco (capineira ou pastagem) ou ainda 7 kg de feno de alfafa. Para outros alimentos, os valores devem ser calculados conforme o valor nutricional dado nas tabelas dos Capítulos 9 e 10.

Considerando um feno de *tifton* com 2,29 Mcal/kg de MS, a quantidade diária necessária para atender à demanda de 15,65 Mcal é de:

230 Alimentação Equina | Nutrição, Saúde e Bem-estar

1 kg de feno – 2,29 Mcal

X kg de feno – 15,65 Mcal

X = 6,8 kg de MS de feno

Convertendo em matéria bruta ou original:

6,8 kg de MS de feno – 90% de matéria bruta

Y kg de feno – 100% de matéria bruta

Y = 7,6 kg (por aproximação = 7,5 kg) de feno de *tifton*

Considerando pastagem ou capineira de *tifton* com 2,61 Mcal/kg de MS, a quantidade diária necessária para atender à demanda de 15,65 Mcal é de:

1 kg de *tifton* fresco – 2,61 Mcal

X kg de *tifton* fresco – 15,65 Mcal

X = 6 kg de MS de *tifton* fresco

Convertendo em matéria bruta ou original:

6 kg de MS de *tifton* fresco – 30% de matéria bruta

Y kg de *tifton* fresco – 100% de matéria bruta

Y = 20 kg de capim *tifton* fresco (capineira ou pastagem)

Considerando feno de alfafa com 2,57 Mcal/kg de MS, a quantidade diária necessária para atender à demanda de 15,65 Mcal é de:

1 kg de feno de alfafa – 2,57 Mcal

X kg de feno de alfafa – 15,65 Mcal

X = 6,1 kg de MS de feno de alfafa

Convertendo em matéria bruta ou original:

6,1 kg de MS de feno de alfafa – 90% de matéria bruta

Y kg de feno de alfafa – 100% de matéria bruta

Y = 6,8 kg (por aproximação = 7 kg) de feno de alfafa

Para atender à demanda energética de 16,39 Mcal para uma égua de 450 kg de peso no 8º mês de gestação, podem ser necessários 8 kg de feno de *tifton* ou 21 kg de capim *tifton* fresco (capineira ou pastagem) ou ainda 7 kg de feno de alfafa. Para outros alimentos, os valores devem ser calculados conforme o valor nutricional dado nas tabelas dos Capítulos 9 e 10.

Considerando um feno de *tifton* com 2,29 Mcal/kg de MS, a quantidade diária necessária para atender à demanda de 16,39 Mcal é de:

1 kg de feno – 2,29 Mcal

X kg de feno – 16,39 Mcal

X = 7,1 kg de MS de feno

Convertendo em matéria bruta ou original:

7,1 kg de MS de feno – 90% de matéria bruta

Y kg de feno – 100% de matéria bruta

Y = 7,9 kg (por aproximação = 8 kg) de feno de *tifton*

Considerando pastagem ou capineira de *tifton* com 2,61 Mcal/kg de MS, a quantidade diária necessária para atender à demanda de 16,39 Mcal:

1 kg de *tifton* fresco – 2,61 Mcal

X kg de *tifton* fresco – 16,39 Mcal

X = 6,3 kg de MS de *tifton* fresco

Convertendo em matéria bruta ou original:

6,3 kg de MS de *tifton* fresco – 30% de matéria bruta

Y kg de *tifton* fresco – 100% de matéria bruta

Y = 21 kg de capim *tifton* fresco (capineira ou pastagem)

Considerando-se feno de alfafa com 2,57 Mcal/kg de MS, a quantidade diária necessária para atender à demanda de 16,39 Mcal é de:

1 kg de feno de alfafa – 2,57 Mcal

X kg de feno de alfafa – 16,39 Mcal

X = 6,4 kg de MS de feno de alfafa

Convertendo em matéria bruta ou original:

6,4 kg de MS de feno de alfafa – 90% de matéria bruta

Y kg de feno de alfafa – 100% de matéria bruta

Y = 7,1 kg (por aproximação = 7 kg) de feno de alfafa

Para atender à demanda energética de 17,14 Mcal para uma égua de 450 kg de peso do 9º ao 10º mês de gestação, podem ser necessários 8 kg de feno de *tifton* ou 22 kg de capim *tifton* fresco (capineira ou pastagem) ou ainda 7,5 kg de feno de alfafa. Para outros alimentos, os valores devem ser calculados conforme o valor nutricional dado nas tabelas dos Capítulos 9 e 10.

Considerando um feno de *tifton* com 2,29 Mcal/kg de MS, a quantidade diária necessária para atender à demanda de 17,14 Mcal é de:

1 kg de feno – 2,29 Mcal

X kg de feno – 17,14 Mcal

X = 7,5 kg de MS de feno

Convertendo em matéria bruta ou original:

7,5 kg de MS de feno – 90% de matéria bruta

Y kg de feno – 100% de matéria bruta

Y = 8,3 kg (por aproximação = 8 kg) de feno de *tifton*

Considerando pastagem ou capineira de *tifton* com 2,61 Mcal/kg de MS, a quantidade diária necessária para atender à demanda de 17,14 Mcal é de:

1 kg de *tifton* fresco – 2,61 Mcal

X kg de *tifton* fresco – 17,14 Mcal

X = 6,6 kg de MS de *tifton* fresco

Convertendo em matéria bruta ou original:

6,6 kg de MS de *tifton* fresco – 30% de matéria bruta

Y kg de *tifton* fresco – 100% de matéria bruta

Y = 22 kg de capim *tifton* fresco (capineira ou pastagem)

Considerando feno de alfafa com 2,57 Mcal/kg de MS, a quantidade diária necessária para atender à demanda de 17,14 Mcal é de:

1 kg de feno de alfafa – 2,57 Mcal

X kg de feno de alfafa – 17,14 Mcal

X = 6,7 kg de MS de feno de alfafa

Convertendo em matéria bruta ou original:

6,7 kg de MS de feno de alfafa – 90% de matéria bruta

Y kg de feno de alfafa – 100% de matéria bruta

Y = 7,4 kg (por aproximação = 7,5 kg) de feno de alfafa

Para atender à demanda energética de 19,07 Mcal para uma égua de 450 kg de peso no 11º mês de gestação, podem ser necessários 7 kg de feno de *tifton* ou 19 kg de capim *tifton* fresco (capineira ou pastagem) ou ainda 6,5 kg de feno de alfafa. Para outros alimentos, os valores devem ser calculados conforme o valor nutricional dado nas tabelas dos Capítulos 9 e 10.

Considerando um feno de *tifton* com 2,29 Mcal/kg de MS, a quantidade diária necessária para atender a demanda de 19,07 Mcal é de:

1 kg de feno – 2,29 Mcal

X kg de feno – 19,07 Mcal

X = 6,5 kg de MS de feno

Convertendo em matéria bruta ou original:

6,5 kg de MS de feno – 90% de matéria bruta

Y kg de feno – 100% de matéria bruta

Y = 7,2 kg (por aproximação = 7 kg) de feno de *tifton*

Considerando pastagem ou capineira de *tifton* com 2,61 Mcal/kg de MS, a quantidade diária necessária para atender à demanda de 19,07 Mcal é de:

1 kg de *tifton* fresco – 2,61 Mcal

X kg de *tifton* fresco – 19,07 Mcal

X = 5,7 kg de MS de *tifton* fresco

Convertendo em matéria bruta ou original:

5,7 kg de MS de *tifton* fresco – 30% de matéria bruta

Y kg de *tifton* fresco – 100% de matéria bruta

Y = 19 kg de capim *tifton* fresco (capineira ou pastagem)

Considerando feno de alfafa com 2,57 Mcal/kg de MS, a quantidade diária necessária para atender à demanda de 19,07 Mcal é de:

1 kg de feno de alfafa – 2,57 Mcal

X kg de feno de alfafa – 19,07 Mcal

X = 5,8 kg de MS de feno de alfafa

Convertendo em matéria bruta ou original:

5,8 kg de MS de feno de alfafa – 90% de matéria bruta

Y kg de feno de alfafa – 100% de matéria bruta

Y = 6,4 kg (por aproximação = 6,5 kg) de feno de alfafa

Energia líquida

A quantidade de energia líquida (EL) é dada segundo a Tabela 17.2, em unidade forrageira cavalo (UFC) por dia. Para o INRA, as necessidades energéticas até o 8º mês de gestação são semelhantes às necessidades de um animal em manutenção.

Para obter a quantidade de alimento necessária para atender à demanda nutricional utilizando-se os valores de EL, é fundamental ter os valores de EL dos alimentos. Os procedimentos sobre como realizar os cálculos para obter esses valores de cada alimento são dados no Capítulo 5.

Como se observa na Tabela 17.2, os valores são dados em PV pontual, sendo um pouco mais complexo o cálculo para pesos intermediários. Porém, estes dados podem ser conseguidos com base no uso da interpolação, conforme exemplificado no Capítulo 15.

Tabela 17.2 Necessidades diárias de energia líquida para éguas em gestação, em UFC, conforme fase gestacional e peso do animal.

Categoria	200 kg	450 kg	500 kg	600 kg	800 kg
1º ao 8º mês	2,1	3,9	4,2	4,8	5,7
9º mês	2,5	4,6	5,0	5,7	6,2
10º mês	2,8	5,2	5,7	6,6	7,2
11º mês	2,9	5,3	5,8	6,7	7,4

Fonte: adaptada de Wolter (1994).

Necessidades proteicas

Apesar de a proteína ser essencial para o funcionamento do organismo e constituinte fundamental dos músculos, as necessidades proteicas das éguas em gestação são semelhantes às necessidades da fase de manutenção até o 8º mês e ligeiramente superiores no terço final.

Proteína bruta (PB)

Pode ser dada segundo as fórmulas a seguir, em gramas por dia, conforme o estado gestacional:

- Até o 8º mês de gestação: PB (g) = 1,26 × PV
- 9º ao 11º mês de gestação: PB (g) = (1,26 × PV)/0,79

Em que: PV = peso vivo do animal (kg).

Exemplos

Égua de 450 kg em período gestacional (o PV deve se referir ao peso no momento da elaboração do cálculo, pois espera-se ganho de peso do animal durante a fase gestacional):

- 5º mês: PB = 1,26 × 450 = 567 g/dia
- 10º mês: PB = (1,26 × 450)/0,76 = 746 g/dia

Para atender à demanda de 567 g de proteína para uma égua de 450 kg de peso no 5º mês de gestação, podem ser necessários 7 kg de feno de *tifton* ou 16 kg de capim *tifton* fresco (capineira ou pastagem) ou ainda 3,5 kg de feno de alfafa. Para outros alimentos, os valores devem ser calculados conforme o valor nutricional dado nas tabelas dos Capítulos 9 e 10.

Considerando um feno de *tifton* com 9% PB/kg de MS, deve-se inicialmente converter a porcentagem em gramas:

$$1.000 \, g - 100\%$$

$$X \, g - 9\%$$

$$X = 90 \, g \, PB/kg \, de \, MS \, de \, feno$$

Quantidade diária necessária para atender à demanda de 567 g de PB:

$$1 \, kg \, de \, feno \, de \, tifton - 90 \, g \, de \, PB$$

$$Y \, kg \, de \, feno \, de \, tifton - 567 \, g \, de \, PB$$

$$Y = 6,3 \, kg \, de \, MS \, de \, feno$$

Convertendo em matéria bruta ou original:

$$6,3 \, kg \, de \, MS \, de \, feno - 90\% \, de \, matéria \, bruta$$

$$Z \, kg \, de \, feno - 100\% \, de \, matéria \, bruta$$

$$Z = 7 \, kg \, de \, feno \, de \, tifton$$

Considerando pastagem ou capineira de *tifton* com 11,5% PB/kg de MS, deve-se inicialmente converter a porcentagem em gramas:

$$1.000 \, g - 100\%$$

$$X \, g - 11,5\%$$

$$X = 115 \, g \, PB/kg \, de \, MS \, de \, feno$$

Quantidade diária necessária para atender à demanda de 567 g de PB:

$$1 \, kg \, de \, tifton \, fresco - 115 \, g \, de \, PB$$

$$X \, kg \, de \, tifton \, fresco - 567 \, g \, de \, PB$$

$$X = 4,9 \, kg \, de \, MS \, de \, tifton \, fresco$$

Convertendo em matéria bruta ou original:

$$4,9 \, kg \, de \, MS \, de \, tifton \, fresco - 30\% \, de \, matéria \, bruta$$

$$Y \, kg \, de \, tifton \, fresco - 100\% \, de \, matéria \, bruta$$

$$Y = 16,3 \, kg \, (por \, aproximação = 16 \, kg) \, de \, capim \, tifton \, fresco$$

Considerando feno de alfafa com 19% PB/kg de MS, deve-se inicialmente converter a porcentagem em gramas:

$$100\% \, de \, PB - 1.000 \, g \, de \, PB$$

$$19\% \, de \, PB - X \, g \, de \, PB$$

$$X = 190 \, g \, PB/kg \, de \, MS \, de \, feno$$

Quantidade diária necessária para atender à demanda de 567 g de PB:

$$1 \, kg \, de \, feno \, de \, alfafa - 190 \, g \, de \, PB$$

$$X \, kg \, de \, feno \, de \, alfafa - 567 \, g \, de \, PB$$

$$X = 3 \, kg \, de \, MS \, de \, feno \, de \, alfafa$$

Convertendo em matéria bruta ou original:

$$3 \, kg \, de \, MS \, de \, feno \, de \, alfafa - 90\% \, de \, matéria \, bruta$$

$$Y \, kg \, de \, feno \, de \, alfafa - 100\% \, de \, matéria \, bruta$$

$$Y = 3,3 \, kg \, (por \, aproximação = 3,5 \, kg) \, de \, feno \, de \, alfafa$$

Para atender à demanda de 746 g de proteína para uma égua de 450 kg de peso no 10º mês de gestação, podem ser necessários 9 kg de feno de *tifton* ou 22 kg de capim *tifton* fresco (capineira ou pastagem) ou ainda 4,5 kg de feno de alfafa. Para outros alimentos, os valores devem ser calculados conforme o valor nutricional dado nas tabelas dos Capítulos 9 e 10.

Considerando um feno de *tifton* com 9% PB/kg de MS, deve-se inicialmente converter a porcentagem em gramas:

$$100\% \, de \, PB - 1.000 \, g \, de \, PB$$

$$9\% \, de \, PB - X \, g \, de \, PB$$

$$X = 90 \, g \, PB/kg \, de \, MS \, de \, feno$$

Quantidade diária necessária para atender à demanda de 746 g de PB:

1 kg de feno de *tifton* – 90 g de PB

Y kg de feno de *tifton* – 746 g de PB

Y = 8,3 kg de MS de feno

Convertendo em matéria bruta ou original:

8,3 kg de MS de feno – 90% de matéria bruta

Z kg de feno – 100% de matéria bruta

Z = 9,2 kg (por aproximação = 9 kg) de feno de *tifton*

Considerando pastagem ou capineira de *tifton* com 11,5% PB/kg de MS, deve-se inicialmente converter a porcentagem em gramas:

100% de PB – 1.000 g de PB

11,5% de PB – X g de PB

X = 115 g PB/kg de MS de feno

Quantidade diária necessária para atender à demanda de 746 g de PB:

1 kg de *tifton* fresco – 115 g de PB

X kg de *tifton* fresco – 746 g de PB

X = 6,5 kg de MS de *tifton* fresco

Convertendo em matéria bruta ou original:

6,5 kg de MS de *tifton* fresco – 30% de matéria bruta

Y kg de *tifton* fresco – 100% de matéria bruta

Y = 21,6 kg (por aproximação = 22 kg) de capim *tifton* fresco

Considerando feno de alfafa com 19% PB/kg de MS, deve-se inicialmente converter a porcentagem em gramas:

100% de PB – 1.000 g de PB

19% de PB – X g de PB

X = 190 g PB/kg de MS de feno

Quantidade diária necessária para atender à demanda de 746 g de PB:

1 kg de feno de alfafa – 190 g PB

X kg de feno de alfafa – 746 g PB

X = 3,9 kg de MS de feno de alfafa

Convertendo em matéria bruta ou original:

3,9 kg de MS de feno de alfafa – 90% de matéria bruta

Y kg de feno de alfafa – 100% de matéria bruta

Y = 4,3 kg (por aproximação = 4,5 kg) de feno de alfafa

É importante ressaltar que uma dieta equilibrada é composta da avaliação de todas as necessidades do animal e calculada com base em todos os alimentos disponíveis. Assim, se forem considerados os cálculos das necessidades de MS, ED e PB dos exemplos citados e comparados com a oferta feita dos três tipos de alimentos citados, pode-se observar que a oferta varia conforme o alimento disponível. Em alguns casos, atendendo a necessidades proteicas utilizando alfafa, haverá deficiência de MS e energia. Se for atendida a demanda de energia e MS, haverá excesso de proteína. Realizar essa avaliação é fundamental para um bom equilíbrio dietético. O Capítulo 22 exemplifica como proceder à preparação de uma dieta equilibrada.

Proteína líquida

A quantidade de proteína líquida (MPDC) é dada segundo a Tabela 17.3, em gramas por dia, conforme o peso do animal.

Para alcançar a quantidade de alimento necessária para atender à demanda nutricional utilizando os valores de proteína líquida, é fundamental ter os valores de proteína líquida dos alimentos. Os procedimentos sobre como realizar os cálculos para obter esses valores de cada alimento são dados no Capítulo 5.

Assim como para a EL, observa-se na Tabela 17.3 que os valores são dados em PV pontual. Para pesos intermediários, esses dados devem ser obtidos com base no uso da interpolação, conforme exemplificado no Capítulo 15.

Necessidades minerais

As necessidades de minerais são dadas segundo a Tabela 17.4, por quilograma de PV, segundo preconizado pelo INRA e pelo NRC.

Tabela 17.3 Necessidade diária de proteína líquida (MPDC) para éguas em gestação (g), conforme fase gestacional e peso do animal.

Categoria	200 kg	450 kg	500 kg	600 kg	800 kg
1º ao 8º mês	252	275	295	340	420
9º mês	307	315	340	395	495
10º mês	313	425	460	535	685
11º mês	332	445	485	565	725

Fonte: adaptada de Wolter (1994).

234 Alimentação Equina | Nutrição, Saúde e Bem-estar

Tabela 17.4 Necessidade diária de minerais para éguas em gestação, por kg de PV, conforme fase gestacional, segundo INRA e NRC.

Nutriente	INRA			NRC		
	1º ao 8º mês	9º ao 10º mês	11º mês	1º ao 6º mês	7º ao 8º mês	9 ao 11º mês
Relação Ca:P ideal	1,60:1	1:46:1	1:43:1	1,43:1	1,40:1	1,37:1
Cálcio (g)	0,0620	0,0760	0,0900	0,0400	0,0560	0,0720
Fósforo (g)	0,0388	0,0520	0,0630	0,0280	0,0400	0,0526
Magnésio (g)	0,0155	0,0160	0,0180	0,0150	0,0152	0,0154
Sódio (g)	0,0480	0,0480	0,0480	0,0200	0,0200	0,0220
Potássio (g)	0,0465	0,0480	0,0540	0,0500	0,0500	0,0518
Enxofre (g)	0,0260	0,0260	0,0260	0,0300	0,0300	0,0300
Cobalto (mg)	0,0023	0,0024	0,0027	0,0010	0,0010	0,0010
Cobre (mg)	0,3875	0,4000	0,4500	0,2000	0,2000	0,2500
Iodo (mg)	0,0031	0,0032	0,0036	0,0070	0,0070	0,0080
Ferro (mg)	1,5500	1,6000	1,8000	0,8000	0,8000	1,0000
Manganês (mg)	0,7750	0,8000	0,9000	0,8000	0,8000	0,8000
Selênio (mg)	0,0031	0,0032	0,0036	0,0020	0,0020	0,0020
Zinco (mg)	1,1625	1,2000	1,3500	0,8000	0,8000	0,8000

Ca:P: cálcio:fósforo.

Fonte: adaptada de Wolter (1994) e NRC (2007).

Exemplo para uma égua em reprodução de 450 kg de PV

Como as necessidades diárias de minerais dadas na Tabela 17.4 são referentes a cada 1 kg de PV, nesse exemplo, a necessidade de cada oligoelemento é calculada multiplicando-se o valor observado na tabela por 450, obtendo-se, assim, o total diário do elemento mineral, conforme observado na Tabela 17.5.

Para atender a essa demanda de minerais para éguas em gestação até o 8º mês, apenas a disponibilidade de sal mineral específico para equinos, de boa qualidade e com livre acesso, é suficiente. No caso de éguas no terço final de gestação, pode ser necessária alguma complementação, devendo-se proceder aos cálculos de balanceamento de uma dieta exemplificados no Capítulo 22, tomando o cuidado para não se aproximar de níveis tóxicos que podem comprometer a saúde do animal. Os níveis máximos são dados no Capítulo 7.

Necessidades vitamínicas

Dadas segundo a Tabela 17.6, por quilograma de PV, segundo preconizado pelo INRA e pelo NRC.

Segundo o NRC, algumas vitaminas são designadas como "não determinadas" (nd), por se considerar que não há necessidade de suplementação.

No caso da vitamina C, sintetizada pelo fígado, e da biotina, disponibilizada em alguns alimentos e sintetizada pela flora bacteriana, em condições normais, não há necessidade de suplementação, por isso constam como nd.

Exemplo para uma égua em gestação de 450 kg de PV

Como as necessidades diárias de vitamina dadas na Tabela 17.6 são referentes a 1 kg de PV, nesse exemplo, a necessidade de cada vitamina é calculada multiplicando-se o valor observado na tabela por 450, obtendo-se o total diário de cada vitamina, conforme observado na Tabela 17.7.

Para atender a essa demanda de vitaminas, no caso de éguas em gestação, especialmente nos primeiros 8 meses, quando as necessidades são semelhantes às de um animal em manutenção, conforme citado no Capítulo 8, se o animal viver a pasto, com livre acesso a forragem verde e sol, sem estresse, pode não ser necessária uma suplementação; esta dependerá do estado geral do animal e da quantidade de vitaminas disponível no concentrado. Caso o animal se alimente de feno,

Capítulo 17 | Alimentação e Nutrição de Éguas Reprodutoras 235

Tabela 17.5 Necessidade diária total de minerais para uma égua de 450 kg de peso em gestação, conforme fase gestacional, segundo INRA e NRC.

Nutriente	INRA			NRC		
	1º ao 8º mês	9º ao 10º mês	11º mês	1º ao 6º mês	7º ao 8º mês	9º ao 11º mês
Relação Ca:P ideal	1,60: 1	1:46: 1	1:43: 1	1,43: 1	1,40: 1	1,37: 1
Cálcio (g)	27,90	34,20	40,50	18,00	25,20	32,40
Fósforo (g)	17,46	23,40	28,35	12,60	18,00	23,67
Magnésio (g)	6,98	7,20	8,10	6,75	6,84	6,93
Sódio (g)	21,60	21,60	21,60	9,00	9,00	9,90
Potássio (g)	20,93	21,60	24,30	22,50	22,50	23,31
Enxofre (g)	11,70	11,70	11,70	13,50	13,50	13,50
Cobalto (mg)	1,04	1,08	1,22	0,45	0,45	0,45
Cobre (mg)	174,38	180,00	202,50	90,00	90,00	112,50
Iodo (mg)	1,40	1,44	1,62	3,15	3,15	3,60
Ferro (mg)	697,50	720,00	810,00	360,00	360,00	450,00
Manganês (mg)	348,75	360,00	405,00	360,00	360,00	360,00
Selênio (mg)	1,40	1,44	1,62	0,90	0,90	0,90
Zinco (mg)	523,13	540,00	607,50	360,00	360,00	360,00

Ca:P: cálcio:fósforo.

Tabela 17.6 Necessidades diárias de vitaminas para éguas em gestação, por kg de PV, segundo INRA e NRC.

Nutriente	INRA	NRC
Vitamina A (UI)	80	60
Vitamina D (UI)	12	6,60
Vitamina E (mg)	0,200	1,60
Vitamina B_1 (mg)	0,048	0,06
Vitamina B_2 (mg)	0,080	0,04
Vitamina B_6 (mg)	0,024	nd
Vitamina B_{12} (mcg)	0,240	nd
Ácido fólico (mg)	0,024	nd
Ácido pantotênico (mg)	0,096	nd
Colina (mg)	1,200	nd
Niacina (mg)	0,240	nd
Vitamina C (mg)	nd	nd
Biotina (mg)	nd	nd

UI: unidades internacionais; nd: não determinado.

Tabela 17.7 Necessidade diária total de vitaminas para uma égua de 450 kg de peso em gestação, segundo INRA e NRC.

Nutriente	INRA	NRC
Vitamina A (UI)	36.000	27.000
Vitamina D (UI)	5.400	2.970
Vitamina E (mg)	90	720
Vitamina B_1 (mg)	21,60	27
Vitamina B_2 (mg)	36	18
Vitamina B_6 (mg)	10,80	nd
Vitamina B_{12} (mcg)	108	nd
Ácido fólico (mg)	10,80	nd
Ácido pantotênico (mg)	43,20	nd
Colina (mg)	540	nd
Niacina (mg)	108	nd
Vitamina C (mg)	nd	nd
Biotina (mg)	nd	nd

UI: unidades internacionais; nd: não determinado.

Fonte: adaptada de Wolter (1994) e NRC (2007).

viva confinado e em permanente situação de estresse, uma suplementação vitamínica contendo todo o complexo certamente é interessante. Para éguas no terço final da gestação, deve-se proceder aos cálculos para balanceamento de uma dieta, exemplificados no Capítulo 22.

Alimentação de éguas em lactação

Início da lactação (1º ao 3º mês)

Os aportes alimentares para a égua em início de lactação são muito mais elevados que no período de gestação.

Com relação a seu peso, essa categoria tem uma necessidade de 2,3 a 3% de MS, sendo a categoria que mais exige consumo de alimentos pelo equino.

Um bom equilíbrio alimentar, que ofereça ao animal as quantidades e as qualidades necessárias de nutrientes, deve ser adequado ao seu estado físico e à sua produção leiteira e propiciar a manutenção de um peso corporal próximo do ótimo, que favoreça a sua fertilidade.

Nessa fase, são utilizadas as reservas corpóreas da gestação, porém estas são pequenas, suficientes apenas para que o animal não emagreça acentuadamente, desde que receba nutrientes em quantidade e qualidade adequadas; caso contrário, o aparecimento de carências certamente ocorrerá, com consequências nefastas para o potro e para o futuro reprodutivo da égua.

As exigências energéticas estão muito aumentadas, pois a égua é uma excelente produtora leiteira. As éguas de raças médias (Mangalarga, quarto de milha, campolina etc.) produzem em média 15 a 17 ℓ de leite por dia, podendo chegar a picos de 20 a 22 ℓ, enquanto as raças de tração pesada (bretão, percheron) chegam a 25 ℓ diários, podendo ter picos de 30 a 32 ℓ.

A suplementação com concentrados se faz necessária, pois, além de tudo, a égua pode estar prenhe nessa fase. Portanto, a égua tem tripla função: manutenção, lactação e nova gestação.

A quantidade de proteína do concentrado pode ser de 15 a 16% de PB, e a energia deve ser de mediana a alta, com extrato etéreo de 3 a 5%; lembrando sempre que, quanto maior a proteína e a energia do concentrado, menor poderá ser a inclusão de concentrado na dieta. A quantidade correta deve ser feita com o balanceamento da dieta, conforme exemplificado no Capítulo 22.

Nessa fase, o potro é nutrido basicamente pelo leite, apesar de ingerir volumoso e até ração, daí a importância de uma boa produção leiteira pela égua. Quanto mais leite a égua produzir, melhor será o crescimento e o desenvolvimento do potro.

Final da lactação (4º ao 6º mês)

As necessidades da égua caem drasticamente, pouco acima das necessidades de manutenção. Nesse período, a produção leiteira reduz-se quase à metade do início da lactação e o potro já está se alimentando de capim ou feno, que suprem parte de suas necessidades.

Do ponto de vista fisiológico, por meio de uma suplementação de concentrado e volumoso adequada, esse potro já pode ser desmamado sem prejuízo para seu crescimento e seu desenvolvimento, deixando a égua livre para manter-se e finalizar uma nova gestação (que já deve estar ao redor de 4 a 5 meses).

O desmame precoce traz algumas vantagens para a égua, tais como menor exigência de nutrientes (pode-se reduzir ou até cortar a ração), possibilitando que ela se prepare por mais tempo para o próximo potro. Para o potro, o desmame precoce não traz nenhuma vantagem, nem física nem, especialmente, psicológica, podendo inclusive comprometer seu aprendizado e sua segurança no meio em que vive. O desmame do potro é abordado no Capítulo 18.

Necessidades de matéria seca

A necessidade de MS pode ser observada na Tabela 17.8, em percentual do PV, segundo preconizado pelo INRA e pelo NRC.

As necessidades de MS são separadas pelo peso do animal, abaixo e acima de 650 kg de PV, pois a conversão alimentar e as necessidades alimentares dos animais mais pesados são proporcionalmente menores que as de animais mais leves, em razão do metabolismo mais lento, que propicia melhor aproveitamento dos nutrientes ofertados.

Vale lembrar, conforme citado no Capítulo 14, que os valores obtidos devem ser convertidos em matéria natural para serem ofertados ao animal.

Tabela 17.8 Necessidades diárias de matéria seca para éguas em lactação, em porcentagem do peso vivo, para animais com até 650 kg e acima de 650 kg, conforme a fase de lactação, segundo INRA e NRC.

Lactação	Peso (kg)	INRA (%)	NRC (%)
1º mês	< 650	2,4 a 3,0	2,5
	> 650	2,4 a 2,9	
2º ao 3º mês	< 650	2,0 a 3,0	2,5
	> 650	2,5 a 2,7	
4º ao 6º mês	< 650	1,6 a 2,5	2,5
	> 650	2,1 a 2,5	

Fonte: adaptada de Wolter (1994).

Exemplos

Para uma égua de 480 kg de peso no 1º mês de lactação, as necessidades de MS serão de 11,5 a 14,4 kg/dia (INRA) ou 12 kg/dia (NRC).

Cálculos (INRA)

$$480\ kg - 100\%$$
$$Y\ kg - 2,4\%$$

$$Y = \frac{480 \times 2,4}{100} = 11,5\ kg\ de\ MS/dia$$

$$480\ kg - 100\%$$
$$Z\ kg - 3\%$$

$$Z = \frac{480 \times 3}{100} = 14,4\ kg\ de\ MS/dia$$

Essa quantidade é equivalente a 13 a 16 kg de feno com 90% de MS ou 38 a 48 kg de capim fresco com 30% de MS (valores já aproximados para facilitar a administração). Para saber os valores de MS dos diversos alimentos, consulte as tabelas de referência nos Capítulos 9 e 10.

Cálculos para conversão em matéria natural, bruta ou original

- Feno com 90% de MS:

11,5 kg de MS feno — 90% da matéria original

X kg de feno — 100% da matéria original

X = 12,8 kg (por aproximação = 13 kg) de feno

14,4 kg de MS feno — 90% da matéria original

Y kg de feno — 100% da matéria original

Y = 16 kg de feno

- Capim fresco com 30% de MS:

11,5 kg de MS feno — 30% da matéria original

X kg de feno — 100% da matéria original

X = 38,3 kg (por aproximação = 38 kg) de capim fresco

14,4 kg de MS feno — 30% da matéria original

Y kg de feno — 100% da matéria original

Y = 48 kg de capim fresco

Para uma égua de 700 kg de peso no 3º mês de lactação, as necessidades de MS serão de 17,5 a 18,9 kg/dia (INRA) ou 17,5 kg/dia (NRC).

Cálculos (INRA)

$$700\ kg - 100\%$$
$$Y\ kg - 2,5\%$$

$$Y = \frac{700 \times 2,5}{100} = 17,5\ kg\ de\ MS/dia$$

$$700\ kg - 100\%$$
$$Z\ kg - 2,7\%$$

$$Z = \frac{700 \times 2,7}{100} = 18,9\ kg\ de\ MS/dia$$

Essa quantidade é equivalente a 19,5 a 21 kg de feno com 90% de MS ou 58 a 63 kg de capim fresco com 30% de MS (valores já aproximados para facilitar a administração). Para saber os valores de MS dos diversos alimentos, consulte as tabelas de referência nos Capítulos 9 e 10.

Cálculos para conversão em matéria natural, bruta ou original

- Feno com 90% de MS:

17,5 kg de MS feno — 90% da matéria original

X kg de feno — 100% da matéria original

X = 19,4 kg (por aproximação = 19,5 kg) de feno

18,9 kg de MS feno — 90% da matéria original

Y kg de feno — 100% da matéria original

Y = 21 kg de feno

- Capim fresco com 30% de MS:

17,5 kg de MS feno — 30% da matéria original

X kg de feno — 100% da matéria original

X = 58,3 kg (por aproximação = 58 kg) de capim fresco

18,9 kg de MS feno — 30% da matéria original

Y kg de feno — 100% da matéria original

Y = 63 kg de capim fresco

Para uma égua de 550 kg de peso no 5º mês de lactação, as necessidades de MS serão de 8,8 a 13,8 kg/dia (INRA) ou 13,8 kg/dia (NRC).

Cálculos (INRA)

$$550\ kg - 100\%$$
$$Y\ kg - 1,6\%$$

$$Y = \frac{500 \times 1,6}{100} = 8,8\ kg\ de\ MS/dia$$

$$550\ kg - 100\%$$
$$Z\ kg - 2,5\%$$

$$Z = \frac{550 \times 2,5}{100} = 13,8\ kg\ de\ MS/dia$$

Essa quantidade é equivalente a 10 a 15,5 kg de feno com 90% de MS ou 29 a 46 kg de capim fresco com 30% de MS (valores já aproximados para facilitar a administração). Para saber os valores de MS dos diversos alimentos, consulte as tabelas de referência nos Capítulos 9 e 10.

Cálculos para conversão em matéria natural, bruta ou original

- Feno com 90% de MS:

  8,8 kg de MS feno — 90% da matéria original

  X kg de feno — 100% da matéria original

  X = 9,8 kg (por aproximação = 10 kg) de feno

  13,8 kg de MS feno — 90% da matéria original

  Y kg de feno — 100% da matéria original

  Y = 15,3 kg (por aproximação = 15,5 kg) de feno

- Capim fresco com 30% de MS:

  8,8 kg de MS feno — 30% da matéria original

  X kg de feno — 100% da matéria original

  X = 29,3 kg (por aproximação = 29 kg) de capim fresco

  13,8 kg de MS feno — 30% da matéria original

  Y kg de feno — 100% da matéria original

  Y = 46 kg de capim fresco

Necessidades energéticas

Energia digestível

A necessidade de ED pode ser calculada segundo as fórmulas na Tabela 17.9, conforme o estágio de lactação, medida em Mcal por dia.

Em que:

- EDm (energia digestível de manutenção):
  - Animais até 650 kg: $EDm = 1,4 + 0,03 \times PV$
  - Animais acima de 650 kg: $EDm = 1,82 + (0,0383 \times PV) - (0,000015 \times PV^2)$
- PV = peso vivo do animal (kg).

Exemplos

Égua de 450 kg de peso em lactação (o PV deve se referir ao peso no momento da elaboração do

Tabela 17.9 Necessidades diárias de energia digestível para éguas em lactação, em Mcal, conforme a fase de lactação.

Lactação	Peso (kg)	Energia digestível
1º mês	< 650	$ED = Edm + (0,03 \times PV \times 0,792) \times 1,12$
	> 650	$ED = Edm + (0,03 \times PV \times 0,792) \times 1,20$
2º ao 3º mês	< 650	$ED = Edm + (0,03 \times PV \times 0,792) \times 1,08$
	> 650	$ED = Edm + (0,03 \times PV \times 0,792) \times 1,15$
4º ao 6º mês	< 650	$ED = Edm + (0,03 \times PV \times 0,792)$
	> 650	$ED = Edm + (0,03 \times PV \times 0,792) \times 1,15$

Fonte: adaptada de NRC (2007).

cálculo, pois espera-se alteração de peso no decorrer da lactação):

- 1º mês:

  $ED = \{[1,4 + (0,03 \times 450)] + [(0,03 \times 450 \times 0,792) \times 1,12]\} = 26,90$ Mcal

- 4º ao 6º mês:

  $ED = \{[1,4 + (0,03 \times 450)] + (0,03 \times 450 \times 0,792)\} = 25,60$ Mcal.

Para atender à demanda energética de 26,9 Mcal para uma égua de 450 kg de peso no 1º mês de lactação, podem ser necessários 13 kg de feno de *tifton* ou 34 kg de capim *tifton* fresco (capineira ou pastagem) ou ainda 11,5 kg de feno de alfafa. Para outros alimentos, os valores devem ser calculados conforme o valor nutricional dado nas tabelas dos Capítulos 9 e 10.

Considerando um feno de *tifton* com 2,29 Mcal/kg de MS, a quantidade diária necessária para atender à demanda de 26,9 Mcal é de:

1 kg de feno – 2,29 Mcal

X kg de feno – 26,9 Mcal

X = 11,7 kg de MS de feno

Convertendo em matéria bruta ou original:

11,7 kg de MS de feno – 90% de matéria bruta

Y kg de feno – 100% de matéria bruta

Y = 13 kg de feno de *tifton*

Considerando pastagem ou capineira de *tifton* com 2,61 Mcal/kg de MS, a quantidade diária necessária para atender à demanda de 26,9 Mcal é de:

1 kg de *tifton* fresco – 2,61 Mcal

X kg de *tifton* fresco – 26,9 Mcal

X = 10,3 kg de MS de *tifton* fresco

Convertendo em matéria bruta ou original:

10,3 kg de MS de *tifton* fresco – 30% de matéria bruta

Y kg de *tifton* fresco – 100% de matéria bruta

Y = 34,3 kg (por aproximação = 34 kg) de capim *tifton* fresco (capineira ou pastagem)

Considerando feno de alfafa com 2,57 Mcal/kg de MS, a quantidade diária necessária para atender à demanda de 26,9 Mcal é de:

1 kg de feno de alfafa – 2,57 Mcal

X kg de feno de alfafa – 26,9 Mcal

X = 10,5 kg de MS de feno de alfafa

Convertendo em matéria bruta ou original:

10,5 kg de MS de feno de alfafa – 90% de matéria bruta

Y kg de feno de alfafa – 100% de matéria bruta

Y = 11,7 kg (por aproximação = 11,5 kg) de feno de alfafa

Para atender à demanda energética de 25,60 Mcal para uma égua de 450 kg de peso no 4º ao 6º mês de lactação, podem ser necessários 12,5 kg de feno de *tifton* ou 33 kg de capim *tifton* fresco (capineira ou pastagem) ou ainda 11 kg de feno de alfafa. Para outros alimentos, os valores devem ser calculados conforme o valor nutricional dado nas tabelas dos Capítulos 9 e 10.

Considerando um feno de *tifton* com 2,29 Mcal/kg de MS, a quantidade diária necessária para atender à demanda de 25,60 Mcal é de:

1 kg de feno – 2,29 Mcal

X kg de feno – 25,60 Mcal

X = 11,2 kg de MS de feno

Convertendo em matéria bruta ou original:

11,2 kg de MS de feno – 90% de matéria bruta

Y kg de feno – 100% de matéria bruta

Y = 12,4 kg (por aproximação = 12,5 kg) de feno de *tifton*

Considerando pastagem ou capineira de *tifton* com 2,61 Mcal/kg de MS, a quantidade diária necessária para atender à demanda de 25,60 Mcal é de:

1 kg de *tifton* fresco – 2,61 Mcal

X kg de *tifton* fresco – 25,60 Mcal

X = 9,8 kg de MS de *tifton* fresco

Convertendo em matéria bruta ou original:

9,8 kg de MS de *tifton* fresco – 30% de matéria bruta

Y kg de *tifton* fresco – 100% de matéria bruta

Y = 32,6 kg (por aproximação = 33 kg) de capim *tifton* fresco (capineira ou pastagem)

Considerando feno de alfafa com 2,57 Mcal/kg de MS, a quantidade diária necessária para atender à demanda de 25,60 Mcal é de:

1 kg de feno de alfafa – 2,57 Mcal

X kg de feno de alfafa – 25,60 Mcal

X = 10 kg de MS de feno de alfafa

Convertendo em matéria bruta ou original:

10 kg de MS de feno de alfafa – 90% de matéria bruta

Y kg de feno de alfafa – 100% de matéria bruta

Y = 11,1 kg (por aproximação = 11 kg) de feno de alfafa

Energia líquida

A quantidade de energia líquida é dada segundo a Tabela 17.10, em unidade forrageira cavalo (UFC) por dia.

Para obter a quantidade de alimento necessária para atender à demanda nutricional utilizando-se os valores de energia líquida, é fundamental ter os valores de energia líquida dos alimentos. Os procedimentos de como realizar os cálculos para obter esses valores para cada alimento são dados no Capítulo 5.

Como pode se observar na Tabela 17.10, os valores são dados em PV pontual, sendo um pouco mais complexo cálculo para pesos intermediários. Entretanto, estes dados podem ser obtidos pelo uso da interpolação, conforme exemplificado no Capítulo 15.

Necessidades proteicas

Proteína bruta

Pode ser dada segundo as fórmulas observadas na Tabela 17.11, em gramas por dia, conforme a fase de lactação e a produção leiteira (PL) esperada.

Exemplos

Égua de 450 kg em lactação (o PV deve se referir ao peso no momento da elaboração do cálculo, pois espera-se alteração de peso do animal durante essa fase):

- 1º mês: PB = (450 × 1,44) + (16 × 50) = 1.448 g de PB/dia
- 5º mês: PB = (450 × 1,44) + (12 × 50) = 1.248 g de PB/dia.

Para atender à demanda de 1.448 g de proteína para uma égua de 450 kg de peso no 1º mês de lactação, podem ser necessários 18 kg de feno de *tifton* ou 42 kg de capim *tifton* fresco (capineira ou pastagem) ou ainda 8,5 kg de feno de

Tabela 17.10 Necessidades diárias de energia líquida para éguas em lactação, em UFC, conforme a fase de lactação e o peso do animal.

Categoria	200 kg	450 kg	500 kg	600 kg	800 kg
1º mês	5,3	9,8	11,0	12,6	14,6
2º ao 3º mês	4,6	8,4	9,2	10,7	12,3
4º ao 6º mês	3,7	6,9	7,5	8,7	9,9

Fonte: adaptada de Wolter (1994).

240 Alimentação Equina | Nutrição, Saúde e Bem-estar

Tabela 17.11 Necessidades diárias de proteína bruta para éguas em lactação, em gramas, conforme a fase de lactação e a produção de leite esperada, para animais com até 650 kg e acima de 650 kg.

Lactação	Peso (kg)	Proteína bruta	Produção de leite (PL) esperada
1º mês	< 650	PB = (PV × 1,44) + (PL × 50)	16
	> 650	PB = (PV × 1,44) + (PL × 50)	29
2º ao 3º mês	< 650	PB = (PV × 1,44) + (PL × 50)	15
	> 650	PB = (PV × 1,44) + (PL × 50)	27
4º ao 6º mês	< 650	PB = (PV × 1,44) + (PL × 50)	12
	> 650	PB = (PV × 1,44) + (PL × 50)	22

PB: proteína bruta; PV: peso vivo do animal (kg); PL: produção de leite esperada (a PL utilizada na fórmula pode ser adequada à ração específica se se conhecer sua produção leiteira).

Fonte: adaptada de NRC (2007).

alfafa. Para outros alimentos, os valores devem ser calculados conforme o valor nutricional dado nas tabelas dos Capítulos 9 e 10.

Considerando um feno de *tifton* com 9% PB/kg de MS, deve-se inicialmente converter a porcentagem em gramas:

1.000 g – 100%

X g – 9%

X = 90 g PB/kg de MS de feno

Quantidade diária necessária para atender à demanda de 1.448 g de PB:

1 kg de feno de *tifton* – 90 g de PB

Y kg de feno de *tifton* – 1.448 g de PB

Y = 16,1 kg de MS de feno

Convertendo em matéria bruta ou original:

16,1 kg de MS de feno – 90% de matéria bruta

Z kg de feno – 100% de matéria bruta

Z = 17,8 kg (por aproximação = 18 kg) de feno de *tifton*

Considerando pastagem ou capineira de *tifton* com 11,5% PB/kg de MS, deve-se inicialmente converter a porcentagem em gramas:

1.000 g – 100%

X g – 11,5%

X = 115 g PB/kg de MS de feno

Quantidade diária necessária para atender à demanda de 1.448 g de PB:

1 kg de *tifton* fresco – 115 g de PB

X kg de *tifton* fresco – 1.448 g de PB

X = 12,6 kg de MS de *tifton* fresco

Convertendo em matéria bruta ou original:

12,6 kg de MS de *tifton* fresco – 30% de matéria bruta

Y kg de *tifton* fresco – 100% de matéria bruta

Y = 42 kg de capim *tifton* fresco

Considerando-se feno de alfafa com 19% PB/kg de MS, deve-se inicialmente converter a porcentagem em gramas:

1.000 g – 100%

X g – 19%

X = 190 g PB/kg de MS de feno

Quantidade diária necessária para atender à demanda de 1.448 g de PB:

1 kg de feno de alfafa – 190 g de PB

X kg de feno de alfafa – 1.448 g de PB

X = 7,6 kg de MS de feno de alfafa

Convertendo em matéria bruta ou original:

7,6 kg de MS de feno de alfafa – 90% de matéria bruta

Y kg de feno de alfafa – 100% de matéria bruta

Y = 8,4 kg (por aproximação = 8,5 kg) de feno de alfafa

Para atender à demanda de 1.248 g de proteína para uma égua de 450 kg de peso no 5º mês de lactação, podem ser necessários 9 kg de feno de *tifton* ou 22 kg de capim *tifton* fresco (capineira ou pastagem) ou ainda 4,5 kg de feno de alfafa. Para outros alimentos, os valores devem ser calculados conforme o valor nutricional dado nas tabelas dos Capítulos 9 e 10.

Considerando um feno de *tifton* com 9% PB/kg de MS, deve-se inicialmente converter a porcentagem em gramas:

1.000 g – 100%

X g – 9%

X = 90 g PB/kg de MS de feno

Quantidade diária necessária para atender à demanda de 1.248 g de PB:

1 kg de feno de *tifton* – 90 g de PB

Y kg de feno de *tifton* – 1.248 g de PB

Y = 8,3 kg de MS de feno

Convertendo em matéria bruta ou original:

8,3 kg de MS de feno – 90% de matéria bruta

Z kg de feno – 100% de matéria bruta

Z = 9,2 kg (por aproximação = 9 kg) de feno de *tifton*

Considerando pastagem ou capineira de *tifton* com 11,5% PB/kg de MS, deve-se inicialmente converter a porcentagem em gramas:

1.000 g – 100%

X g – 11,5%

X = 115 g PB/kg de MS de feno

Quantidade diária necessária para atender à demanda de 1.248 g de PB:

1 kg de *tifton* fresco – 115 g de PB

X kg de *tifton* fresco – 1.248 g de PB

X = 6,5 kg de MS de *tifton* fresco

Convertendo em matéria bruta ou original:

6,5 kg de MS de *tifton* fresco – 30% de matéria bruta

Y kg de *tifton* fresco – 100% de matéria bruta

Y = 21,6 kg (por aproximação = 22 kg) de capim *tifton* fresco

Considerando feno de alfafa com 19% PB/kg de MS, deve-se inicialmente converter a porcentagem em gramas:

1.000 g – 100%

X g – 19%

X = 190 g PB/kg de MS de feno

Quantidade diária necessária para atender à demanda de 1.248 g de PB:

1 kg de feno de alfafa – 190 g de PB

X kg de feno de alfafa – 1.248 g de PB

X = 3,9 kg de MS de feno de alfafa

Convertendo em matéria bruta ou original:

3,9 kg de MS de feno de alfafa – 90% de matéria bruta

Y kg de feno de alfafa – 100% de matéria bruta

Y = 4,3 kg (por aproximação = 4,5 kg) de feno de alfafa

É importante ressaltar que uma dieta equilibrada é composta da avaliação de todas as necessidades do animal e calculada com base em todos os alimentos disponíveis. Assim, se forem levados em consideração os cálculos das necessidades de MS, ED e PB dos exemplos citados e comparados com a oferta feita dos três tipos de alimentos citados, observa-se que a oferta varia conforme o alimento disponível; em alguns casos, atendendo às necessidades proteicas utilizando alfafa, haverá deficiência de MS e energia. Se for atendida a demanda de energia e MS, haverá excesso de proteína. Realizar essa avaliação é fundamental para um bom equilíbrio dietético. Nessa fase em específico, o grande fator limitante, dependendo do tipo de volumoso utilizado, é a capacidade de ingestão de alimento do animal, pois é muito difícil uma égua de 450 kg de peso conseguir consumir 18 kg de feno de *tifton* (conforme exemplo) para alcançar a demanda proteica da categoria. Por isso, é imprescindível fazer a avaliação das necessidades e equilibrar com os alimentos disponíveis.

Proteína líquida

A quantidade de proteína líquida é dada segundo a Tabela 17.12, em gramas por dia, conforme o peso do animal.

Para obter a quantidade de alimento necessária para atender à demanda nutricional utilizando-se os valores de proteína líquida, é fundamental ter os valores de proteína líquida dos alimentos. Os procedimentos de como realizar os cálculos para se obter esses valores para cada alimento são dados no Capítulo 5.

Assim como ressaltado para a energia líquida, observa-se na Tabela 17.12 que os valores são dados

Tabela 17.12 Necessidades diárias de proteína líquida para éguas em lactação, em gramas, conforme fase de lactação e peso do animal.

Categoria	200 kg	450 kg	500 kg	600 kg	800 kg
1º mês	731	865	950	1.125	1.470
2º ao 3º mês	585	700	770	910	1.180
4º ao 6º mês	449	605	660	780	1.005

Fonte: adaptada de Wolter (1994).

em PV pontual. Para pesos intermediários, estes dados devem ser obtidos com base no uso da interpolação, conforme exemplificado no Capítulo 15.

Necessidades minerais

As necessidades minerais estão indicadas na Tabela 17.13, por kg de PV, conforme preconizado pelo INRA e pelo NRC, de acordo com a fase de lactação.

Exemplo para uma égua em lactação de 450 kg de PV

Como as necessidades diárias de minerais dadas na Tabela 17.13 são referentes a cada 1 kg de PV, nesse exemplo, a necessidade de cada oligoelemento é calculada multiplicando-se o valor observado na tabela por 450, obtendo-se o total diário do elemento mineral, conforme observado na Tabela 17.14.

Para atender a essa demanda de minerais para éguas em lactação, apenas a disponibilidade de sal mineral específico para equinos, de boa qualidade e com livre acesso, pode não ser suficiente, sendo necessária alguma complementação. Deve-se proceder aos cálculos de balanceamento de uma dieta conforme exemplificado no Capítulo 22, tomando o cuidado para não se aproximar de níveis tóxicos, que podem comprometer a saúde do animal. Os níveis máximos são dados no Capítulo 7.

Necessidades vitamínicas

As necessidades vitamínicas estão indicadas na Tabela 17.15, por quilograma de PV, conforme preconizado pelo INRA e pelo NRC.

Segundo o NRC, algumas vitaminas estão designadas como não determinadas (nd), pois este instituto de pesquisa considera que não há necessidade de suplementação.

No caso da vitamina C, sintetizada pelo fígado, e da biotina, disponibilizada em alguns alimentos e sintetizada pela flora bacteriana, em condições normais, não há necessidade de suplementação, por isso constam como nd.

Exemplo para uma égua em lactação de 450 kg de PV

Como as necessidades diárias de vitamina dadas na Tabela 17.15 são referentes a 1 kg de PV, nesse exemplo, a necessidade de cada vitamina é calculada multiplicando-se o valor observado na tabela por 450, obtendo-se, assim, o total diário de cada vitamina, conforme observado na Tabela 17.16.

Tabela 17.13 Necessidade diária de minerais para éguas em lactação, por kg de peso vivo, conforme fase de lactação, segundo INRA e NRC.

Nutriente	INRA		NCR		
	1º ao 3º mês	3º ao 6º mês	1º ao 2º mês	3º mês	4º ao 6º mês
Relação Ca:P ideal	1,10:1	1,22:1	1,54:1	1,55:1	1,60:1
Cálcio (g)	0,1220	0,0780	0,1182	0,1118	0,0790
Fósforo (g)	0,1110	0,0640	0,0766	0,0720	0,0494
Magnésio (g)	0,0200	0,0185	0,0224	0,0218	0,0204
Sódio (g)	0,0480	0,0480	0,0256	0,0250	0,0234
Potássio (g)	0,0795	0,0555	0,0956	0,0918	0,0696
Enxofre (g)	0,0260	0,0260	0,0376	0,0376	0,0376
Cobalto (mg)	0,0040	0,0028	0,0012	0,0012	0,0012
Cobre (mg)	0,6625	0,4625	0,2500	0,2500	0,2500
Iodo (mg)	0,0053	0,0037	0,0088	0,0088	0,0088
Ferro (mg)	2,6500	1,8500	1,2500	1,2500	1,2500
Manganês (mg)	1,3250	0,9250	1,54:1	1,55:1	1,60:1
Selênio (mg)	0,0053	0,0037	0,1182	0,1118	0,0790
Zinco (mg)	1,9875	1,3875	0,0766	0,0720	0,0494

Ca:P: cálcio:fósforo
Fonte: adaptada de Wolter (1994) e NRC (2007).

Tabela 17.14 Necessidade diária total de minerais para uma égua de 450 kg de peso em lactação, conforme fase de lactação, segundo INRA e NRC.

Nutriente	INRA		NRC		
	1º ao 3º mês	3º ao 6º mês	1º ao 2º mês	3º mês	4º ao 6º mês
Relação Ca:P ideal	1,10:1	1,22:1	1,54:1	1,55:1	1,60:1
Cálcio (g)	54,90	35,10	53,19	50,31	35,55
Fósforo (g)	49,95	28,80	34,47	32,40	22,23
Magnésio (g)	9,00	8,33	10,08	9,81	9,18
Sódio (g)	21,60	21,60	11,52	11,25	10,53
Potássio (g)	35,78	24,98	43,02	41,31	40,95
Enxofre (g)	11,70	11,70	16,92	16,92	16,92
Cobalto (mg)	1,80	1,26	562,50	562,50	562,50
Cobre (mg)	298,13	208,13	112,50	112,50	112,50
Ferro (mg)	1.192,50	832,50	450,00	450,00	450,00
Iodo (mg)	2,39	1,67	0,54	0,54	0,54
Manganês (mg)	596,25	416,25	450,00	450,00	450,00
Selênio (mg)	2,39	1,67	3,96	3,96	3,96
Zinco (mg)	894,38	624,38	1,13	1,13	1,13

Ca:P: cálcio:fósforo.

Tabela 17.15 Necessidades diárias de vitaminas para éguas em lactação, por kg de peso vivo, segundo INRA e NRC.

Nutriente	INRA	NRC
Vitamina A (UI)	100	60
Vitamina D (UI)	16	6,6
Vitamina E (mg)	0,200	2,000
Vitamina B_1 (mg)	0,072	0,075
Vitamina B_2 (mg)	0,120	0,050
Vitamina B_6 (mg)	0,036	nd
Vitamina B_{12} (mcg)	0,240	nd
Ácido fólico (mg)	0,036	nd
Ácido pantotênico (mg)	0,144	nd
Colina (mg)	1,800	nd
Niacina (mg)	0,360	nd
Vitamina C (mg)	nd	nd
Biotina (mg)	nd	nd

Fonte: adaptada de Wolter (1994) e NRC (2007).

Tabela 17.16 Necessidade diária total de vitaminas para uma égua de 450 kg de peso em lactação, segundo INRA e NRC.

Nutriente	INRA	NRC
Vitamina A (UI)	45.000	27.000
Vitamina D (UI)	7.200	2.970
Vitamina E (mg)	90	720
Vitamina B_1 (mg)	32,4	34
Vitamina B_2 (mg)	54	23
Vitamina B_6 (mg)	16,2	nd
Vitamina B_{12} (mcg)	108	nd
Ácido fólico (mg)	16,2	nd
Ácido pantotênico (mg)	64,8	nd
Colina (mg)	810	nd
Niacina (mg)	162	nd
Vitamina C (mg)	nd	nd
Biotina (mg)	nd	nd

UI: unidades internacionais; nd: não determinado.

Para atender a essa demanda de vitaminas, no caso de éguas em lactação, se o animal viver a pasto, com livre acesso a forragem verde e sol, sem estresse, pode não ser necessária uma suplementação, a qual dependerá do estado geral do animal e da quantidade de vitaminas disponível no concentrado. Caso o animal se alimente de feno, viva confinado e em permanente situação de estresse, uma suplementação vitamínica contendo todo o complexo certamente é interessante. Como em qualquer situação, deve-se proceder aos cálculos para balanceamento de uma dieta, exemplificados no Capítulo 22.

Alimentação de éguas doadoras e receptoras de embrião

Uma observação importante no manejo de éguas em reprodução refere-se ao manejo de receptoras e doadoras de embrião.

Uma das principais causas de infertilidade das éguas reprodutoras está ligada aos desequilíbrios nutricionais. Cerca de 80% dos problemas de infertilidade, de uma maneira ou de outra, podem ser atribuídos a uma alimentação desequilibrada. Entretanto, alguns proprietários, criadores e até mesmo técnicos especializados em equinos, infelizmente, parecem ter muitas vezes uma ideia contrária, chegando mesmo a deixar suas receptoras em estado lamentável. É comum ainda alguns afirmarem que a parte reprodutiva da égua é o cerne de sua vida, sua razão de ser, então tudo o que o organismo do animal produzir será destinado ao seu sistema reprodutivo, em detrimento de outras funções. Primeiro, isso não passa de uma inverdade, pois a falta de nutrientes compromete seriamente a reprodução; depois, mesmo que fosse verdade, deixar um animal mal alimentado não é algo recomendável, muito menos uma atitude aceitável por parte de profissionais sérios e competentes.

A égua doadora de embrião é de altíssimo valor zootécnico e financeiro. Dela, são retirados os embriões que deverão ser implantados na receptora, por isso, a receptora de embriões é de baixo valor zootécnico e financeiro. Com base nessa breve definição, pode-se dizer que a égua doadora, desde que não exerça atividade física de atleta, é um animal que, nutricionalmente falando, não tem necessidades além daquelas de um animal em manutenção, isto é, água fresca e limpa, sal mineral específico e volumoso em quantidades de 1,4 a 1,7% de MS em relação ao peso são mais que suficientes para manter esse animal com saúde.

Por outro lado, aquela égua que, apesar de seu baixo valor, leva em seu ventre um embrião valiosíssimo tem necessidades que devem ser supridas com o fornecimento de concentrados e suplementos específicos, para que o embrião possa se desenvolver bem e, assim, nascer um potro saudável.

Uma alimentação equilibrada possibilita a uma égua receptora manter ótimo *status* corporal, nem obesa, nem magra em demasia, de maneira que seu ciclo estral seja bem definido, com boa formação de corpo-lúteo, que lhe possibilitará manter uma gestação com bom desenvolvimento embrionário e fetal. Mas, antes de tudo, uma boa alimentação de receptoras no período que antecede a concepção possibilita que entrem no cio regularmente, bem como respondam a uma terapia hormonal de modo eficaz, fator preponderante em uma transferência de embrião.

A regulagem do sistema hormonal e o bom funcionamento do sistema reprodutivo de uma égua receptora (assim como de todos os sistemas do organismo) dependem fundamentalmente de um equilíbrio nutricional proporcionado durante toda a sua vida reprodutiva.

O fornecimento de quantidade adequada e equilibrada de proteína, energia, vitaminas e minerais, mesmo para um animal em manutenção, é fundamental para que a égua tenha um bom desempenho reprodutivo.

As necessidades de uma égua reprodutora vazia e até o oitavo mês de gestação são semelhantes às de um animal em manutenção, isto é, energia baixa, de 16,4 Mcal por dia (animal de 500 kg de peso), PB de 630 g por dia, mas de excelente qualidade e com boa quantidade de aminoácidos disponíveis, e quantidades mínimas, mas suficientes, de vitaminas e minerais, estes mais que essenciais ao bom funcionamento hormonal e fisiológico de qualquer organismo. Isso é facilmente conseguido com uma pastagem de boa qualidade, uma boa suplementação com sal mineral específica para equinos e, eventualmente, uma suplementação com ração de boa qualidade.

Na prática, porém, não é isso que se observa na maioria dos criatórios. Como muitos criadores mantêm uma quantidade muito elevada de éguas receptoras para um programa de transferência de embriões, para facilitar o manejo, elas devem ficar próximas do local onde será efetuado o processo, e, em geral, os proprietários as mantêm em uma pastagem de baixa qualidade, superlotada, muitas vezes com quantidades de alimento aquém das necessidades mínimas do plantel. Para piorar, eles "suplementam" a alimentação com um farelinho de trigo, eventualmente misturado ao rolão de milho ou quirera, ou ainda com ração de baixíssima qualidade, para baratear os custos. Isso acarreta um grave desequilíbrio nutricional que certamente prejudicará todo o processo de transferência de embriões.

Trata-se de um modo de economia equivocado, pois economiza-se de um lado, gastando-se muito mais de outro, visto que serão necessárias mais coletas e mais transferências para o sucesso de um embrião transplantado.

O grande erro é pensar que esses animais, por serem de descarte de outros plantéis, de baixo valor zootécnico, não devem ser bem tratados. Enquanto a égua doadora, grande campeã da raça, de alto valor financeiro e zootécnico, recebe ração de primeiríssima qualidade em grande quantidade, capim e feno do melhor, além de diversos suplementos, a receptora recebe o que há de pior na propriedade, ficando com os piores pastos e a pior suplementação.

A realidade deveria ser justamente o contrário. Uma égua doadora, se não está em campanha esportiva, tem necessidades muito menores que a receptora, afinal, ela deve simplesmente estar em estado nutricional de manutenção o tempo todo, apenas para gerar o embrião, com uma alimentação simples e equilibrada.

Quando se fala em alimentar uma égua em reprodução, jamais se deve pensar no animal em si, de sua qualidade e seu potencial genético, de sua campanha e seu desempenho em pista, mas, sim, em quais são suas reais necessidades nutricionais.

As necessidades diferenciais de uma égua reprodutora são totalmente voltadas para o produto que ela carregará em seu ventre, visto que, para ela, apenas o mínimo para manutenção é suficiente. Todavia, a partir do momento em que carrega um potro em seu ventre, este tem necessidades específicas que devem ser adicionadas à alimentação da égua para que possa se desenvolver corretamente; necessidades que devem ser supridas por toda a gestação até o desmame do potro.

Uma das maiores ameaças ao sucesso da transferência de embrião está na alimentação das éguas receptoras, muito negligenciada pela maioria dos plantéis brasileiros.

18 Alimentação e Nutrição de Potros

André G. Cintra

Introdução

Um cavalo é considerado potro desde seu nascimento, passando pela fase lactente, sobreano, até os 36 meses, quando estará apto a exercer atividade física e reprodutiva compatível com seu desenvolvimento musculoesquelético.

O nascimento do potro é um evento que pode ser natural ou traumático, dependendo das condições da mãe e do meio ambiente. Como já citado no Capítulo 17, no momento do parto, a égua deve manter um escore corporal adequado, ou seja, nem magra, nem com gordura em excesso.

Um animal magro demais provavelmente produzirá um potro frágil. Uma égua com excesso de peso terá dificuldade no parto, em decorrência do estreitamento do canal pélvico pela gordura, provocando anoxia no recém-nascido e, obviamente, prejudicando-o. Além disso, tanto a égua obesa como a magra demais têm uma produção leiteira prejudicada por acúmulo de gordura em sua glândula mamária ou por deficiência de nutrientes para produzir leite, respectivamente.

Manejo

No manejo de potros, não há necessidade de pessoas tão habilitadas e treinadas como no trabalho de adestramento. O que importa é contar com pessoas habilidosas que realmente gostem dos animais. Geralmente, uma boa orientação, aliada a um pouco de jeito e muito carinho, é o suficiente para qualquer um se encarregar dessa função.

Apesar de sua força bruta, o cavalo é extremamente sensível. Animais submetidos a forte estresse e confinamento exagerado alteram seu metabolismo e seu comportamento, o que termina por comprometer seu crescimento e sua produção.

Práticas antinaturais de manejo de potro, como pancadas, chicotadas, batidas em porta e em baldes, relinchos e barulhos estranhos, promovem uma constante descarga de epinefrina em seu sangue, além de aumentarem o batimento cardíaco e diminuírem o fluxo sanguíneo nos intestinos, podendo levar ao surgimento de úlceras e cólicas. Por isso, é importante que o encarregado pelo manuseio do potro tenha um temperamento calmo e sereno. Suas atitudes devem ser delicadas, mas ao mesmo tempo decididas.

Dependendo do conceito que se deseja para a vida do animal, o desmame pode ser feito de duas maneiras: comercial, a partir do 4º mês de vida do potro até o 6º mês; e biológica, entre o 5º e o 9º mês de vida do potro. A decisão da época certa se dará pelo desenvolvimento e pelo crescimento do potro ao pé da mãe.

Comercialmente e tradicionalmente, caso o potro esteja muito bem desenvolvido, tendo já de abrir demais os membros anteriores ou dobrar os joelhos para mamar, pode-se, a partir do 4º mês de vida, proceder à sua separação da mãe, desde que ele já esteja habituado a uma alimentação adequada e equilibrada com concentrados, mantida em níveis adequados. Dessa maneira, não ocorrerão prejuízos a seu crescimento e seu desenvolvimento. Entre os muitos paradigmas acerca da criação de equinos, está o comprometimento dos aprumos pelo potro abrir demais os membros anteriores no momento do desmame. Até o momento, no entanto, não há nenhuma evidência ou observação científica que corrobore esse fato. Ou seja, não foram observados potros com problemas de aprumos por desmame mais tardio, sendo então desnecessário o desmame precoce.

Biologicamente, uma conduta adotada por muitos anos pelos criadores até a década de 1970 e abandonada desde então, o desmame pode ser feito após a erupção dos dentes incisivos dos cantos, que ocorre entre o 5º e o 9º mês de vida do animal, dependendo de determinadas condições individuais. Coincidente à erupção desses dentes, ocorre a maturação do aparelho digestivo do potro, que fica perfeitamente adaptado à absorção dos alimentos mais grosseiros, rico em fibras, e a consolidação das articulações de seus membros. A consolidação é que pode determinar problemas de aprumos nos potros quando mais velhos. Portanto, do ponto de vista biológico da evolução dos cavalos, mesmo que o potro seja desmamado aos 8 ou aos 9 meses, suas articulações poderão ainda não estar consolidadas e os problemas de aprumos não deverão ocorrer. Contudo, deve-se ficar atento, pois, em alguns animais, essa consolidação ocorre aos 5 meses de idade, e em outros até os 9 meses. O desmame mais tardio tende a produzir potros com melhor desenvolvimento psicológico, mais seguros e com melhor capacidade de aprendizado.

O desmame do potro deve ser sempre gradativo, e não brusco, o que pode causar traumas físicos e psíquicos ao animal. A partir de então, a alimentação se dará pela administração de volumosos, concentrados e suplementos de vitaminas e minerais, se necessários, que complementem adequadamente as necessidades de crescimento e desenvolvimento do potro. O acesso a volumosos e concentrados independe de o animal ser criado a campo ou confinado.

Quando ao pé da mãe, pode-se ter uma instalação tipo *creep-feeding*, em que o potro terá acesso a uma alimentação concentrada diferenciada, ficando a égua impedida de acessá-la. O *creep-feeding* nada mais é que um cercado dentro do piquete onde estão as éguas com potro ao pé, com uma régua de madeira ou vara que impede o acesso da mãe ao cocho central, no qual se coloca a ração específica para potros lactentes. Esse cocho pode ou não ser coberto, porém, caso seja descoberto, em dias de chuva torna-se difícil o fornecimento de ração aos potros. Pode-se ainda fazer o *creep-feeding* junto à unidade de serviço que tenha as baias individuais onde as éguas irão se alimentar, de maneira que os potros recebam ração diferenciada da mãe enquanto esta é alimentada no cocho.

O *creep-feeding* já foi mais intensamente utilizado. Diversos estudos comprovam que o potro que recebe o alimento no *creep-feeding* tem altura e peso corporal superiores ao desmame em relação aos potros que não receberam a alimentação concentrada. Entretanto, em estudo comparativo com potros lactentes alimentados em *creep-feeding* e potros não alimentados com ração concentrada durante a lactação, e ambos os grupos recebendo concentrado após o desmame, Rezende *et al.* (2000) observaram que não houve diferença de altura e peso corporal nos potros aos 12 meses de idade.

Caso não seja possível um *creep-feeding*, a égua poderá receber sua ração em uma baia um pouco maior, em que o potro terá o acesso inicial ao concentrado comendo junto com a mãe. Atenção especial deve ser dada nesse caso, pois algumas éguas não permitem que nem mesmo seus potros dividam o cocho com elas. Como o uso de concentrado exclusivo para o potro lactente não traz benefícios reais na formação de um equino adulto, esse tipo de instalação é bem mais interessante e utilizado apenas para que o potro possa se habituar a um novo tipo de alimento, facilitando a ingestão de ração no momento pós-desmame e fazendo com que o potro sinta menos o estresse causado.

Após o desmame, o fornecimento de ração pode ser feito no pasto mesmo, em unidades de serviço com baias individuais que servem exclusivamente para o fornecimento de ração a pasto.

No período que vai de 12 a 30-36 meses, o manejo do potro deve ser diário, com a administração de um volumoso de qualidade, abundante, uma complementação de suas necessidades com fornecimento de concentrados adequados à categoria e o acesso livre a água fresca e limpa e sal mineral.

Alimentação

Das necessidades energéticas consumidas pelo potro, entre 60 e 95% são utilizadas para manutenção, sendo o restante, 5 a 40%, disponibilizado para o crescimento, dependendo da idade do animal. Animais mais novos utilizam mais energia, pois seu crescimento é muito rápido. O potro dobra seu peso de nascimento aos 35 dias de vida e, aos 3 meses, já tem três vezes o peso de nascimento.

Existem variações em função de raça, indivíduo e sexo em relação ao desenvolvimento de potros, mas, qualquer que seja a raça, sempre há uma grande capacidade potencial de desenvolvimento.

Esse potencial, dado e limitado pela genética, será mais bem exteriorizado quanto melhor e mais equilibrada for a alimentação de sua mãe, pois a alimentação do potro inicia-se no terço final da gestação, continuando com a égua até o desmame. Assim, para alimentar adequadamente um potro, deve-se alimentar adequadamente a sua mãe.

A partir do desmame, deve-se fornecer uma alimentação diferenciada exclusiva para ele, pois a velocidade de crescimento do potro, inicialmente, é muito elevada. Nas raças leves (Mangalarga, quarto de milha, hipismo, puro sangue inglês – PSI etc.), o peso ao nascimento representa de 9 a 10% do peso estimado quando adulto e é dobrado em pouco mais de 1 mês, conforme mencionado.

Durante o primeiro mês, o ganho de peso médio ótimo é ao redor 1.500 g/dia, podendo alcançar 1.800 g/dia nos indivíduos muito grandes. O ganho de peso está entre 1.200 e 1.300 g/dia no segundo mês e ao redor de 750 g/dia aos 6 meses, havendo variações conforme a raça.

Deve-se estar atento, pois um ganho de peso excessivo ou mesmo uma taxa de crescimento exagerada nessa fase trazem mais prejuízos que benefícios à saúde do potro e não implicam na formação de um adulto saudável, podendo, na verdade, favorecer o aparecimento das doenças ortopédicas desenvolvimentares (DOD), discutidas mais adiante.

Ao nascer, o potro já apresenta uma altura considerável. Tem cerca de 60 a 70% da altura de cernelha de um animal adulto, alcançando 95% de sua altura máxima entre os 18 e os 24 meses e crescimento final máximo aos 60 meses, com pequenas diferenças entre os sexos, sendo a fêmea mais tardia, e variações conforme a raça.

A criação de um potro visa a um animal muito bem desenvolvido, sobretudo em termos de estrutura óssea e muscular, sem acúmulo de gorduras de reserva. Procura-se, em geral, um crescimento ótimo e não máximo como no caso de um animal de produção destinado ao abate.

Toda carência ou desequilíbrio da dieta acarreta um atraso ou mesmo uma situação irreversível no desenvolvimento do animal. Para os diferentes tecidos, o desenvolvimento máximo obtido em função da idade é, inicialmente, do sistema nervoso e, depois, sucessivamente, dos tecidos ósseo, muscular e adiposo. Esse desenvolvimento está relacionado com o potencial genético máximo, em função de raça, origem, indivíduo, idade e limites impostos pela disponibilidade e pelo equilíbrio dos nutrientes indispensáveis.

Em potros de éguas em regime hipoproteico durante a lactação, observa-se um menor desenvolvimento cerebral, confirmado por dificuldades de aprendizagem durante a doma e o adestramento. O tecido ósseo é o próximo a ser afetado. Em criatórios com má nutrição dos potros, observa-se uma alta incidência de problemas ósseos, mesmo naqueles com linhagens acima da média. A carência proteica do potro diminui o desenvolvimento muscular e ósseo. A carência energética afeta primeiramente as gorduras de reserva, depois os músculos da paleta e da garupa, podendo o esqueleto ter um desenvolvimento normal (Wolter, 1994).

Se a deficiência nutricional for pequena e transitória, ela provoca um baixo crescimento. Quando a dieta é normalizada, pode ocorrer uma recuperação rápida e quase perto do ideal, fenômeno conhecido como "ganho compensatório". O que se observará nesse período é um "retardamento do crescimento". Se a deficiência for por um curto período, pode ocorrer a recuperação quase total por causa do desenvolvimento compensatório, que ocorre com a correção rápida do regime alimentar.

Caso a deficiência seja grave e por um período prolongado, o crescimento do animal estará definitivamente comprometido. O animal pode até ter uma boa formação muscular quando o nível da dieta for restabelecido, mas será um cavalo de porte inferior ao seu potencial genético. Convém, então, adaptar a alimentação quantitativa e qualitativamente ao potencial genético de crescimento e desenvolvimento de cada indivíduo.

Os excessos, principalmente energéticos, também podem ser extremamente prejudiciais, pois predispõem o animal a DOD, que podem comprometer a função futura do animal.

O acesso ilimitado do potro a leguminosas de boa qualidade, como alfafa, e o consumo excessivo de grãos elevam consideravelmente a energia nutricional, também predispondo às DOD. Uma taxa de crescimento acelerada não aumenta o tamanho do animal adulto, mas predispõe o animal a esses problemas ortopédicos. Deve-se objetivar o crescimento ótimo e não o crescimento máximo.

Nos desequilíbrios minerais causados por superalimentação, o potro corre o risco de sofrer alteração em um esqueleto bem desenvolvido e sólido. Isso fica evidente na alimentação com aveia (ou outro grão, como milho, ou ainda farelo de trigo) como complemento exclusivo às forragens usuais, em que não deve haver o melhor desenvolvimento atlético do potro, mesmo que este tenha um excelente crescimento ponderal. Os excessos alimentares não contribuem para aumentar o desenvolvimento dos tecidos magros (como músculos), pois estes são limitados pela genética e pela idade.

Como para todo equino, a restrição de concentrado se deve ao fato de o cavalo ser herbívoro. Deve-se sempre valorizar o volumoso, preferencialmente de origem de gramíneas, seja fresca ou sob a forma de feno, que deve compor, no caso de potros, no mínimo 0,5% do peso vivo (PV) do animal, sendo ideal entre 1 e 1,5%. Já o concentrado deve suprir as necessidades do potro, sem deficiências nem excessos, em quantidades adequadas que possam fornecer os nutrientes necessários ao melhor desenvolvimento do potro.

Lembre-se sempre de dividir a ração em pelo menos duas refeições diárias e intercalar o volumoso com essas refeições. Sal mineral específico para equinos e água fresca e limpa sempre devem ser mantidos em livre acesso ao animal. Suplementos vitamínicos, minerais, aminoácidos etc. podem ser fornecidos se identificada a real necessidade do potro.

Bons crescimento e desenvolvimento do potro podem ser observados pelo acompanhamento de seu peso e sua altura, mesmo visualmente.

Necessidades de matéria seca

A necessidade de matéria seca (MS) é apresentada na Tabela 18.1, em porcentual do PV, segundo preconizado pelo INRA e pelo NRC.

Vale lembrar, conforme citado no Capítulo 14, que os valores obtidos devem ser convertidos em matéria natural para serem ofertados ao animal.

Exemplos

Para um potro de 10 meses de idade com 250 kg de peso, as necessidades de MS são de 4,3 a 6,3 kg/dia (INRA) ou 5 a 7,5 kg/dia (NRC).

Cálculos (INRA)

$$250 \text{ kg} - 100\%$$
$$Y \text{ kg} - 1,7\%$$
$$Y = \frac{250 \times 1,7}{100} = 4,3 \text{ kg de MS/dia}$$
$$250 \text{ kg} - 100\%$$
$$Z \text{ kg} - 1,7\%$$
$$Z = \frac{250 \times 2,5}{30} = 6,3 \text{ kg de MS/dia}$$

Essa quantidade é equivalente a 4,5 a 7 kg de feno com 90% de MS ou 14 a 21 kg de capim fresco com 30% de MS (valores já aproximados para facilitar a administração). Para saber os valores de MS dos diversos alimentos, consulte as tabelas de referência nos Capítulos 9 e 10.

Cálculos para conversão em matéria natural, bruta ou original

- Feno com 90% de MS:

    4,3 kg de MS feno — 90% da matéria original

    X kg de feno — 100% da matéria original

    X = 4,7 kg (por aproximação = 4,5 kg) de feno

Tabela 18.1 Necessidades diárias de matéria seca para potros, em kg.

Idade	INRA (%)	NRC (%)
3º ao 12º mês	1,7 a 2,5	2,0 a 3,0
13º ao 36º mês	1,6 a 2,2	1,7 a 2,5

INRA: Institut National de la Recherche Agronomique; NRC: National Research Council.

Fonte: adaptada de Wolter (1994).

6,3 kg de MS feno — 90% da matéria original

Y kg de feno — 100% da matéria original

Y = 7 kg de feno

- Capim fresco com 30% de MS:

    4,3 kg de MS feno — 30% da matéria original

    X kg de feno — 100% da matéria original

    X = 14,3 kg (por aproximação = 14 kg) de capim fresco

    6,3 kg de MS feno — 30% da matéria original

    Y kg de feno — 100% da matéria original

    Y = 21 kg de capim fresco

Para um potro de 17 meses de idade com 320 kg de peso, as necessidades de MS serão de 11,9 a 14,7 kg/dia (INRA) ou 17,5 kg/dia (NRC).

Cálculos (INRA)

$$320 \text{ kg} - 100\%$$
$$Y \text{ kg} - 1,6\%$$
$$Y = \frac{320 \times 1,6}{30} = 5,1 \text{ kg de MS/dia}$$
$$320 \text{ kg} - 100\%$$
$$Z \text{ kg} - 2,2\%$$
$$Z = \frac{320 \times 2,2}{30} = 7 \text{ kg de MS/dia}$$

Essa quantidade é equivalente a 5,5 a 8 kg de feno com 90% de MS ou 17 a 23 kg de capim fresco com 30% de MS (valores já aproximados para facilitar a administração). Para saber os valores de MS dos diversos alimentos, consulte as tabelas de referência nos Capítulos 9 e 10.

Cálculos para conversão em matéria natural, bruta ou original

- Feno com 90% de MS:

    5,1 kg de MS feno — 90% da matéria original

    X kg de feno — 100% da matéria original

    X = 5,7 kg (por aproximação = 5,5 kg) de feno

    7 kg de MS feno — 90% da matéria original

    Y kg de feno — 100% da matéria original

    Y = 7,8 kg (por aproximação = 8 kg) de feno

- Capim fresco com 30% de MS:

    5,1 kg de MS feno — 30% da matéria original

    X kg de feno — 100% da matéria original

    X = 17 kg de capim fresco

    7 kg de MS feno — 30% da matéria original

    Y kg de feno — 100% da matéria original

    Y = 23,3 kg (por aproximação = 23 kg) de capim fresco

Necessidades energéticas

Energia digestível

A necessidade energética de um potro em crescimento está diretamente relacionada com o ganho médio diário (GMD) esperado em quilogramas, a idade do potro em meses (M) e o seu peso atual (peso vivo – PV) em quilogramas, podendo ser calculada segundo a fórmula a seguir, em Mcal/dia, conforme o NRC (1989).

$$ED\ (Mcal) = EDM + (4,81 + 1,17 \times M - 0,023 \times M^2) \times GMD$$

Em que: EDM = energia digestível de manutenção, dada pela fórmula EDM = 1,4 + 0,03 × PV, para animais até 650 kg de PV; GMD = ganho médio diário (kg); M = idade em meses; PV = peso vivo do animal (kg).

Estudos do NRC publicados em 2007, sobre grupos de animais, estimam que esses valores estejam supervalorizados, entretanto, nenhuma nova equação para avaliação individual de equinos foi proposta até o presente momento. Na Tabela 18.2, portanto, tem-se a estimativa do NRC (2007) das necessidades de energia

Tabela 18.2 Comparação entre os valores diários recomendados pelo NRC em 2007 e 1989 de energia digestível para potros em crescimento.

Peso esperado quando adulto (kg)	Idade (meses)	Peso médio (kg)	GMD (kg)	ED (2007) (Mcal)	ED (1989) (Mcal)
200 kg	4	67	0,34	5,3	6,5
	6	86	0,29	6,2	7,2
	12	128	0,18	7,5	8,0
	18	155	0,11	7,7	8,1
	24	172	0,07	7,5	8,0
400 kg	4	135	0,67	10,6	11,6
	6	173	0,58	12,4	13,0
	12	257	0,36	15,0	14,7
	18	310	0,23	15,4	15,0
	24	343	0,14	15,0	14,4
500 kg	4	168	0,84	13,3	14,1
	6	216	0,72	15,5	15,8
	12	321	0,45	18,8	18,0
	18	387	0,29	19,2	18,4
	24	429	0,18	18,7	17,8
600 kg	4	202	1,01	15,9	16,7
	6	259	0,87	18,6	18,7
	12	385	0,54	22,5	21,3
	18	465	0,34	23,1	21,6
	24	515	0,22	22,4	21,2
900 kg	4	303	1,52	23,9	24,4
	6	389	1,3	28,0	27,4
	12	578	0,82	33,8	31,5
	18	697	0,51	34,6	31,7
	24	773	0,32	33,7	30,9

GMD: ganho médio diário; ED: energia digestível; NRC: National Research Council.

252 Alimentação Equina | Nutrição, Saúde e Bem-estar

digestível segundo tais estudos para um peso esperado de adulto, conforme idade, peso atual ideal e ganho médio diário, e a sua comparação com o NRC de 1989.

Exemplo

Para um potro de 12 meses de idade com PV de 257 kg e ganho médio diário esperado de 360 g, as necessidades energéticas são:

$$ED = [1,4 + (0,03 \times 257)] + \{[4,81 + (1,17 \times 12) - (0,023 \times 12^2)] \times 0,36\}$$

$$ED = 14,7 \text{ Mcal/dia}$$

Atenção especial deve ser dada à inclusão do ganho médio diário nessa fórmula, pois este é inserido em kg. Como no enunciado o valor é estimado em 360 g, este valor deve ser convertido em kg, sendo utilizado, portanto, 0,36 kg.

Para atender à demanda energética de 14,7 Mcal de um potro de 12 meses com 257 kg de peso e ganho médio diário de 360 g, podem ser necessários 7 kg de feno de *tifton* ou 19 kg de capim *tifton* fresco (capineira ou pastagem), ou ainda 6,5 kg de feno de alfafa. Para outros alimentos, os valores devem ser calculados conforme o valor nutricional dado nas Tabelas 9.1 e 10.1.

Considerando um feno de *tifton* com 2,29 Mcal/kg de MS, a quantidade diária necessária para atender à demanda de 14,7 Mcal é de:

1 kg de feno – 2,29 Mcal

X kg de feno – 14,7 Mcal

X = 6,4 kg de MS de feno

Convertendo em matéria bruta ou original:

6,4 kg de MS de feno – 90% de matéria bruta

Y kg de feno – 100% de matéria bruta

Y = 7,1 kg (por aproximação = 7 kg) de feno de *tifton*

Considerando pastagem ou capineira de *tifton* com 2,61 Mcal/kg de MS, a quantidade diária necessária para atender à demanda de 14,7 Mcal é de:

1 kg de *tifton* fresco – 2,61 Mcal

X kg de *tifton* fresco – 14,7 Mcal

X = 5,6 kg de MS de *tifton* fresco

Convertendo em matéria bruta ou original:

5,6 kg de MS de *tifton* fresco – 30% de matéria bruta

Y kg de *tifton* fresco – 100% de matéria bruta

Y = 18,6 kg (por aproximação = 19 kg) de capim *tifton* fresco (capineira ou pastagem)

Considerando feno de alfafa com 2,57 Mcal/kg de MS, a quantidade diária necessária para atender à demanda de 14,7 Mcal é de:

1 kg de feno de alfafa – 2,57 Mcal

X kg de feno de alfafa – 14,7 Mcal

X = 5,7 kg de MS de feno de alfafa

Convertendo em matéria bruta ou original:

5,7 kg de MS de feno de alfafa – 90% de matéria bruta

Y kg de feno de alfafa – 100% de matéria bruta

Y = 6,3 kg (por aproximação = 6,5 kg) de feno de alfafa

Energia líquida

A quantidade de energia líquida é dada segundo a Tabela 18.3. Considerando o crescimento ótimo de cada potro, espera-se um adulto com peso conforme indicado nesta tabela. Para se obter a

Tabela 18.3 Necessidades diárias de energia líquida para potros em crescimento.

Idade (meses)	PM (kg)	GMD (g)	UFC
Adulto de 450 kg			
8 a 12 m	300 kg	750 g	5,1
20 a 24 m	430 kg	450 g	6,3
32 a 36 m	440 kg	200 g	5,9
Adulto de 500 kg			
8 a 12 m	320 kg	800 g	5,5
20 a 24 m	470 kg	500 g	6,8
32 a 36 m	490 kg	250 g	6,5
Adulto de 550 kg			
8 a 12 m	340 kg	850 g	5,8
20 a 24 m	500 kg	550 g	7,3
32 a 36 m	530 kg	300 g	7,0
Adulto de 600 kg			
8 a 12 m	360 kg	900 g	6,2
20 a 24 m	530 kg	600 g	7,8
32 a 36 m	580 kg	350 g	7,6
Adulto de 700 kg			
8 a 12 m	410 kg	700 g	5,6
20 a 24 m	600 kg	600 g	7,0
32 a 36 m	640 kg	100 g	6,0
Adulto de 800 kg			
8 a 12 m	460 kg	800 g	6,5
20 a 24 m	680 kg	650 g	7,7
32 a 36 m	730 kg	100 g	6,8

GMD: ganho médio diário; PM: peso médio; UFC: unidade forrageira cavalo.

Fonte: adaptada de Wolter (1994).

quantidade de alimento necessária para atender à demanda nutricional a partir dos valores de energia líquida, é fundamental ter conhecimento desses valores dos alimentos. Os procedimentos sobre como realizar os cálculos para obter esses valores são dados no Capítulo 5. Como mostra a Tabela 18.2, os valores são dados em peso médio pontual, sendo um pouco mais complexo o cálculo para pesos intermediários. Contudo, esses dados podem ser obtidos com base na interpolação, conforme exemplificado no Capítulo 15, utilizando-se esse processo tanto para o peso dos animais como para o GMD.

Necessidades proteicas

Proteína bruta

Pode ser dada segundo a fórmula a seguir, em gramas por dia.

$$PB = (PV \times 1,44) + [(GMD \times 0,20)/E]/0,79$$

Em que:

- PB = proteína bruta (g)
- PV = peso vivo do animal (kg)
- GMD = ganho médio diário (g)
- E = eficiência de uso da proteína dietética, que pode ser estimada em:
  - 50% (inserir 0,50 na fórmula) para potros de 4 a 6 meses de idade
  - 45% (inserir 0,45 na fórmula) para potros de 7 a 8 meses de idade
  - 40% (inserir 0,40 na fórmula) para potros de 9 a 10 meses de idade
  - 35% (inserir 0,35 na fórmula) para potros de 11 meses de idade
  - 30% (inserir 0,30 na fórmula) para potros acima de 12 meses de idade.

Exemplo

Para um potro de 6 meses de idade com PV de 216 kg e ganho médio diário esperado de 720 g, as necessidades proteicas são:

$$PB = (216 \times 1,44) + [(720 \times 0,20)/0,50]/0,79$$

$$PB = 676 \text{ g/dia}$$

Atenção especial deve ser dada à inclusão do ganho médio diário nessa fórmula, pois este é inserido em gramas.

Para atender à demanda proteica de 676 g de um potro de 6 meses com 216 kg de peso e ganho médio diário de 720 g, podem ser necessários 8,5 kg de feno de *tifton* ou 20 kg de capim *tifton* fresco (capineira ou pastagem), ou ainda 4 kg de feno de alfafa. Para outros alimentos, os valores devem ser calculados conforme o valor nutricional dado nas Tabelas 9.1 e 10.1.

Considerando um feno de *tifton* com 9% PB/kg de MS, deve-se inicialmente converter a porcentagem em gramas:

$$1.000 \text{ g} - 100\%$$

$$X \text{ g} - 9\%$$

$$X = 90 \text{ g PB/kg de MS de feno}$$

Quantidade diária necessária para atender à demanda de 676 g de PB:

$$1 \text{ kg de feno de } tifton - 90 \text{ g de PB}$$

$$Y \text{ kg de feno de } tifton - 676 \text{ g de PB}$$

$$Y = 7,5 \text{ kg de MS de feno}$$

Convertendo em matéria bruta ou original:

$$7,5 \text{ kg de MS de feno} - 90\% \text{ de matéria bruta}$$

$$Z \text{ kg de feno} - 100\% \text{ de matéria bruta}$$

$$Z = 8,3 \text{ kg (por aproximação} = 8,5 \text{ kg) de feno de } tifton$$

Considerando pastagem ou capineira de *tifton* com 11,5% PB/kg de MS, deve-se inicialmente converter a porcentagem em gramas:

$$1.000 \text{ g} - 100\%$$

$$X \text{ g} - 11,5\%$$

$$X = 115 \text{ g PB/kg de MS de feno}$$

Quantidade diária necessária para atender à demanda de 676 g de PB:

$$1 \text{ kg de } tifton \text{ fresco} - 115 \text{ g de PB}$$

$$X \text{ kg de } tifton \text{ fresco} - 676 \text{ g de PB}$$

$$X = 5,9 \text{ kg de matéria seca de } tifton \text{ fresco}$$

Convertendo em matéria bruta ou original:

$$5,9 \text{ kg de MS de } tifton \text{ fresco} - 30\% \text{ de matéria bruta}$$

$$Y \text{ kg de } tifton \text{ fresco} - 100\% \text{ de matéria bruta}$$

$$Y = 19,6 \text{ kg (por aproximação 20 kg) de capim } tifton \text{ fresco}$$

Considerando feno de alfafa com 19% PB/kg de MS, deve-se inicialmente converter a porcentagem em gramas:

$$1.000 \text{ g} - 100\%$$

$$X \text{ g} - 19\%$$

$$X = 190 \text{ g PB/kg de MS de feno}$$

Quantidade diária necessária para atender à demanda de 676 g de PB:

$$1 \text{ kg de feno de alfafa} - 190 \text{ g PB}$$

$$X \text{ kg de feno de alfafa} - 676 \text{ g PB}$$

$$X = 3,6 \text{ kg de MS de feno de alfafa}$$

Convertendo em matéria bruta ou original:

3,6 kg de MS de feno de alfafa – 90% de matéria bruta

Y kg de feno de alfafa – 100% de matéria bruta

Y = 4 kg de feno de alfafa

Proteína líquida

Dada segundo a Tabela 18.4, considerando o crescimento ótimo de cada potro. Para se obter a quantidade de alimento necessária para atender à demanda nutricional a partir dos valores de proteína líquida, é fundamental ter conhecimento desses valores dos alimentos. Os procedimentos sobre como realizar os cálculos para obter esses valores são dados no Capítulo 6. Assim como destacado no caso da energia líquida, pode-se observar na Tabela 18.42 que os valores são dados em PV pontual. Para pesos intermediários, os dados devem ser obtidos com base na interpolação, conforme exemplificado no Capítulo 15.

Necessidades minerais

Exemplo 1 | Para um potro em crescimento de 6 meses de idade com 220 kg de PV

➤ Cálculos segundo INRA. Como as necessidades diárias de minerais dadas na segunda coluna da Tabela 18.5 são referentes a cada 1 kg de PV, no exemplo, a necessidade de cada oligoelemento é calculada multiplicando-se o valor observado na segunda coluna da tabela por 220, obtendo-se o total diário do elemento mineral, conforme observado na coluna dois da Tabela 18.6.

➤ Cálculos segundo NRC. Como as necessidades diárias de minerais dadas na segunda coluna da Tabela 18.7 são referentes a cada 1 kg de PV, no exemplo, a necessidade de cada oligoelemento é calculada multiplicando-se o valor observado na segunda coluna da tabela por 220, obtendo-se o total diário do elemento mineral, conforme observado na coluna dois da Tabela 18.8.

Exemplo 2 | Para um potro em crescimento de 14 meses de idade com 340 kg de PV

➤ Cálculos segundo INRA. Como as necessidades diárias de minerais dadas na terceira coluna da Tabela 18.5 são referentes a cada 1 kg de PV, no exemplo, a necessidade de cada oligoelemento é calculada multiplicando-se o valor observado na terceira coluna da tabela por 340, obtendo-se o total diário do elemento mineral, conforme observado na coluna três da Tabela 18.7.

➤ Cálculos segundo NRC. Como as necessidades diárias de minerais dadas na terceira coluna da Tabela 18.6 são referentes a cada 1 kg de PV, no exemplo, a necessidade de cada oligoelemento é

Tabela 18.4 Necessidades diárias de proteína líquida para potros em crescimento, em gramas.

Idade (meses)	PM (kg)	GMD (g)	MPDC (g)
Adulto de 450 kg			
8 a 12	300	750	560
20 a 24	430	450	380
32 a 36	440	200	300
Adulto de 500 kg			
8 a 12	320	800	590
20 a 24	470	500	420
32 a 36	490	250	330
Adulto de 550 kg			
8 a 12	340	850	630
20 a 24	500	550	450
32 a 36	530	300	360
Adulto de 600 kg			
8 a 12	360	900	660
20 a 24	530	600	480
32 a 36	580	350	390
Adulto de 700 kg			
8 a 12	410	700	590
20 a 24	600	600	570
32 a 36	640	100	380
Adulto de 800 kg			
8 a 12	460	800	660
20 a 24	680	650	600
32 a 36	730	100	410

GMD: ganho médio diário; MPDC: matéria proteica digestível cavalo; PM: peso médio.

Fonte: adaptada de Wolter (1994).

calculada multiplicando-se o valor observado na terceira coluna da tabela por 340, obtendo-se o total diário do elemento mineral, conforme observado na coluna três da Tabela 18.8.

Necessidades vitamínicas

Segundo o NRC, algumas vitaminas são designadas como "não determinada" (nd), pois esse instituto de pesquisa considera que não há necessidade de suplementação.

Tabela 18.5 Necessidade diária de minerais para potros, por kg de peso vivo e em relação ao consumo de matéria seca (MS), segundo INRA.

Nutriente	Até 12 meses (por kg de PV)	12 a 24 meses (por kg de PV)	Consumo em relação à MS
Relação Ca:P ideal	1,8:1	1,8:1	1,8:1
Cálcio (g)	0,1805	0,0839	0,35 a 0,45%
Fósforo (g)	0,1019	0,0466	0,2 a 0,25%
Magnésio (g)	0,0374	0,3030	0,15%
Sódio (g)		15 a 40 g de NaCl/dia	
Potássio (g)	0,0690	0,0585	0,6%
Enxofre (g)	0,0260	0,0260	-
Cobalto (mg)	0,0035	0,0029	0,15 mg/kg de MS
Cobre (mg)	0,5750	0,4875	25 mg/kg de MS
Iodo (mg)	0,0046	0,0039	0,2 mg/kg de MS
Ferro (mg)	2,3000	1,9500	100 mg/kg de MS
Manganês (mg)	1,1500	0,9750	50 mg/kg de MS
Selênio (mg)	0,0046	0,0039	0,2 mg/kg de MS
Zinco (mg)	1,7250	1,4625	75 mg/kg de MS

Ca:P: cálcio:fósforo.

Obs.: o sódio é ofertado em livre acesso, junto ao sal mineral, com o consumo variável conforme as condições climáticas e individuais, sendo esperado consumo de sal entre 15 e 40 g/dia.

Fonte: adaptada de Wolter (1994).

Tabela 18.6 Necessidade diária total de minerais para um potro de 6 meses de idade com 220 kg de peso e para um potro de 14 meses de idade com 340 kg, segundo INRA.

Nutriente	Potro de 6 meses	Potro de 14 meses
Relação Ca:P ideal	1,8:1	1,8:1
Cálcio (g)	39,71	28,53
Fósforo (g)	22,42	15,84
Magnésio (g)	8,23	103,02
Potássio (g)	15,18	19,89
Enxofre (g)	5,72	8,84
Cobalto (mg)	0,77	0,99
Cobre (mg)	126,50	165,75
Iodo (mg)	1,01	1,33
Ferro (mg)	506,00	663,00
Manganês (mg)	253,00	331,50
Selênio (mg)	1,01	1,33
Zinco (mg)	379,50	497,25

Ca:P: cálcio:fósforo.

No caso da vitamina C, sintetizada pelo fígado, e da biotina, disponibilizada em alguns alimentos e sintetizada pela flora bacteriana, em condições normais, não há necessidade de suplementação, por isso constam como nd.

Exemplo 1 | Para um potro em crescimento de 6 meses de idade com 220 kg de PV

➤ **Cálculos segundo INRA.** Como as necessidades diárias de vitaminas dadas na segunda coluna da Tabela 18.9 são referentes a cada 1 kg de PV, no exemplo, a necessidade de cada vitamina é calculada multiplicando-se o valor observado na segunda coluna da tabela por 220, obtendo-se o total diário do elemento, conforme observado na coluna dois da Tabela 18.10.

➤ **Cálculos segundo NRC.** Como as necessidades diárias de vitaminas dadas na segunda coluna da Tabela 18.11 são referentes a cada 1 kg de PV, no exemplo, a necessidade de cada vitamina é calculada multiplicando-se o valor observado na segunda coluna da tabela por 220, obtendo-se o total diário do elemento, conforme observado na coluna dois da Tabela 18.12.

256 Alimentação Equina | Nutrição, Saúde e Bem-estar

Tabela 18.7 Necessidade diária de minerais para potros, por kg de peso vivo, segundo NRC.

Nutriente	4 meses	4 a 6 meses	6 a 12 meses	12 a 18 meses	18 a 24 meses
Relação Ca:P ideal	1,8:1	1,8:1	1,8:1	1,8:1	1,8:1
Cálcio (g)	0,2327	0,1787	0,1174	0,0956	0,0855
Fósforo (g)	0,1292	0,0995	0,0651	0,0532	0,0475
Magnésio (g)	0,0214	0,0190	0,0168	0,0160	0,0156
Sódio (g)	0,0250	0,0278	0,0215	0,0207	0,0205
Potássio (g)	0,0648	0,0602	0,0542	0,0522	0,0513
Enxofre (g)	0,0375	0,0375	0,0374	0,0375	0,0375
Cobalto (mg)	0,0012	0,0014	0,0012	0,0013	0,0012
Cobre (mg)	0,2506	0,2500	0,2502	0,2504	0,2501
Iodo (mg)	0,0089	0,0088	0,0087	0,0088	0,0088
Ferro (mg)	1,2536	1,2495	1,2501	1,2517	1,2506
Manganês (mg)	1,0029	0,9995	1,0006	1,0013	1,0005
Selênio (mg)	0,0025	0,0025	0,0025	0,0025	0,0025
Zinco (mg)	1,0029	0,9995	1,0006	1,0013	1,0005

Ca:P: cálcio:fósforo.
Fonte: adaptada de NRC (2007).

Tabela 18.8 Necessidade diária total de minerais para um potro de 6 meses de idade com 220 kg de peso e para um potro de 14 meses de idade com 340 kg, segundo NRC.

Nutriente	Potro de 6 meses	Potro de 14 meses
Relação Ca:P ideal	1,8:1	1,8:1
Cálcio (g)	39,31	32,50
Fósforo (g)	21,89	18,09
Magnésio (g)	4,18	5,44
Sódio (g)	6,12	7,04
Potássio (g)	13,24	17,68
Enxofre (g)	8,25	12,75
Cobalto (mg)	0,31	0,44
Cobre (mg)	55,04	85,14
Iodo (mg)	1,94	2,99
Ferro (mg)	274,89	425,58
Manganês (mg)	220,64	340,44
Selênio (mg)	0,55	0,85
Zinco (mg)	219,89	340,44

Ca:P: cálcio:fósforo.

Tabela 18.9 Necessidade diária de vitaminas para potros, por kg de peso vivo, segundo INRA.

Nutriente	4 a 20 meses	20 a 36 meses
Vitamina A (UI)	70	87
Vitamina D (UI)	8,5	15,0
Vitamina E (mg)	0,140	0,200
Vitamina B_1 (mg)	0,034	0,060
Vitamina B_2 (mg)	0,057	0,100
Vitamina B_6 (mg)	0,017	0,030
Vitamina B_{12} (mcg)	0,170	0,300
Ácido fólico (mg)	0,017	0,030
Ácido pantotênico (mg)	0,048	0,120
Colina (mg)	0,600	1,500
Niacina (mg)	0,120	0,300
Vitamina C (mg)	nd	nd
Biotina (mg)	nd	nd

UI: unidades internacionais; nd: não determinado.
Fonte: adaptada de Wolter (1994).

Tabela 18.10 Necessidade diária total de vitaminas para um potro de 6 meses de idade com 220 kg de peso e para um potro de 22 meses de idade com 410 kg, segundo INRA.

Nutriente	Potro de 6 meses	Potro de 22 meses
Vitamina A (UI)	15.400	35.670
Vitamina D (UI)	1.870	6.150
Vitamina E (mg)	30,8	82
Vitamina B_1 (mg)	7,48	24,6
Vitamina B_2 (mg)	12,54	41
Vitamina B_6 (mg)	3,74	12,3
Vitamina B_{12} (mcg)	37,4	123
Ácido fólico (mg)	3,74	12,3
Ácido pantotênico (mg)	10,56	49,2
Colina (mg)	132	615
Niacina (mg)	26,4	123
Vitamina C (mg)	nd	nd
Biotina (mg)	nd	nd

UI: unidades internacionais; nd: não determinado.

Exemplo 2 | Para um potro em crescimento de 22 meses de idade com 410 kg de PV

> **Cálculos segundo INRA.** Como as necessidades diárias de vitaminas dadas na terceira coluna da Tabela 18.9 são referentes a cada 1 kg de PV, no exemplo, a necessidade de cada vitamina é calculada multiplicando-se o valor observado na terceira coluna da tabela por 410, obtendo-se o total diário do elemento, conforme observado na coluna três da Tabela 18.10.

> **Cálculos segundo NRC.** Como as necessidades diárias de vitaminas dadas na terceira coluna da Tabela 18.11 são referentes a cada 1 kg de PV, no exemplo a necessidade de cada vitamina é calculada multiplicando-se o valor observado na terceira coluna da tabela por 410, obtendo-se o total diário do elemento, conforme observado na coluna três da Tabela 18.12.

Potros órfãos

Com os potros que perdem sua mãe ainda na fase de amamentação, deve-se ter alguns cuidados especiais. Primeiramente, garantir que o potro tenha bebido o colostro. Caso isso não tenha ocorrido, deve-se recorrer a um banco de colostro, pois, do contrário, o potro não terá imunidade às infecções.

Tabela 18.11 Necessidade diária de vitaminas para potros, por kg de peso vivo, segundo NRC.

Nutriente	4 meses	4 a 6 meses	6 a 12 meses	12 a 18 meses	18 a 24 meses
Vitamina A (UI)	45	45	45	45	45
Vitamina D (UI)	22,3	22,2	17,4	15,9	13,7
Vitamina E (mg)	2	2	2	2	2
Vitamina B_1 (mg)	0,075	0,096	0,075	0,075	0,075
Vitamina B_2 (mg)	0,050	0,050	0,050	0,050	0,050
Vitamina B_6 (mg)	nd	nd	nd	nd	nd
Vitamina B_{12} (mcg)	nd	nd	nd	nd	nd
Ácido fólico (mg)	nd	nd	nd	nd	nd
Ácido pantotênico (mg)	nd	nd	nd	nd	nd
Colina (mg)	nd	nd	nd	nd	nd
Niacina (mg)	nd	nd	nd	nd	nd
Vitamina C (mg)	nd	nd	nd	nd	nd
Biotina (mg)	nd	nd	nd	nd	nd
Vitamina A (UI)	nd	nd	nd	nd	nd

UI: unidades internacionias; nd: não determinado.

Fonte: adaptada de NRC (2007).

Tabela 18.12 Necessidade diária total de vitaminas para um potro de 6 meses de idade com 220 kg de peso e para um potro de 22 meses de idade com 410 kg, segundo NRC.

Nutriente	Potro de 6 meses	Potro de 22 meses
Vitamina A (UI)	9.900	15.300
Vitamina D (UI)	4.884	4.658
Vitamina E (mg)	440	680
Vitamina B_1 (mg)	16,5	25,5
Vitamina B_2 (mg)	11	17
Vitamina B_6 (mg)	nd	nd
Vitamina B_{12} (mcg)	nd	nd
Ácido fólico (mg)	nd	nd
Ácido pantotênico (mg)	nd	nd
Colina (mg)	nd	nd
Niacina (mg)	nd	nd
Vitamina C (mg)	nd	nd
Biotina (mg)	nd	nd

UI: unidades internacionais; nd: não determinado.

Há a possibilidade de se utilizarem amas de leite, éguas recém-paridas que podem adotar um potro órfão. Elas geralmente o aceitam bem. Deve-se fazer com que a égua perceba no potro um cheiro semelhante ao seu, ao menos no início da "apresentação". Para isso, pode-se recobrir o potro com fezes, urina, leite, suor ou mesmo fluidos placentários da égua adotiva. A maioria aceita o potro em 24 h.

Caso não seja possível uma ama de leite, podem-se utilizar sucedâneos do leite de égua, como leite de vaca ou cabra, diluindo-se duas partes de leite para uma parte de água e adicionando-se dextrose (2% na diluição). O leite de vaca tem um valor mais elevado de gordura e menor teor de proteína, daí a necessidade de se fazer essa mistura. Esse leite de mistura pode ser oferecido em mamadeira ou balde; a maioria dos potros pega bem o balde, facilitando muito o manejo.

Deve-se oferecer uma quantidade próxima daquela que a mãe estaria ofertando, 18 a 20 ℓ para potros de raças leves e 23 a 28 ℓ para potros de raças pesadas, iniciando-se com 14 ℓ ao nascimento e adicionando-se 1 ℓ por semana até a quantidade necessária, de 20% do peso do potro em leite.

Nas duas primeiras semanas, deve-se oferecer a cada 4 h, dia e noite; após esse período, pode-se dividir o total pelo período entre 6h00 e 22h00, até

os 4 a 6 meses, quando o animal poderá ser desmamado. Em geral, nessa idade, o potro órfão começa a rejeitar o leite, desde que tenha outros alimentos disponíveis, como volumoso e concentrado, para que possa se adaptar gradualmente a alimentos sólidos.

O não fornecimento de alimentação adequada ao potro órfão em qualquer momento dos 12 primeiros meses de vida compromete, geralmente em definitivo, seu crescimento e seu desenvolvimento. Do ponto de vista psicológico, é importante que o potro permaneça junto a outros equinos, mesmo que adultos, pois é com eles que aprenderá o que pode ou não fazer. Apenas um cavalo pode ensinar outro a ser cavalo.

Doenças ortopédicas desenvolvimentares

As doenças ortopédicas desenvolvimentares (DOD) incluem todos os distúrbios do crescimento em geral que resultam em qualquer alteração na formação óssea normal.

As DOD mais comuns são osteocondrose, osteocondrite dissecante, deformidades de flexura adquirida, deformidades angulares de pernas, deformidades de flexura congênita, aumento de volume dos jarretes, artropatia congênita, entre outras, que têm como causas principais fatores nutricionais, genéticos ou traumáticos.

Fatores nutricionais

São os mais comuns causadores de DOD, pois a pouca preocupação ou mesmo a desinformação de muitos criadores e proprietários de cavalos faz com que, no afã de tratarem bem seus animais, propiciem uma alimentação extremamente desequilibrada, a maioria das vezes pecando pelos excessos nutricionais. Por exemplo, o consumo excessivo de energia dietética por éguas prenhes ou potros novos de sobreano favorece um crescimento muito rápido dos ossos dos potros (lembre-se de que o ideal é um crescimento ótimo, e não um crescimento rápido), ocasionando pressão excessiva nas placas de crescimento, que pode levar a deformidades angulares das pernas por um crescimento desigual dos membros, ou ainda a quadros de osteocondrose, com deformidades de angulação, osteocondrites, aumento de volume dos boletos, artropatias etc.

A obesidade da égua pode levar ainda a um mau posicionamento fetal ou a uma movimentação uterina inadequada, que predispõe a deformidades de flexura congênitas.

O consumo excessivo de energia dietética pode ser oriundo de rações muito energéticas, rações em excesso, rações muito ricas em proteína, consumo excessivo de alfafa ou outros alimentos ricos em proteína etc.

Fatores genéticos

Abrangem uma má absorção de elementos minerais como cálcio, fósforo e zinco, podendo ocorrer malformação óssea ou ossatura fina, que favorecem o aparecimento de osteocondroses e suas consequências citadas acima.

Fatores traumáticos

Abrangem excesso de exercícios em piso muito duro, claudicação da perna oposta, traumatismo direto nas cartilagens etc.

É importante observar que a alimentação equilibrada, com oferta do que o animal realmente necessita, sem deficiências nem excessos, utilizando tabelas nutricionais elaboradas com base em anos de pesquisas, facilmente evita as DOD de origem nutricional, que são a imensa maioria.

Caso o potro apresente alguma manifestação clínica das DOD, deve-se reduzir drasticamente a energia dietética disponível, buscar a redução do trauma articular, conforme cada caso, e restringir o exercício físico até o desaparecimento dos sintomas.

19 Alimentação e Nutrição de Cavalos de Esporte

André G. Cintra

Introdução

A performance esportiva é fruto de quatro fatores: genética, treinamento, manejo e alimentação.

De maneira geral, independentemente do tipo de esporte analisado, a base desses pilares parte dos mesmos princípios. A genética está atrelada ao treinamento. Seja para um animal de enduro ou corrida de curta distância, ou mesmo para cavalgadas, há sempre um esforço físico, um trabalho muscular, com uma exigência cardiorrespiratória e fisiológica que precisa ser atendida de maneira correta para possibilitar a máxima exteriorização do seu potencial genético.

Qualquer um desses fatores influencia drasticamente, com a mesma intensidade e a mesma proporção, o desempenho do animal atleta, apesar de o manejo e, eventualmente, a nutrição serem comumente desprezados. Ou seja, todos têm o mesmo peso.

Um dos principais fatores-problema dos cavalos de esporte está associado ao manejo errôneo que se impõe a eles, priorizando o treinamento em detrimento do manejo geral. Treinamento e manejo andam juntos e são fundamentais para o sucesso esportivo do cavalo. Enquanto o primeiro prioriza o equilíbrio físico, o manejo preza o equilíbrio mental do cavalo, além de uma boa condição nutricional.

Se um cavalo com excelente condicionamento físico estiver muito estressado, perde muito de seu desempenho. O estresse causa uma série de alterações fisiológicas no animal que comprometem visivelmente o resultado de seus esforços (ver Capítulo 14).

Além disso, muitos tendem a confundir um cavalo estressado, mal manejado e com excesso de confinamento com um animal de má índole,

de difícil trato, o que compromete ainda mais o seu desempenho. Muitas vezes, o tratador, ao rotular o animal de "genioso", já se predispõe a prevenir-se de atitudes agressivas do animal, o que o torna mais agressivo de fato. Raríssimos equinos são naturalmente agressivos, especialmente os criados corretamente; o que os torna mais hostis ou enérgicos, na verdade, são os erros na alimentação e no manejo e a inabilidade de muitos tratadores e dos próprios cavaleiros e proprietários, muitas vezes.

Com relação à nutrição, com frequência ela é negligenciada, buscando-se apenas a oferta de nutrientes energéticos, carboidratos ou lipídios, que, em primeira instância, propiciam o trabalho muscular imediato, ou ainda incorrem em uma oferta exagerada de proteína que compromete consideravelmente a saúde do animal. Para um perfeito equilíbrio do organismo, em que as necessidades fisiológicas sejam atendidas, deve-se ofertar todos os cinco grupos de nutrientes, pois eles trabalham em harmonia – um nutriente depende e pode influenciar na absorção de outro. O não respeito às reais necessidades do organismo pode comprometer em médio e longo prazos a saúde do animal, exigindo que se tomem medidas medicamentosas para tratar de problemas que poderiam ser resolvidos apenas adequando-se a dieta básica.

Genética

O aperfeiçoamento genético é o processo utilizado a fim de adaptar o cavalo para atender às necessidades do ser humano e se dá por meio da seleção e do cruzamento de exemplares característicos, transmitindo determinados genes à descendência. Por exemplo, o cavalo da raça quarto de milha, selecionado para distância de 402 m, será imbatível nessa corrida, ou nas provas de rédeas e trabalhos que exijam explosão muscular, isto é, trabalhos anaeróbicos de curta duração. Já os das raças campolina e Mangalarga Marchador são selecionados pela sua comodidade, o anglo-árabe por sua resistência e leveza em transpor obstáculos e os animais de tração por sua estrutura e sua força invejáveis etc. São os genes de cada raça que determinam os tipos e a qualidade das fibras, além da capacidade cardiorrespiratória, que predominam nos descendentes do animal, como pode ser observado na Tabela 19.1.

Alguns autores consideram a nomenclatura IIB em vez da IIX. Também é citada a ocorrência de fibras mistas, denominadas Tipo C e Tipo IIAXXA. Assim, há ocorrência de cinco tipos de fibras nos equinos: I, C, IIA, IIAXXA e IIX. As fibras Tipo C são encontradas em grande quantidade em potros e em menor quantidade nos adultos.

O primeiro tipo de fibra, o Tipo I de contração lenta (CL), realiza um trabalho essencialmente aeróbico de longa duração. O principal subproduto da queima de combustível é o CO_2 com baixa produção de calor. São fibras musculares menores que conseguem aproveitar melhor o oxigênio disponível, pois este se difunde melhor por suas células. A fonte energética principal desse tipo de fibra são os lipídios, oriundos principalmente de reservas corporais e da alimentação diretamente, e ela necessita de oxigênio para ser disponibilizada, o que possibilita uma produção elevada de energia por um longo período sem ocorrer fadiga.

As fibras rápidas do Tipo IIA utilizam os glicídios como fonte energética e um pouco de reserva corpórea. Além disso, o principal subproduto da queima de combustível é o CO_2 com baixa produção de calor.

As fibras rápidas do Tipo IIX utilizam glicídios como principal fonte energética e muito pouco de reserva corpórea. Além disso, o principal subproduto da queima de combustível é o ácido láctico com alta produção de calor. São fibras maiores que têm mais dificuldade de aproveitar o oxigênio disponível, pois esse se difunde menos no interior das fibras; apresentam menor quantidade de gordura e utilizam essencialmente o glicogênio para sua contração. O glicogênio como fonte energética não requer oxigênio para uso da fibra, o que lhe possibilita um esforço mais intenso, mas de menor duração, pois o glicogênio propicia menor quantidade de energia que a gordura. Animais com predominância desse tipo de fibra, com treinamento prolongado, podem ampliar o uso de oxigênio e diminuir a taxa de uso do glicogênio, a produção de ácido láctico e, consequentemente, a fadiga.

Conforme observado na Tabela 19.2, todos os equinos apresentam os três tipos de fibras. O que muda conforme a característica funcional da raça é a predominância de cada tipo, entretanto, pode-se notar, se em exercício ou em repouso, alterações entre as proporções de fibras IIA e IIX, mas raramente do tipo I para o tipo II.

A predominância de um tipo ou outro de fibra é determinada pela seleção genética, mas também varia se o animal está em manutenção ou em treinamento e, dependendo da categoria de treinamento, haverá maior desenvolvimento deste ou daquele tipo de fibra. Deve-se ressaltar que, independentemente do treinamento, não haverá mudança radical na quantidade de fibra do Tipo I para Tipo II, e vice-versa; isto é, um animal

Tabela 19.1 Características das fibras musculares dos equinos.

Característica	Tipo de fibra muscular		
	I (CL)	IIA (CRA)	IIX (CR)
Velocidade de contração	Lenta	Rápida	Rápida
Capacidade de utilização do O_2	Mais alta	Alta	Baixa
Tamanho das fibras	Menor	Médio	Maior
Capacidade de força	Menor	Média	Maior
Armazenamento de glicogênio	Moderado	Alto	Mais alto
Esgotamento do glicogênio com o exercício	Rápido	Alto	Mais alto
Armazenamento de lipídios	Alto	Moderado	Baixo
Duração da capacidade de contração	Alta	Moderada	Baixa

CL: contração lenta; CRA: contração rápida e altamente oxidativa; CR: contração lenta e pouco oxidativa.

Fonte: adaptada de Lewis (2000).

Tabela 19.2 Predominância percentual do tipo de fibras musculares conforme raça e atividade, segundo diversos autores.

Raça	I (CL)	IIA (CRA)	IIX (CR)
Equinos de resistência[1]	40%	55%	5%
Puro-sangue árabe[1]	12%	53%	35%
Puro-sangue árabe[2]	10%	59%	27%
Puro-sangue árabe em repouso[3]	22%	51%	27%
Puro-sangue árabe em competição[3]	40%	35%	25%
Cruza árabe em repouso[4]	21%	44%	35%
Cruza árabe em treinamento[4]	23%	55%	22%
Cavalos de salto[2]	21%	52%	31%
Brasileiro de hipismo[5]	19%	30%	51%
Quarto de milha[1]	8%	50%	42%
Quarto de milha[2]	9%	51%	40%
Equinos de velocidade[1]	6%	54%	40%
Puro-sangue inglês[1]	20%	50%	30%
Puro-sangue inglês em repouso[6]	24%	41%	35%
Puro-sangue inglês em treino[6]	25%	49%	26%
Puro-sangue inglês em trabalho intenso[6]	27%	58%	15%
Crioula[7]	19%	32%	54%
Pônei[7]	22%	40%	38%
Homem[2]	62%	34%	4%

CL: contração lenta; CRA: contração rápida e altamente oxidativa; CR: contração lenta e pouco oxidativa.

[1]Lewis (2000); [2]Wolter (1994); [3]Rino (2010); [4]Martins (2007); [5]D'Angelis *et al.* (2006); [6]Essen-Gustavsson e Lindholm (1985); [7]Castro (2004).

A grande variação que pode existir na porcentagem do tipo de fibra muscular dos equinos de uma mesma raça pode ser atribuída ao local de coleta da biópsia, à quantidade de material coletado, à coleta ser restrita a um único músculo em muitos casos e ainda à variação do tipo de trabalho executado durante o experimento.

selecionado geneticamente para explosão, com predominância de fibra do Tipo II, anaeróbico, mesmo que trabalhado por duas a três horas em ritmo aeróbico, terá um maior desenvolvimento das fibras do Tipo I pelo tipo de exercício, mas jamais terá suas fibras alteradas a ponto de se aproximar de um cavalo árabe, por exemplo, cujo trabalho predominante é aeróbico; porém, ele não terá suas fibras do Tipo II, essenciais à boa performance determinada por sua genética, bem desenvolvidas, comprometendo, assim, o resultado final esportivo do animal.

Portanto, o treinamento deve ser focado na real especificidade funcional da raça, de modo a possibilitar o máximo do desempenho genético, pois um cavalo de funcionalidade predominantemente anaeróbica deve ter um exercício principal em curto intervalo de tempo, de alta intensidade, de modo a potencializar sua capacidade. Nesse tipo de exercício, exemplificado pelas corridas de velocidade, são desenvolvidas as fibras dos Tipos IIA e IIX, que trabalham com uma elevada tensão muscular por causa do grande esforço das fibras.

Por outro lado, cavalos de funcionalidade predominantemente aeróbica, como em provas tipo enduro, devem ter como trabalho principal exercícios de baixa intensidade e longa duração, em geral acima de duas horas, levando ao maior desenvolvimento de fibras I e IIA e um pouco da IIX. Para cavalos em repouso, observa-se maior desenvolvimento de fibras dos Tipos I e IIA.

A importância dessa especificação do treinamento é reforçada pelo tipo de fibra que é neurologicamente estimulada conforme o tipo de trabalho muscular: em uma caminhada, usam-se somente 10% das fibras musculares, sendo todas do Tipo I (CL); ao trote, usam-se 50% das fibras, sendo todas as do Tipo I (CL) e parte das fibras Tipo IIA (CRA); ao galope ou esforço intenso, usam-se 100% de todos os tipos de fibras (Lewis, 2000).

O desenvolvimento do tipo de fibra muscular conforme o exercício é ampliado e diminuído segundo a intensidade do trabalho e, após 3 meses de repouso, as fibras tendem a retornar ao estado anterior ao início do exercício (Serrano *et al.*, 2000).

Lembrando ainda que se está tratando de treinamento diário de rotina e não da fase de ensino, quando o tempo pode oscilar conforme a característica individual de cada animal.

Com relação à capacidade respiratória, a seleção vem paralela ao tipo de fibras, isto é, cavalos com fibra Tipo IIX, anaeróbica, têm capacidade de realizar uma competição com baixo consumo de oxigênio, e animais que potencializam as fibras do Tipo I, aeróbica, têm melhor capacidade de captação e uso do oxigênio. Essa capacidade cardiorrespiratória também é potencializada pelo treinamento, desde que realizado de maneira adequada, priorizando as características funcionais da raça e do indivíduo.

A seleção genética também estabelece o limite da capacidade funcional e fisiológica do animal. Isto é, um animal com seleção visando à explosão muscular, anaeróbica, até pode, por meio de treinamento específico, realizar uma prova de longa duração, porém sua performance será inferior à de um animal selecionado para atividade aeróbica e vice-versa.

Além disso, a genética é um fator limitante muito importante para que a alimentação e o manejo possam produzir um animal acima da média, e a recíproca também é verdadeira, sendo que alimentação, manejo ou treinamento podem limitar drasticamente uma excelente seleção genética. Mas o trabalho da genética se encerra no momento em que uma égua emprenha de um garanhão, iniciando assim a gestação do potro.

É importante lembrar que o manejo, o treinamento e a alimentação são fatores profundamente relacionados com meio ambiente e influenciam drasticamente o fenótipo do indivíduo, dando-lhe características externas boas ou ruins, dependendo das condições a que os animais são submetidos.

Treinamento

O treinamento de cavalos para esporte é específico para cada modalidade e deve ser delegado a profissionais especializados. Alguns cuidados gerais devem ser tomados para que se possa alcançar o melhor desempenho e uma grande longevidade, que possibilita ao cavalo competir até idade mais avançada, podendo facilmente chegar aos 20 anos competindo.

Entretanto, cabe ressaltar que, a partir dos 15 anos de idade, a capacidade de absorção e utilização dos nutrientes pelo equino começa a diminuir por causa do envelhecimento natural de seus órgãos, o que implica melhoria substancial da alimentação para que o animal possa competir sem danos à sua saúde. Essa melhoria consiste muito mais em alimentos de alta digestibilidade que em acréscimo na quantidade (ver Capítulo 20).

A base do treinamento deve buscar potencializar as características genéticas do animal, além, é claro, da preocupação com o esporte a ser competido. Isto é, para cavalos de explosão, como puro-sangue inglês e quarto de milha, o trabalho deve ser feito priorizando-se as fibras de contração rápida, que utilizam principalmente carboidratos como fonte energética, sendo um esforço principalmente anaeróbico. Assim, o treinamento desses animais deve ser intenso, porém por um curto espaço de tempo, e não por 2 a 3 h diárias e consecutivas. Ao trabalhá-los por um longo tempo diariamente, começa-se a priorizar a utilização de uma fonte energética, como lipídios, que não estará disponível na competição, assim como estimulará as fibras lentas, não utilizadas em trabalho de explosão. Da mesma maneira, isso ocorre com os animais que trabalham por mais tempo, cujo treinamento deve ser condizente com o tipo de trabalho a ser executado.

Entretanto, para uma boa saúde mental do animal e para um ótimo equilíbrio psíquico, recomenda-se alternar, ao menos uma vez por semana, o tipo de trabalho executado. Se o cavalo é de explosão, cujo treinamento diário é essencialmente no picadeiro, deve-se realizar um trabalho de exterior de 45 a 60 min 1 vez/semana. É claro que, para animais de marcha e enduro, cujo trabalho de exterior é priorizado, realizar 1 vez/semana um trabalho de picadeiro é bastante interessante, especialmente para estimular e reforçar as habilidades finas da boa equitação, fundamentais para o melhor desempenho em qualquer tipo de modalidade equestre.

A relação entre cavalo e cavaleiro deverá ser intensa, porém jamais um cavaleiro inexperiente deverá trabalhar um cavalo inexperiente. O que um não tem de experiência, o outro deve ter. Cavaleiros inexperientes têm vícios de equitação que certamente passarão para seus cavalos, que, ainda aprendizes, irão absorver certos costumes e procedimentos errados. É necessário sempre ter em mente que, em relação aos cavalos, o jeito correto de se fazer as coisas é a única possibilidade: se for ensinado algo errado ao cavalo, ele aprenderá e terá isso como certo, e assim o repetirá; depois, ao tentar exigir dele determinado movimento diferente, por exemplo, ele poderá se recusar a fazer, pois não foi daquela maneira que aprendeu. Muitos cavaleiros acabam castigando seus cavalos por executarem de modo errado determinado movimento e se recusarem a fazê-lo corretamente. Mas, para o cavalo, ele está fazendo o certo, ou seja, provavelmente foi de tal modo que ele aprendeu em algum momento. Surge, então, um difícil embate, e quem paga sempre é o cavalo.

Existe um ditado no universo equestre: "erro do cavalo sempre é erro do cavaleiro". Por isso, todo cavaleiro ou treinador deve sempre avaliar as condições e as exigências que faz a seu cavalo e, quando este não fizer algum movimento desejado, ou "errar" sob o ponto de vista humano, deve analisar cuidadosamente os passos executados e, principalmente, a vida pregressa do animal, pois seu "erro" pode advir de exigências incorretas do cavaleiro ou treinador. O animal pode ter sido mal ensinado ou mal domado, e estará apenas executando o movimento da maneira que aprendeu inicialmente, provavelmente por má informação do cavaleiro ou treinador. Além disso, o responsável pode ter escolhido um cavalo incompatível com as tarefas a serem executadas.

O principal efeito do treinamento no cavalo deve ser um aprendizado psicológico, com condicionamento físico gradual, ensinando-lhe o que, quando e como fazer. Antes do treinamento, a doma deve ser bem feita e iniciada após os 36 meses de idade, quando as estruturas do cavalo já estão bem consolidadas.

Domas precoces, comuns em muitas raças e diversos esportes, prejudicam e comprometem a vida esportiva futura e longeva do cavalo. Animais domados aos 20, 24 ou mesmo 30 meses terão suas estruturas osteoarticulares comprometidas, muitas vezes por definitivo.

Em uma boa doma, deve-se primordialmente conquistar o cavalo, e não subjugá-lo. A conquista se faz com carinho e percepção equestre: o que é o cavalo e como ele se comporta. Assim, tem-se um animal que executa espontaneamente os trabalhos que lhe são exigidos, e não por subjugação, dor e martírio físico e mental, em que se quebra o moral do cavalo. O animal subjugado executará as tarefas, mas não dará a elas a mesma importância que dá o animal que é conquistado. Deve-se atentar para não se reprimir a personalidade do cavalo, mas extrair dela o melhor possível, conquistando-o.

Os treinadores e proprietários de cavalos precisam adequar o método de treinamento ao temperamento do animal, evitando ao máximo o confronto direto, que induz o animal ao medo. A pior coisa que se pode fazer contra o lado emocional do animal é inspirar o medo. Treinar e adestrar cavalos de modo errado pode transformá-los em animais que corcoveiam, dão coices, mordem etc. É como transformar presa em predador, dificultando intensamente a relação cavalo/ser humano, que se torna cavalo *versus* cavaleiro, enquanto o ideal é cavalo & cavaleiro.

Cavalos conquistados trabalham com o coração antes da mente, e isso pode afetar o resultado em uma competição medida muitas vezes em milésimos de segundos, por exemplo. Ou mesmo em competições de longa distância, em que é necessário um pouco mais de garra em vez de somente trabalho muscular, o coração deve trabalhar acima da mente, afinal, submeter-se a uma competição de corrida de 120 km em apenas 10 h não é para qualquer um, mesmo para animais. E muitos cavalos o fazem, sem indícios de ressalvas, e se saem muito bem.

Após a doma, devem-se iniciar trabalhos de adestramento básico, que são muito importantes para que o cavalo aprenda a responder rapidamente aos comandos do cavaleiro. Quando o animal não obedece aos comandos do cavaleiro, por exemplo, quando este exige, uma troca de passo para trote ou galope e o cavalo reage com corcoveio ou pinotes, isso indica que o adestramento pode ter sido rápido demais, devendo ser reiniciado lentamente. Muitos animais tendem a ficar com medo da sensação do peso do cavaleiro e da sela quando passa de um andamento para outro.

Para qualquer esporte, o cavaleiro deve ter uma iniciação na arte da equitação, fundamental para saber quando e como enviar os comandos ao cavalo de maneira que ele responda rapidamente. Contudo, tal arte, também denominada clássica, infelizmente é negligenciada e até mesmo escarnecida pela grande maioria dos cavaleiros e treinadores. Seus princípios, no entanto, são fundamentais para uma boa compreensão sobre o que é o cavalo e como ele trabalha. Como pedir determinado movimento do cavalo sem comandos bruscos, que certamente incomodam o animal e prejudicam seu desempenho? Como trabalhar melhor as mãos, sem apoiar-se na boca e na embocadura do cavalo, fazendo com que ele fique sensível e dolorido? É comum deparar com inúmeros cavaleiros e treinadores que não conhecem os princípios básicos de uma boa equitação e, não os transmitindo a seus cavalos, estão certamente prejudicando o melhor desempenho desse nobre animal.

O treinamento deve ser iniciado com trabalho 3 vezes/semana, 20 a 30 min diários, e ir aumentando gradativamente. O treinamento mínimo para competição deve ser de 18 a 24 meses após a doma, dependendo das condições do animal, tempo este não observado pela imensa maioria dos treinadores de cavalos. Até mesmo no salto, ou hipismo clássico, que sempre preservou o cavalo da precocidade e da intensidade de trabalho desnecessário antes do tempo, os treinadores têm antecipado e colocado os animais para saltar 1 m aos 4 anos de idade. Certamente, essa prática prejudicará a longevidade esportiva do animal e trará problemas osteomusculares mais precocemente.

O período mínimo de treinamento é fundamental para a adaptação fisiológica que as estruturas do cavalo devem ter para suportar uma competição, visto que o período de adaptação das estruturas é variável:

- Pulmão e coração: 3 meses de treinamento
- Músculos: 5 a 6 meses de treinamento
- Tendões, ligamentos e articulações: 8 a 12 meses de treinamento
- Ossos: até 3 anos de treinamento.

A grande dificuldade está em aguardar esse período necessário. Os parâmetros utilizados para verificar se o animal está em bom estado atlético são baseados na observação do batimento cardíaco, da frequência respiratória e da musculatura, que se adaptam rapidamente às condições da competição. Contudo, as estruturas que sofrem alto impacto em uma competição (tendões, ligamentos e articulações) demoram de 1 a 3 anos para estarem aptas.

Deve-se iniciar a doma do cavalo somente aos 36 meses de idade, demorando ao menos 6 a 12 meses para completá-la. Somam-se mais 24 a 36 meses de treinamento de adaptabilidade de todas as estruturas. Portanto, ele não deve entrar em competição de alto nível antes de 5 a 6 anos, para se obter seu melhor desempenho e sua longevidade esportiva. Competições para animais iniciantes, apenas para habituá-los a ritmo de transporte, local e rotina, podem e devem ser feitas, mas respeitando os limites que o treinamento deve impor, e não com tanta frequência.

Manejo

Um bom manejo deve respeitar as necessidades do cavalo, principalmente no que se refere a soltá-lo várias horas por dia. Muitos ignoram essa necessidade porque trabalham o animal de 2 a 3 h diariamente. O ato de soltar o cavalo não está relacionado somente a exercitar o seu físico, mas também à sua necessidade de liberdade de andar ou correr como e quando quiser e tomar sol, além de lhe propiciar momentos de sociabilidade no encontro com outros animais. É mais um exercício

mental que físico, mesmo que o cavalo passe parte do tempo galopando no piquete. Ao contrário do que muitos alegam, o galope no piquete não leva a um maior desgaste energético, mas tende a favorecer o aproveitamento de nutrientes da dieta, em razão do relaxamento, otimizando o uso da alimentação e melhorando a performance do animal. Todavia, a atividade só é eficaz se fizer parte da rotina diária do animal.

Deve-se manter o cavalo em instalações com piquete, redondel ou baia que sigam as recomendações e propiciem essencialmente conforto e bem-estar ao animal, com tamanho adequado ao seu porte, ventilação e contato visual com outros animais. Baias, porém, não são essenciais aos cavalos de esporte; estes podem ser mantidos apenas em piquetes apropriados.

Além disso, a prática de manejo básico, na qual deve ser observada uma rotina diária, com contato físico com o cavaleiro e alimentação equilibrada, é frequentemente negligenciada pelos cavaleiros e treinadores, que delegam essa função a terceiros, isso quando o fazem. Contudo, há os que buscam e mantêm esse contato com competência, obtendo certamente melhor desempenho de seus animais. O que parece ocorrer com certa frequência, entretanto, é que, quanto maior a graduação dos treinadores e dos cavaleiros, maior sua negligência. Desse modo, eles perdem uma excelente oportunidade tanto de conhecer melhor seus animais quanto de se deixar conhecer por eles. Esse intercâmbio é essencial para sentir e perceber pequenos detalhes comportamentais que somente quem escova o animal, limpa seus cascos, banha-o com frequência e coloca o arreamento pode saber: desde cócegas em determinadas regiões do corpo, que podem atrapalhar a equitação (na barriga, por exemplo, o cavalo poderá corcovear ao se utilizarem esporas), até problemas pontuais que ocorram em um dia específico e que possam prejudicar o desempenho do animal ou mesmo causar acidentes. Alguns fatores são facilmente observados nos momentos de preparação do cavalo para a prova ou o treinamento e podem influenciar decisivamente no resultado da competição ou mesmo na saúde do cavalo e do cavaleiro.

O bom manejo inclui uma rotina diária para o animal, respeitando horários que possam maximizar o aproveitamento tanto nutricional como de preparação física e mental. Estabelecer determinados horários para o fornecimento de ração concentrada para o animal é muito importante à sua tranquilidade mental, pois o relógio biológico do equino funciona perfeitamente bem, ele se habitua e se prepara para receber certo tipo de alimento em determinada hora. Caso uma rotina não seja seguida, não é raro animais apresentarem distúrbios de ansiedade, muitas vezes exteriorizados com o bater das patas no cocho ou na porta da baia, sobretudo se ouvir barulhos que indicam o fornecimento de ração para outros animais. Assim também deve ser a rotina de fornecimento de feno ou outros volumosos, respeitando-se o espaçamento de 60 a 90 min entre a ração e o volumoso. Treinar e soltar o animal em um mesmo horário ajuda muito a deixá-lo mais tranquilo, otimizando ao máximo sua performance esportiva.

Avaliação da intensidade do trabalho

O tipo de esforço pode ser classificado por sua duração e sua intensidade, sendo esta determinada pelo tipo de atividade do animal, isto é, se o trabalho é realizado a passo, trote ou galope, ou ainda se o animal executa alguma atividade adicional, como salto, por exemplo. Pode-se, assim, classificar a intensidade do exercício físico, conforme a Tabela 19.3, em leve, média e intensa, dependendo da atividade ou do tempo de esforço.

Wolter (1994) classifica o esforço em relação à duração em quatro tipos de atividades:

- Potência: esforço realizado por cavalos de salto
- Velocidade: designada para as corridas curtas, como as de cavalos da raça quarto de milha, cavalos de polo etc.
- Resistência: designada para as corridas mais longas, de 1.600 a 4.000 m, como do purosangue inglês
- Enduro ou raide: competições acima de 30 km, podendo chegar a 160 km em um único dia.

A essa classificação pode-se ainda acrescentar o raide de vários dias, no qual se percorre de 30 a 45 km por dia. A intensidade pode ser avaliada ainda pelo tempo de duração do trabalho e segundo diversos parâmetros fisiológicos, conforme observado na Tabela 19.4.

Observe que isso independe da atividade esportiva do animal e da relação de trabalho leve ou intenso determinada pelo treinador; aqui o que se leva em consideração é o desgaste fisiológico do animal e o quanto de nutrientes deve-se repor conforme as perdas, ou ainda quanto deve-se fornecer para que o animal possa ter sua demanda atendida, obtendo-se assim a melhor performance possível.

O tempo de duração do trabalho é inversamente proporcional à origem da energia e à oxigenação da musculatura. Isto é, para o trabalho anaeróbico, a energia disponível é de origem glicolítica, com pouca presença de oxigênio. Conforme pode ser observado na Tabela 19.5, à medida que o tempo de esforço se prolonga, a origem do trabalho passa de anaeróbica para aeróbica em poucos minutos, utilizando mais energia de fonte lipídica.

Alimentação

Para cavalos de alta performance, a qualidade da nutrição deve ser priorizada: os mesmos nutrientes utilizados pelo organismo para atender a um estado gestacional ou de crescimento atendem às necessidades do trabalho muscular, independentemente do tipo de esforço; o que muda é a quantidade e a proporção desses nutrientes conforme o tipo de esporte e a intensidade do esforço. Assim, devem-se fornecer ao animal de esporte energia, minerais, água, proteína e vitaminas nas proporções necessárias para o desempenho.

Em qualquer atividade física, de curta ou longa distância, de baixa, média ou alta intensidade, um mínimo de 1% do peso vivo (PV) do animal, em matéria seca (MS), deve ser fornecido de volumoso para que se atendam às necessidades fisiológicas básicas em fibra do animal e evitem-se problemas físicos e psicológicos. O ideal é que esse valor seja no mínimo 50% do total da MS necessária para o animal, otimizando ao máximo o

Tabela 19.3 Classificação da categoria do trabalho do equino conforme atividade ou tempo de esforço.

Categoria de trabalho	Tempo de esforço	Atividade
Leve	Até 45 minutos diários, alternando passo, trote e, eventualmente, galope	Lazer Equitação de passeio Início de treinamento
Médio	De 45 a 60 minutos diários, alternando passo, trote e, eventualmente, galope	Trabalho de fazendas Salto Provas de explosão
Intenso	Acima de 60 minutos diários, alternando passo, trote e galope, ou até 30 minutos diários com galope de maior intensidade	Corrida Polo Enduro

268 Alimentação Equina | Nutrição, Saúde e Bem-estar

Tabela 19.4 Classificação da categoria do trabalho do equino conforme parâmetro fisiológico e intensidade.

Categoria de trabalho	Frequência cardíaca	Descrição	Tipo de evento
Leve	80 bpm	1 a 3 horas/semana 40% passo 50% trote 10% galope	Equitação de passeio Início de treinamento Apresentação equestre ocasional
Médio	90 bpm	3 a 5 horas/semana 10% passo 55% trote 10% a meio galope 5% salto ou similar	Escola de equitação Equitação de passeio Treinamento Apresentação equestre Polo Trabalho de fazendas
Intenso	110 bpm	4 a 5 horas/semana 20% passo 50% trote 15% a meio galope 15% a galope, salto ou similar	Trabalho de fazendas Polo Apresentação equestre Treinamento de corrida
Muito intenso	110 a 150 bpm	Variável de 1 hora de galope por semana a 6 a 12 horas de trabalho lento por semana	Corrida Enduro Concurso completo de equitação (CCE)

Bpm: batimentos por minuto.
Fonte: adaptada de NRC (2007).

Tabela 19.5 Tipo de exercício anaeróbico e aeróbico em relação ao tempo e ao tipo de energia utilizada.

Tipo de exercício	Duração do exercício								
	Tempo em segundos			Tempo em minutos					
	10	30	60	2	4	10	30	60	120
% anaeróbico	90	80	70	50	35	15	5	2	1
% aeróbico	10	20	30	50	65	85	95	98	99

Fonte: adaptada de Wolter (1994).

uso dos alimentos e disponibilizando nutrientes necessários para o equilíbrio do organismo.

A fibra de qualidade estimula a fermentação cecocólica, com maior presença da microflora digestiva que inibe a proliferação de outras bactérias patogênicas, naturalmente presentes, estimula o movimento peristáltico, que auxilia na prevenção de cólicas, além de disponibilizar energia de qualidade e prover ao cavalo uma sensação de plenitude, fundamental para o equilíbrio mental.

Meyer (1987), em estudo na Alemanha, observou maior ingestão de água pelos animais cuja dieta era mais rica em fibras, constatando a presença de 33% a mais de eletrólitos e 73% mais água em seu aparelho digestivo que em animais que tinham uma dieta pobre em fibras. Para animais de trabalho, que apresentam sudorese mais intensa, especialmente em regiões de clima quente, isso é fundamental para o bom desempenho esportivo.

A alimentação do cavalo de esporte deve ser adaptada conforme essas exigências. A dieta deve ser balanceada e equilibrada, suprindo as necessidades do cavalo sem deficiências nem excessos. Em bons centros equestres, a alimentação pode representar 20 a 30% dos custos mensais do animal, devendo ser muito bem utilizada e avaliada para que se tenha o melhor alimento que possibilite o máximo desempenho do animal. Deve-se escolher a composição ideal e utilizá-la da melhor maneira possível, buscando sempre a orientação de profissionais especializados, que saberão escolher o produto correto que se adapte às reais necessidades do cavalo.

Partindo sempre da disponibilidade de volumoso com quantidade e qualidade adequadas, água fresca e limpa e sal mineral específico à vontade, deve-se escolher qual o complemento e o suplemento adequados às necessidades do cavalo, que serão diferentes conforme o esporte e as características individuais do cavalo.

Aqui, os fatores individuais citados no Capítulo 14, como raça, temperamento, individualidade e clima, devem ser levados em consideração de maneira mais acentuada quando da determinação das necessidades de cada animal. Mesmo com a utilização de tabelas de necessidades específicas conforme o esforço do animal, o oferecimento de uma suplementação concentrada deve ser feito levando-se em consideração essas individualidades, que podem influenciar nas necessidades do cavalo em até 25%, para mais ou para menos.

As necessidades específicas do trabalho são de água; energia, mais sob a forma de gordura (óleos) que de amido (grãos); e sais minerais, mais especificamente os eletrólitos: Ca, Mg, K, Na e Cl.

Suas necessidades, evidentemente, ainda incluem vitaminas, fundamentais para os processos metabólicos da energia, entre outros, e a proteína, mais especificamente os aminoácidos, porém seus valores não são tão elevados quanto os dos outros nutrientes, e deve-se preocupar mais com a sua qualidade do que sua quantidade, desde que atendida a necessidade mínima específica da categoria.

Por fim, a água é fundamental no treinamento, antes da competição, durante provas de longa distância, e ao final da atividade. Ou seja, sempre que o animal tiver sede, deve-se disponibilizar água fresca e limpa. O cavalo pode perder toda a sua gordura corporal e até metade de sua proteína, porém, caso perca 15% de sua reserva hídrica, pode ser fatal. Sua necessidade é tão primordial que, em provas de enduro, é obrigatório pela Federação Equestre Internacional (FEI) a disponibilidade de água para os animais a cada 5 km. E, conforme observado anteriormente, a disponibilidade de água é mais elevada quanto maior for a ingestão de fibras por meio do volumoso.

Necessidades em matéria seca

As necessidades em MS são apresentadas na Tabela 19.6, em percentual do PV, segundo preconizado pelo Institut National de la Recherche Agronomique (INRA) e pelo National Research Council (NRC).

A grande variação na amplitude das necessidades de acordo com o INRA deve-se, essencialmente, ao respeito à diversidade de capacidade e necessidade individual de ingestão de cada alimento e à grande diversidade de alimento que pode ser ofertada, sendo necessário uma menor

Tabela 19.6 Necessidades diárias de matéria seca para cavalos em trabalho, em porcentagem do peso vivo, segundo INRA e NRC.

Categoria de trabalho	INRA (%)	NRC (%)
Leve	1,9 a 2,3	2
Médio	2,1 a 2,7	2,25
Intenso	2 a 3	2,5
Muito intenso	2 a 3	2,5

Fonte: adaptada de Wolter (1994) e NRC (2007).

quantidade de alimento quanto melhor for a sua qualidade nutricional, especialmente nos trabalhos mais pesados.

Lembrando, conforme citado no Capítulo 14, que os valores obtidos devem ser convertidos em matéria natural para serem ofertados ao animal.

Exemplos

Para um equino de 400 kg de PV em trabalho médio, as necessidades são de 8,4 a 9,2 kg de MS (INRA), ou 8 kg de MS (NRC).

Cálculos (INRA)

$$400 \text{ kg} - 100\%$$
$$Y \text{ kg} - 2,1\%$$
$$Y = \frac{400 \times 2,1}{100} = 8,4 \text{ kg de MS/dia}$$
$$400 \text{ kg} - 100\%$$
$$Z \text{ kg} - 2,7\%$$
$$Z = \frac{400 \times 2,7}{100} = 9,2 \text{ kg de MS/dia}$$

Essa quantidade é equivalente a 9,5 a 10 kg de feno com 90% de MS ou 28 a 31 kg de capim fresco com 30% de MS (valores já aproximados para facilitar a administração). Para saber os valores de MS dos diversos alimentos, consulte a tabela de referência nos Capítulos 9 e 10.

Cálculos para conversão em matéria natural, bruta ou original

- Feno com 90% de MS:

8,4 kg de MS feno — 90% da matéria original

X kg de feno — 100% da matéria original

X = 9,3 kg (por aproximação = 9,5 kg) de feno

9,2 kg de MS feno — 90% da matéria original

Y kg de feno — 100% da matéria original

Y = 10,2 kg (por aproximação = 10 kg) de feno

- Capim fresco com 30% de MS:

  8,4 kg de MS feno — 30% da matéria original

  X kg de feno — 100% da matéria original

  X = 28 kg de capim fresco

  9,2 kg de MS feno — 30% da matéria original

  Y kg de feno — 100% da matéria original

  Y = 30,7 kg (por aproximação = 31 kg) de capim fresco

Para um equino de 520 kg de PV em trabalho intenso, as necessidades são de 10,4 a 15,6 kg de MS (INRA) ou 13 kg de MS (NRC).

Cálculos (INRA)

$$520 \text{ kg} — 100\%$$

$$Y \text{ kg} — 2\%$$

$$Y = \frac{520 \times 2}{100} = 10,4 \text{ kg de MS/dia}$$

$$520 \text{ kg} — 100\%$$

$$Z \text{ kg} — 3\%$$

$$Z = \frac{520 \times 3}{100} = 15,6 \text{ kg de MS/dia}$$

Essa quantidade é equivalente a 11,5 a 17 kg de feno com 90% de MS ou 34 a 52 kg de capim fresco com 30% de MS (valores já aproximados para facilitar a administração). Para saber os valores de MS dos diversos alimentos, consulte a tabela de referência nos Capítulos 9 e 10.

Cálculos para conversão em matéria natural, bruta ou original

- Feno com 90% de MS:

  10,4 kg de MS feno — 90% da matéria original

  X kg de feno — 100% da matéria original

  X = 11,6 kg (por aproximação = 11,5 kg) de feno

  15,6 kg de MS feno — 90% da matéria original

  Y kg de feno — 100% da matéria original

  Y = 17,3 kg (por aproximação = 17 kg) de feno

- Capim fresco com 30% de MS:

  10,4 kg de MS feno — 30% da matéria original

  X kg de feno — 100% da matéria original

  X = 34,6 kg (por aproximação = 35 kg) de capim fresco

  15,6 kg de MS feno — 30% da matéria original

  Y kg de feno — 100% da matéria original

  Y = 52 kg de capim fresco

Necessidades energéticas

As necessidades energéticas são muito importantes, pois são a base para um bom desempenho esportivo. Para uma boa performance esportiva e um trabalho muscular eficaz, a disponibilidade energética para a contração muscular pode ser três vezes superior às necessidades de manutenção, e o organismo deve estar pronto para essa rápida e dispendiosa operação energética, fornecendo nutrientes de maneira pronta e eficaz.

Das necessidades energéticas consumidas para a atividade física, aproximadamente 50% são utilizadas para manutenção, sendo o restante disponibilizado para as atividades musculares mais intensas. Ou seja, o metabolismo basal do equino consome 50% do total da energia disponível.

Deve-se fornecer uma quantidade adequada de energia, de fonte facilmente assimilável pelo cavalo, isto é, que não gaste muita energia para ser aproveitada (energia líquida alta). A quantidade de energia a ser fornecida é variável, dependendo principalmente da quantidade do esforço a que o cavalo é submetido (horas/dia ou intensidade do trabalho, conforme as Tabelas 19.3 e 19.4).

Deve-se priorizar o fornecimento de rações de alta energia, com extrato etéreo elevado (acima de 4%), dependendo da intensidade do esforço. Rações concentradas com alta energia têm a grande vantagem de serem oferecidas em menor quantidade, sobrando mais espaço para o fornecimento de volumoso, o que evita uma sobrecarga gástrica e intestinal. Por outro lado, rações concentradas de baixa energia, mais baratas, têm o grande inconveniente de terem que ser fornecidas em quantidade mais elevada, muitas vezes ultrapassando o limite máximo de 50% da dieta, predispondo o animal a excessos de amido e consequentes cólicas e laminites, conforme descrito no Capítulo 5.

O volumoso deve variar de 50 a 80% do total da dieta, sendo que a ração deverá ser de 20 a 50% da dieta total, sempre levando em conta somente a MS do alimento. Caso a quantidade de concentrado não seja suficiente para o cavalo desempenhar a função desejada, deve-se utilizar uma ração mais energética ou um suplemento energético. Hoje, o mercado conta com uma infinidade de rações que suprem as necessidades do cavalo sem ultrapassar os limites seguros de manejo e, caso seja necessário, pode-se ainda acrescentar suplementos que, em pequenas quantidades, complementam as necessidades do cavalo.

Uma menor quantidade de volumoso diminui o preenchimento do volume intestinal, reduzindo, consequentemente, a quantidade de peso que o animal sustenta, o que pode ser favorável para o exercício de curta duração.

Por outro lado, em exercícios de longa duração, deve-se fornecer uma maior quantidade de volumoso, pois a forragem aumenta os consumos hídricos, eletrolíticos e de nutrientes, o que aumenta a disponibilidade durante o exercício.

Deve-se ainda tomar cuidado com o aporte vitamínico suficiente para absorção dos ácidos graxos contidos na alimentação. A utilização de uma dieta muito rica em energia aumenta também as necessidades vitamínicas do cavalo, já elevadas pelo exercício físico.

Nas transições alimentares, deve-se evitar o aumento excessivo de energia com gordura na ração nas três semanas que antecedem uma competição, pois é necessário um período mínimo de 30 dias para que o animal esteja adaptado ao novo alimento. Ou seja, deve-se evitar modificar a dieta do cavalo nesse período, sob risco de comprometer seu desempenho.

Deve-se ter cuidado especial com rações muito ricas em energia, principalmente aquelas que contêm cereais com 60 a 70% de amido, ou ainda seguindo um antigo hábito, em geral desnecessário, de "enriquecer" uma ração ou dieta com aveia ou milho, que acarretam enormes problemas, como os citados no Capítulo 5, nos excessos energéticos. Para se adicionar quaisquer matérias-primas em uma dieta, deve-se avaliar matematicamente seus valores e qualitativamente o que se introduz, ou seja, quais os benefícios e os prejuízos que pode trazer à saúde e ao desempenho do animal.

Energia digestível

A quantidade de energia digestível (ED) poderá ser calculada segundo as fórmulas expressas na Tabela 19.7, em megacalorias por dia (Mcal/dia).

Exemplos

Para um equino de 400 kg de PV em trabalho médio, as necessidades energéticas são de 18,65 Mcal/dia.

Tabela 19.7 Necessidades diárias de energia digestível para cavalos em trabalho, em Mcal, conforme intensidade de trabalho.

Categoria de trabalho	Energia digestível (ED)
Leve	ED = (0,0333 x PV) x 1,2
Médio	ED = (0,0333 x PV) x 1,4
Intenso	ED = (0,0333 x PV) x 1,6
Muito intenso	ED = (0,0363 x PV) x 1,9

PV: peso vivo (kg).

Fonte: adaptada de NRC (2007).

Para atender à demanda energética de 18,65 Mcal de um cavalo de 400 kg de peso em trabalho médio, podem ser necessários 9 kg de feno de *tifton* ou 24 kg de capim *tifton* fresco (capineira ou pastagem) ou ainda 8 kg de feno de alfafa. Para outros alimentos, os valores devem ser calculados conforme o valor nutricional dado nas tabelas dos Capítulos 9 e 10.

Considerando um feno de *tifton* com 2,29 Mcal/kg de MS, a quantidade diária necessária para atender à demanda de 18,65 Mcal é de:

1 kg de feno – 2,29 Mcal

X kg de feno – 18,65 Mcal

X = 8,1 kg de MS de feno

Convertendo em matéria bruta ou original:

8,1 kg de MS de feno – 90% de matéria bruta

Y kg de feno – 100% de matéria bruta

Y = 9 kg de feno de *tifton*

Considerando pastagem ou capineira de *tifton* com 2,61 Mcal/kg de MS, a quantidade diária necessária para atender à demanda de 18,65 Mcal:

1 kg de *tifton* fresco – 2,61 Mcal

X kg de *tifton* fresco – 18,65 Mcal

X = 7,1 kg de MS de *tifton* fresco

Convertendo em matéria bruta ou original:

7,1 kg de MS de *tifton* fresco – 30% de matéria bruta

Y kg de *tifton* fresco – 100% de matéria bruta

Y = 23,7 kg (por aproximação = 24 kg) de capim *tifton* fresco (capineira ou pastagem)

Considerando feno de alfafa com 2,57 Mcal/kg de MS, a quantidade diária necessária para atender à demanda de 18,65 Mcal é de:

1 kg de feno de alfafa – 2,57 Mcal

X kg de feno de alfafa – 18,65 Mcal

X = 7,3 kg de MS de feno de alfafa

Convertendo em matéria bruta ou original:

7,3 kg de MS de feno de alfafa – 90% de matéria bruta

Y kg de feno de alfafa – 100% de matéria bruta

Y = 8,1 kg (por aproximação = 8 kg) de feno de alfafa

Para um equino de 520 kg de PV em trabalho intenso, as necessidades energéticas são de 27,71 Mcal/dia.

Para atender à demanda energética de 27,71 Mcal de um cavalo de 520 kg de peso em trabalho intenso, podem ser necessários 13,5 kg de feno de *tifton* ou 35 kg de capim *tifton* fresco (capineira ou pastagem) ou ainda 12 kg de feno de alfafa. Para outros alimentos, os valores devem ser calculados conforme o valor nutricional dado nas tabelas dos Capítulos 9 e 10.

Considerando um feno de *tifton* com 2,29 Mcal/kg de MS, a quantidade diária necessária para atender à demanda de 27,71 Mcal é de:

1 kg de feno – 2,29 Mcal

X kg de feno – 27,71 Mcal

X = 12,1 kg de MS de feno

Convertendo em matéria bruta ou original:

12,1 kg de MS de feno – 90% de matéria bruta

Y kg de feno – 100% de matéria bruta

Y = 13,4 kg (por aproximação = 13,5 kg) de feno de *tifton*

Considerando pastagem ou capineira de *tifton* com 2,61 Mcal/kg de MS, a quantidade diária necessária para atender à demanda de 27,71 Mcal é de:

1 kg de *tifton* fresco – 2,61 Mcal

X kg de *tifton* fresco – 27,71 Mcal

X = 10,6 kg de MS de *tifton* fresco

Convertendo em matéria bruta ou original:

10,6 kg de MS de *tifton* fresco – 30% de matéria bruta

Y kg de *tifton* fresco – 100% de matéria bruta

Y = 35,3 kg (por aproximação = 35 kg) de capim *tifton* fresco (capineira ou pastagem)

Considerando feno de alfafa com 2,57 Mcal/kg de MS, a quantidade diária necessária para atender à demanda de 27,71 Mcal é de:

1 kg de feno de alfafa – 2,57 Mcal

X kg de feno de alfafa – 27,71 Mcal

X = 10,8 kg de MS de feno de alfafa

Convertendo em matéria bruta ou original:

10,8 kg de MS de feno de alfafa – 90% de matéria bruta

Y kg de feno de alfafa – 100% de matéria bruta

Y = 12 kg de feno de alfafa

Energia líquida

A quantidade de energia líquida é dada segundo a Tabela 19.8, em unidade forrageira cavalo (UFC) por dia.

Para obter a quantidade de alimento necessária para atender à demanda nutricional utilizando os valores de energia líquida, é fundamental ter os valores de energia líquida dos alimentos. Os procedimentos de como realizar os cálculos para se obter esses valores para cada alimento são dados no Capítulo 5.

Como se pode observar na Tabela 19.8, os valores são dados em peso vivo pontual, sendo um pouco mais complexo o cálculo para pesos intermediários. Porém, esses dados podem ser obtidos com o uso da interpolação, conforme exemplificado no Capítulo 15.

Necessidades proteicas

Em primeiro lugar, deve-se ressaltar que o trabalho muscular não é condicionado ao consumo de proteína, mas de energia.

Animais de esporte são animais adultos, já formados e não em reprodução. Portanto, sua dieta deve ter um limite de proteína para que não haja queda no desempenho esportivo. As necessidades proteicas dos cavalos de esporte são pequenas (700 a 1.000 g/dia de proteína bruta, para um cavalo de 500 kg) quando comparadas às necessidades de éguas em reprodução, que podem chegar a 1.500 g/dia de proteína bruta quando em lactação.

Lembre-se de que os excessos de proteína podem comprometer o bom desempenho do animal (ver Capítulo 6). Muita atenção deve ser dada à escolha do alimento, devendo-se evitar confundir qualidade de proteína com excesso. Deve-se ainda evitar as matérias-primas ricas em proteína, como soja e alfafa, em abundância. Entretanto, alguns estudos nos EUA revelam que um pouco de alfafa na dieta, de 10 a 20% do total de volumoso, pode auxiliar como preventivo em casos de úlcera por estresse em animais com excesso de confinamento, situação típica de cavalos de esporte.

Uma complementação concentrada ideal não deve jamais ultrapassar os 12% de proteína bruta,

Tabela 19.8 Necessidades diárias de energia líquida para cavalos em trabalho, em UFC, conforme intensidade de trabalho e peso do animal.

Categoria	200 kg	450 kg	500 kg	600 kg	800 kg
Trabalho leve	2,1	3,9	4,2	4,8	5,7
Trabalho médio	4	7,9	7,9	8,5	8,5
Trabalho intenso	4,3	8,1	8,5	9	10

Fonte: adaptada de Wolter (1994).

e a dieta total, 14% de proteína bruta. Esses valores podem depender ainda da dieta total, conforme exemplificado no Capítulo 22, pois o que importa, na verdade, é a proteína total da dieta. Para utilizar rações concentradas com elevado teor de proteína, deve-se fazer as contas para equilibrar a dieta, em que a quantidade fornecida será bem menor; porém, ao utilizar uma ração com elevado teor proteico em pouca quantidade, em geral não se alcança os níveis energéticos desejados, sendo necessário uma suplementação com alimento energético adicional. Isso dependerá das condições de manejo do local. Em experiência particular, trabalhou-se com cavalos de enduro que recebiam 2 kg por dia de uma ração com 16% de proteína bruta e uma boa pastagem de *tifton*, mas, para alcançar os níveis energéticos adequados, a dieta era complementada com 200 ml de óleo de linhaça, com resultados muito satisfatórios. Esse manejo possibilitava ofertar o concentrado uma vez por dia ao animal, permanecendo este solto o máximo de tempo possível, conciliando com o horário de treinamento.

Em todos esses casos, deve-se valorizar o fornecimento de alimentos de alta qualidade, em que se possa administrar uma menor quantidade de alimento para suprir as necessidades do animal, atendendo, sempre, ao mínimo recomendado para o seu bom equilíbrio mental.

A grande dificuldade de se avaliar realmente os malefícios dos excessos (energéticos, proteicos ou minerais) é que eles não ocorrem da noite para o dia, mas demoram certo tempo (de 6 até 18 meses), o que dificulta ao diagnóstico preciso de erro no manejo alimentar.

Proteína bruta

As necessidades de proteína bruta (PB) são dadas segundo as fórmulas observadas na Tabela 19.9, em gramas por dia.

Exemplos

* Cavalo de 400 kg em trabalho médio:

$$PB = 400 \times 1,54 = 616 \text{ g de PB/dia}$$

Tabela 19.9 Necessidades diárias de proteína bruta para cavalos em trabalho, em gramas, conforme intensidade do trabalho.

Categoria de trabalho	Proteína bruta (PB)
Leve	PB = PV x 1,40
Médio	PB = PV x 1,54
Intenso	PB = PV x 1,72
Muito intenso	PB = PV x 2,01

PV: peso vivo (kg).

Fonte: adaptada de NRC (2007).

Para atender à demanda proteica de um cavalo de 400 kg de peso em trabalho médio, podem ser necessários 7,5 kg de feno de *tifton* ou 18 kg de capim *tifton* fresco (capineira ou pastagem) ou ainda 3,5 kg de feno de alfafa. Para outros alimentos, os valores devem ser calculados conforme o valor nutricional dado nas tabelas dos Capítulos 9 e 10.

Considerando um feno de *tifton* com 9% PB/kg de MS, deve-se inicialmente converter a porcentagem em gramas:

$$1.000 \text{ g} - 100\%$$

$$X \text{ g} - 9\%$$

$$X = 90 \text{ g PB/kg de MS de feno}$$

Quantidade diária necessária para atender à demanda de 616 g de PB:

$$1 \text{ kg de feno de } tifton - 90 \text{ g de PB}$$

$$Y \text{ kg de feno de } tifton - 616 \text{ g de PB}$$

$$Y = 6,8 \text{ kg de MS de feno}$$

Convertendo em matéria bruta ou original:

$$6,8 \text{ kg de MS de feno} - 90\% \text{ de matéria bruta}$$

$$Z \text{ kg de feno} - 100\% \text{ de matéria bruta}$$

$$Z = 7,5 \text{ kg de feno de } tifton$$

Considerando pastagem ou capineira de *tifton* com 11,5% PB/kg de MS, deve-se inicialmente converter a porcentagem em gramas:

$$1.000 \text{ g} - 100\%$$

$$X \text{ g} - 11,5\%$$

$$X = 115 \text{ g PB/kg de MS de feno}$$

Quantidade diária necessária para atender à demanda de 616 g de PB:

$$1 \text{ kg de } tifton \text{ fresco} - 115 \text{ g de PB}$$

$$X \text{ kg de } tifton \text{ fresco} - 616 \text{ g de PB}$$

$$X = 5,4 \text{ kg de MS de } tifton \text{ fresco}$$

Convertendo em matéria bruta ou original:

$$5,4 \text{ kg de MS de } tifton \text{ fresco} - 30\% \text{ de matéria bruta}$$

$$Y \text{ kg de } tifton \text{ fresco} - 100\% \text{ de matéria bruta}$$

$$Y = 18 \text{ kg de capim } tifton \text{ fresco}$$

Considerando feno de alfafa com 19% PB/kg de MS, deve-se inicialmente converter a porcentagem em gramas:

$$1.000 \text{ g} - 100\%$$

$$X \text{ g} - 19\%$$

$$X = 190 \text{ g PB/kg de MS de feno}$$

Quantidade diária necessária para atender à demanda de 616 g de PB:

1 kg de feno de alfafa – 190 g PB

X kg de feno de alfafa – 616 g PB

X = 3,2 kg de MS de feno de alfafa

Convertendo em matéria bruta ou original:

3,2 kg de MS de feno de alfafa – 90% de matéria bruta

Y kg de feno de alfafa – 100% de matéria bruta

Y = 3,5 kg de feno de alfafa

- Cavalo de 520 kg em trabalho intenso:

PB = 500 × 1,72 = 860 g PB/dia.

Para atender à demanda proteica de um cavalo em trabalho intenso de 520 kg de peso, podem ser necessários 11 kg de feno de *tifton* ou 25 kg de capim *tifton* fresco (capineira ou pastagem) ou ainda 5 kg de feno de alfafa. Para outros alimentos, os valores devem ser calculados conforme o valor nutricional dado nas tabelas dos Capítulos 9 e 10.

Considerando um feno de *tifton* com 9% PB/kg de MS, deve-se inicialmente converter a porcentagem em gramas:

1.000 g – 100%

X g – 9%

X = 90 g PB/kg de MS de feno

Quantidade diária necessária para atender à demanda de 860 g de PB:

1 kg de feno de *tifton* – 90 g de PB

Y kg de feno de *tifton* – 860 g de PB

Y = 9,6 kg de MS de feno

Convertendo em matéria bruta ou original:

9,6 kg de matéria seca de feno – 90% de matéria bruta

Z kg de feno – 100% de matéria bruta

Z = 10,7 kg (por aproximação = 11 kg) de feno de *tifton*

Considerando pastagem ou capineira de *tifton* com 11,5% PB/kg de MS, deve-se inicialmente converter a porcentagem em gramas:

1.000 g – 100%

X g – 11,5%

X = 115 g PB/kg de MS de feno

Quantidade diária necessária para atender à demanda de 860 g de PB:

1 kg de *tifton* fresco – 115 g de PB

X kg de *tifton* fresco – 860 g de PB

X = 7,5 kg de MS de *tifton* fresco

Convertendo em matéria bruta ou original:

7,5 kg de matéria seca de *tifton* fresco – 30% de matéria bruta

Y kg de *tifton* fresco – 100% de matéria bruta

Y = 25 kg de capim *tifton* fresco

Considerando feno de alfafa com 19% PB/kg de MS, deve-se inicialmente converter a porcentagem em gramas:

1.000 g – 100%

X g – 19%

X = 190 g PB/kg de MS de feno

Quantidade diária necessária para atender à demanda de 860 g de PB:

1 kg de feno de alfafa – 190 g PB

X kg de feno de alfafa – 860 g PB

X = 4,5 kg de MS de feno de alfafa

Convertendo em matéria bruta ou original:

4,5 kg de MS de feno de alfafa – 90% de matéria bruta

Y kg de feno de alfafa – 100% de matéria bruta

Y = 5 kg de feno de alfafa

É importante ressaltar que uma dieta equilibrada é composta da avaliação de todas as necessidades do animal e calculada em cima de todos os alimentos disponíveis. Assim, se forem levados em consideração os cálculos das necessidades de MS, energia digestível e proteína bruta dos exemplos citados e comparados com a oferta feita dos três tipos de alimentos citados, pode-se observar, conforme a Tabela 19.10, que a oferta varia conforme o alimento disponível; em alguns casos, como atendimento das necessidades proteicas utilizando-se alfafa, haverá deficiência de MS e energia. Se for atendida a demanda de energia e MS, haverá excesso de proteína. É fundamental realizar essa avaliação para um bom equilíbrio dietético. O Capítulo 22 exemplifica como proceder à elaboração de uma dieta equilibrada.

Proteína líquida

A quantidade de proteína líquida (MPDC) necessária para os diversos tipos de trabalho é dada segundo a Tabela 19.11, em gramas por dia, conforme o peso do animal.

Para obter a quantidade de alimento necessária para atender à demanda nutricional utilizando-se os valores de proteína líquida, é fundamental ter os valores de proteína líquida dos alimentos. Os procedimentos de como realizar os cálculos para se obter esses valores para cada alimento são dados no Capítulo 6.

Tabela 19.10 Quantidade de alimento necessária para cavalo de trabalho médio para atender às necessidades nutricionais de matéria seca, energia digestível e proteína bruta, conforme tipo de alimento.

Necessidade	Categoria	Peso	Alimento		
			Feno *tifton*	*Tifton* fresco	Feno alfafa
Matéria seca (INRA)	Trabalho médio	400 kg	9,5 a 10,0 kg	28,0 a 31,0 kg	9,5 a 10,0 kg
	Trabalho intenso	520 kg	11,5 a 17,0 kg	34,0 a 52,0 kg	11,5 a 17,0 kg
Energia digestível	Trabalho médio	400 kg	9,0 kg	24,0 kg	8,0 kg
	Trabalho intenso	520 kg	13,5 kg	35,0 kg	12,0 kg
Proteína bruta	Trabalho médio	400 kg	7,5 kg	18,0 kg	3,5 kg
	Trabalho intenso	520 kg	11,0 kg	25,0 kg	5,0 kg

Tabela 19.11 Necessidades diárias de proteína líquida (MPDC), em gramas, para cavalos em trabalho, conforme a intensidade do exercício e o peso do animal.

Categoria	Peso do cavalo (kg)						
	450	500	550	600	700	800	900
Trabalho leve	350 g	370 g	390 g	415 g	500 g	540 g	570 g
Trabalho médio	450 g	470 g	490 g	510 g	550 g	580 g	620 g
Trabalho intenso	515 g	540 g	555 g	580 g	645 g	680 g	715 g

Fonte: adaptada de Wolter (1994).

Assim como ressaltado para energia líquida, pode-se observar na Tabela 19.11 que os valores são dados em peso vivo pontual. Para pesos intermediários, os dados devem ser obtidos por meio do uso da interpolação, conforme exemplificado no Capítulo 15.

Necessidades minerais

Os minerais necessários em quantidade mais elevada e que devem ser suplementados na alimentação de animais de esporte são os eletrólitos (cloro, sódio, potássio, cálcio e magnésio). Essa suplementação depende da intensidade do esforço e varia de animal para animal. Claro que o fornecimento de sal mineral específico para equinos em livre acesso é de fundamental importância.

As perdas minerais pelo suor hão de ser tão intensas quanto forem as condições climáticas e a intensidade e a duração do esforço de competição e treinamento. O fornecimento de eletrólitos, sal mineral e suplementos minerais estão mais bem descritos no Capítulo 7.

As necessidades diárias específicas para os animais de esporte e trabalho são dadas segundo a Tabela 19.12, conforme preconizado pelo INRA, e a Tabela 19.13, pelo NRC, por kg de peso.

Tabela 19.12 Necessidades diárias de minerais para cavalos em trabalho, por kg de peso vivo, conforme a intensidade de trabalho, segundo INRA.

Nutriente	Trabalho leve	Trabalho médio	Trabalho intenso
Relação Ca:P ideal	1,67:1	1,85:1	1,85:1
Cálcio (g)	0,060	0,070	0,070
Fósforo (g)	0,036	0,038	0,038
Magnésio (g)	0,018	0,020	0,020
Sódio (g)	0,048	0,048	0,048
Potássio (g)	0,070	0,099	0,100
Enxofre (g)	0,026	0,026	0,026
Cobalto (mg)	0,030	0,033	0,030
Cobre (mg)	0,500	0,550	0,500
Iodo (mg)	0,040	0,044	0,040
Ferro (mg)	2,000	2,200	2,000
Manganês (mg)	1,000	1,100	1,000
Selênio (mg)	0,040	0,044	0,040
Zinco (mg)	1,500	1,650	1,500

Ca:P: cálcio:fósforo.

Fonte: adaptada de Wolter (1994).

276 Alimentação Equina | Nutrição, Saúde e Bem-estar

Tabela 19.13 Necessidade diária de minerais para cavalos em trabalho, por kg de peso vivo, conforme intensidade do trabalho, segundo NRC.

Nutriente	Trabalho leve	Trabalho médio	Trabalho intenso	Trabalho muito intenso
Relação Ca:P ideal	1,67:1	1,67:1	1,38:1	1,38:1
Cálcio (g)	0,060	0,070	0,080	0,080
Fósforo (g)	0,036	0,042	0,058	0,058
Magnésio (g)	0,019	0,023	0,030	0,030
Sódio (g)	0,029	0,036	0,051	0,082
Potássio (g)	0,057	0,064	0,078	0,106
Enxofre (g)	0,030	0,034	0,038	0,038
Cobalto (mg)	0,0010	0,0012	0,0012	0,0012
Cobre (mg)	0,200	0,225	0,250	0,250
Iodo (mg)	0,007	0,008	0,009	0,009
Ferro (mg)	0,800	0,900	1,000	1,000
Manganês (mg)	0,800	0,900	1,000	1,000
Selênio (mg)	0,0020	0,0023	0,0025	0,0025
Zinco (mg)	0,800	0,900	1,000	1,000

Ca:P: cálcio:fósforo.
Fonte: adaptada de NRC (2007).

Exemplo 1 | Cavalo em trabalho médio com 400 kg de PV

➤ Cálculos segundo INRA. Como as necessidades diárias de minerais dadas na segunda coluna da Tabela 19.12 são referentes a cada 1 kg de PV, considerando um cavalo em trabalho médio com 400 kg de PV, a necessidade de cada oligoelemento é calculada multiplicando-se o valor observado na segunda coluna da tabela por 400, obtendo-se o total diário do elemento mineral, conforme observado na coluna dois da Tabela 19.14.

➤ Cálculos segundo NRC. Como as necessidades diárias de minerais dadas na segunda coluna da Tabela 19.13 são referentes a cada 1 kg de PV, no exemplo, a necessidade de cada oligoelemento é calculada multiplicando-se o valor observado na segunda coluna da tabela por 400, obtendo-se o total diário do elemento mineral, conforme observado na coluna dois da Tabela 19.15.

Exemplo 2 | Cavalo em trabalho intenso com 520 kg de PV

➤ Cálculos segundo INRA. Como as necessidades diárias de minerais dadas na terceira coluna da Tabela 19.12 são referentes a cada 1 kg de PV, para um cavalo em trabalho intenso com 520 kg de peso, a necessidade de cada oligoelemento é calculada multiplicando-se o valor observado na terceira coluna da tabela por 520, obtendo-se o total diário do elemento mineral, conforme observado na coluna três da Tabela 19.14.

➤ Cálculos segundo NRC. Como as necessidades diárias de minerais dadas na terceira coluna da Tabela 19.13 são referentes a cada 1 kg de PV, no exemplo, a necessidade de cada oligoelemento é calculada multiplicando-se o valor observado na terceira coluna da tabela por 520, obtendo-se o total diário do elemento mineral, conforme observado na coluna três da Tabela 19.15.

Necessidades vitamínicas

No caso de cavalos de esporte, é de fundamental importância levar em consideração as condições em que o animal vive e treina para se elaborar uma dieta mais ou menos enriquecida com vitaminas. Em geral, o manejo diário e as instalações não são os mais apropriados para os equinos, submetendo-os a estresse constante. Além disso, as constantes mudanças de ambiente propiciadas pelas competições, assim como o transporte, a alteração de rotina e a própria alimentação, em geral baseada em feno, podem comprometer o desempenho dos animais exigindo, assim, uma melhor suplementação vitamínica.

Tabela 19.14 Necessidade diária total de minerais para um cavalo em trabalho médio com 400 kg de peso e para um cavalo em trabalho intenso com 520 kg, segundo INRA.

Nutriente	Cavalo em trabalho médio	Cavalo em trabalho intenso
Relação Ca:P ideal	1,85:1	1,85:1
Cálcio (g)	30,8	36,4
Fósforo (g)	17,6	20,8
Magnésio (g)	8,8	10,4
Sódio (g)	19,2	24,96
Potássio (g)	39,6	52
Enxofre (g)	10,4	13,52
Cobalto (mg)	1,32	1,56
Cobre (mg)	220	260
Iodo (mg)	1,76	2,08
Ferro (mg)	880	1.040
Manganês (mg)	440	520
Selênio (mg)	1,76	2,08
Zinco (mg)	660	780

Ca:P: cálcio:fósforo.

Tabela 19.15 Necessidade diária total de minerais para um cavalo em trabalho médio com 400 kg de peso e para um cavalo em trabalho intenso com 520 kg, segundo NRC.

Nutriente	Cavalo em trabalho médio	Cavalo em trabalho intenso
Relação Ca:P ideal	1,67:1	1,38:1
Cálcio (g)	28	41,6
Fósforo (g)	16,8	30,16
Magnésio (g)	9,2	15,6
Sódio (g)	14,24	26,52
Potássio (g)	25,6	40,56
Enxofre (g)	13,52	19,76
Cobalto (mg)	0,48	0,62
Cobre (mg)	90	130
Iodo (mg)	3,2	4,68
Ferro (mg)	360	520
Manganês (mg)	360	520
Selênio (mg)	0,92	1,3
Zinco (mg)	360	520

Ca:P: cálcio:fósforo.

A suplementação vitamínica será tão mais importante quanto maior for a intensidade do esforço e o estresse rotineiro e constante a que o animal for submetido. Como as vitaminas do complexo B são de fundamental importância para o eficaz aproveitamento energético e proteico e essas vitaminas são disponibilizadas pela microflora digestiva, em situações de estresse, essa disponibilidade pode estar comprometida, exigindo maior cuidado com sua suplementação.

Apesar de a vitamina C ser plenamente sintetizada pelo fígado em condições normais, muitas vezes este pode ficar sobrecarregado funcionalmente em animais dessa categoria, reduzindo sua capacidade de produção. Poucos trabalhos indicam essa real necessidade, mas deve-se ficar atento para que não ocorram problemas, especialmente de ordem imunológica e de proteção da musculatura, que possam exigir sua suplementação.

As necessidades vitamínicas são dadas na Tabela 19.16, por kg de PV, segundo preconizado pelo INRA, e na Tabela 19.17, segundo o NRC.

Conforme o NRC, algumas vitaminas estão designadas como "não determinadas" (nd), pois este instituto de pesquisa considera que não há necessidade de suplementação.

Exemplo 1 | Cavalo em trabalho médio com 400 kg de PV

> Cálculos segundo INRA. Como as necessidades diárias de vitaminas dadas na segunda coluna da

278 Alimentação Equina | Nutrição, Saúde e Bem-estar

Tabela 19.16 Necessidade diária de vitaminas para cavalos de esporte, por kg de peso vivo, conforme intensidade do trabalho, segundo INRA.

Nutriente	Trabalho leve	Trabalho médio	Trabalho intenso
Vitamina A (UI)	115	125	135
Vitamina D (UI)	16	17	18
Vitamina E (mg)	0,31	0,32	0,33
Vitamina B_1 (mg)	0,075	0,077	0,079
Vitamina B_2 (mg)	0,12	0,13	0,14
Vitamina B_6 (mg)	0,037	0,039	0,041
Vitamina B_{12} (mcg)	0,37	0,39	0,41
Ácido fólico (mg)	0,037	0,039	0,041
Ácido pantotênico (mg)	0,143	0,148	0,153
Colina (mg)	1,8	1,9	2
Niacina (mg)	0,37	0,39	0,41
Vitamina C (mg)	nd	nd	nd
Biotina (mg)	nd	nd	nd

UI: unidades internacionais; nd: não determinado.

Fonte: adaptada de Wolter (1994).

Tabela 19.16 são referentes a cada 1 kg de PV, no exemplo, a necessidade de cada vitamina é calculada multiplicando-se o valor observado na segunda coluna da tabela por 400, obtendo-se, assim, o total diário do elemento, conforme observado na coluna dois da Tabela 19.18.

➤ **Cálculos segundo NRC.** Como as necessidades diárias de vitaminas dadas na segunda coluna da Tabela 19.17 são referentes a cada 1 kg de PV, no exemplo, a necessidade de cada vitamina é calculada multiplicando-se o valor observado na segunda coluna da tabela por 400, obtendo-se o total diário do elemento, conforme observado na coluna dois da Tabela 19.19.

Exemplo 2 | Cavalo em trabalho intenso com 520 kg de PV

➤ **Cálculos segundo INRA.** Como as necessidades diárias de vitaminas dadas na terceira coluna da Tabela 19.16 são referentes a cada 1 kg de PV, no exemplo, a necessidade de cada vitamina é calculada multiplicando-se o valor observado na terceira coluna da tabela por 520, obtendo-se o total diário do elemento, conforme observado na coluna três da Tabela 19.18.

➤ **Cálculos segundo NRC.** Como as necessidades diárias de vitaminas dadas na terceira coluna da Tabela 19.17 são referentes a cada 1 kg de PV, no exemplo, a necessidade de cada vitamina é calculada multiplicando-se o valor observado na

Tabela 19.17 Necessidade diária de vitaminas para cavalos de esporte, por kg de peso vivo, conforme intensidade do trabalho, segundo NRC.

Nutriente	Trabalho leve	Trabalho médio	Trabalho intenso	Trabalho muito intenso
Vitamina A (UI)	45	45	45	45
Vitamina D (UI)	6,6	6,6	6,6	6,6
Vitamina E (mg)	1,6	1,8	2	2
Vitamina B_1 (mg)	0,06	0,093	0,125	0,125
Vitamina B_2 (mg)	0,04	0,045	0,05	0,05
Vitamina B_6 (mg)	nd	nd	nd	nd
Vitamina B_{12} (mcg)	nd	nd	nd	nd
Ácido fólico (mg)	nd	nd	nd	nd
Ácido pantotênico (mg)	nd	nd	nd	nd
Colina (mg)	nd	nd	nd	nd
Niacina (mg)	nd	nd	nd	nd
Vitamina C (mg)	nd	nd	nd	nd
Biotina (mg)	nd	nd	nd	nd

UI: unidades internacionais; nd: não determinado.

Fonte: adaptada de NRC (2007).

Capítulo 19 | Alimentação e Nutrição de Cavalos de Esporte 279

terceira coluna da tabela por 520, obtendo-se o total diário do elemento, conforme observado na coluna três da Tabela 19.19.

Manejo alimentar na competição

Para melhores aproveitamento e desempenho atlético, o fundamental é levar sempre em consideração um ditado árabe: "O cavalo corre com o alimento de véspera, e não com o do dia". Ou seja, o que faz um cavalo ter o seu melhor desempenho não são as fórmulas milagrosas constantemente inventadas sem fundamentos técnicos e científicos administradas ao cavalo no dia da competição, mas, sim, o que é realizado técnica e corretamente nos meses que antecedem uma competição.

Não há benefício em administrar determinados alimentos somente no dia da competição se não o fizer nos dias de treinamento. A maioria dos treinamentos é mais intenso e desgastante para o cavalo que o dia da competição propriamente dito. Por exemplo, um cavalo quarto de milha, cujo trabalho de explosão não ultrapassa 25 segundos, treina por até uma hora. Cavalos de salto, cuja competição varia de 1 a 2 minutos, treinam de 30 a 45 minutos diariamente. Assim, os recursos nutricionais a serem utilizados devem ser constantes durante o treinamento e a competição. Exceção pode ser feita a determinadas situações pontuais, em que os cavalos tenham algum tipo de necessidade específica, porém devem ser analisadas com rigor e técnica.

Dicas de manejo alimentar em dias de competição

- Evitar alterações bruscas na dieta nas três semanas que antecedem a competição; é o tempo mínimo para o organismo animal se habituar a um novo tipo de alimento sem queda no desempenho
- Não oferecer alimentos à base de grãos nas 2 a 3 horas que antecedem uma competição. Esse tipo de alimentação eleva a concentração de insulina sanguínea, diminuindo a utilização de gorduras. O alto valor de insulina sanguínea levará a uma hipoglicemia no início da competição, quando o animal deverá ter maior disponibilidade energética, diminuindo a resistência e a velocidade, com consequente queda no desempenho. Além disso, a alimentação leva a um aumento da irrigação do mesentério, com aumento do fluxo sanguíneo no trato gastrintestinal para aumentar a eficácia da digestão. O mesmo ocorre no trabalho muscular, em que

Tabela 19.18 Necessidade diária total de vitaminas para um cavalo em trabalho médio com 400 kg de peso e para um cavalo em trabalho intenso com 520 kg, segundo INRA.

Nutriente	Trabalho médio	Trabalho intenso
Vitamina A (UI)	50.000	70.200
Vitamina D (UI)	6.800	9.360
Vitamina E (mg)	128	172
Vitamina B$_1$ (mg)	30,8	41,1
Vitamina B$_2$ (mg)	52	72,8
Vitamina B$_6$ (mg)	15,6	21,3
Vitamina B$_{12}$ (mcg)	156	213,2
Ácido fólico (mg)	15,6	21,3
Ácido pantotênico (mg)	59,2	79,6
Colina (mg)	760	1.040
Niacina (mg)	156	213,2
Vitamina C (mg)	nd	nd
Biotina (mg)	nd	nd

UI: unidades internacionais; nd: não determinado.

Tabela 19.19 Necessidade diária total de vitaminas para um cavalo em trabalho médio com 400 kg de peso e para um cavalo em trabalho intenso com 520 kg, segundo NRC.

Nutriente	Trabalho médio	Trabalho intenso
Vitamina A (UI)	18.000	23.400
Vitamina D (UI)	2.640	3.432
Vitamina E (mg)	720	1.040
Vitamina B$_1$ (mg)	37	65
Vitamina B$_2$ (mg)	18	26
Vitamina B$_6$ (mg)	nd	nd
Vitamina B$_{12}$ (mcg)	nd	nd
Ácido fólico (mg)	nd	nd
Ácido pantotênico (mg)	nd	nd
Colina (mg)	nd	nd
Niacina (mg)	nd	nd
Vitamina C (mg)	nd	nd
Biotina (mg)	nd	nd

UI: unidades internacionais; nd: não determinado.

há aumento de fluxo sanguíneo para os músculos com o exercício. Dessa maneira, deve haver um aumento do débito e da frequência cardíaca em animais alimentados momentos antes do exercício, para que o organismo possa efetivamente realizar as duas atividades

- Os grãos devem ser oferecidos 4 a 5 horas antes da competição. Preferencialmente, se isso for possível, sem alterar drasticamente o manejo normal do cavalo. Não é recomendável alimentar o animal às 2 ou 3 horas da manhã se isso não fizer parte do hábito alimentar de sua rotina diária. Essa refeição terá pouco efeito prático em relação à disponibilidade imediata de nutrientes

- Se a competição for de longa distância (concurso completo de equitação – CCE, enduro etc.), deve-se manter o animal com água e volumoso à vontade. A forragem aumenta o consumo hídrico, de eletrólitos e de nutrientes, aumentando a disponibilidade durante o exercício de longa duração e auxiliando no desempenho do animal. Já se a competição for de curta distância (corrida, trabalho, rédeas, salto etc.), deve-se manter o animal somente com água à vontade. A diminuição da disponibilidade do volumoso, nesse caso, diminui o preenchimento intestinal, diminuindo a quantidade de peso que o animal sustenta e auxiliando no desempenho do animal. Entretanto, se a competição durar o dia todo, deve-se manter volumoso disponível para o animal para efeitos de tranquilização e amenização do estresse

- Se for administrar eletrólitos ao animal, lembre-se de sempre ter água disponível na meia hora seguinte, pois a falta de água pode prejudicar o desempenho. O eletrólito não tem função prática antes do início da competição, apenas quando o animal tem perda eletrolítica.

O mais correto é administrá-lo após a competição, como auxiliar no retorno do animal ao estado de repouso. Se o animal não tiver o hábito de beber água nos locais de competição, é preferível não administrar o suplemento eletrolítico

- A alimentação em dia de competição visa muito mais ao bem-estar psicológico e à estimulação do aparelho digestivo do cavalo que propriamente à tentativa de que aproveite os nutrientes administrados a ele. Por isso, é mais benéfico disponibilizar volumosos de boa qualidade, tenros e altamente palatáveis, se possível gramíneas frescas. Substâncias que tendem a amenizar as consequências desastrosas decorrentes do estresse e do desgaste excessivo, por meio de manutenção da integridade da microflora digestiva, como os probióticos e prebióticos, podem ser bastante interessantes

- Após a competição, quanto mais extenuante esta tenha sido, maior deve ser o período de repouso do animal para se retomarem as atividades normais. Um esforço muito intenso tende a causar inapetência ou redução do apetite no animal pós-prova, de modo que pode demorar vários dias até que suas reservas voltem ao estado normal. Em casos de enduro de longa distância, alguns treinadores de primeira linha no mundo chegam a recomendar até mesmo 60 a 90 dias de repouso antes de retomar o treinamento em provas de 160 km sob condições extremas

- Não existem substâncias milagrosas que não causem prejuízo ao animal. Fórmulas mágicas tendem a ser desperdício de dinheiro ou podem comprometer a integridade física do animal. O ideal é sempre realizar um bom programa de treinamento e nutricional, que será posto à prova e potencializado no dia de competição.

20 Alimentação e Nutrição do Cavalo Idoso

André G. Cintra

Introdução

Primeiramente, deve-se definir o que é um cavalo idoso. Fisiologicamente, o cavalo já apresenta diminuição da capacidade de seus órgãos a partir dos 15 anos de idade. Se nutrido adequadamente, esse animal pode ter vida útil no esporte até os 22 ou 23 anos e na reprodução até o fim da vida, que pode se dar acima dos 30 anos, dependendo do porte e da raça.

Muitos questionam a viabilidade de se procriar um cavalo em idade avançada. Dois fatores devem ser levados em consideração: o primeiro deles é que, se o animal evoluiu ciclando ou produzindo espermatozoide até idade avançada (pois a menopausa/andropausa não existe nos equinos), a natureza sinaliza que ele pode procriar até o fim da vida. O segundo fator diz respeito ao aproveitamento dos nutrientes. Se ele está diminuído com a idade, então o arraçoamento deve ser de melhor qualidade para atender à demanda do animal. Mesmo elevando a quantidade e a qualidade dos nutrientes, o potro pode não alcançar o mesmo potencial de crescimento e desenvolvimento que teria se a mãe fosse mais jovem.

É comum observar, entretanto, animais relativamente novos de idade, mas "velhos" fisiologicamente, com condição corporal desgastada desde muito cedo por causa de uso excessivo, antecipação de doma e treinamento intensivo sem respeitar a adaptabilidade de suas estruturas e também pelo fornecimento de uma alimentação inadequada durante toda a vida. O contrário também pode ser observado, isto é, cavalos com data de nascimento mais antiga e aparência de novos, como animais em competição de nível internacional, aos 21 anos de idade, colocando-se entre os primeiros lugares.

Uma alimentação equilibrada por toda a vida, aliada a manejo e treinamento corretos, possibilitam usufruir do cavalo praticamente até o fim de sua vida, seja em termos de equitação ou reprodução.

A Tabela 20.1 mostra a idade do cavalo em comparação com a do homem.

Entretanto, deve-se tomar muito cuidado com essa comparação. O ser humano tem a tendência de antropomorfizar suas relações com os animais, isto é, extrapolar sentimentos, relações e ideias humanas para os animais. Esse comparativo é apenas para dar uma ideia da equivalência de idade e não deve ser tomado como parâmetro para se tratar o animal, pois são duas espécies com necessidades diferentes. Por exemplo, a mulher entra na menopausa aos 40 a 45 anos, já a égua não tem menopausa; e cavalos de trabalho levam um peso extra equivalente a 15 a 20% de seu peso no dorso, o que corresponderia a um homem trabalhar com um peso extra de 15 a 20 kg nas costas, o que seria uma situação inviável.

Tabela 20.1 Comparativo de idade entre homem e cavalo.

Cavalo	Homem
6 meses	6 anos
12 meses	10 anos
2 anos	16 anos
Acima de 2 anos	16 + (y × 3) anos

y = idade do cavalo – 2. Por exemplo, cavalo de 10 anos: 16 + (8 × 3) = 40 anos; cavalo de 15 anos: 16 + (13 × 3) = 55 anos; cavalo de 20 anos: 16 + (18 × 3) = 70 anos.

Sintomas do envelhecimento

Os sintomas visuais que se podem observar, tanto em idade avançada quanto pelo desgaste excessivo oriundo de estresse ou desnutrição, são:

- Branqueamento dos pelos ao redor de olhos, têmporas e narinas
- Aumento do afundamento dos sulcos acima dos olhos (covas ou olhais)
- Maior arqueamento do dorso
- Aumento da proeminência da coluna vertebral
- Queda do lábio inferior
- Alterações dentárias.

Além dessas alterações visuais, ocorrem profundas mudanças fisiológicas no organismo de um animal nessas condições. O apetite diminui e aumentam as necessidades de alimentos altamente digeríveis; além disso, as faculdades digestivas e metabólicas são reduzidas ou perturbadas, de modo que o animal come menos alimento, comprometendo sua capacidade de digeri-los. Esses dois fatores aumentam ainda mais as necessidades de alimentos de melhor qualidade.

O catabolismo sobrepõe-se ao anabolismo, isto é, o animal passa a degradar tecidos em vez de sintetizá-los. As reservas corpóreas se esgotam, e a capacidade de manter estoque de nutrientes, tão comum nos jovens, está seriamente comprometida nos animais idosos. Há desequilíbrios hormonais, como o excesso de produção de corticoides que comprometem a recuperação, e a imunidade está diminuída, predispondo o animal a complicações infecciosas.

O envelhecimento debilita e compromete irreversivelmente os órgãos, afetando a absorção de nutrientes alimentares e modificando as necessidades nutricionais do animal, que passa a necessitar de nutrientes de melhor capacidade de absorção. O cavalo idoso deve receber uma alimentação diferenciada, com uma dieta altamente palatável, concentrada e de fácil digestão, fornecida em pequenas porções, mas com grande quantidade de nutrientes, sendo fundamental o equilíbrio entre todos os grupos destes.

Alterações fisiopatológicas ligadas ao envelhecimento

Em animais jovens, há uma reserva muito grande de nutrientes, de até três vezes a sua necessidade diária, o que os torna facilmente adaptáveis às mais adversas condições e aptos a tolerar situações de estresse e desequilíbrios nutricionais. Seus órgãos utilizam apenas 25% de seu potencial, mantendo uma reserva além de suas necessidades. Entretanto, cabe destacar que manter um animal jovem em permanente situação de estresse, ou em estresse recorrente e desequilíbrios nutricionais por períodos prolongados, certamente comprometerá a sua longevidade – ele envelhecerá mais rapidamente, esgotando essas reservas, comprometendo o funcionamento do seu organismo e obrigando alterações mais drásticas na dieta para uma melhor qualidade de vida.

À medida que o organismo animal envelhece, esgotam-se as reservas e diminui a capacidade dos órgãos, sendo fundamental uma alteração nutricional que melhor se ajuste às necessidades do idoso. Ocorrem alterações de comportamento e atitudes, perda de memória, apatia, indiferença em relação ao meio ambiente e ainda depressão mental em virtude da deterioração do sistema nervoso.

O animal fica mais sujeito à desidratação, pois há diminuição da sede, que reduz ainda o apetite e altera as preferências alimentares. Os sentidos olfato e paladar diminuem em capacidade de identificação dos alimentos, o que pode levar a quadros de inapetência e, possivelmente, intoxicações alimentares.

Alterações hormonais

As principais alterações hormonais observadas envolvem a redução de hormônios sexuais, insulínicos e somatotróficos.

A queda dos hormônios sexuais leva a uma diminuição da libido e da função de reprodução. A diminuição da insulina propicia uma intolerância metabólica aos glicídios e favorece o aparecimento da pré-diabetes ou da diabetes crônica. A falta dos hormônios somatotróficos compromete o anabolismo, especialmente a proteossíntese, alterando produção enzimática, osteogênese, desenvolvimento muscular e imunidade. Como consequência da diminuição da produção enzimática, há maior necessidade de alimentos concentrados de alta digestibilidade e dieta em perfeito equilíbrio.

O comprometimento da osteogênese (renovação da trama proteica dos ossos) induz à desmineralização óssea, levando à osteoporose senil, observada por deformações ósseas e osteoartrite, com dores articulares e claudicações, o que aumenta a possibilidade de fraturas.

A deficiência de hormônios anabolizantes leva a uma dissolução muscular, observada nos músculos da face, como masseter, e nos grupos musculares do corpo, como cernelha, espinha dorsal, garupa, ponta dos ísquios e base da cauda.

A queda da proteossíntese diminui a elaboração de imunoglobulinas, comprometendo a imunidade do animal e predispondo-o a doenças infecciosas, como gripe, bronquite e pneumonia, e a infecções de feridas, o que compromete o processo de cicatrização.

Alterações fisiológicas

Aparelho digestivo

O desgaste excessivo dos dentes compromete a mastigação e a trituração adequadas dos alimentos, comprometendo também a absorção dos nutrientes. Pode ainda propiciar o aparecimento de quadros de cólicas se a alimentação for grosseira.

A queda das secreções salivares compromete o umedecimento dos alimentos, afetando consideravelmente o trânsito intestinal.

A diminuição da produção de ácido clorídrico limita a redução do pH gástrico, comprometendo a digestibilidade do cálcio e a pré-digestão de proteínas.

A redução de secreções enzimáticas aumenta os riscos de dismicrobismo, pois a digestão de proteínas, glicídios e lipídios em nível intestinal está comprometida.

A diminuição do tônus da musculatura lisa do intestino delgado favorece obstruções quando o animal se alimenta de forrageiras grosseiras, que deverão estar mal trituradas pelo desgaste dentário, predispondo ao aparecimento de síndrome cólica e dismicrobismo.

Fígado

O desgaste natural do fígado, órgão responsável pela desintoxicação do organismo, torna o animal mais sujeito às intoxicações exógenas e endógenas. Em dietas ricas em proteína, por exemplo, aumentam os riscos de endotoxemias pelo excesso de amina.

Também estarão comprometidas a glicemia e a ressintetização de aminoácidos, fundamentais ao anabolismo proteico. Desse modo, muitos aminoácidos que antes não eram essenciais passam a sê-lo, obrigando uma suplementação na dieta de aminoácidos, e não de proteína.

O metabolismo de ácidos graxos essenciais de origem alimentar fica comprometido, resultando em menor produção de prostanoides (prostaglandinas, prostaciclinas e tromboxanos) e um desequilíbrio entre eles que compromete a coagulação sanguínea.

As reservas de oligoelementos e vitaminas lipossolúveis também ficam comprometidas, tornando o organismo mais dependente de fornecimento pela dieta.

Rins

O animal passa a ter uma insuficiência renal crônica, que leva a problemas de mineralização óssea, pois ocorrem perdas de vitamina D e retenção de fósforo. Ocorre ainda diminuição da excreção de dejetos proteicos (aminas e amônia) agravando os quadros de alterações fisiológicas e podendo agravar o quadro cerebral, como torpor, diminuição do dinamismo, depressão etc. Deve-se ter maior cuidado com as dietas ricas em proteína.

Sistema cardiorrespiratório

Ocorre uma hipoventilação respiratória como sequela de gripe, bronquite ou enfisema crônico, reforçada pela atonia dos músculos respiratórios. Isso reduz a eficácia da captação do oxigênio e perturba também o catabolismo das prostaglandinas, que pode favorecer a dissolução muscular.

As cardiopatias causam fadiga do miocárdio e alterações das válvulas, que perdem sua elasticidade, e são agravadas por insuficiências respiratórias, renais e hepáticas.

Adaptação da dieta do cavalo idoso

Equilíbrio sempre é a temática principal quando se fala em alimentação do cavalo. No cavalo idoso, isso se torna primordial, porém deve ser feito de modo diferente em relação aos anos anteriores de vida do animal, quando sua capacidade de aproveitamento e absorção de nutrientes era muito maior. O objetivo não é combater o envelhecimento, pois este é inevitável. O que se deve buscar é a adaptação da dieta do cavalo às alterações fisiopatológicas do envelhecimento para que sejam atenuadas, podendo-se, assim, retardar seus efeitos. Quanto mais cedo se fizer essa adaptação, mais eficaz será seu efeito. Vale lembrar que a alimentação é apenas um dos fatores. O respeito ao manejo e aos treinamentos adequados por toda a vida do animal são fundamentais para o sucesso dessa empreitada.

A adaptação da dieta deve levar em conta os diferentes aspectos do equilíbrio alimentar: energia, proteínas, minerais e vitaminas. Pode também ser potencializada pelos diversos fatores pró-digestivos, como uso de rações de melhor qualidade de absorção, diversas refeições ao longo do dia, preocupação com a qualidade dos dentes do animal, uso de probióticos e prebióticos etc.

Deve-se ter cuidado especial com o uso de ração extrusada, que, apesar de ter melhor digestibilidade, é de consistência mais firme, dificultando a mastigação com uma arcada dentária comprometida. O uso de ração peletizada pode ser mais indicado, com níveis de extrato etéreo mais elevado, podendo ser umedecida no momento do fornecimento caso o animal apresente graves problemas dentários que impeçam a correta mastigação.

Segundo Ralston (1999), deve-se limitar o acesso de cavalos idosos a alimentos ricos em melaço (acima de 3%), pois muitos equinos apresentam distúrbios de pituitária, o que aumenta a intolerância à glicose, comprometendo a homeostasia do organismo. Além disso, também recomenda acesso limitado a alfafa e polpa de beterraba, em razão da quantidade elevada de cálcio nesses alimentos, pois a incidência de cálculos renais é bastante elevada em animais de idade mais avançada.

Necessidades quantitativas

As necessidades quantitativas de cada nutriente, matéria seca, energia, proteína, minerais e vitaminas dependem da atividade do animal e são correspondentes à sua categoria, além da idade. Esta exige nutrientes de qualidade superior. Se o animal continuar competindo, devem ser calculadas suas necessidades para um animal de esporte. Se for égua em reprodução, calcula-se para a fase correspondente. Se for animal em merecido descanso, calculam-se as necessidades de manutenção, sempre buscando a melhor qualidade nutricional possível.

Necessidades qualitativas

Fibras

A quantidade de fibra bruta gira em torno de 20 a 24% da matéria seca. Isso propicia uma alta concentração de nutrientes na dieta. Valores superiores podem comprometer a digestibilidade.

Devem-se buscar fibras tenras, emolientes (para manter as fezes com boa consistência), preferencialmente volumosos frescos e no ponto ideal de corte, ou um pouco menos. Se for utilizar feno, que seja de ótima qualidade. Por fim, devem-se evitar volumosos grosseiros além do ponto de corte, quer sejam pastagens, capineiras ou fenos.

O uso de probióticos e prebióticos favorece a absorção e a disponibilidade de nutrientes das fibras alimentares.

Energia

A quantidade de energia do idoso deve ser ligeiramente mais elevada que do animal jovem, preferencialmente de fontes lipídicas, como os óleos, de grande palatabilidade e ricos em ácidos graxos essenciais. Recomenda-se 100 a 200 mℓ de óleo vegetal complementando a alimentação diária; entretanto, deve-se atentar ao fato de que muitas rações já contêm óleo em sua formulação, quantidade que deve ser levada em consideração ao se adicionar mais à dieta, para não exceder o volume prescrito, especialmente em cavalo com lesões hepáticas, aos quais o uso de óleos é restrito.

Há maior necessidade de ácidos graxos ômega-3, com ação anti-inflamatória, hipoalergênica e imunoestimulante, que pode ser conseguida com o uso de linhaça (farinha ou óleo). O uso de subprodutos do arroz, como farelo de arroz gordo ou óleo, traz inúmeros benefícios ao organismo animal, especialmente em razão do componente gama-oryzanol, anabolizante natural que potencializará a absorção de nutrientes pelo organismo.

Proteínas

As necessidades proteicas da dieta total giram em torno de 11 a 13% de proteína bruta. Para animais com lesão renal ou hepática, esses valores não devem ultrapassar 10% da dieta. Entretanto, é mais interessante se preocupar com a qualidade dos aminoácidos, como lisina, metionina, arginina, leucina, isoleucina, valina e outros, que antes poderiam não ser essenciais, mas que, para um cavalo idoso, por causa da dificuldade de seu organismo em disponibilizá-los, podem passar a ser.

Vale lembrar que a utilização de altos valores proteicos, se já era prejudicial ao animal jovem, no animal idoso se torna um perigo real e maior, em decorrência das deficiências orgânicas que ele exibe. Portanto, uma suplementação de complexo de aminoácidos é mais interessante que alimentos ricos em proteína fornecidos em abundância.

Minerais

A relação cálcio:fósforo deve estar entre 1,5:1 e 2:1. Deve-se tomar cuidado especial com o fornecimento de sódio e potássio, limitando-se o uso do primeiro a fim de favorecer a função renal, reduzir a hipervolemia e a hipertensão arterial e manter a atividade cardíaca. O magnésio tem um papel antiestressante e normocalcêmico, além de favorecer a proteossíntese, junto com o zinco e a vitamina A.

A suplementação com microminerais se torna fundamental em razão da menor estocagem hepática, de uma perda renal crescente e de suas funções preventivas em distúrbios como anemia (ferro e cobre), osteodistrofia e artroses (cobre e zinco) e quedas de imunidade (zinco e selênio).

Vitaminas

Nessa fase, as necessidades de todas as vitaminas são mais elevadas, pois a vitamina A é menos estocada pelo fígado, a vitamina D é pouco convertida em seus metabólitos ativos e a vitamina E, que exerce forte proteção contra peróxidos, uma das causas do envelhecimento e da queda de imunidade do animal, está menos biodisponível.

A vitamina K e as vitaminas do complexo B são menos sintetizadas pela flora digestiva. É interessante oferecer uma suplementação de vitamina B_6 (piridoxina), ácido fólico e vitamina B_{12} (cianocobalamina), em razão de suas ações antianêmicas e neuroestimulantes. A levedura de cerveja seca é uma fonte rica e palatável de vitaminas do complexo B e pode complementar a dieta do cavalo idoso.

A vitamina C, que em outras fases da vida do animal era dispensável por ser integralmente metabolizada, pode ser necessária por causa de sua ação na osteoporose senil e nas consequências metabólicas do estresse, além de favorecer a resposta imunológica, especialmente à época de vacinação, na quantidade de 10 g, 2 vezes/dia (Ralston, 1999).

21 Formulação de Ração

André G. Cintra

Introdução

Em termos acadêmicos, ração é a quantidade de alimento fornecido a um animal por um período de 24 h, consistindo na combinação de ingredientes (alimentos) para satisfazer os requerimentos nutricionais dos animais. Deve-se entender que ração é o termo empregado para o total de alimento consumido por um indivíduo no período de 24 h.

Existe uma grande diferença entre os tipos de rações conforme as espécies animais. Para frangos de corte, por exemplo, a ração balanceada é uma mistura única de ingredientes, obedecendo a aspectos físico-químicos próprios, contendo todos os nutrientes necessários para atender à demanda exigida pela categoria e pela espécie e deixada à disposição para o consumo. Para gado de leite, o equilíbrio leva em consideração o consumo e o valor nutricional de pastagem e outros volumosos, como silagem, feno etc. Esse consumo de volumosos, não atendendo às necessidades diárias do animal, será complementado por certa quantidade de alimento concentrado calculada adequadamente, mistura chamada de "ração suplementar concentrada".

O termo concentrado empregado em seu sentido mais amplo significa uma concentração de nutrientes a fim de formar uma ração. Entretanto, no meio equestre, o termo ração é comumente empregado no comércio e entre as pessoas do meio como o produto composto de diversos alimentos farelados ou industrializados, vendido para consumo animal. Assim, o termo foi consagrado pelos usuários designando o concentrado para equinos e, nesse sentido, também será empregado aqui.

No meio acadêmico, o termo dieta refere-se aos ingredientes que compõem uma ração. No meio equino, o termo dieta é considerado tudo aquilo que o animal ingere em um período de 24 h (sendo o equivalente à ração para os animais de produção).

Formular uma dieta para equinos é definir a quantidade de alimentos a ser fornecida a um animal durante um dia, devendo o conjunto de alimentos estar equilibrado nutricionalmente para que possa ser ingerido em quantidade suficiente, assegurando o nível de produção desejado (ver Capítulo 22).

Formular uma ração é equilibrar as matérias-primas transformando produtos alimentares de menor valor nutricional em alimentos de alto valor biológico para o consumo animal, esperando assim uma melhor produtividade, seja no crescimento, na reprodução ou no trabalho.

A necessidade de formular rações para herbívoros é o fato de nenhum alimento oferecido individualmente ser suficiente para o fornecimento de todos os nutrientes essenciais a todas as fases de vida de um animal.

O problema dos herbívoros surge de sua fonte de alimento, cuja composição é diferente do próprio animal. Por exemplo, o herbívoro ingere proteína de origem vegetal que irá se transformar, dentro do organismo, em proteína de origem animal, cuja composição de aminoácidos é diferente daquela de origem vegetal, conforme detalhado na Capítulo 6. Assim, para obter uma melhor composição nutricional, é imprescindível a diversidade de alimentos, que irá fornecer todos os nutrientes de maneira equilibrada e adequada ao animal.

Os primeiros trabalhos de formulação de ração datam do século XIX, na Alemanha, quando

Albrecht Daniel Thaer (1752-1828) resolveu observar e avaliar cientificamente a alimentação de um rebanho e publicou a primeira tabela conhecida como Equivalentes Feno, em 1810. Na década de 1940, no século XX, o National Research Council (NRC), da National Academy Sciences nos EUA, iniciou as publicações sobre necessidades dos animais domésticos e as composições dos alimentos.

Cada espécie animal que foi domesticada pelo ser humano apresenta exigências nutricionais diferentes referentes ao seu hábito alimentar e a suas características fisiológicas digestivas, o que exige um conhecimento das particularidades nutricionais de cada espécie e de cada fase de vida do animal, do neonato à reprodução.

Conhecer mais e melhor a nutrição de uma espécie favorece o esclarecimento de dúvidas que podem ocorrer com relação a fatores nutricionais e antinutricionais espécie-específicos e inter-relações entre os nutrientes e substâncias que podem potencializar a ação de determinado nutriente, o que deve tornar possível um sistema de criação e produção animal mais eficiente e economicamente viável, com o uso de técnicas científicas na aplicação prática da rotina diária.

O custo de arraçoamento das principais espécies de animais domésticos representa entre 50 e 70% do custo total de produção de qualquer empreendimento agropecuário de animais de produção, como bovinos, ovinos, caprinos, suínos e aves. Para equinos, existem outros valores a serem levados em consideração de acordo com as particularidades que o proprietário destina a seu animal, utilizando-o para outros fins que não o abate, tendo a alimentação um custo estimado entre 20 e 30%, podendo chegar a 40% do custo mensal do animal. Além disso, no caso de animais de produção, o que se objetiva é a maior produtividade no menor tempo possível, e com a maior duração possível; a longevidade do animal, portanto, não é prioridade. Já com os equinos, o que se objetiva é alta produtividade com longevidade, sendo que o animal pode viver até os 25 ou mesmo 30 anos de idade; isso é possível somente com alimentação perfeitamente equilibrada e ajustes finos nos macro e micronutrientes da alimentação diária, com utilização de alimentos de qualidade, além de um ótimo manejo baseado nas necessidades de bem-estar do animal.

Proceder à formulação de ração de modo eficiente e eficaz sempre foi um fator de extrema preocupação para os responsáveis pelos sistemas de criação de animais, de qualquer espécie e função, objetivando atender de maneira correta às exigências nutricionais específicas, visando ao melhor desempenho reprodutivo e produtivo do animal. Entretanto, como a alimentação dos animais representa um custo considerável, apenas atender a essa demanda não é preocupação exclusiva, devendo ser levados em conta os custos do sistema de produção para que possam ser minimizados sem prejuízo ao animal e a seu desempenho.

Um dos maiores problemas que se constata na formulação de rações é o fator limitante consumo de alimentos. O consumo é limitado pelo tamanho do aparelho digestivo: nos equinos, especificamente, pelo pequeno tamanho do estômago, conforme descrito no Capítulo 1, e pelo sistema fome/saciedade, sendo uma complexa interação entre hormônio, estágio fisiológico, manejo, função, condições ambientais etc. O fornecimento de rações concentradas de baixa qualidade exige maior quantidade para atender à demanda do animal, o que pode comprometer a saúde deste, favorecendo o aparecimento da síndrome cólica. Além disso, em um país tropical como o Brasil, cuja qualidade de planta forrageira apresenta elevada produtividade em matéria seca anual de maneira uniforme por quase todo o ano, mas com elevada quantidade de fibra, a alimentação exclusiva a pasto não possibilita o atendimento das necessidades energéticas do animal, pois este fica saciado pelo volume de forrageira ingerido antes de ter sua demanda energética atendida. Por isso a obrigatoriedade de se complementar com uma ração concentrada, corretamente equilibrada e cuja quantidade a ser fornecida deve ser dependente da qualidade e da disponibilidade do volumoso. Assim, se o volumoso é de baixa qualidade, melhor deve ser a qualidade da ração para atender a essa demanda. Infelizmente, não é o que geralmente se observa, pois, na maioria dos sistemas de criação e treinamento, busca-se economizar de todos os lados, muitas vezes com volumoso de baixa qualidade e concentrados baratos, que certamente comprometem o desempenho e a saúde do animal.

Para formular uma ração, a maioria dos nutricionistas utiliza algum *software* de "programação linear", também chamados de "programas de ração de custo mínimo". Esses programas produzem a consagrada "ração de custo mínimo", como é o caso do *software* Crac Horse. Trata-se de metodologia muito eficiente e simples, capaz de formular a dieta para determinados teores de energia, proteína, fibras, macro e microminerais e vitaminas, conforme parâmetros preestabelecidos pelo usuário.

Para a obtenção de uma boa dieta, o processo de formulação não pode parar por aí. Os programas de ração de custo mínimo podem "fazer" inúmeras bobagens se o usuário não tiver conhecimento suficiente de nutrição. Há necessidade de se fazer uma série de restrições e modificações na dieta à medida que os resultados aparecem.

Os problemas tipicamente encontrados são:

- Rações mal balanceadas, sem quantidades mínimas ou com o balanço incorreto de alguns nutrientes
- Rações com quantidades excessivas de certos ingredientes que não podem perfazer mais que determinada proporção da dieta
- Rações que não são corrigidas para as variações no teor de umidade dos ingredientes
- Rações que não são as de menor custo para o produtor.

Exigências nutricionais

Exigência nutricional pode ser definida como a quantidade de nutrientes necessária para atender a um estado fisiológico, desde a manutenção até o trabalho intenso. É um conceito tratado de maneira estática, porém é dinâmico, pois a condição fisiológica do animal pode se modificar rapidamente. Por exemplo: uma égua em gestação, após o parto, tem necessidades diferentes pela nova condição de lactente; um cavalo em trabalho leve, quando entra em competição, passa para um estado de trabalho mais intenso; e, principalmente, potros em crescimento, cujos peso, crescimento e desenvolvimento se modificam diariamente até pelo menos entre 18 a 24 meses de idade.

A etapa de estimativa das exigências nutricionais consiste em realizar uma verificação de todas as características fisiológicas e metabólicas dos animais para estimar sua exigência nutricional total.

Entre as características inspecionadas, estão idade do animal, peso, estado fisiológico como gestação, lactação e crescimento, além da atividade física (leve a intensa).

Como resultado desse procedimento, tem-se a estimativa de consumo dos principais nutrientes pelos animais, que variam conforme a espécie animal a ser tratada, mas incluem de maneira geral proteína bruta (PB), proteína líquida (MPDC), energia digestível (ED), energia líquida (UFC), matéria fibrosa (MF), matéria mineral (MM), extrato etéreo (EE), cálcio (Ca), fósforo (P), além de macro e microminerais, vitaminas, aminoácidos, aditivos ou quaisquer outras substâncias necessárias ao bom desempenho do animal. Também podem ser calculados os valores de nutrientes digestíveis totais (NDT), fibra em detergente ácido (FDA), entre outros.

As exigências nutricionais de cada categoria são encontradas nos Capítulos 15 a 19.

Oferta de nutrientes

O cálculo dos nutrientes fornecidos pelos alimentos é a etapa que consiste em determinar quanto cada alimento selecionado pelo usuário para compor a ração contribui para satisfazer as exigências nutricionais dos animais.

Os valores dos alimentos podem ser obtidos de tabelas nutricionais, que trabalham com uma média ofertada pelos alimentos (ver Capítulos 9 e 10), mas que podem não corresponder ao valor real, pois este depende das condições em que as matérias-primas foram produzidas, como clima, adubação, características do solo etc.

Se houver dúvida quanto à qualidade da matéria-prima, o ideal é que se faça uma análise bromatológica que irá fornecer o real valor nutritivo daquele alimento selecionado.

Formulação de ração

Em termos gerais, deseja-se obter a ração de mínimo custo (ou mínimo preço) ou de lucro máximo, com base na disponibilidade de uma série de alimentos, mas respeitando-se as exigências nutricionais pertinentes à idade e ao tipo do animal.

Uma ração balanceada contém a quantidade do alimento capaz de prover, para um animal, os diversos nutrientes, em uma proporção compatível com determinado nível de produção diária. Assim, a formulação de uma ração implica integração de conhecimentos relacionados com as exigências do animal (para determinado nível de produção), características nutricionais dos alimentos e custo/benefício esperado.

Antes de proceder ao balanceamento de uma ração, é necessário ter-se uma ideia concreta sobre o tipo de animal a ser alimentado e o nível de produção desejado. As exigências nutricionais baseadas em pesquisas científicas são o norte a ser seguido para o correto direcionamento da formulação balanceada de uma ração, conforme a categoria. Para se equilibrar adequadamente uma ração, deve-se conhecer a composição bromatológica dos ingredientes disponíveis que poderão ser utilizados na mistura.

As informações necessárias para proceder à formulação são:

- Disponibilidade de ingredientes na região
- Composição dos ingredientes (obtida de tabelas ou por meio de análise laboratorial)
- Restrição do uso de nutrientes conforme a espécie animal
- Exigências nutricionais dos animais (obtidas em tabelas)
- Custo das matérias-primas: as formulações são obtidas da combinação de nutrientes das matérias-primas para suprir as necessidades da categoria desejada com o menor custo possível.

Tipos de concentrados

Para animais herbívoros ruminantes e não ruminantes de ceco funcional, como o equino, a ração concentrada, na verdade, deve ser chamada de complemento corretor, pois esta deve ser sua função: complementar e corrigir as necessidades do animal, que o volumoso disponível não consegue suprir. Ela deve ser equilibrada e oriunda de empresas ou fornecedores idôneos de matérias-primas para se ter garantia da qualidade do produto final.

Deve-se atentar ao fato de que uma ração concentrada é tão boa quanto as matérias-primas que a compõem. O processamento industrial pode diferenciar a qualidade do produto, tornando-o superior, apenas se as matérias-primas que o compuserem forem superiores e equivalentes. Isto é, apenas o processamento industrial não torna um alimento superior, sendo dependente do tipo e da qualidade das matérias-primas utilizadas.

Para se proceder a uma mistura de ração concentrada, independentemente de sua apresentação, todas as matérias-primas são moídas e trituradas em farelos finos com granulometria semelhante, que possibilita uma melhor homogeneização do produto final. Isso nem sempre ocorre de maneira ideal por causa da densidade diferente de cada matéria-prima; por isso, existem processamentos industriais que buscam uma melhor apresentação do produto do ponto de vista técnico, em que se busca ofertar ao animal produtos mais equilibrados e homogêneos, mesmo depois de repetidos manuseios.

Existem diversos tipos de apresentação de ração, descritos a seguir.

Farelada

A ração farelada é a mistura de vários ingredientes adequados, de maneira equilibrada, que passa apenas pelos processos de moagem e homogeneização, não passando por nenhum processo industrial pós-mistura. Deve-se atentar para que essa ração seja oriunda de alimentos de qualidade, e não inclua sobras de indústria que tendem a formar um produto final de qualidade duvidosa.

Pode ser utilizada para qualquer espécie animal, porém apresenta alguns inconvenientes:

- Possível segregação dos ingredientes por causa da densidade diferenciada de cada um, o que leva a um fornecimento de ração não equivalente a cada porção
- Produção excessiva de pó, que pode provocar enfisemas e outros problemas respiratórios
- Fermentação, pois é comum que se umedeça o alimento, propiciando o processo fermentativo caso o animal demore a ingeri-lo e o clima esteja quente.

É largamente utilizada nas fases iniciais de criação de aves e suínos e na alimentação de bovinos de leite e corte, pois apresenta preço inferior por ser submetida a poucos processamentos industriais. Para equinos, é mais comum em propriedades que fazem mistura não comercial para seus próprios animais ou em cooperativas de produtores rurais para atender à demanda de seus associados, sendo em geral de animais em manutenção.

Peletizada

A ração peletizada é um farelo (mistura equilibrada de várias matérias-primas) passado por uma peletizadora, composta por uma prensa que, em temperatura elevada (entre 60 °C e 85 °C, dependendo do equipamento) e sob vapor, passando ainda por uma matriz com diversos formatos e tamanhos, forma e corta o *pellet* conforme a especificação desejada pelo fabricante.

Esse processo torna o produto mais homogêneo, garantindo que cada *pellet* tenha os nutrientes necessários para o animal, conforme sua formulação. O *pellet* pode apresentar diversos tamanhos, conforme a espécie a que se destina. Pode ser utilizado para qualquer espécie animal, porém, para cães e gatos, a forma extrusada é mais eficiente, por isso a peletizada não é a mais utilizada para essas espécies.

É uma das maneiras mais baratas e eficientes de se fornecer ração comercial para os equinos.

Triturada

A ração triturada nada mais é que a ração peletizada quebrada em porções menores, o que garante o benefício da peletização em relação à farelação com granulometria menor, sendo mais indicada para aves em fase inicial. Raramente utilizada para outras espécies.

Laminada

A ração tradicionalmente denominada laminada é nada mais que uma mistura de *pellet*, conforme descrito anteriormente, aveia e milho, os quais, em geral, são achatados e não propriamente laminados (nesse caso, trata-se de outro processo industrial) e recebem dose extra de melaço para melhorar seu aspecto e sua palatabilidade.

Produtos realmente laminados são raros no mercado, pois seu custo é elevado. Como exemplo de laminado, pode-se citar o milho tipo *cornflake*, de cereais matinais para consumo humano, raramente encontrado no mercado como alimento para equinos. A ração laminada é apenas um conceito popular oriundo de meados da década de 1970 e utilizado até hoje para designar produtos com alimentos por fora do *pellet*.

Tradicionalmente, é tida como ração superior para animais, porém isso não é sempre verdadeiro, pois sua superioridade em relação aos outros tipos de ração depende da qualidade da matéria-prima de todas as rações concentradas em comparação, além da avaliação de seus níveis de garantia.

Deve-se considerar que a produção de um produto nesse tipo de apresentação eleva o seu custo final, pois, enquanto a ração peletizada passa por apenas três processos industriais (moagem, homogeneização e peletização), a laminada passa por nove, a saber: achatamento da aveia (mesmo que se adquira a aveia pré-achatada, esta tem custo superior à integral) e estocagem; achatamento do milho (mesmo que se adquira o milho pré-achatado, este tem custo superior ao grão integral) e estocagem; confecção do *pellet*, seguindo o mesmo padrão da ração peletizada (moagem, homogeneização e peletização) e, em seguida, todos esses ingredientes retornam a um misturador e recebem pulverização de melaço.

É mais comumente utilizada para equinos e, eventualmente, para bovinos de elite.

Multicomponente ou multipartícula

Ração introduzida no mercado na década de 1990, composta, de maneira equilibrada, por vários alimentos além do *pellet*, como aveia, milho, soja, linhaça, partículas extrusadas etc., dependendo das características visuais que o fabricante deseje imprimir a seu produto, tudo recoberto com melaço, que melhora a aparência e proporciona melhor palatabilidade ao alimento.

Em geral, as partículas extrusadas têm coloração uniforme, escura, sendo necessário adicionar à sua fórmula um corante para cada tipo de partícula de maneira a atender às exigências do mercado, que aceita melhor um produto com várias cores, no fundo desnecessárias aos animais, mas que, em geral, não trazem prejuízo à saúde deles.

A vantagem desse tipo de ração é que torna possível a elevação do seu teor de gordura com o uso de óleos em grande quantidade, pois o excesso de líquidos (acima de 7 a 8%) torna o processo de peletização quase impossível, mas, com o uso de partículas extrusadas, que toleram até 30% de líquidos em sua composição, pode-se ter uma ração concentrada com EE acima de 9% sem comprometimento da qualidade física do produto.

Deve-se atentar ao fato de que apenas ser multipartícula e conter extrusado não garante que o produto seja superior ao peletizado e ao laminado, pois tudo depende das matérias-primas que compõem todos os produtos.

A produção de uma ração nesse tipo de apresentação eleva consideravelmente o seu custo final, pois, enquanto a peletizada passa por apenas três processos industriais e a laminada por nove, o multicomponente passa por pelo menos dezessete, descritos a seguir: confecção do extrusado (moagem, homogeneização e extrusão) e estocagem para posterior mistura – se for mais de um tipo de extrusado, mais processamento industrial, e as rações atuais têm ao menos dois tipos de extrusados, outras até quatro; achatamento da aveia (mesmo que se adquira a aveia pré-achatada, esta tem custo superior à integral) e estocagem; achatamento do milho (mesmo que se adquira o milho pré-achatado, este tem custo superior ao grão integral) e estocagem; confecção do *pellet*, seguindo o mesmo padrão da ração peletizada (moagem, homogeneização e peletização); e, em seguida, todos esses ingredientes retornam a um misturador e recebem pulverização de melaço.

Esse tipo de ração é mais comumente utilizado para equinos e, eventualmente, bovinos de elite.

Extrusada

É composta por mistura homogênea de matérias-primas fareladas homogeneizadas submetidas ao processo de extrusão.

O processo de extrusão consiste em cozimento sob alta temperatura, pressão e umidade controlada, que promove a gelatinização do amido, disponibilizando melhor os nutrientes para o animal, de modo que uma menor quantidade de alimento possa disponibilizar a mesma quantidade de nutrientes que um alimento não extrusado. O processo de extrusão à temperatura (95° a 110°C) compromete alguns outros nutrientes, como vitaminas, certas proteínas e aminoácidos que, se desejáveis no produto final, devem entrar como enriquecimento por meio de aditivos.

Tecnicamente, tende a ser um produto superior aos outros tipos de apresentações, mas somente se for oriundo de matérias-primas nobres, afinal, estas é que definem a qualidade final do produto.

O processo de extrusão deixa o produto com coloração uniforme, sendo necessário, muitas vezes, utilizar corantes para atender às exigências mais do mercado que dos animais, mas sem prejuízo nutricional ou de saúde para estes.

O maior problema de produtos extrusados é que não são alimentos muito apetecíveis para equinos, sendo necessário usar um ótimo palatabilizante para que sejam consumidos.

É amplamente utilizada para cães e gatos e também disponível para equinos, seja na composição do tipo multicomponente, seja como ração concentrada 100% extrusada.

Os formatos e cores do produto final são exclusivamente exigência mercadológica.

O custo dessa apresentação é mais elevado, pois o custo de aquisição e manutenção do equipamento é bem maior que o de uma peletizadora.

Comparação entre apresentações industrializadas da ração concentrada

Quanto às apresentações de rações industrializadas, não se deve ter tanta preocupação com a aparência do produto (peletizada, triturada, laminada, multicomponente ou extrusada), mas sim, e principalmente, com os níveis de garantia desses produtos.

Tecnicamente falando, um produto extrusado é superior a este mesmo produto multicomponente, e este ao mesmo produto laminado e peletizado, desde que provenientes da mesma mistura de ingredientes. O produto laminado, apenas por sua apresentação, não é superior ao peletizado.

Isso não quer dizer que qualquer produto extrusado é superior a outros, nem que toda ração multicomponente é superior às peletizadas, mas, sim, que o que determina a superioridade de um produto em relação ao outro são os componentes que constituem a ração.

O que mais importa na avaliação da qualidade de um produto são seus níveis de garantia, principalmente valores de qualidade de energia e proteína. Existem rações peletizadas no mercado com qualidade energética e proteica muito superior às laminadas e extrusadas. A qualidade de sua energia pode ser avaliada pelo valor de seu EE, que é o valor de gordura de uma ração, pois, se este valor for alto, a qualidade de sua energia e também de sua proteína, deverá ser elevada. Além disso, não se deve nunca esquecer de avaliar o enriquecimento de um produto, que nos dá a disponibilidade de outros nutrientes como vitaminas e macro e microminerais, fundamentais para o bom funcionamento do organismo.

Deve-se ainda levar em consideração que cada processo industrial acrescenta custo ao produto final, por isso, é importante considerar a relação custo/benefício do produto para o animal e para o consumidor, não devendo este se levar apenas pela aparência.

Além disso, um importante fator do ponto de vista do equino deve ser levado em consideração: cavalos não gostam do produto extrusado, sendo então obrigatório o uso de palatabilizantes para que o animal ingira a ração. Há alguns anos, muitos técnicos "profetizavam" que a ração extrusada era o futuro das rações para equinos, o que de fato ainda não se concretizou, em decorrência dessa rejeição do animal a esse tipo de produto. Deve-se lembrar que, para uma boa nutrição, o manejo é fundamental, e este passa pelo conhecimento e pelo respeito às necessidades reais e individuais da espécie.

Métodos manuais de formulação de ração

Os principais métodos para formular rações são: tentativa e erro, quadrado de Pearson, método algébrico e método linear.

Na prática, os três primeiros são, em geral, utilizados para animais de produção, para os quais se busca um ganho pontual por períodos de tempo determinados, com menor refinamento que o exigido pelo equino para boa saúde e longevidade de sua performance. Não que esses métodos sejam ineficientes, mas trabalham com menos variáveis e menor quantidade de matéria-prima. Para mais variáveis e uso de mais tipos de matérias-primas, esses métodos são muito demorados e de difícil resolução, sendo então utilizado o método linear, por meio de *softwares*.

Nos exemplos a seguir sobre como fazer misturas simples de rações, foram utilizados alguns cálculos com bovinos, baseados em pesquisas realizadas na Universidade Federal de Viçosa (Lana, 2007), valendo-se inclusive de matérias-primas não usuais para equinos. A intenção é apenas exemplificar esses métodos para uma mistura básica, sendo que, para os cálculos exemplificados, pode-se escolher quaisquer matérias-primas com quaisquer necessidades desejadas.

Na rotina diária, foi observado que todos os métodos de cálculo de ração, sejam manuais, sejam por meio de computador, são métodos de tentativa e erro, pois, ao final dos cálculos, muitas vezes, constatou-se que o produto calculado está desequilibrado em alguns nutrientes, ou ainda que determinado alimento está com quantidade exagerada para a categoria ou a espécie em questão, devendo então ser reiniciado com alguns limites necessários para que seja feito um bom produto.

Transformação de matéria seca em matéria original

No Brasil, em geral, os valores de análise bromatológica são expressos em 100% da matéria seca (MS), isto é, não importa se a mistura é de um alimento com elevado teor de umidade e outro com baixo teor; no momento do cálculo, ambos estão com 0% de umidade. Porém, caso os produtos a serem misturados contenham valores de MS discrepantes, estes, após os cálculos da proporção de cada ingrediente, devem ser convertidos em matéria bruta (MB) ou matéria original (MO), pois, na prática, mistura-se o alimento *in natura*. Para isso, basta dividir o valor da inclusão de cada ingrediente pelo valor da MS do alimento, como no exemplo a seguir (aleatório, sem equilíbrio específico):

- Aveia em grão: umidade = 12%, MS = 88%
- Soja (farelo): umidade = 11%, MS = 89%
- Silagem de milho: umidade = 66%, MS = 34%.

Se, na mistura, forem calculados 25% de inclusão de aveia + 15% de soja + 60% silagem de milho, isso é equivalente, para 100 kg de mistura, a 25 kg de aveia, 15 kg de soja e 60 kg de silagem, considerando tudo com 100% de MS. Na prática, a mistura, considerando os teores de umidade, fica assim disposta:

- Aveia: 25/0,88 = 28,4 kg de aveia em MO (considerando a água). Para entender melhor, efetua-se a regra de três:

$$25 \text{ kg de aveia} - 88\% \text{ da MO}$$

$$X \text{ kg de aveia} - 100\% \text{ da MO}$$

$$X = 28,4 \text{ kg}$$

- Soja: 15/0,89 = 16,9 kg de soja em MO (considerando a água). Ou, em regra de três:

$$15 \text{ kg de soja} - 89\% \text{ da MO}$$

$$X \text{ kg de soja} - 100\% \text{ da MO}$$

$$X = 16,9 \text{ kg}$$

- Silagem: 60/0,34 = 176,5 kg de silagem de milho em MO (considerando a água). Em regra de três:

$$60 \text{ kg de silagem} - 34\% \text{ da MO}$$

$$X \text{ kg de silagem} - 100\% \text{ da MO}$$

$$X = 176,5 \text{ kg}$$

Então, a fórmula para a mistura é:

- 28,4 kg de aveia em grão
- 16,9 kg de farelo de soja
- 176,5 kg de silagem de milho.

Deve-se fazer ainda a conversão de MO para porcentagem, pois, desse modo, pode-se fazer qualquer quantidade de mistura desejável. Para isso, basta dividir a quantidade em kg de cada ingrediente pelo total e multiplicar por 100:

- Aveia: (28,4/221,8) × 100 = 12,8%
- Soja: (16,9/221,8) × 100 = 7,6%
- Silagem: (176,5/221,8) × 100 = 79,6%.

Lembre-se de que a soma desses três ingredientes deve ser igual a 100.

Entretanto, isso é comumente feito apenas se houver discrepância entre os valores de MS de cada ingrediente. Para a formulação de rações concentradas para equinos, em geral, utilizam-se alimentos com valores de umidade muito próximos, sendo então os valores na MS e na MO praticamente os mesmos. Por outro lado, para a elaboração de dietas (Capítulo 22), que equilibra alimentos concentrados com volumosos, muitas vezes aquosos, essa conversão deve ser feita para efeito prático de utilização da dieta prescrita.

Método da tentativa e erro

O primeiro passo consiste em formular mentalmente as proporções dos diversos alimentos para compor a ração final, levando em consideração as especificações de proteína e energia. A seguir, são feitos os cálculos dos teores de proteína e energia da ração inicial. É muito provável que esses valores não coincidirão com as especificações fornecidas pelas tabelas de exigência animal. Assim, uma série de aproximações adicionais terá que ser feita, até que se alcance a composição desejada.

Por exemplo: elaborar uma ração para um novilho de 200 kg com um ganho de peso diário de 0,5 kg, usando silagem de milho (8,5% de PB e 65,8% de NDT), grão de milho (9,6% de PB e 78,7% de NDT) e ureia (286% de PB).

Segundo a tabela de necessidades nutricionais, esse novilho precisa consumir diariamente 4,9 kg de MS, 540 g de proteína bruta e 3,1 kg de NDT, fornecidos por uma ração com 70 a 90% de volumoso. Por tentativa, colocam-se os componentes da ração a ser formulada na Tabela 21.1. Os valores formulados mentalmente, devem levar em consideração as necessidades da espécie, priorizando-se o volumoso, que é complementado pelo concentrado.

Cálculos

- Silagem de milho: estimada mentalmente a oferta de 3,5 kg de silagem, calcula-se a quantidade de PB e NDT que esse total de alimento oferta ao animal:
  - PB silagem = 8,5%, o que equivale a 85 g por quilo de alimento. Como se propôs a ofertar 3,8 kg de silagem, multiplica-se 85 por 3,5, totalizando 323 g, ou 0,323 kg
  - NDT silagem = 65,8%, o que equivale a 658 g por quilo de alimento. Como se propôs a ofertar 3,8 kg de silagem, multiplica-se 658 por 3,8, totalizando 2.500 g, ou 2,5 kg

Tabela 21.1 Formulação de ração por método de tentativa e erro.

Componentes	Consumo/cab/dia (kg)		
	MS	PB	NDT
Silagem de milho	3,8	0,323	2,5
Grão de milho	1	0,096	0,787
Ureia	0,1	0,286	–
Total	4,9	0,705	3,287
Exigência do animal	4,9	0,570	3,4
Balanço nutricional	0	+ 0,135	– 0,113

- Grão de milho: estimada mentalmente a oferta de 1 kg de milho, calcula-se a quantidade de PB e NDT que esse total de alimento oferta ao animal:
  - PB grão de milho = 9,6%, o que equivale a 96 g por quilo de alimento. Como se propôs a ofertar 1 kg de grão, multiplica-se 96 por 1, totalizando 96 g, ou 0,096 kg
  - NDT grão de milho = 78,7%, que equivale a 787 g por quilo de alimento. Como se propôs a ofertar 1 kg de grão, multiplica-se 787 por 1, totalizando 787 g, ou 0,787 kg
- Ureia: tem limitação de oferta de 100 g diários para um bovino nessas condições. Calcula-se a quantidade de PB que esse total de alimento oferta ao animal, observando-se que a oferta de proteína desse alimento é baseada na capacidade que o ruminante tem de converter nitrogênio não proteico em aminoácidos (tarefa realizada pela flora ruminal), por isso a nomenclatura utilizada é equivalente em proteína. A ureia não é fonte de energia, portanto NDT = 0
  - Equivalente em proteína da ureia = 286%, o que equivale a 2.860 g por quilo de alimento. Como se propôs a ofertar 0,1 kg de ureia, multiplica-se 2.860 por 0,1, totalizando 286g ou 0,286 kg.

Essa ração baseada em 77% de volumoso (silagem de milho) apresenta um excesso de PB e uma deficiência de NDT, o que justifica novo cálculo no sentido de adequar a proporção de concentrado e volumoso, devendo-se tentar novamente com outras proporções até obter o valor desejado, sem deficiências nem excessos.

Método do quadrado de Pearson

É um método simples, que possibilita o cálculo das proporções de dois ou mais componentes de uma mistura, a fim de atender a um nível de nutriente desejado, qualquer que seja este.

O cálculo é feito sempre com dois produtos de cada vez. Caso se deseje empregar mais de dois produtos, deve-se agrupar os produtos dois a dois, mudando o tipo de nutriente utilizado a cada vez, para que ao final sempre se tenha dois ingredientes. Também se pode, no caso de mais de dois produtos, predefinir a quantidade de um deles, em geral o mais abundante, e calcular os demais produtos por meio desse método.

Um requisito fundamental para esse tipo de cálculo: obrigatoriamente, um dos ingredientes deve estar acima do nível de nutriente desejado e outro abaixo, senão é impossível realizar esse cálculo. Por exemplo, ao se desejar obter uma mistura com 18% de PB, um dos ingredientes deve ter PB acima de 18 e outro abaixo de 18%, pois os cálculos são feitos pela diferença entre os valores – e claro que, analisando mais nitidamente, se observa que é impossível obter um produto com 18% de proteína se ambos os alimentos tiverem nível inferior; e o inverso também ocorre, pois, se ambos os alimentos tiverem nível superior a 18% de PB, a mistura de ambos terá valores acima de 18%.

A fim de ilustrar o método, foram elaborados os casos a seguir.

Para dois ingredientes

Se um suplemento para animais em pastejo precisa ter 18% de PB e somente dois ingredientes estão disponíveis – milho (p. ex., 10% PB) e torta de algodão (p. ex., 40% PB) –, para descobrir em que proporções esses alimentos devem ser misturados, é necessário seguir os seguintes procedimentos:

1. Escrever nos vértices do lado esquerdo de um quadrado imaginário o nome dos dois ingredientes com seus respectivos teores de proteína bruta.
2. No centro desse quadrado, escrever o teor desejado de proteína da mistura.
3. Subtrair em diagonal (seguindo as setas), do valor de proteína do ingrediente, o valor de proteína que a mistura deverá ter, escrevendo o resultado no lado direito desse quadrado, ao longo da diagonal. Ignorar o sinal do resto obtido.
4. O quadrado aparece de acordo com o apresentado na Figura 21.1.
5. Os valores localizados nos cantos direitos desse quadrado indicam as proporções de torta

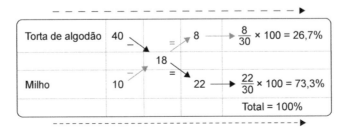

Figura 21.1 Montagem do método do quadrado de Pearson.

de algodão e milho que devem ser misturadas, de modo a obter um suplemento com 18% de PB (isso quer dizer 8 partes de torta de algodão e 22 partes de milho). Para expressar essas proporções em porcentagens, adicionam-se os dois valores encontrados (8 + 22 = 30), divide-se cada valor pela soma obtida e multiplica-se por 100.

6. Observe que, depois de feitas as contas de proporção obtidas conforme o quadro, na diagonal, a leitura das proporções é feita em linha reta, isto é, a quantidade de torta de algodão é de 26,7%, e a de milho é de 73,3%, sendo que a soma total sempre deve ser 100%.

O exemplo tem a resposta: 26,7% de torta de algodão e 73,3% de milho. Nota-se que nenhum ajuste foi feito levando em consideração o teor de MS (os teores de nutrientes são comumente expressos em termos de MS). Isso se deve ao fato de que a torta de algodão e o milho apresentam os mesmos teores de MS. Assim, os ajustes não irão alterar as suas proporções quando expressas em termos de MS.

Para mais de dois ingredientes

Supondo que um produtor deseja alimentar novilhos com 300 kg de peso vivo, durante a estação da seca, com os seguintes alimentos: palha de arroz, grão de sorgo e leucena. Sua intenção é obter um ganho de 500 g por cabeça por dia (cab/dia) em vez da perda de peso que normalmente ocorre nessa época do ano. Para tanto, é preciso seguir os passos listados a seguir.

1. Buscar em tabelas apropriadas os teores de nutrientes dos alimentos disponíveis. Os nutrientes do exemplo estão relacionados na Tabela 21.2.
2. Buscar nas tabelas apropriadas as exigências nutricionais desses novilhos para ganho médio diário (GMD) = 0,5 kg. As exigências nutricionais do exemplo são conforme listado na Tabela 21.3.
3. Escolher dois dos alimentos para, usando o método de quadrado de Pearson, efetuar o balanceamento de proteína. O teor de proteína de um dos alimentos deve ser maior que o valor de 9,4% exigido pelo animal, e o do ou-

Tabela 21.2 Análise bromatológica de alimentos disponíveis para mistura.

Alimentos	MS (%)	PB (%)	NDT (%)
Palha de arroz	89	5,4	42,3
Grão de milho	87,6	9,6	78,7
Leucena	27,4	17,7	61,9

Tabela 21.3 Exigências nutricionais diárias de um novilho de 300 kg de PV com ganho médio diário esperado de 0,5 kg.

PV (kg)	GMD (kg)	PB (%)	NDT (%)
300	0,5	9,4	63,3

tro, menor. Se ambos apresentarem teores de proteína superiores ou inferiores ao exigido, será impossível efetuar o balanceamento da ração. No exemplo, palha de arroz é um alimento com menos PB que a exigida; então, o segundo alimento poderia ser tanto o milho como a leucena. Se for usado o milho, ele participará quase que na totalidade da mistura, visto que seu teor de PB (9,6%) é praticamente o mesmo do teor exigido (9,4%). Entretanto, a leucena, por causa de seu alto teor de PB (17,7%), tem no caso um custo unitário de PB inferior ao do milho e, por isso, deverá ser escolhida.

4. Calcular as proporções de palha de arroz e leucena, de acordo com a Figura 21.2.
5. Para a mistura de palha de arroz + leucena, calcular a quantidade de NDT (isso é necessário, pois, para mais de duas matérias-primas, é preciso mais parâmetros de referência).

- Palha de arroz:
$$\frac{67,5\% \times 42,3\%}{100} = 28,6\%$$

- Leucena:
$$\frac{32,5\% \times 61,9\%}{100} = 20,1\%$$

- NDT da mistura:
$$28,6 + 20,1 = 48,7\%$$

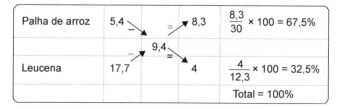

Figura 21.2 Cálculo do quadrado de Pearson para a mistura 1, composta de palha de arroz e leucena.

6. Calcular as proporções da mistura palha de arroz + leucena agora com o milho, necessário para suprir o percentual de NDT exigido, de acordo com a Figura 21.3. Transformar os valores obtidos da mistura 1 (leucena + arroz) com o milho, em valores isolados de leucena e arroz para a mistura final. Na ração final, a mistura leucena + arroz = 51,3%. Na mistura 1, 67,5% é palha de arroz e 32,5% é leucena. Então, dos 51,3% da ração final, 67,5% é palha de arroz, equivalendo a 34,6% da ração final:

$$51,3\% - 100\%$$
$$X - 67,5\%$$
$$X = 34,6\%$$

Dos 51,3% da ração final, 32,5% é leucena, equivalendo a 16,7% da ração final:

$$51,3\% - 100\%$$
$$X - 32,5\%$$
$$X = 16,7\%$$

7. Expressar as proporções dos alimentos em termos de quantidade de MS e matéria fresca (original) e a porcentagem na matéria fresca (original). No caso da palha de arroz e da leucena, devem-se utilizar os valores encontrados no passo 6.

- Palha de arroz:

$$34,6 \text{ kg}/89\% = 38,9 \text{ kg}$$

  - Em regra de três:

$$34,6 \text{ kg} - 89\%$$
$$X \text{ kg} - 100\%$$
$$X = 38,9 \text{ kg}$$

- Leucena:

$$16,7 \text{ kg}/27,4\% = 60,9 \text{ kg}$$

  - Em regra de três:

$$16,7 \text{ kg} - 27,4\%$$
$$X \text{ kg} - 100\%$$
$$X = 60,9 \text{ kg}$$

- Milho:

$$48,7 \text{ kg}/87,6\% = 55,6 \text{ kg}$$

  - Em regra de três:

$$34,6 \text{ kg} - 87,6\%$$
$$X \text{ kg} - 100\%$$
$$X = 55,6 \text{ kg}$$

Os valores encontrados são para misturar 155,4 kg de alimento fresco.

Em porcentagem, para qualquer quantidade de mistura, fica assim disposto:

- Palha de arroz:

$$(38,9/155,4) \times 100 = 25\%$$

  - Em regra de três:

$$155,4 \text{ kg} - 100\%$$
$$38,9 \text{ kg} - X\%$$
$$X = 25\%$$

- Leucena:

$$(60,9/155,4) \times 100 = 39,2\%$$

  - Em regra de três:

$$155,4 \text{ kg} - 100\%$$
$$60,9 \text{ kg} - X\%$$
$$X = 39,2\%$$

- Milho:

$$(55,6/155,4) \times 100 = 35,8\%$$

  - Em regra de três:

$$155,4 \text{ kg} - 100\%$$
$$55,6 \text{ kg} - X\%$$
$$X = 35,8\%$$

Verificando os resultados organizados na Tabela 21.4, é possível perceber que os valores mostrados na última coluna são aqueles utilizados pelo operador, isto é, são as proporções de cada alimento que deverão ser pesadas e misturadas para obter a ração final a ser oferecida aos animais.

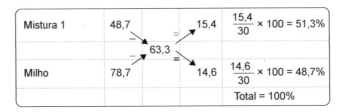

Figura 21.3 Cálculo do quadrado de Pearson para a mistura 2, composta de mistura 1 e milho.

Tabela 21.4 Quantidade de inclusão dos alimentos na dieta, em relação à porcentagem da MS, em kg e em porcentagem da matéria original ou fresca.

Alimentos	MS	Alimento fresco	
	%	kg	%
Palha de arroz	34,6	38,9	25
Leucena	16,7	60,9	39,2
Milho	48,7	55,6	35,8
Total	100	155,4	100

8. Verificar se a ração realmente contém os teores de nutrientes exigidos. Para fazer isso, basta multiplicar as quantidades de MS do alimento (Tabela 21.5) pelo seu correspondente teor de nutrientes (ver Tabela 21.2). Somando os resultados, deve-se apontar que cada 100 kg da ração (base MS) supre 9,4 kg de PB e 63,3 kg de NDT. Se isso não ocorrer, deve ter havido algum erro durante os cálculos. Multiplica-se o valor da PB da matéria-prima pelo valor da MS a ser incluída na mistura, dividindo-se por 100, sendo o resultado a quantidade de proteína com que esta matéria-prima contribui para a ração final.

- PB
  - Arroz:

$$5,4 - 100\%$$
$$X - 34,6$$
$$X = 1,86\%$$

- Milho:

$$9,6 - 100\%$$
$$Y - 48,7$$
$$Y = 4,67\%$$

- Leucena:

$$17,7 - 100\%$$
$$Z - 16,7$$
$$Z = 2,96\%$$

- NDT
  - Arroz:

$$42,3 - 100\%$$
$$X - 34,6$$
$$X = 14,6\%$$

- Milho:

$$78,7 - 100\%$$
$$Y - 48,7$$
$$Y = 38,3\%$$

- Leucena:

$$61,9 - 100\%$$
$$Z - 16,7$$
$$Z = 10,3\%$$

9. Depois de feitos os cálculos de inclusão de cada ingrediente na formulação da ração, pode-se calcular quanto de cada nutriente compõe essa ração. Para isso, é necessário saber os valores nutricionais de cada ingrediente, como segue na Tabela 21.6.

Tabela 21.5 Contribuição dos nutrientes PB e NDT de cada alimento incluído na dieta.

Alimentos	Na matéria-prima		Na mistura		
	PB/kg	NDT/kg	MS (%)	PB (%)	NDT (%)
Palha de arroz	5,4	42,3	34,6	1,86	14,6
Leucena	9,6	78,7	16,7	2,95	10,3
Milho	17,7	61,9	48,7	4,67	38,3
Total	—	—	100	9,58	63,2

Tabela 21.6 Análise bromatológica de alimentos disponíveis para mistura.

MP	MS (%)	PB (%)	FB (%)	EE (%)	MM (%)	Ca (%)	P (%)	NDT (%)
Arroz (palha)	89	5,4	36	1	15	0,15	1	42,3
Milho (grão)	87,6	9,6	2,5	3	8	0,50	3	78,7
Leucena	27,4	17,6	23,8	4,2	6,1	0,52	0,13	61,9

Fazem-se, então, os cálculos do valor nutricional da mistura final multiplicando-se a quantidade do ingrediente a ser incluído na mistura pelo valor do nutriente, somando-se ao final para obter o valor final da mistura (nesse caso, utiliza-se os valores expressos em 100% da MS), de acordo com a Tabela 21.7.

- Fibra bruta (FB)
  - Arroz:

    $36 - 100\%$

    $X - 34,6$

    $X = 12,5\%$

  - Milho:

    $2,5 - 100\%$

    $Y - 48,7$

    $Y = 1,2\%$

  - Leucena:

    $23,8 - 100\%$

    $Z - 16,7$

    $Z = 4\%$

- Extrato etéreo (EE)
  - Arroz:

    $1 - 100\%$

    $X - 34,6$

    $X = 0,3\%$

  - Milho:

    $3 - 100\%$

    $Y - 48,7$

    $Y = 1,5\%$

  - Leucena:

    $4,2 - 100\%$

    $Z - 16,7$

    $Z = 0,7\%$

- Matéria mineral (MM)
  - Arroz:

    $15 - 100\%$

    $X - 34,6$

    $X = 5,2\%$

  - Milho:

    $8 - 100\%$

    $Y - 48,7$

    $Y = 3,9\%$

  - Leucena:

    $6,1 - 100\%$

    $Z - 16,7$

    $Z = 1\%$

- Cálcio (Ca)
  - Arroz:

    $0,15 - 100\%$

    $X - 34,6$

    $X = 0,05\%$

  - Milho:

    $0,50 - 100\%$

    $Y - 48,7$

    $Y = 0,24\%$

  - Leucena:

    $0,52 - 100\%$

    $Z - 16,7$

    $Z = 0,09\%$

- Fósforo (P)
  - Arroz:

    $1 - 100\%$

    $X - 34,6$

    $X = 0,35\%$

  - Milho:

    $3 - 100\%$

    $Y - 48,7$

    $Y = 1,46\%$

Tabela 21.7 Valor final da mistura conforme inclusão de cada alimento e para cada nutriente.

MP	MS (% da inclusão)	PB (%)	NDT (%)	FB (%)	EE (%)	MM (%)	Ca (%)	P (%)	Matéria bruta (kg)
Arroz (palha)	34,6	1,86	14,6	12,5	0,3	5,2	0,05	0,35	38,9
Milho (grão)	48,7	4,67	38,3	1,2	1,5	3,9	0,24	1,46	55,6
Leucena	16,7	2,95	10,3	4	0,7	1	0,09	0,02	60,9
Total	100	9,58	63,2	17,7	2,5	10,1	0,38	1,83	155,4

- Leucena:

$$0{,}13 - 100\%$$
$$Z - 16{,}7$$
$$Z = 0{,}02\%$$

Observe que os valores de PB e NDT devem ser os valores desejados no início do processo.

Feitos os cálculos finais dos valores nutricionais da mistura, deve-se compará-los com as necessidades do animal e verificar se estas estão sendo atendidas. Caso negativo, deve-se proceder a um novo cálculo utilizando-se novas matérias-primas ou, se a deficiência for de aditivos ou micronutrientes, adicionar estes à mistura, considerando a proporção correta de cada ingrediente para que se possam alcançar os níveis mais adequados da ração. Observe que a relação Ca:P está fora do necessário para o equilíbrio nutricional do animal. Assim, deve ser adicionado um alimento que seja fonte de cálcio, como o calcário.

Na prática, uma mistura de alimentos pura e simples raramente vai atender à demanda equilibrada de minerais, pois as matérias-primas são desequilibradas nesse quesito, sendo então necessária sempre uma reserva de espaço nos cálculos de formulação para que os micronutrientes possam ser inseridos na fórmula (conforme exemplificado na metodologia descrita a seguir com mais de duas matérias-primas).

Método algébrico

Consiste em montar equações proporcionais ao número de ingredientes disponíveis para formulação, sendo uma para o total de alimentos e as outras para ajustar os níveis desejados. Isto é, para dois ingredientes, elaboram-se duas equações, para três ingredientes, três equações e assim por diante. Ao montar mais de duas equações, deve-se modificar as referências da segunda.

Por exemplo, com dois ingredientes, montam-se duas equações, uma com o total de alimento e, na outra, pode-se utilizar a PB. Para três ingredientes, uma equação para o total de alimento, uma para proteína e outra para energia. Para utilizar mais ingredientes, deve-se utilizar outros parâmetros diferentes, por exemplo, fibra, cálcio, fósforo etc., conforme a necessidade.

Ao fazer os cálculos, podem ocorrer resultados negativos em função de erros matemáticos ou má escolha de alimentos. Em rações de ruminantes, sempre deve-se ter uma fonte de volumoso (< 60% NDT) e duas de concentrado, sendo um energético (< 20% PB) e outro proteico (> 20% PB).

Pode-se ainda iniciar por uma prefixação de algumas matérias-primas exigidas em menor quantidade e imprescindíveis na fórmula para aquela espécie.

O exemplo a seguir é um simples balanceamento entre duas matérias-primas. Para três matérias-primas, utilizam-se mais uma equação e outra variável.

Duas matérias-primas

Para dois ingredientes, quais sejam milho, com 8,9% de PB, e farelo de soja, com 45,4% de PB, pretende-se formar uma ração com 22% de PB. Deve-se, antes de tudo, definir quem é X e quem é Y. Considerando milho = X e soja = Y, montam-se então duas equações:

- Equação 1:

$$X + Y = 100$$

A montagem dessa equação leva em consideração que o produto final (100) é igual à soma da quantidade de inclusão dos dois produtos (X + Y).

- Equação 2:

$$PB\ total\ (\%) = [PB\ (kg)\ X] + [PB\ (kg)\ Y]$$
$$22 = 0{,}089X + 0{,}454Y$$

A montagem dessa equação leva em consideração que a proteína total (em porcentagem) é igual à soma das proteínas dos dois produtos (X + Y), só que essa proteína entra em kg. Desse ponto em diante, é resolução de equação de primeiro grau, substituindo X por Y na equação 2.

- Equação 1: se X + Y = 100, então X = 100 – Y
- Equação 2:

$$22 = [0{,}089 \times (100 - Y)] + (0{,}454Y)$$

$$22 = 8{,}9 - 0{,}089Y + 0{,}454Y$$

$$22 = 8{,}9 + 0{,}365Y$$

$$0{,}365Y = 22 - 8{,}9$$

$$Y = \frac{13{,}1}{0{,}365}$$

$$Y = 35{,}9\%\ de\ farelo\ de\ soja$$

$$X = 100 - Y = 100 - 35{,}9 = 64{,}1\%\ de\ milho$$

Depois de feitos os cálculos de inclusão de cada ingrediente na formulação da ração, pode-se calcular quanto de cada nutriente compõe essa ração. Para isso, é necessário saber os valores nutricionais de cada ingrediente, como segue na Tabela 21.8.

Realizam-se, então, os cálculos do valor nutricional da mistura final multiplicando-se a quantidade do ingrediente a ser incluído na mistura pelo valor do nutriente, somando-se ao final para saber o valor final da mistura (nesse caso, utilizam-se os valores expressos em 100% da MS) e calculando-se também o valor em MB, conforme a Tabela 21.9.

Tabela 21.8 Análise bromatológica de alimentos disponíveis para mistura.

MP	MS (%)	PB (%)	FB (%)	EE (%)	MM (%)	Ca (%)	P (%)	ED (Mcal)
Milho (grão)	87,6	8,9	2,5	3	8	0,5	3	3,10
Farelo de soja	87,4	45,4	9	8	8	0,4	0,22	3,41

Tabela 21.9 Valor final da mistura conforme inclusão de cada alimento e para cada nutriente.

MP	Inclusão (%)	PB (%)	FB (%)	EE (%)	MM (%)	Ca (%)	P (%)	ED (Mcal)	MB (kg)
Milho (grão)	64,1	5,7	1,60	1,92	5,13	0,32	1,92	1,99	73,1
Farelo de soja	35,9	16,3	3,23	2,87	2,87	0,14	0,08	1,19	41,1
Total	100	22	4,83	4,79	8	0,46	2	3,18	114,2

- Fibra bruta (FB)
  - Milho:

    2,5 — 100%

    X — 64,1

    X = 1,60%

  - Soja:

    9 — 100%

    Y — 35,9

    Y = 4,83%

- Extrato etéreo (EE)
  - Milho:

    3 — 100%

    X — 64,1

    X = 1,92%

  - Soja:

    8 — 100%

    Y — 35,9

    Y = 2,87%

- Matéria mineral (MM)
  - Milho:

    8 — 100%

    X — 64,1

    X = 5,13%

  - Soja:

    8 — 100%

    Y — 35,9

    Y = 2,87%

- Cálcio (Ca)
  - Milho:

    0,5 — 100%

    X — 64,1

    X = 0,32%

  - Soja:

    0,4 — 100%

    Y — 35,9

    Y = 0,14%

- Fósforo (P)
  - Milho:

    3 — 100%

    X — 64,1

    X = 1,92%

  - Soja:

    0,22 — 100%

    Y — 35,9

    Y = 0,08%

- Energia digestível (ED)
  - Milho:

    3,1 — 100%

    X — 64,1

    X = 1,99 Mcal

  - Soja:

    3,41 — 100%

    Y — 35,9

    Y = 1,19 Mcal

Observe que os valores de proteína bruta somados devem ser o valor desejado no início do processo. Caso isso não ocorra, há erro nos cálculos.

- Matéria bruta ou matéria original
  - Milho:

$$87,6 - 100\%$$
$$X - 64,1$$
$$X = 73,1 \text{ kg}$$

  - Soja:

$$87,4 - 100\%$$
$$X - 35,9$$
$$X = 41,1 \text{ kg}$$

Três matérias-primas

Exemplo adaptado de Lana (2007). Calcular uma ração para bovinos, PV = 350 kg e GMD de 1,2 kg/dia.

Requerimentos nutricionais obtidos da Tabela 21.10 e alimentos disponíveis (definir X, Y, Z da Tabela 21.11).

Ao se calcular uma ração mais elaborada, deve-se preocupar com alguns detalhes não citados anteriormente, como espaço reservado para inclusão de vitaminas, minerais, aminoácidos, aditivos etc., conforme as necessidades. Esse espaço é variável de acordo com espécie e categoria e varia de 0,5 a 2%, podendo ser maior de acordo com a necessidade.

Tabela 21.10 Exigências nutricionais diárias de um novilho de 350 kg de peso vivo com ganho médio diário esperado de 1,2 kg, em porcentagem da MS.

MS (kg/dia)	PB (% da MS)	NDT (% da MS)	Ca (% da MS)	P (% da MS)
8,9	10,9	70	0,39	0,21

Tabela 21.11 Análise bromatológica de alimentos disponíveis para mistura.

Alimento	% MS	% NDT	% PB	% Ca	% P
Silagem de milho (X)	27	63	8	0,52	0,16
Milho (Y)	89	85	9	0,02	0,31
Ureia (Z)	100	0	281	0	0
Calcário	100	0	0	38	0
Fosfato bicálcico	100	0	0	23	18

Obs.: reservar de 0,5 a 2% da MS da ração para inclusão de minerais, vitaminas e aditivos.

No caso, ainda há disponibilidade de calcário e fosfato bicálcico, que não integram o cálculo inicial, por fornecerem apenas cálcio e/ou fósforo, entrando, caso necessário, no espaço reservado ao final dos cálculos.

- Equação 1:

$$MS: 100 = 0,5 + X + Y + Z$$

Nessa equação, a soma de todas as matérias-primas é igual a 100 (foi reservado espaço de 0,5% para os minerais, caso necessário).

- Equação 2:

$$NDT: 70 = 0,63 X + 0,85 Y + 0 Z$$

Nessa equação, a soma de todos os NDT das matérias-primas é igual à necessidade da categoria, no caso 70%. À direita da equação, cada NDT é expresso em kg, ao lado da respectiva matéria-prima. Observe que a ureia não fornece energia, portanto, Z é igual a zero.

- Equação 3:

$$PB: 10,9 = 0,08 X + 0,09 Y + 2,81 Z$$

Nessa equação, a soma de todas as proteínas das matérias-primas é igual à necessidade da categoria, no caso 10,9%. À direita da equação, cada proteína é expressa em kg, ao lado da respectiva matéria-prima.

Resolução

- Equação 1:

$$100 = 0,5 + X + Y + Z$$
$$X = 99,5 - Y - Z$$

- Equação 2:

$$70 = 0,63 X + 0,85 Y + 0 Z$$

Substituir X na equação 2:

$$70 = 0,63 (99,5 - Y - Z) + 0,85 Y + 0 Z$$
$$70 = 62,7 - 0,63 Y - 0,63 Z + 0,85 Y$$
$$7,3 = 0,22 Y - 0,63 Z$$
$$Y = (7,3 + 0,63 Z)/0,22$$
$$Y = 33,18 + 2,86 Z$$

- Equação 3:

$$10,9 = 0,08 X + 0,09 Y + 2,81 Z$$

Substituir X:

$$10,9 = 0,08 (99,5 - Y - Z) + 0,09 Y + 2,81 Z$$
$$10,9 = 7,96 - 0,08 Y - 0,08 Z + 0,09 Y + 2,81 Z$$
$$10,9 - 7,96 = 0,01 Y + 2,73 Z$$
$$2,94 = 0,01 Y + 2,73 Z$$

Substituir Y:

$$2,94 = 0,01 (33,18 + 2,86 Z) + 2,73 Z$$

$$2,94 = 0,33 + 0,029 Z + 2,73 Z$$

$$2,61 = 2,76 Z$$

$$Z = 0,95 \text{ (kg de ureia)}$$

Retorno à equação 2:

$$Y = 33,18 + 2,86 Z$$

$$Y = 33,18 + (2,86 \times 0,95)$$

$$Y = 35,9 \text{ (kg de milho)}$$

Retorno à equação 1:

$$X = 99,5 - Y - Z$$

$$X = 99,5 - 35,9 - 0,95$$

$$X = 62,6 \text{ (kg de silagem de milho)}$$

Os níveis nutricionais da ração calculada podem ser observados na Tabela 21.12.

- Cálculo de cálcio:

$$100 \text{ kg de calcário} - 38 \text{ kg de cálcio}$$

$$W - 0,05 \text{ kg de Ca (deficiente)}$$

W = 0,13 kg de calcário a ser adicionado em 100 kg de ração (ou 0,13% em qualquer quantidade)

Para finalizar, converter a MS em MB (ou matéria original/natural), de acordo com a Tabela 21.13.

- Cálculos de conversão de MS em MB (ou matéria original):
  - Silagem de milho:

$$62,5 \text{ kg} - 27\%$$

$$X \text{ kg} - 100\%$$

$$X = \frac{100 \times 62,5}{27} = 231,5 \text{ kg de silagem}$$

- Milho:

$$5,9 \text{ kg} - 89\%$$

$$X \text{ kg} - 100\%$$

$$X = \frac{100 \times 35,9}{89} = 40,3 \text{ kg de milho}$$

Cálculo linear | Uso de *softwares* na formulação de ração

O cálculo linear é muito utilizado como base para desenvolvimento de *softwares* de cálculo de ração.

Existem diversos *softwares* disponíveis no mercado, alguns bastante simples, como o Super Crac, para diversas espécies animais, ou ainda o Crac Horse, que possibilita a formulação de ração concentrada e dietas específicas conforme as necessidades do animal e a disponibilidade de matéria-prima (ver Capítulo 22). Existem ainda *softwares* bastante sofisticados, que possibilitam avaliações mais complexas e contam com mais variáveis. O uso de um ou de outro depende das necessidades e da habilidade do utilizador. Independentemente do *software* a ser utilizado, é fundamental conhecer as particularidades de cada alimento e da espécie, além do equipamento a ser utilizado para se proceder à formulação de ração.

Considerações gerais sobre a formulação de ração para equinos

As dicas a seguir são abrangentes e podem ser ligeiramente alteradas conforme o tipo de equipamento utilizado.

As características da espécie equina, longamente discutidas nos capítulos anteriores deste livro, exigem que uma boa ração concentrada, independentemente de sua apresentação, observe al-

Tabela 21.12 Verificação dos níveis nutricionais da ração calculada.

Alimento	Ração	Nível de nutrientes por tipo de alimento (kg/kg)				Oferta de nutrientes por tipo de alimento (kg)			
	MS	NDT	PB	Ca	P	NDT	PB	Ca	P
Silagem de milho	62,6	0,63	0,08	0,0052	0,0016	39,4	5,01	0,33	0,10
Milho	35,9	0,85	0,09	0,0002	0,0031	30,5	3,23	0,01	0,11
Ureia	0,95	0	2,81	0	0	0	2,67	0	0
ER	0,5	0	0	-	-	0	0	-	-
Total	100	-	-	-	-	69,9	10,9	0,34	0,21
Requer.	-	-	-	-	-	70	10,9	0,39	0,21
Defic.	-	-	-	-	-	0,1	0	0,05	0

Obs.: como os níveis de Ca estão abaixo das necessidades, deve-se incluir uma fonte extra desse nutriente.

Tabela 21.13 Conversão da MS em MB, ou matéria original em natural.

Alimento	MS (kg)	MS (%)	MB (kg)	MB (%)
Silagem de milho	62,5	27	231,50	84,8
Milho	35,9	89	40,3	14,8
Ureia	0,95	100	0,95	0,35
Calcário	0,13	100	0,13	0,05
Total	-	-	272,88	100

guns fatores, descritos a seguir. Entretanto, deve-se atentar ao fato de que produtos especiais podem fugir a essas regras, mas, para isso, devem ser bem fundamentados.

Umidade

Uma boa ração mantém a umidade ao redor de 11 a 13%. Índices mais elevados favorecem proliferação de fungos; índices mais baixos tornam o produto pouco palatável para os equinos.

Em regiões ou épocas de pluviosidade elevada, deve-se ter cuidado com produtos que levam muito líquido, como melaço, pois essa umidade pode estragar rapidamente o produto, sendo fundamental o uso de antifúngicos e/ou produtos inibidores de atividade da água.

Para rações que levam melaceamento externo, é interessante utilizar parte do aditivo antifúngico misturado ao melaço que recobre o produto final. Também se pode optar pelo uso de um aditivo inibidor de atividade da água que cumpre a mesma função.

Em geral, utiliza-se na mistura externa um *mix* de melaço (95%), óleo vegetal (4%) e antifúngico (1%). O papel do óleo nessa mistura é possibilitar uma melhor homogeneização do produto e diminuir a viscosidade do melaço.

Fibra

Uma boa ração deve ter bons níveis de fibra de qualidade: no mínimo 6% e no máximo 12%. Níveis inferiores podem favorecer cólicas nos animais; níveis superiores podem comprometer o valor energético. Entretanto, existem rações para situações específicas, como pós-operatório, em que se necessita de boa motilidade e não necessariamente energia, que podem ser formuladas com feno de boa qualidade e chegar até a 30% de fibra. Contudo, lembre-se de que, por causa de sua natureza herbívora, o equino necessita de fibra longa e não de fibra triturada, que compõe o produto concentrado.

Para uso diário, rações destinadas a atender à demanda nutricional do equino substituindo matemática e plenamente a dieta diária podem até atender a tal demanda, mas também causar transtornos fisiológicos e comportamentais por ausência de mastigação e pouco tempo de ingestão de alimento. Deve-se lembrar de que 1 kg de feno ocupa o animal por 40 min, enquanto 1 kg de ração, por apenas 10 min, deixando muito tempo ocioso para ocorrência de distúrbios comportamentais.

Boas fontes de fibra em uma ração podem ser compostas por:

➤ Feno. Pode ser de gramíneas ou leguminosas. Nesses casos, a fonte de fibra também fornece outros nutrientes que devem ser levados em consideração para balanceamento da ração.

➤ Bagaço de cana hidrolisado. Uma das melhores fontes de fibra para compor uma ração. Não interfere em sua composição por não conter praticamente nenhum outro nutriente. Infelizmente, é difícil de se conseguir, pois as usinas produtoras de álcool e açúcar, que também disponibilizam esse produto no mercado, estão utilizando o bagaço de cana como fonte de energia para as caldeiras.

➤ Farelos. Em geral, o mais utilizado é o de trigo, sendo matéria-prima muito rica em fibra de boa qualidade. Apesar de a qualidade da fibra do farelo de trigo ser boa, este não deve ser utilizado como preventivo de cólicas, como comumente se faz em muitos locais. O farelo de trigo é muito utilizado em grandes proporções em rações da linha mais econômica, em virtude de seu custo mais baixo na maior parte das regiões do país. Outros farelos, como de arroz ou mesmo soja, também compõem parte da fibra de uma ração, mas a um custo mais elevado.

➤ Cascas. As cascas mais utilizadas são as de aveia, arroz e soja. As cascas de arroz e aveia são bem inferiores em qualidade e devem ter seu valor limitado para não causar problemas digestivos ao animal. A limitação recomendada para uma ração de boa qualidade gira ao redor de 5%. Produtos inferiores contêm até 8%, ou mesmo 10%, de cascas de arroz ou aveia, mas apresentam baixa digestibilidade, sendo a da aveia um pouco superior à do arroz. A casca de soja é mais amplamente utilizada, com inclusão de até 15% ou mesmo 20%, com pouco prejuízo ao animal, pois contém outros nutrientes em sua composição. Entretanto, deve-se ter cuidado com a qualidade da casca de soja para que não contenha fatores antinutricionais; o ideal é que seja tostada ou apresente laudo que ateste o teor de atividade ureática inferior a 1%.

Matéria mineral

O teor de cinzas máximo deve ser de 12%, sendo ideal ao redor de 7 a 9%. Níveis mais elevados são comumente encontrados em produtos de qualidade inferior, geralmente destinados a animais de manutenção.

Extrato etéreo

O valor do EE ou da gordura de uma ração para equinos pode variar muito, entre 2 e 14%. Até 5% de EE é facilmente obtido de matérias-primas de boa qualidade, especialmente se for utilizado farelo de arroz gordo. Extrato etéreo superior a 5%, em geral, somente é conseguido com adição de óleos vegetais à mistura. Ao se utilizar essa matéria-prima facilmente rancificável, é imprescindível o uso de antioxidantes, que devem ser adicionados proporcionalmente à quantidade de óleo. Além disso, a prescrição do produto final deve ser proporcional ao valor do EE, pois administrar uma ração com elevado teor de gordura em grande quantidade causa problemas ao animal, saturando seu organismo e impedindo que ele obtenha a melhor performance possível.

A formulação de rações com elevado EE também cria problemas do ponto de vista industrial, já que é muito difícil formular ração peletizada com teor de líquidos acima de 7%, pois o *pellet* tende a perder consistência e se esfarelar.

Assim, rações com teores de EE elevados devem ser do tipo multicomponente, com uma partícula extrusada que deverá conter a maior parte do óleo do produto final.

Rações de melhor qualidade

Para produção de rações de qualidade mais elevada, deve-se utilizar a maior variedade de matérias-primas possível, com limites de 40% para qualquer uma, exigindo assim a utilização de outras, mesmo em detrimento do preço do produto. Quanto mais variada for a quantidade de matéria-prima, especialmente as de qualidade superior, melhor o valor biológico do produto final. Deve-se atentar aqui para o conceito de proteína de segunda classe, que são as de origem vegetal, conforme melhor descrito no Capítulo 6.

Aveia e milho

O uso de aveia e milho, ou outros cereais com elevado teor de amido, não deve ultrapassar 50% da fórmula total (somados), sob risco de baixo aproveitamento enzimático, indo para a digestão microbiana, com consequentes complicações.

Rações que contêm quantidades mais elevadas dessas matérias-primas apresentam menor aproveitamento pelo equino, facilmente observável pela presença do grão ou parte dele nas fezes, sem ter sido plenamente digerido.

Limites de níveis nutricionais

Ao se proceder a uma formulação, limites máximos e mínimos de garantia devem ser estabelecidos conforme as necessidades técnicas, e não apenas por exigência legal, para todos os nutrientes da ração.

Por exemplo, a exigência legal de proteína é mínima, então, coloca-se limite de 15% de proteína no caso de uma ração registrada com essa quantidade. Entretanto, pode ocorrer de matérias-primas ricas em proteína estarem baratas em determinada época do ano e, se não se colocar um limite máximo, o *software* poderá fazer a formulação de custo mínimo com quantidade elevada, chegando o produto a ter 18 ou até 20% de proteína bruta, o que pode vir a ser desastroso para os animais, especialmente os de alta performance. Muitas vezes, esse limite pode ocasionar mais custos, mas é a maneira ideal de atender à real demanda do equino, a quem o produto se destina.

O mesmo vale para todos os nutrientes a serem calculados, de modo que o produto acabado tenha valores muito próximos ao valor designado no rótulo. Como referência, recomenda-se 10% de variação máxima ou mínima do valor discriminado no rótulo.

Enriquecimento vitamínico-mineral

Esse é um dos fatores mais importantes a se observar ao se desenhar um produto para o equino. Muitas empresas negligenciam sua importância, e valores mais adequados às necessidades de vitaminas e minerais da categoria a que se destina o produto podem fazer grande diferença no resultado final.

Aditivos tecnológicos

São os que devem ser incluídos na formulação visando a melhorar o produto final do ponto de vista industrial (ver Capítulo 9).

Aditivos nutricionais

É comum a inclusão de outros aditivos na ração comercial visando a determinado resultado ou apenas como atrativo para o consumidor ou mesmo para o veterinário. Deve-se atentar não apenas à quantidade adicionada, mas também à qualidade daquilo que se propõe a ofertar ao animal.

A maior parte dos aditivos tem valor elevado, o que encarece o preço final do produto, sendo então, em geral, ofertadas pequenas quantidades apenas como referência. Muitas vezes, seu real efeito é uma incógnita do ponto de vista da performance, mas o consumidor exige diferenciais e as empresas buscam atender a essa demanda técnico-comercial (ver Capítulo 9).

22 Elaboração de Dieta

André G. Cintra

Introdução

A alimentação equilibrada do cavalo se inicia determinando-se suas características individuais, como peso, raça e categoria, passando pela observação dos nutrientes (e suas respectivas quantidades) necessários para atender às necessidades do animal, só então se definindo quais alimentos e em que quantidades deverão compor a dieta.

Elaborar uma dieta adequada significa otimizar ao máximo a oferta de nutrientes, atendendo à demanda do animal de qualquer categoria, sem deficiências nem excessos. Deve-se sempre lembrar que os excessos podem ser tão prejudiciais quanto, ou mais que as deficiências, pois trazem prejuízos em médio e longo prazos e raramente os sintomas clínicos decorrentes desse desequilíbrio são adequadamente detectados. Seu tratamento, portanto, é mais complexo, visto que não há cura efetiva de um problema se a sua causa não for detectada e eliminada. É preciso ainda sempre lembrar que dieta é tudo aquilo que o cavalo ingere em um período de 24 h.

Feitas essas considerações, a elaboração da dieta começa pela estimativa do peso do animal e pela determinação da categoria a que ele pertence (crescimento, reprodução, trabalho ou manutenção), para então se calcular as necessidades matemáticas em nutrientes e, por fim, determinar as quantidades de alimentos que se devem ofertar ao animal para suprir sua demanda. Por exemplo: equino de 5 anos, em atividade média, com 450 kg de peso vivo. Observa-se, conforme as fórmulas e tabelas do Capítulo 19, que suas necessidades diárias de nutrientes são as que seguem na Tabela 22.1.

Estabelecidas essas condições, devem-se verificar quais alimentos estão disponíveis para ofertar ao cavalo e, então, balancear a sua dieta. Assim que são definidos quais alimentos serão oferecidos, deve-se observar nas tabelas de análise bromatológica quais são os seus valores nutricionais e, no caso de rações concentradas e suplementos, ler nos rótulos o que esses produtos oferecem por dose diária. Então, coloca-se tudo em outra tabela (Tabela 22.2), elaborada para balancear a dieta, e calcula-se a cobertura de suas necessidades e se a dieta está equilibrada.

Para este exemplo, optou-se por utilizar 7 kg de feno de *tifton* tipo A, 4 kg de ração concentrada com 11% de proteína bruta e 7% de extrato etéreo, com 3,3 Mcal de energia digestível (outros dados de enriquecimento por kg de produto foram observados no rótulo), mais 120 g de sal mineral (cujos níveis estão no rótulo do produto). Todos os produtos existem no mercado comercial.

É preciso ficar atento ao fato de que, para efetuar um bom balanceamento, deve-se utilizar o método de tentativa e erro, trabalhando com números "x" e "y" para cada ingrediente e fazendo os cálculos. Se não der certo, alteram-se as quantidades, ou o tipo de produto, e assim por diante, até chegar ao equilíbrio.

As boas práticas de manejo diário sempre devem ser levadas em consideração, como mínimo de 50% de volumoso, dividir as refeições em várias vezes ao dia etc., conforme apresentadas nos Capítulos 14 a 20.

Na análise do balanceamento proposto na Tabela 22.2, observa-se que a proteína está acima do limite máximo (30% além das necessidades). Os microminerais, com exceção do ferro e do manganês, estão em níveis ideais, assim como algumas vitaminas, mas outras estão abaixo. Deve-se sempre lembrar de levar em consideração as reais necessidades do animal e as suas individualidades ao se elaborar uma dieta.

Tabela 22.1 Necessidades diárias de um equino em trabalho médio, com 450 kg de peso vivo.

Nutriente	Base das necessidades diárias	Necessidades diárias
Matéria seca	2,1 a 2,7 % do PV	9,45 a 12,15 kg
Energia digestível	$(0,0333 \times PV) \times 1,40$	21 Mcal
Proteína bruta	$PV \times 1,54$	693 g
Cálcio	0,070 g/kg	31,5 g
Fósforo	0,038 g/kg	17,1 g
Relação Ca:P	1,84:1	1,84:1
Cobalto	0,030 mg/kg	1,49 mg
Cobre	0,500 mg/kg	246,5 mg
Iodo	0,040 mg/kg	1,98 mg
Ferro	2 mg/kg	990 mg
Manganês	1 mg/kg	495 mg
Selênio	0,040 mg/kg	1,98 mg
Zinco	1,500 mg/kg	742,5 mg
Vitamina A	125 UI/kg	56.250 UI
Vitamina D	17 UI/kg	7.650 UI
Vitamina E	0,320 mg/kg	144 mg
Vitamina B_1	0,077 mg/kg	34,7 mg
Vitamina B_2	0,130 mg/kg	58,5 mg
Vitamina B_6	0,039 mg/kg	17,6 mg
Vitamina B_{12}	0,390 mcg/kg	175,5 mcg
Ácido fólico	0,039 mg/kg	17,6 mg
Ácido pantotênico	0,148 mg/kg	66,6 mg
Colina	1,900 mg/kg	855 mg
Niacina	0,390 mg/kg	175,5 mg

Ca:P: cálcio:fósforo.

A confecção de uma dieta é puramente matemática. Há uma diretriz a ser seguida, que não deve ser nada mais que um balizamento a ser interpretado e analisado de acordo com diversas circunstâncias, como clima, geografia, raça, fatores individuais, além de manejo ao qual o animal é submetido, condições estressantes etc. Entretanto, toda essa avaliação começa pela matemática, fundamental para o estabelecimento de uma boa baliza que possa nortear o bom manejo e a prática nutricional. Esse passo pode ser demorado e complicado se feito à mão. Para facilitar àqueles que desejam trabalhar técnica e cientificamente com dietas equilibradas para equinos,

foi desenvolvido um *software*, em parceria com a empresa TD Software, de Viçosa (MG), chamado Super Crac Equinos® (ou Crac Horse, atualmente na versão 2.0), que auxilia nos cálculos e na confecção de dietas conforme o peso do animal e a sua atividade. O programa é composto de uma extensa biblioteca que possibilita acrescentar nutrientes, ingredientes e quaisquer alimentos que se desejem equilibrar em uma dieta para cavalos.

Super Crac Equinos®

O Super Crac Equinos® foi elaborado com base nas necessidades do cavalo segundo o Institut

Tabela 22.2 Confecção de dieta equilibrada para equinos – método manual.

| Nutriente | Necessidades | Oferta | | | | Observação sobre diferenças |
		Volumoso	Concentrado	Sal mineral	Total oferta	
Matéria seca	9,45 a 12,15 kg	6 kg	3,5 kg	100 g	9,6 kg	OK
Energia digestível	21 Mcal	10,7 Mcal	11,6 Mcal	-	22,3 Mcal	OK
Proteína bruta	693 g	660 g	385 g	-	1.045 g	Limite: 921 g
Cálcio	31,5 g	30 g	52,5 g	15 g	97,5 g	OK
Fósforo	17,1 g	18 g	26,3 g	6,5 g	50,8 g	OK
Relação Ca:P	1,85:1	-	-	-	1,9:1	OK
Cobalto	1,48 mg	-	14 mg	6,5 mg	20,5 mg	OK
Cobre	246,5 mg	-	210 mg	123 mg	333 mg	OK
Iodo	1,98 mg	-	1,75 mg	12,5 mg	14,25 mg	OK
Ferro	990 mg	-	210 mg	50 mg	260 mg	Abaixo
Manganês	495 mg	-	140 mg	170 mg	310 mg	Abaixo
Selênio	1,98 mg	-	0,48 mg	1,35 mg	1,83 mg	OK
Zinco	742,5 mg	-	280 mg	400 mg	680 mg	OK
Vitamina A	56.250 UI	-	42.000 UI	12.500 UI	54.500 UI	OK
Vitamina D	7.650 UI	-	10.500 UI	3.000 UI	13.500 UI	OK
Vitamina E	144 mg	-	35 mg	12,5 mg	47,5 mg	Abaixo
Vitamina B_1	34,7 mg	-	17,5 mg	-	17,5 mg	Abaixo
Vitamina B_2	58,5 mg	-	17,5 mg	-	17,5 mg	Abaixo
Vitamina B_6	17,6 mg	-	-	-	-	Abaixo
Vitamina B_{12}	175,5 mcg	-	70 mcg	-	70 mcg	Abaixo
Ácido fólico	17,6 mg	-	-	-	-	Abaixo
Ácido pantotênico	66,6 mg	-	70 mg	-	70 mg	OK
Colina	855 mg	-	665 mg	-	665 mg	Abaixo
Niacina	175,5 mg	-	70 mg	-	70 mg	Abaixo

National de la Recherche Agronomique (INRA), da França (UFC: energia líquida; MPDC: proteína líquida, necessidades vitamínicas e minerais), e o National Research Council (NRC), dos EUA (energia digestível e proteína bruta).

O programa mantém arquivados e possibilita a alteração de todos os dados necessários para o processamento da ração e da dieta. Na versão atual, o sistema possibilita ainda a inclusão ilimitada de alimentos, nutrientes, dietas e rações, além de inclusão, exclusão e alteração de determinado alimento ou nutriente e alterações de preços e composição química dos alimentos.

O Super Crac Equinos® também conta com diversos relatórios para a conferência de dados pelo usuário e trabalha com inúmeras bases de dados distintas, localizadas nos diretórios indicados pelo usuário. É possível ainda trocar a imagem do cavalo, que é carregada na tela principal do *software*, por outra imagem qualquer de sua preferência (personalização da tela).

O mais importante, contudo, é que o *software* torna possível verificar se as dietas oferecidas aos animais estão em conformidade com as suas necessidades nutricionais diárias. O módulo de dietas é muito utilizado para que o usuário possa fazer um acompanhamento melhor de toda a parte nutricional de seus animais, junto com um profissional de nutrição de equinos. O usuário pode inclusive verificar a alimentação a ser dada ao animal com o fornecimento de rações comerciais já previamente formuladas mais o volumoso que há na propriedade rural.

O *software* possibilita selecionar os nutrientes que se deseja verificar e balancear na dieta, desde a mais simples, apenas com matéria seca, energia, proteína, fibra, cálcio e fósforo, até a mais elaborada, com todos os macro e microminerais e as vitaminas cujas necessidades estão determinadas para os equinos segundo o INRA.

O programa calcula também as quantidades mínima e máxima de volumoso e concentrado que o animal deverá ingerir ao dia. A opção "Alimentos" possibilita visualizar todos os alimentos volumosos, concentrados e suplementos cadastrados no programa, podendo-se, assim, selecionar aqueles que se deseja na elaboração de uma dieta.

Outra opção interessante é "Custos", que só deve ser acionada após a escolha dos alimentos para a dieta. Essa opção mostrará os alimentos escolhidos pelo usuário para que ele informe os seus respectivos preços em matéria natural.

Como funciona o programa

> Cadastro de proprietários. É necessário cadastrar ao menos um proprietário, uma propriedade e um animal para que o programa rode. Podem-se cadastrar quantos proprietários, propriedades e animais forem necessários.

> Cadastro de nutrientes. Esta opção dá acesso à tabela dos nutrientes cadastrados no programa. O usuário poderá incluir um novo nutriente, excluir outros, realizar alterações de dados ou mesmo duplicar um nutriente.

> Cadastro de alimentos. Esta opção dá acesso à tabela dos alimentos cadastrados no programa. O usuário poderá incluir um novo alimento, excluir qualquer um que conste na tabela, realizar alterações de dados ou duplicar um alimento. É muito importante informar corretamente a composição química do novo alimento cadastrado para que o programa possa utilizá-lo de maneira adequada nos cálculos das dietas e rações.

Formulação de dietas

Para elaborar uma nova dieta no Super Crac Equinos®, o usuário deverá acionar "Incluir" dentro da aba de Cadastro de Dietas e, em seguida, informar inicialmente os seguintes dados:

1. Nome da dieta.
2. Proprietário: selecionar um proprietário cadastrado.

3. Animal: escolher para qual animal a dieta será realizada.
4. Peso do animal: incluir o peso do animal.
5. Categoria: selecionar a categoria do animal para que sua exigência nutricional seja calculada.

Selecionadas as opções acima, o cálculo da exigência nutricional será realizado automaticamente com base no peso e na categoria informados. O programa calculará também a quantidade de água que deverá ser ingerida pelo animal por dia.

A seguir, selecionam-se os "Nutrientes" que se deseja balancear e, então, os "Alimentos", clicando no botão "OK" para confirmar a operação e também na quantidade que se deseja administrar ao animal.

O Super Crac Equinos® segue o seguinte padrão:

- Cor vermelha: indica que o nutriente ou o alimento (volumoso ou concentrado) está abaixo do requerimento nutricional mínimo determinado para o animal
- Cor preta: indica que o nutriente ou o alimento (volumoso ou concentrado) está atendendo ao requerimento nutricional determinado para o animal
- Cor azul: indica que o nutriente ou o alimento (volumoso ou concentrado) está acima do requerimento nutricional máximo determinado para o animal.

Com base nessas informações, o objetivo do usuário será selecionar os alimentos que deseja utilizar na dieta e colocar as quantidades de cada alimento de modo que todos os nutrientes fiquem na cor preta. Inicialmente, como ainda não foram selecionados os alimentos que irão compor a dieta, todos os nutrientes ficarão na cor vermelha.

Em algumas situações, o usuário não conseguirá colocar todos os nutrientes na cor preta, ou seja, alguns nutrientes poderão ficar na cor vermelha (abaixo do requerimento mínimo) e/ou na cor azul (acima do requerimento máximo). Caberá a ele analisar se os limites mínimos ou máximos não alcançados na dieta poderão ser prejudiciais ou não ao animal.

Vale lembrar que se trabalha com o "método tentativa e erro", isto é, seleciona-se tipos e quantidades de alimentos e o programa faz os cálculos. Então, avalia-se se está "ok" para o animal ou se alguma modificação é necessária, tanto na quantidade quanto no tipo de alimento.

Ao selecionar o alimento e sua quantidade, o programa começa o balanceamento, somando todos os nutrientes de todos os alimentos selecionados e calculando a diferença das necessidades, de modo que se pode acompanhar o quanto falta de qualquer nutriente para equilibrar a dieta do animal.

As dietas podem ser excluídas, alteradas ou modificadas a qualquer momento de modo a atender sempre às necessidades nutricionais dos animais.

Relatórios

Ao alcançar o equilíbrio, é possível gerar dois tipos de relatórios: um completo, com todas as informações de alimentos, nutrientes, custos etc., e outro mais simples, apenas com a identificação do animal e o total de alimentos sugeridos, que pode ser impresso e fixado na porta da baia do animal de um centro hípico, por exemplo, de maneira que o tratador veja sempre o que e quanto aquele animal deve comer.

23 Avaliação de Produto Nutricional

André G. Cintra

Introdução

Em 2002, existiam quatro ou cinco empresas de suplementos no mercado. Hoje, passam de 35. Muitas são oportunistas. Outras produzem com real qualidade. Esse número já foi maior, chegando a 50, porém o consumidor está limitando essas empresas na busca por produtos que tragam benefícios a seus animais.

No setor de rações, o mercado conhece mais intensamente quatro ou cinco grandes empresas que, em geral, atuam há mais de 30 anos, algumas chegando a mais de 80 anos. Muitas pequenas empresas e grandes cooperativas têm entrado no setor, ampliando a opção de marcas e produtos disponíveis no mercado. Hoje, são mais de 80 empresas de ração para equinos nas mais diversas regiões do Brasil. Algumas têm alcance apenas regional, mas buscam seu espaço apresentando qualidade; outras objetivam preço. Outras ainda visam ao grande mercado nacional, no qual a concorrência é mais acirrada, fazendo com que invistam em qualidade ou preço baixo para ter sua marca reconhecida.

É difícil a decisão do consumidor por qual optar. Qual produto? Qual empresa? São tantos os produtos semelhantes, fabricados por esta ou aquela empresa. Como saber qual a melhor? Afinal, todos os produtos são iguais? Ração é tudo igual ou há diferenças entre elas? É realmente necessária essa gama enorme de portfólio que as empresas nos oferecem?

Para o equino, especificamente, se o proprietário ou veterinário fizer um trabalho real de nutrição, isto é, calcular as reais necessidades de cada animal, equilibrando com a oferta de volumoso, dois ou três produtos do tipo ração concentrada podem ser suficientes. Eventualmente, alguma categoria ou indivíduo pode ter uma necessidade específica, o que pode ser complementado com um suplemento.

É possível trabalhar com um único tipo de ração para os animais, desde éguas de cria a cavalos de trabalho, passando por animais de manutenção e crescimento. Ao realizar as dietas individualmente, conforme as necessidades reais de cada animal, trabalha-se com variações nas quantidades de ração, o que altera a quantidade de nutrientes disponíveis aos animais. Para as diferenças que possam ocorrer, por exemplo, mais energia para cavalo de trabalho, utilizam-se suplementos como óleos para que a dieta seja equilibrada. Claro que isso depende de diversos fatores, entre os quais a oferta de volumoso de qualidade em quantidade adequada, mas não deixa de ser possível. Na prática diária de um haras ou um centro hípico, nem sempre essa individualização tão radical é permitida, podendo-se ter dois ou três produtos à disposição.

O portfólio das empresas, no entanto, chega a ter mais de 30 produtos. Isso é apenas uma questão de mercado, que busca uma especificidade muito grande do ponto de vista técnico, nem sempre apropriada ou necessária, mas as empresas procuram atender a tal demanda, oferecendo, então, produtos muitas vezes semelhantes para satisfazer ao consumidor.

Em geral, o consumidor busca um tipo de ração que agrade aos seus olhos em primeiro lugar, por isso, as rações multicomponentes têm preferência no mercado; porém, conforme descrito no Capítulo 21, são mais caras e nem sempre mais eficientes. Para o cavalo, uma ração peletizada, com níveis adequados de nutrientes, pode ser mais apropriada para atender a suas necessidades, além de ter um custo industrial menor, o que diminui o custo final do produto. Em suma, o grande portfólio é uma necessidade mais do mercado que do cavalo.

A avaliação de um produto comercial pode ser feita levando-se em consideração três fatores que devem ser somados, e nunca tomados individualmente, para a escolha do produto certo:

- Com base na aparência do produto, que inclui a embalagem, a marca por trás do produto, o preço e o produto propriamente dito
- Com base nas informações do fabricante constantes no rótulo e denominada nível de garantia
- Com base na experimentação científica, pessoal ou de terceiros.

Avaliação baseada na aparência

Essa avaliação é, obviamente, subjetiva, porém nos dá um indicativo da qualidade do produto, ou ao menos da preocupação da empresa que o fabrica com um possível posicionamento de mercado de maior ou menor qualidade.

Embalagem

A embalagem é o primeiro contato que temos com um produto. Um cuidado especial tem norteado as empresas quanto a esse aspecto, procurando posicionar o produto como acima da média com uma embalagem de melhor qualidade, que facilite a utilização e com uma aparência agradável ao consumidor. Embalagens de baixa qualidade, cujos rótulos são difíceis de ler, dificilmente conterão em seu interior produto de alta qualidade. Essa é e deve sempre ser uma preocupação do consumidor.

Uma embalagem deve ser de fácil manuseio, resistente e com rótulo que contenha informações relevantes para o consumidor e que possam realmente auxiliar a utilização do produto. A embalagem dever estar intacta, pois qualquer avaria pode causar alteração no produto, sobretudo dependendo da composição da embalagem.

No caso de rações concentradas, como muitos produtos para equinos de alto desempenho enriquecidos com óleos para se conseguir um valor de extrato etéreo elevado, a embalagem deve ser do tipo laminada com proteção plástica, ou mesmo inteira plástica, para evitar que o óleo a manche, comprometendo a qualidade da sacaria e mesmo do produto.

Algumas empresas, por questão de redução de custos, têm apenas uma ou duas embalagens para diversos produtos, o que os diferencia é apenas o rótulo de cada um. Nesse caso, o critério

embalagem passa a ser mais subjetivo ainda, não devendo comprometer o julgamento da qualidade do produto.

No caso de suplementos, deve-se atentar para as embalagens conforme o tipo de produto: vitaminas, em geral, se oxidam na presença de luz, portanto, a embalagem não pode ser transparente e deve ter um mecanismo prático para mantê-la fechada; a maioria dos ingredientes é pouco resistente a calor e umidade, por isso, a embalagem deve ser mantida em local seco e fresco; muitos ingredientes adicionados em uma solução nem sempre permanecem homogêneos, assim, deve-se agitar o frasco antes de fornecer o produto ao animal. Todas essas informações devem constar na embalagem.

Marca

O fabricante ou a empresa que detém os direitos sobre o produto também pode ser um fator relevante. A existência de diversas empresas no mercado desnorteia o consumidor, fazendo com que ele não saiba qual marca e produto utilizar. Novas empresas surgem a todo momento lançando produtos destinados a esse mercado.

Antes de adquirir um produto desta ou daquela empresa, deve-se procurar conhecê-la melhor. Basear a escolha em uma empresa apenas porque ela é antiga no mercado não é necessariamente atestado de qualidade, mas apenas mais um indicativo de que, se ela se mantém no mercado, algo de diferente deve oferecer. Há que se verificar se não se trata apenas de forte apelo e investimento em marketing, e não necessariamente de qualidade dos produtos. Por outro lado, muitas empresas novas estão surgindo e colocando produtos de qualidade no mercado.

Com esse crescente mercado equestre, muitas empresas de outros setores, como nutrição de bovinos, também estão buscando seu espaço nesse negócio. Essas empresas têm excelência no setor de nutrição de ruminantes, mas são desconhecidas no setor de equinos, por isso, uma busca pela qualidade de seus produtos para outras espécies pode dar uma melhor visão do que a que ela pode oferecer para cavalos.

Deve-se também analisar quem está por trás daquela empresa, se há especialistas em nutrição de equinos, que conheçam o cavalo pelo que ele é, ou se são apenas técnicos que entendem muito de nutrição e pouco de cavalo.

Os serviços oferecidos por essa empresa também podem atestar uma melhor qualidade da marca. Muitas delas colocam equipe técnica a campo, com veterinários e zootecnistas disponíveis para atender a eventuais dúvidas nos quesitos nutrição e alimentação, mas estes devem estar bem preparados, pois a sua recomendação deve ser um atestado da qualidade do produto e da marca por trás dele.

Preço

Esse é um forte indicativo de qualidade. Qualidade e preço são dois fatores que andam muito próximos, porém de uma maneira que, normalmente, não agrada ao consumidor: boa qualidade, preço alto.

Não é possível produzir um produto de alta qualidade com preço muito abaixo da concorrência. Isso deve servir de alerta, pois, provavelmente, o produto em questão não cumprirá o que se deseja. Entretanto, o inverso não é verdadeiro. O fato de um produto ser caro não é indicativo de que ele seja excelente. Devemos encontrar um meio-termo entre preço e qualidade. E isso, sim, é possível.

Além disso, no quesito preço, deve-se observar o quanto se gasta com cada animal por mês, e não quanto custa cada quilo de ração ou frasco de suplemento. Produtos mais caros, com real qualidade, em geral saem mais baratos por mês por animal que aqueles muito baratos. A questão custo/benefício deve ser bem avaliada, especialmente se os produtos baratos forem subdosados, não causando o real efeito no animal, caso comum de se encontrar no mercado.

Quando uma ração tem real qualidade, leia-se produzida com matérias-primas nobres que disponibilizam melhores nutrientes para os animais, isso significa que o animal absorve mais e melhor esses nutrientes, exigindo menor quantidade de ração para atender a sua demanda. Além disso, produtos com teores de extrato etéreo mais elevado exigem um consumo menor, sob pena de afetar o cavalo com excessos que podem comprometer sua integridade e sua saúde. Rações de qualidade inferior exigem maior consumo para atender à demanda nutricional do animal, o que ainda pode favorecer o aparecimento de problemas como a síndrome cólica.

Trabalhando com rações de elevado valor biológico, com custo mais elevado, costuma-se administrar apenas 2 kg por dia para alguns animais em competição de enduro equestre de 40 a 60 km. Outros animais chegam a necessitar de 3 kg/dia, mas não mais que isso, e obtêm sucesso bastante satisfatório, ganhando competições e mesmo campeonatos.

Já no caso de suplementos, desconfie sempre de produtos cuja diferença de preço seja muito grande em relação à concorrência. Esse tipo de produto pode não conter o que consta no rótulo ou ter níveis de garantia tão baixos que não atendam à mínima demanda necessária para suprir as necessidades do animal, ou ainda utilizar matérias-primas de qualidade inferior, de baixa absorção pelo animal.

Produto

Por fim, antes de tudo, deve-se observar o produto propriamente dito: ele deve ser visualmente isento de contaminação, como fungos; no caso de rações, por exemplo, estes são facilmente observados pela simples inspeção visual.

O produto deve ter uma aparência uniforme (exceto no caso de líquidos que possam segregar, vindo acompanhados da recomendação "agite antes de usar"), indicando uma boa mistura no momento da sua fabricação. A primeira impressão do consumidor é sempre sobre o aspecto visual. Por isso, investe-se muito na aparência do produto, procurando atrair o consumidor para um produto "bonito", colorido e diferenciado.

No caso específico de rações industrializadas, investe-se muito na produção de produtos laminados, multicomponentes, coloridos etc. para atrair sobretudo o proprietário de cavalo, conforme detalhado no Capítulo 21. O problema é que isso não é relevante para o principal interessado no produto: o cavalo. Para este, o que interessa é o odor e o paladar. Por essa razão é que se investe muito em palatabilizantes e flavorizantes que sejam agradáveis ao animal. Como o cavalo tem preferência por doces, em geral utilizam-se substâncias que realcem essa característica no produto, seja melaço, no caso principalmente de rações, seja flavorizante de banana, maçã-verde, baunilha etc. Por outro lado, o que mais importa é algo difícil de ser avaliado pelo animal: o valor nutricional do produto.

No caso de suplementos, deve-se considerar a sua apresentação (pó, líquido, pasta, farelado, peletizado ou extrusado), principalmente no que se refere à facilidade de administração, para que não ocorram perdas e desperdícios no momento do fornecimento.

Avaliação baseada no rótulo

Trata-se de uma avaliação bastante objetiva, científica e matemática. É quando se pode avaliar o que aquele produto se propõe a oferecer ao cavalo e em qual quantidade. É feita de modo diferente para rações e suplementos.

Suplementos

Todo rótulo deve conter informações do produto que são obrigatórias pela legislação brasileira, conforme descrito na Figura 23.1.

Deve-se, então, avaliar o produto por etapas.

312 Alimentação Equina | Nutrição, Saúde e Bem-estar

Complemento vitamínico-mineral

Indicação: alimento complementar recomendado para equilibrar a alimentação diária de cavalos de esporte, potros em crescimento e éguas em gestação e lactação.

Modo de utilização: administrar 50 g por dia (1 medida) na alimentação diária.

Apresentação: potes de 1,5 kg.

Nível de garantia:

Cálcio: 140 g	Zinco: 3.750 mg	Vitamina A: 1.080.000 UI	Vitamina B_1: 1.000 mg
Fósforo: 90 g	Ferro: 6.000 mg	Vitamina D_3: 180.000 UI	Vitamina C: 1.500 mg
Magnésio: 40 g	Cobre: 240 mg	Vitamina E: 2.900 mg	

Composição básica do produto: calcário calcítico, fosfato bicálcio, iodato de cálcio, óxido de magnésio, óxido de zinco, selenito de sódio, sulfato de cobalto, sulfato de cobre, sulfato de ferro, vitamina A, vitamina B_1, vitamina C, vitamina D_3, vitamina E, cloreto de sódio (sal comum), enxofre ventilado (flor de enxofre), veículo q.s.p.

Prazo de validade: anos/meses após a data de fabricação, observadas as condições de conservação.

Data de fabricação: _____

Modo de conservação: armazenar em ambiente seco e arejado, sobre estrados, afastado de paredes e devidamente embalado.

Fabricante: _____

Rótulo registrado no Ministério da Agricultura sob o nº _____

Figura 23.1 Informações obrigatórias em rótulo de suplemento.

Indicação do produto

Mostra a utilidade do produto segundo a empresa fabricante. Claro que um profissional capacitado pode indicar um produto para outra atividade que não a inicialmente destinada pela empresa, bastando saber qual a função e o modo de ação de cada nutriente e qual a real necessidade do animal. Por motivos legais, muitos produtos são registrados com determinada função e determinada especificidade, mas na realidade podem ter outras; isso deve ser bem observado de acordo com a composição do produto, para que seja ofertado ao animal o que ele realmente necessita.

Modo de usar

Deve apresentar qual a quantidade diária recomendada. Essa informação é importante, pois é com base nela que saberemos o quanto de nutrientes o cavalo estará recebendo diariamente após realizar as contas necessárias (descritas a seguir). A recomendação de fábrica pode e deve ser avaliada conforme a categoria e a função do animal, pois não é incomum notar, depois de feitos os cálculos, que em muitos produtos a recomendação pode não atender à demanda do animal, devendo ser revista, para mais ou para menos. Muitas empresas recomendam uma dose muito pequena, fazendo com que seu produto pareça mais barato que o da concorrência, sem se preocupar se o cavalo terá suas necessidades atendidas.

Nível de garantia

O nível de garantia de um produto é avaliado em duas etapas. Primeiro, deve-se realizar uma avaliação do rótulo, que deve indicar o que o produto contém: quais são seus nutrientes, vitaminas, minerais, aminoácidos etc. Essa avaliação de conteúdo indica para que serve o produto, e é melhor que seja realizada por um profissional capacitado. Hoje em dia, no entanto, não é tão difícil um leigo poder avaliar essas informações qualitativas e quantitativas de modo satisfatório, desde que ele tenha iniciativa e acesso a informações.

Esses dados também podem servir de parâmetro comparativo entre dois ou mais produtos para entender os objetivos de cada um. Deve-se apenas ter cuidado nessa avaliação, pois um produto com mais nutrientes não é necessariamente o melhor produto, ou efeito superior. Muitas empresas utilizam nutrientes de baixo custo para incrementar um produto sem preocupação com seu real efeito, que pode ser inócuo.

Para melhor avaliação da real utilidade do suplemento, deve-se conhecer a fundo os nutrientes: quais são, para que servem e qual seu modo de ação.

A etapa seguinte é a matemática. Procurar avaliar o produto conforme a quantidade de nutrientes que ele contém por kg, e tão importante quanto a quantidade por kg é a quantidade a ser ofertada ao animal, recomendada pelo fabricante no "modo de usar".

A conta é simples. Todo nutriente deve ter seu nível de garantia descrito claramente no rótulo em relação a 1 kg de produto. Portanto, um rótulo com descrição igual à do exemplo acima, de um suplemento, significa que, em cada dose ofertada ao cavalo, tem-se os valores descritos na Tabela 23.1.

Capítulo 23 | Avaliação de Produto Nutricional 313

Tabela 23.1 Avaliação matemática de um produto nutricional – suplemento para cavalos.

Nutriente	Garantia por kg	Garantia por dose (50 g)	Cavalo de 500 kg em trabalho médio		Éguas de 500 kg no final da gestação	
			Necessidade diária (INRA)	% coberta pelo produto	Necessidade diária (INRA)	% coberta pelo produto
Cálcio	140 g	7 g	35 g	20%	45 g	15%
Fósforo	90 g	4,5 g	19 g	24%	32 g	14%
Magnésio	40 g	2 g	10 g	20%	9 g	22%
Ferro	6.000 mg	300 mg	1.100 mg	27%	900 mg	33%
Zinco	3.750 mg	187,5 mg	825 mg	23%	675 mg	28%
Cobre	240 mg	12 mg	275 mg	4%	225 mg	5%
Vit. A	1.080.000 UI	54.000 UI	62.500 UI	86%	40.000 UI	135%
Vit. D_3	180.000 UI	9.000 UI	8.500 UI	105%	6.000 UI	150%
Vit. E	2.900 mg	145 mg	160 mg	90%	100 mg	145%
Vit. B_1	1.000 mg	50 mg	38,5 mg	130%	24 mg	208%
Vit. C	1.500 mg	75 mg	nd	-	nd	

nd: necessidade do cavalo para este ingrediente não determinada.

Como se pode observar, em tal produto, muitos nutrientes não atendem às necessidades do cavalo e outros estão muito acima delas.

Claro que é fundamental levar em consideração que a dieta do cavalo é composta por muitos outros ingredientes que oferecem tais e outros nutrientes para o cavalo, portanto, o correto é avaliar o quanto o cavalo recebe como um todo (ver Capítulo 22). Dessa maneira, o produto em questão contribui com diversos nutrientes para equilibramos uma dieta.

O problema não está necessariamente nos nutrientes subofertados e que podem estar sendo oferecidos por meio de outros alimentos, mas, sim, nos nutrientes em excesso, que possivelmente também estarão em outros alimentos, elevando ainda mais a sua oferta.

As necessidades mínimas de cada categoria animal são dadas nos Capítulos 15 a 19, com os limites para não se ofertarem excessos que possam ser prejudiciais à saúde do cavalo. Atualmente, têm ocorrido mais problemas por excessos nutricionais que por deficiências.

Muitas empresas colocam nutrientes de custo baixo em quantidade elevada para impressionar o consumidor, pois, aos olhos deste, quanto mais um produto tiver de um ingrediente, melhor será. E isso não é uma verdade. Uma boa dieta, equilibrada, deve ter as necessidades do cavalo supridas sem deficiência nem excessos.

Ração

Os itens constantes do rótulo de ração são semelhantes aos do suplemento, acrescidos de eventuais substitutivos (se houverem) e do enriquecimento por kg de produto. Assim, um rótulo de ração deverá conter as informações apresentadas na Tabela 23.2.

Assim como no caso de suplementos, também deve ser avaliado por etapas, descritas a seguir.

Indicação do produto

Trata-se de indicar para que serve o produto conforme a empresa fabricante. Assim como para os suplementos, um profissional capacitado pode indicar um produto para outra atividade que não inicialmente aquela destinada pela empresa, bastando ele saber qual a função e o modo de ação de cada nutriente e a real necessidade do animal.

Níveis de garantia

Os níveis são padronizados pelo Ministério da Agricultura e devem constar no rótulo da ração, conforme informações básicas descritas na Tabela 23.2 e analisadas nas Tabelas 23.3 e 23.4.

Enriquecimento por quilograma de produto

Por causa do imenso custo e da dificuldade de se avaliar os níveis de macro e microminerais e vitaminas das matérias-primas, convenciona-se

314 Alimentação Equina | Nutrição, Saúde e Bem-estar

Tabela 23.2 Informações obrigatórias em rótulo de ração.

Indicação	Para equinos submetidos a esforços intensos ou de grande duração			
	Nutriente	Limite	Quantidade	Unidade
Níveis de garantia	Umidade	(máx.)	130	g
	Proteína bruta	(mín.)	120	g
	Extrato etéreo	(mín.)	50	g
	Matéria fibrosa	(máx.)	120	g
	FDA	(máx.)	110	g
	Matéria mineral	(máx.)	110	g
	Cálcio (Ca)	(mín.)	12	g
	Cálcio (Ca)	(máx.)	16	g
	Fósforo (P)	(mín.)	6.000	mg
	Energia digestível	(não obrigatório)	3.300	kcal
	NDT	(não obrigatório)	75	%
	Vitamina A	(mín.)	12.000	UI
	Vitamina D_3	(mín.)	3.000	UI
	Vitamina E	(mín.)	10	mg
	Vitamina B_1	(mín.)	5	mg
	Vitamina B_2	(mín.)	5	mg
	Vitamina B_6	(mín.)	10	mg
	Vitamina B_{12}	(mín.)	20	mcg
	Ácido pantotênico	(mín.)	20	mg
	Niacina	(mín.)	20	mg
	Colina	(mín.)	190	mg
	Magnésio	(mín.)	40	mg
	Ferro	(mín.)	60	mg
	Zinco	(mín.)	80	mg
	Cobre	(mín.)	60	mg
	Manganês	(mín.)	40	mg
	Cobalto	(mín.)	4	mg
	Iodo	(mín.)	0,5	mg
	Selênio	(mín.)	0,125	mg
Composição básica do produto	Aveia, farelo de soja, farelo de trigo, feno de gramínea, milho integral moído, cevada, glúten de milho, melaço, farelo de linhaça, óleo de soja degomado, fosfato bicálcico, cloreto de sódio (sal comum), carbonato de cálcio, *premix* vitamínico e mineral. Eventuais substitutivos: triguilho, farelo de arroz integral, farelo de algaroba			

(continua)

Capítulo 23 | Avaliação de Produto Nutricional 315

Tabela 23.2 Informações obrigatórias em rótulo de ração. (*Continuação*)

Modo de usar	Categoria
Consumo para cada 100 kg de PV	Animal em atividade leve (até 1 h de trabalho diário)
	Animal em atividade média (de 1 h a 1 h e 30 min de trabalho diário)
	Animal em atividade intensa (mais de 1 h e 30 min de trabalho diário)

CONSERVAÇÃO: ARMAZENAR O PRODUTO EM AMBIENTE SECO, AREJADO E LIMPO, SOBRE ESTRADOS, AFASTADO DAS PAREDES E DEVIDAMENTE EMBALADO.
PRAZO DE VALIDADE: ___ DIAS DA DATA DE FABRICAÇÃO
DATA DE FABRICAÇÃO: _____
FABRICANTE: _____
Rótulo registrado no Ministério da Agricultura sob nº _____

Até 2011, os níveis dos rótulos de ração eram dados em porcentagem; a partir dessa data, o Ministério da Agricultura alterou para gramas.

Tabela 23.3 Níveis de garantia de um rótulo de ração.

Nutriente	Gramas	Comentários
Proteína bruta (mín.)	120	Significa que, para cada kg de ração, estaremos fornecendo um mínimo de 120 g de proteína ao animal. É importante se atentar aqui para o fato de que uma ração com 15% (ou 150 g) de proteína não tem apenas 3% de proteína a mais que a de 12% (ou 120 g), mas, sim, 25% a mais, pois a base de comparação é 120 g (12%) contra 150 g (15%)
Extrato etéreo (mín.)	40	O extrato etéreo é o modo de avaliação do teor de gorduras de uma ração. É um indicativo da qualidade energética do produto avaliado. Quanto mais elevado for seu extrato etéreo, provavelmente, melhor será a qualidade energética da ração
Matéria fibrosa (máx.)	120	Avalia a quantidade de fibra total máxima do produto. Fibra muito elevada indica produto de baixa digestibilidade, fibra muito baixa pode predispor a cólicas. Um teor interessante deve ficar entre 70 e 130 g
FDA (máx.)	110	É a quantidade máxima de fibra em detergente ácido, ou seja, não digestível, presente na ração. Um mínimo de lignina, que é a parte indigestível da fibra, é fundamental para o bom funcionamento do aparelho digestivo
Matéria mineral (máx.)	110	É a quantidade máxima de elementos minerais ou cinzas presentes na ração. Grande presença de minerais indica utilização de matérias-primas de qualidade inferior
Cálcio (mín.)	12	É a quantidade mínima de cálcio garantida no produto
Cálcio (máx.)	16	É a quantidade máxima de cálcio garantida no produto
Fósforo (mín.)	6	É a quantidade mínima de fósforo garantida no produto
Energia digestiva	3.300 kcal	É a quantidade de energia pelo padrão americano (NRC). Pode ser medida em kcal ou Mcal (1.000 kcal). Obviamente, quanto mais elevado seu valor, mais energia o produto deverá ter. Entretanto, este não é um item obrigatório, nem fiscalizado pelo Ministério, sendo fornecido e garantido apenas pela empresa fabricante do produto
NDT	75%	Nutrientes digestíveis totais. É outra maneira de se avaliar a energia. 100% de NDT equivalem a 4.400 kcal, portanto, 75% equivalem a 3.300 kcal. Entretanto, este não é um item obrigatório, nem fiscalizado pelo Ministério, sendo fornecido e garantido apenas pela empresa fabricante do produto

316 Alimentação Equina | Nutrição, Saúde e Bem-estar

Tabela 23.4 Quantidade de vitamina e mineral de uma ração baseada no enriquecimento por kg.

Nutriente	Garantia/kg	Oferta dieta com 4 kg/dia	Cavalo de 500 kg em trabalho médio	
			Necessidade diária*	% coberta
Proteína (PB)	120 g	480 g	770 g**	62%
Energia (ED)	3.300 kcal	13.200 kcal	23.310 kcal**	57%
Cálcio	12 g	48 g	39 g	123%
Fósforo	6 g	24 g	22 g	109%
Vitamina A	12.000 UI	48.000 UI	62.500 UI	77%
Vitamina D_3	3.000 UI	12.000 UI	8.500 UI	141%
Vitamina E	10 mg	40 mg	160 mg	25%
Vitamina B_1	5 mg	20 mg	38,5 mg	52%
Vitamina B_2	5 mg	20 mg	65 mg	30%
Vitamina B_{12}	20 mcg	80 mcg	195 mg	41%
Ac. pantotênico	20 mg	80 mg	74 mg	108%
Niacina	20 mg	80 mg	195 mcg	41%
Colina	190 mg	760 mg	950 mg	80%
Magnésio	40 mg	160 mg	10 g	1,6%
Ferro	60 mg	240 mg	1.100 mg	22%
Zinco	80 mg	320 mg	825 mg	38%
Cobre	60 mg	240 mg	275 mg	87%
Manganês	40 mg	160 mg	550 mg	29%
Cobalto	4 mg	16 mg	1,7 mg	941%
Iodo	0,5 mg	2 mg	2,2 mg	91%
Selênio	0,125 mg	0,5 mg	2,2 mg	23%

*Necessidade diária segundo INRA.
**Necessidade diária segundo NRC, 2007.

atribuir valor nulo a esses nutrientes para efeito de cálculo de dieta. Então, a uma ração deve ser adicionado um *premix* vitamínico-mineral para garantir um mínimo de aporte de nutrientes ao cavalo. De modo um pouco diferente dos suplementos, cujas doses são inferiores a 1 kg, pode-se ofertar 1 kg/dia ou mais de ração. Assim, deve-se multiplicar o enriquecimento, que também é dado por kg de produto, pela quantidade diária a ser ofertada, conforme observado na Tabela 23.4. Observe que os valores de extrato etéreo, fibra e matéria mineral não são utilizados para efeito de cálculos, mas servem apenas para qualificar uma ração, em que extrato etéreo elevado indica melhor qualidade energética, quantidade de fibra e matéria mineral. Por outro lado, também

pode indicar menor qualidade do produto final, por sobrar menos espaço para outros nutrientes de melhor qualidade (quanto mais fibra e mineral, menor quantidade de energia e proteína de qualidade).

Tais cálculos são fator relevante a ser levado em consideração, pois muitos nutrientes terão suas necessidades supridas apenas com a ração, não sendo, muitas vezes, necessário o uso de nenhum tipo de suplemento na dieta total.

Composição básica do produto
A composição do produto também é um indicativo de sua qualidade. Obviamente, quanto mais nobres forem os ingredientes utilizados para sua elaboração, melhor será o produto final.

Exemplo de ração de alta qualidade em relação à sua composição básica:

Aveia, farelo de soja, farelo de trigo, feno de gramínea, milho integral moído, cevada, glúten de milho, melaço, farelo de linhaça, óleo de soja degomado, fosfato bicálcico, cloreto de sódio, carbonato de cálcio, *premix* vitamínico e mineral. Eventuais substitutivos: triguilho, farelo de arroz integral, farelo de algaroba.

Exemplo de ração de qualidade inferior com relação à sua composição básica:

Farelo de trigo, farelo de algodão, feno de gramíneas, farelo de arroz desengordurado, melaço, casca de aveia moída, cloreto de sódio (sal comum), carbonato de cálcio, fosfato bicálcico, *premix* vitamínico-mineral. Eventuais substitutivos: feno de alfafa, farelo de gérmen de milho, farelo de sorgo, cevada, triguilho, farelo de linhaça, farelo de arroz, farelo de glúten de milho, farelo de algaroba, farelo de milho.

Observe e compare a composição básica de ambos os produtos e verá a presença de mais produtos nobres no primeiro que no segundo. Mesmo assim, os níveis de garantia podem ser equivalentes, o que nos mostra a importância da composição básica desse item na avaliação do produto.

A presença de eventuais substitutivos não indica que a empresa os utiliza sempre, trata-se apenas de um aval do fabricante de que o produto final sempre terá os mesmos níveis de garantia, mesmo com oscilações de preços no mercado, e de que ela poderá utilizar eventualmente esses outros ingredientes. Erroneamente, muitos avaliam essa informação nos rótulos, "Eventuais substitutivos", como sendo os ingredientes que a empresa está utilizando naquele produto. Uma empresa séria e idônea, voltada para o mercado equestre, que fabrica produtos de qualidade superior, procura garantir seus níveis de rótulo e resultados com os animais, e os eventuais substitutivos devem ser uma garantia de que isso seja mantido. Claro que, em produtos de baixo preço, a utilização de matérias-primas de qualidade inferior se torna praticamente obrigatória e recorrente.

Modo de usar

Apresentar o modo de usar em uma ração concentrada é um forte indicativo de como a empresa garante todos os itens anteriores, pois, se o produto é de alta qualidade, com níveis adequados de garantia e enriquecimento e ingredientes de alta qualidade, a quantidade recomendada deverá ser relativamente pequena. Essa quantidade jamais deverá ultrapassar 1,1% do peso do cavalo, ou seja, não deve ser superior a 1,1 kg de ração para cada 100 kg de peso vivo do cavalo, dividido ao menos em duas ou três refeições. Em produtos de alto desempenho tende a ser menor ainda, dependendo da intensidade de esforço do animal.

Deve-se lembrar de que a ingestão acima de 1% do peso vivo do cavalo em concentrado por dia potencializa a chance de cólicas, e uma ração jamais deve induzir a problemas e erros de manejo alimentar.

Avaliação baseada na experimentação

Essa é, obviamente, em última instância, a melhor maneira de se avaliar um produto. A certeza de que um alimento realmente funciona só é obtida se este for testado. Mas como fazer um teste que possa ser definitivo na avaliação de um produto?

Experimentação científica

A avaliação científica, feita por uma universidade ou um pesquisador sem interesses pessoais, é um ótimo caminho. Nesses centros de pesquisa, trabalha-se com animais relativamente padronizados em relação a alimentação, manejo e atividades, o que torna possível avaliar se o produto testado é um diferencial. Empresas comprometidas devem buscar essa alternativa para atestar a qualidade de seus produtos.

Deve-se atentar apenas para o fato de que a experimentação científica é realizada sob determinadas condições específicas e predeterminadas, nem sempre encontradas na realidade prática. Esse tipo de experimentação deve ser feito sob diversas condições para validar ou não a real funcionalidade de determinado produto.

Experimentação por terceiros (referências)

Outro caminho é a experimentação por terceiros, pessoas formadoras de opinião, com animais de qualidade e que se destacam em sua atividade.

Em teoria, esses profissionais não arriscam oferecer um produto que não traga resultados benéficos a seu animal. O problema, muitas vezes, é que essa experimentação não segue critério técnico nem avaliação científica, sendo que o resultado pode ser uma somatória de muitas outras atitudes que o profissional esteja tendo com seu animal e obtendo sucesso. Além disso, muitas empresas costumam patrocinar esses competidores/criadores para que utilizem seus produtos, valendo-se de sua imagem para divulgação.

Muitas vezes, o produto é realmente bom, mas nem sempre isso é certo; por isso, recomenda-se somar esta via às demais citadas anteriormente.

Experimentação pessoal

A experimentação pessoal, quando bem realizada e isenta, será um forte indicativo da real qualidade de um produto. Para realizar essa experimentação, a primeira atitude é verificar o estado sanitário do animal. Vermifugação periódica, manejo vacinal correto e avaliação do estado da arcada dentária são passos fundamentais antes de oferecer qualquer produto ao animal (condições básicas para qualquer tipo de avaliação). Em seguida, deve-se avaliar o estado físico do animal, checar se está compatível com seu porte e avaliar sua atividade (física, reprodutiva ou crescimento), a qualidade e a quantidade de sua dieta básica.

O fornecimento de quantidade e qualidade adequadas de volumoso é a primeira providência. Depois, deve-se verificar a disponibilidade de água fresca e limpa à vontade e de sal mineral específico para equinos. Se o teste for com uma ração, escolher a mais adequada para suprir as necessidades do cavalo e oferecê-la em quantidade adequada, tomando-se o cuidado de respeitar o tempo de adaptação do cavalo ao novo alimento de pelo menos 3 semanas.

Se o produto a ser testado for suplemento, após equilibrar a dieta com volumoso e ração, escolhe-se determinado produto e oferece-se ao animal por um período não inferior a 30 e não superior a 60 dias. Esse período deverá ser suficiente para testar a eficiência do produto. Exceção pode ser feita para produtos que proponham melhora no crescimento de potros, que possivelmente demandam um tempo maior.

Caso não surta o efeito desejado, duas conclusões são basicamente certas: ou o produto não surte o efeito proposto, ou aquele animal específico não necessitava daquele produto. A segunda alternativa sempre deve ser levada em consideração, pois as necessidades do cavalo são individualizadas, não sendo, obrigatoriamente, iguais para todos os animais. O simples fato de um produto funcionar para um animal não significa que funcione para outro (observação importante também para o caso de experimentação por terceiros).

Considerações finais

Muitas são as maneiras de se avaliar um produto. Nenhuma delas deve ser utilizada isoladamente. Um produto deve ser avaliado pela somatória de todos os fatores descritos.

Entretanto, deve-se sempre levar em consideração ao se avaliar um produto:

- Qual a real necessidade de meu cavalo?
- Ele precisa disso?
- Ele está com a dieta básica equilibrada?

Respondendo eficazmente a essas perguntas, pode-se procurar e oferecer ao cavalo o que há de melhor, almejando sempre uma melhor qualidade de vida com desempenho eficaz.

Bibliografia

Aboissa. Óleo de palma [Acesso em out 2013]. Disponível em: http://www.aboissa.com.br/produtos/view/609/oleo_de_palma.

Affonso AB. Rendimento e valor nutritivo da forragem outonal de amendoim-forrageiro. Ciência Animal Brasileira. 2007;8(3):385-95.

Agropalma. Gordura de palma - 370 B [Acesso em out 2013]. Disponível em: http://www.agropalma.com.br/produto.asp?/0/13/gorduras/7/gordura-de-palma-370-b/.

Alcântara PB, Alcântara VBG, Almeida JE. Estudo de 25 prováveis variedades de capim-elefante (pennisetum purpureum, Schum). Boletim da Indústria Animal. 1980;37(2):279-302.

Allison MJ. Microbiologia da digestão fermentativa no rúmen e no intestino grosso. In: William OR. Dukes: fisiologia dos animais domésticos. Rio de Janeiro: Guanabara Koogan; 2007.

Almeida KCL, Boaventura GT, Guzman-Silva MA. A linhaça (linum usitatissimum) como fonte de ácido alfalinolênico na formação da bainha de mielina. Rev Nutr. 2009;22(5):747-54.

Almeida MIV, et al. Valor nutritivo do capim-elefante (pennisetum purpureum, schum), do feno de alfafa (medicago sativa, l.) e do feno de capim coast-cross (cynodon dactylon (l.) Pers.) para equinos. Rev Bras Zootec. 1999;28(4):743-52.

Alves GES. Afecções clínicas do ceco [CD-ROM]. VI Ciclo Internacional de Cólica. 2007.

Alves GES. Odontologia como parte da gastrenterologia – sanidade dentária e digestibilidade. VI Congresso Brasileiro de Cirurgia e Anestesiologia Veterinária. 2004. (Minicurso de odontologia equina; 7-22).

Alvim MJ, et al. Avaliação sob pastejo do potencial forrageiro de gramíneas do gênero cynodon, sob dois níveis de nitrogênio e potássio. Rev Bras Zootec. 2003;1(32):47-54.

Alvim MJ, et al. Resposta do coast-cross (cynodon dactylon (l.) Pers.) a diferentes doses de nitrogênio e intervalos de cortes. Rev Bras Zootec. 1998;27(5):833-40.

Alvim MJ, et al. Resposta do tifton 68 a doses de nitrogênio e a intervalos de cortes. Pesq Agropec Bras. 2000;35(9):1875-82.

Alvim MJ, et al. Resposta do tifton 85 a doses de nitrogênio e intervalos de cortes. Pesq Agropec Bras. 1999;34(12):2345-52.

Andrade AS, et al. Crescimento e composição bromatológica de tifton 85 e vaquero em pastagens fertirrigadas. Gl Sci Technol. 2012;5(2):56-68.

Andrade CMS, et al. Grama-estrela-roxa: gramínea forrageira para diversificação de pastagem no acre. Rio Branco: Embrapa; 2009.

Andrade JMS. Efeito das adubações química e orgânica e da irrigação sobre a produção e o valor nutritivo do capim-elefante "mineiro" (pennisetum purpureum, Schum) em latossolo roxo distrófico do município de Ituiutaba, Minas Gerais [Dissertação]. Viçosa: Universidade Federal de Viçosa; 1972.

Andrews FM, et al. Gastric ulcers in horses. J Anim Sci. 2005;83(13 Suppl):e18-e21.

Andriguetto JM, et al. Nutrição animal. v. 1. São Paulo: Nobel; 1986.

Anfal. Compêndio Brasileiro de Alimentação Animal. São Paulo; 2005.

Aranovich S, et al. Competição de 10 clones de capim-elefante (pennisetum purpureum) para produção de forragem no triângulo mineiro [anais]. Pelotas: 20ª Reunião Anual da Sociedade Brasileira de Zootecnia; 1983.

Araújo JM. A química de alimentos: teoria e prática. Viçosa: Universidade Federal de Viçosa; 1999.

Araújo SAA, Deminicis BB, Campos PRSS. Melhoramento genético de plantas forrageiras tropicais no Brasil. Arch Zootec. 2008;57:61-76.

Argenzio RA. Comparative pathophysiology of nonglandular ulcer disease: a review of experimental studies. Equine Vet J Suppl. 1999;29:19-23.

Argenzio RA. Funções gerais do trato gastrintestinal e seu controle. In: William OR. Dukes: fisiologia dos animais domésticos. Rio de Janeiro: Guanabara Koogan; 2007.

Arlas TR. Efeito da suplementação alimentar de garanhões com óleo de arroz contendo gamaoryzanol na qualidade espermática [dissertação]. Porto Alegre: Universidade Federal do Rio Grande do Sul, Curso de Medicina Veterinária; 2008.

Arruda AMV, et al. Avaliação de alimentos alternativos para cavalos adultos da raça crioulo. Rev Bras Zootec. 2009;38(1):61-8.

Ashdown RR, Done SH. The head (including the skin). In: Ashdown RR, Done SH. The color atlas of veterinary anatomy. v. 2. London: Mosby Elsevier; 2011. p. 1-54.

Ávila RL. Óleo na dieta dos cavalos [Acesso em abr 2007]. Disponível em: www.endurance-brasil.com.br.

Baalsrud KJ, Øvernes G. Influence of vitamin and selenium supplement on antibody production in horses. Eq Vet J. 1986;18(6):472-4.

Baker GJ. Dental physical examination. Vet Clin North Am Equine Pract. 1998;14(2):247-57.

Baker GJ. Mastication: the chewing cicle. In: Easkley KJ, Baker GJ. Equine dentistry. London: W.B. Saunders; 2005. p. 50-3.

Berchielli TT, et al. Avaliação da determinação da fibra em detergente neutro e da fibra em detergente ácido pelo sistema ankom. Rev Bras Zootec. 2001;30(5):1572-8.

Beynen AC, Hallebeek JM. High-fat diets for horses. Proceedings of the First European Equine Nutrition & Health Congress. Belgium; 2002.

Borges AS, et al. Utilização da soja desativada na dieta de monogástricos [anais]. Simpósio sobre Nutrição de Aves e Suínos; CBNA; 2003. p. 21-66.

Brandi RA, et al. Efeito da suplementação com óleo de girassol sobre a glicemia em cavalos de polo. Campo Grande: Zootec; 2005.

Brandi RA, et al. Desempenho de equinos submetidos a enduro alimentados com níveis de óleo de soja na dieta. Rev Bras Saúde Prod An. 2009;10(2):311-21.

Brandi RA, Furtado CE. Importância nutricional e metabólica da fibra na dieta de equinos. Rev Bras Zootec. 2009;38:246-58.

Brandi RA. Efeitos de dietas com adição de níveis crescentes de óleo de soja sobre a atividade enzimática e a digestibilidade aparente em equinos submetidos a enduro de 80 km [tese]. Maringá: Universidade Estadual de Maringá, Curso de Zootecnia, Departamento de Produção Animal; 2007.

Bröer S. Amino acid transport across mammalian intestinal and renal epithelia. Physiol Rev. 2008;88(1):249-86.

Bröer S. Apical transporters for neutral amino acids: physiology and pathophysiology. Physiology. 2008;23:95-103.

Bromerschenkel I, et al. Comparação entre fórmulas para mensuração de peso em potros da raça manga-larga marchador [anais]. XII SECOMV; 2013.

Broom DM, Fraser AF. Comportamento e bem-estar de animais domésticos. 4. ed. Barueri: Manole; 2010.

Bueno J, et al. Effect of dietary nucleotides on small intestinal repair after diarrhoea. Histological and ultrastructural changes. Gut. 1994;35(7):926-33.

Burrells C, et al. Dietary nucleotides: a novel supplement in fish feeds: 1. Effects on resistance to disease in salmonids. J Aquaculture. 2001;199(1):159-69.

Butolo JE. Qualidade de ingredientes na alimentação animal. Campinas: Colégio Brasileiro de Nutrição Animal; 2010.

Calamari L, et al. Effect of selenium source and dose on selenium status of mature horses. J Anim Sci. 2009;87(1):167-78.

Calders P, et al. Pre-exercise branched-chain amino acid administration increases endurance performance in rats. Med Sci Sports Exerc. 1997;29:1182-6.

Canelón JL, et al. Peso corporal en caballos criollos venezolanos considerando el perímetro torácico [Acesso em abr 2014]. Disponível em: http://jineteycaballo.blogspot.com.br/2012/08/peso-corporal-en-caballos-criollos.html.

Cappelle ER, et al. Estimativas do valor energético a partir de características químicas e bromatológicas dos alimentos. Rev Bras Zootec. 2001;30(6):1837-56.

Carmalt JL. Dental physiology. In: Easley J, Dixon PM, Schumacher J. Equine dentisty. Philadelphia: Saunders Elsevier, 2010.

Carroll CL, Huntington PJ. Body condition scoring and weight estimation of horses. Equine Vet J. 1988;20(1):41-5.

Caruso G. Introdução, avaliação e manejo de capim-elefante (Pennisetum purpureum, Schum) na microrregião do planalto de Conquista. Salvador: EPABA; 1989.

Carvalho MM, et al. Capim-elefante: produção e utilização. Brasília: SPI Embrapa; 1997.

Carvalho MSS. Desempenho agronômico e análise de crescimento de capins do gênero cynodon em resposta à frequência de corte [dissertação]. Piracicaba: Universidade de São Paulo, ESALQ-USP; 2011.

Carvalho PCF, et al. Potencial do capim-quicuio em manter a produção e a qualidade do leite de vacas recebendo níveis decrescentes de suplementação. Rev Bras Zootec. 2010;39(9):1866-74.

Carvalho RTL, Haddad CM, Domingues JL. Alimentos e alimentação do cavalo. Piracicaba: Losito de CARVALHO CONSULTORES ADVOGADOS; 1992.

Carver JD. Dietary nucleotides: effects on the immune and gastrintestinal systems. Acta Paediatrica. 1999;88(s430):83-88.

Casalecchi FML, et al. Digestibilidade aparente total de dietas com milho submetido a diferentes processamentos e resposta glicêmica em equinos [anais]. Brasília: XIV Congresso Nacional de Zootecnia; 2004.

Castagna CD, et al. Níveis de aminoácidos na dieta de suínos machos inteiros dos 25 aos 70 kg. Cienc Rural. 1999;29(1).

Castelo-Branco VN, Torres AG. Capacidade antioxidante total de óleos vegetais comestíveis: determinantes químicos e sua relação com a qualidade dos óleos. Rev Nutr. 2011;24(1):173-87.

Castro IN, et al. Muscle fiber types in crioulo horses. J. Equine Vet Sci. 2004;24:204-9.

Catelan F. Avaliação de grãos de milheto (Pennisetum glaucum) na alimentação de coelhos em crescimento [tese]. Maringá: Universidade Estadual de Maringá; 2010.

Cecato U, et al. Avaliação de cultivares do gênero cynodon com e sem nitrogênio. Acta Scientiarum. 2001;23(4):781-8.

Cecchi HM. Fundamentos teóricos e práticos em análise de alimentos. Campinas: Editora Unicamp; 2004.

Cerqueira VD, et al. Bloat and colic in horses experimentally induced by the ingestion of panicum maximum cv. 'mombaça'. Cienc Rural. 2012;42(11):2030-3.

Cintra AG. O cavalo: características, manejo e alimentação. São Paulo: Roca; 2011.

Coelho CML, et al. Modificações e alterações físicas e químicas dos produtos de origem animal. Niterói: Universidade Federal Fluminense; 1980.

Coelho M. Vitamin stability in premixes and feeds: a practical approach in ruminant diets. In: Proceedings of the 13th Annual Florida Ruminant Nutrition Symposium; 1991. Florida. p. 127-154.

Coenen M. The occurrence of feed-induced stomach ulcers in horses. Schweizer Archiv fur Tierheilkunde. 1990;132(3):121-6.

Coger LS, et al. The effect of high zinc intake on copper metabolism and bone development in growing horses. Proc Equine Nutr Physiol Soc Symp. 1987;10:173-7.

Connysson M, et al. Effects on exercise response, fluid and acid-base balance of protein intake from forage-only diets in standardbred horses. Equine Vet J. 2006;(36 suppl.):648 -53.

Coppola MM, Turnes CG. Probióticos e resposta imune. Cienc Rural. 2004;34(4):1297-303.

Corsini M, Jorge N, Miguel AM, Vicente E. Perfil de ácidos graxos e avaliação da alteração em óleos de fritura. Química Nova. 2008;31(5):956-61.

Costa MAL, et al. Validação das equações do NRC (2001) para predição do valor energético de alimentos nas condições brasileiras. Rev Bras Zootec. 2005;34(1):280-7.

Crowell-Davis SL, et al. Feeding and drinking behavior of mares and foals with free access to pasture and water. J Anim Sci. 1985;60:883-9.

Cunha TJ. Horse feeding and nutrition. San Diego: Academic Press; 1991.

D'Angelis FH, et al. Composição de fibras musculares esqueléticas de equinos jovens da raça brasileiro de hipismo. Arq Bras Med Vet Zootec. 2006;58(4):672-4.

Dacre IT, Kempson S, Dixon PM. Pathological studies of cheek teeth apical infections in the horse, 4. Aetiopathological findings in 41 apically infected mandibular cheek teeth. Vet J. 2008;178(3):341-51.

Dacre K. Gross anatomy of the skull. In: Proceedings of the American Association of Equine Practitioners – AAEP – Focus Meeting. 2006.

De Moffarts B, et al. Effect of oral antioxidant supplementation on blood antioxidant status in trained thoroughbred horses. The Veterinary Journal. 2005;169(1):65-74.

Deaton CM, et al. Antioxidant supplementation and pulmonary function at rest and exercise. Equine Vet J. 2002;34(s34):58-65. dentistry. 3. ed. London: Saunders Elsevier; 2011.

De Felice SL. The need for a research intensive nutraceutical industry: what can congress do? (the claims research connection). In: Shaw S, editor. Functional food, nutraceutical or pharmaceutical? London: IBC; 1996. p. 15-26.

Desrochers AM, et al. Eficcacy of saccharomyces boulardii for treatment of horses with acute enterocolitis. J Am Vet Med Assoc. 2005;227:954-9.

Dias-Filho MB. Pastejo exclusivo de capins do gênero panicum pode causar morte de equídeos [Acesso em ago 2013]. Disponível em: http://zoopecuaria.blogspot.com.br/2009/05/pastejo-exclusivo-de-capins-do-genero.html.

Dimock AN, et al. The effect of supplementary dietary chromium on the immune status of geriatric mares. In: Proceedings of the 16th Equine Nutrition and Physiology Symposium; 1999. North Carolina State University, EUA; 1999.

Dittrich JR, et al. Comportamento ingestivo de equinos e a relação com o aproveitamento das forragens e bem-estar dos animais. Rev Bras Zootec. 2010;(39):130-7.

Dittrich JR, et al. Comportamento ingestivo de equinos em pastejo sobre diferentes dosséis. Ciência Animal Brasileira. 2007;8(1):87-94.

Dittrich JR. Relações entre a estrutura das pastagens e a seletividade de equinos em pastejo [tese]. Curitiba: Universidade Federal do Paraná; 2001.

Dixon PM, Dacre I. A review of equine dental disorders. Vet J. 2005;169(2):165-87.

Dixon PM, Gerard M. Oral cavity and salivary glands. In: Auer JA, Stick JA. Equine Surgery. St. Louis: Elsevier; 2012. p. 343-4.

Dixon PM. The aetiology, diagnosis and current therapy of developmental and acquired equine dental disorders. In: Proceedings of the VIII Congress on Equine Medicine and Surgery; 2003. Geneva, EUA: IVISO; 2003.

Easley KJ. Dental oral examination. In: Baker GJ, Easley KJ. Equine dentistry. London: W.B. Saunders; 2005. p. 151-69.

Easley KJ. Equine dental development and anatomy. Proceedings of the AEP. 1996;42:1-10.

Embrapa. Capim-massai (panicum maximum cv massai): alternativa para diversificação de pastagens. Campo Grande: Embrapa Gado de Corte (CNPGC); 2001. Comunicado técnico 69.

Embrapa. Cólica em equídeos sob pastejo em panicum maximum na região amazônica. Campo Grande: Embrapa Gado de Corte (CNPGC); 2009. Comunicado técnico 114.

Embrapa. Estilosantes Campo Grande: estabelecimento, manejo e produção animal. Campo Grande: Embrapa Gado de Corte (CNPGC); 2000. Comunicado técnico 61.

Embrapa. Óleo de milho: aspectos químicos e nutricionais. Infoteca, 2004 [Acesso em 5 jan 2013]. Disponível em: www.infoteca.cnptia.embrapa.br/infoteca/bitstream/doc/489408/1/Oleomilho.pdf.

Ensminger ME. Horses and horsemanship. Danville: The Interstate Printers; 1977.

Essén-Gustavsson B, Lindholm A. Muscle fibre characteristics of active and inactive Standardbred horses. Equine Vet J. 1985;17:434-8.

Ezequiel JMB, Galati RL. Qualidade de matéria-prima e novos testes laboratoriais como instrumento de maximização da dieta balanceada [anais]. Goiânia: 42ª Reunião Anual da SBZ; 2005.

FAO/OMS. Codex alimentarius. 1999 [Acesso em set 2013]. Disponível em: www.codexalimentarius.org.

Farris JW, et al. Effect of tryptophan and glucose on exercise capacity of horses. Journal of Applied Physiology. 1998;85:807-16.

Ferraz GC, et al. Long-term creatine supplementation improves the aerobic capacity of horses. Cienc Rural. 2006;36(2):514-19.

Ferreira WM. Matérias-primas utilizadas na formulação de rações para coelhos: restrições e alternativas. Informe Agropecuário. 1989;159:16-21.

Ferreira WM. Os componentes da parede celular vegetal na nutrição de não ruminantes [anais]. Maringá: 31ª Reunião Anual da Sociedade Brasileira de Zootecnia. Simpósio Internacional de Produção de Não Ruminantes; 1994. p. 85-113.

Flores RA, et al. Produção de forragem de populações de azevém anual no estado do Rio Grande do Sul. Rev Bras Zootec. 2008;37(7):1168-75.

Fontaneli RS, Santos HP, Fontaneli RS, editores. Forrageiras para integração lavoura-pecuária-floresta na região sul-brasileira. 2. ed. Brasília, DF: Embrapa; 2012.

Frape DL. Diet and exercise performance in the horse. Proceedings of the Nutrition Society. 1994;53:189-206.

Frape DL. Equine nutrition and feeding. Victoria: Blackwell Publishers; 2004.

Frape DL. Nutrição e alimentação dos equinos. São Paulo: Roca; 2008.

Freeman DE. Gastrintestinal physiology. Gastroenterology subject of the postgradution program in animal science of veterinary school. Belo Horizonte: III SIMCAV; 2007.

Freitas IVV. Variáveis fisiológicas em equinos submetidos a dietas com adição de óleo vegetal e a exercício físico de longa duração [tese]. Jaboticabal: Universidade Estadual Paulista, Faculdade de Ciências Agrárias e Veterinárias; 2007.

Frizzo Filho O, et al. Produtividade e composição química de milheto (pennisetum glaucum (l.) R. Br.) em diferentes idades de corte visando fenação. Pasturas Tropicales. 2004;28(3):46-54.

Furtado CE et al. Avaliação da digestibilidade aparente de fenos de gramíneas e de leguminosa para eqüinos. Ac Scient. 1999;21(3):651-5.

Furtado CE, et al. Uso de levedura em equinos alimentados com dietas compostas de fenos de diferentes qualidades nutricionais. Rev Bras Zootec. 2010;39(10):2194-9.

Furtado CE, et al. Utilização de coprodutos e demais alimentos alternativos para dietas de equinos no Brasil. Rev. Bras. Zootec. 2011;40(supl. Especial):232-41.

Gambarra-Neto FF. Classificação de óleos vegetais utilizando voltametria de onda quadrada e métodos quimiométricos [dissertação]. João Pessoa: Universidade Federal da Paraíba, Centro de Ciências Exatas e da Natureza, Departamento de Química; 2008.

Garcia HAC. Parâmetros plasmáticos e digestibilidade aparente em equinos recebendo concentrado com óleo de arroz [dissertação]. Maringá: Universidade Estadual de Maringá, Centro de Ciências Agrárias, Departamento de Produção Animal; 2011.

Garcia Neder et al. Estimación del peso corporal del caballo criollo mediante medidas orfométricas: validación de ecuaciones publicadas para otras razas y desarrollo de nueva formula. Redvet. 2009;10(9).

Garlinghouse S. The myths and reality of beet pulp [Acesso em set 2014]. Disponível em: http://www.allcreaturesanimalhealth.com/site/view/212994_equinenutritionarticles.pml.

Garlinghouse SE. An introduction to equine flora and probiotic [Acesso em dez 2012]. Disponível em: http://www.allcreaturesanimalhealth.com/site/view/212994_equinenutritionarticles.pml.

Georgievskii VI, et al. Mineral nutrition of animals. London: Butterworth; 1982. p. 11-56.

Gerard MP, Blikslager AT, Roberts MC, Tate LP Jr, Argenzio RA. The characteristics of intestinal injury peripheral to strangulating obstruction lesions in the equine small intestine. Equine Vet J. 1999;31(4):331-5.

Gibbs PG, Householder DD. Estimating horse body weight with a simple formula. Texas University. Department of Animal Science. Equine Sciences Program [Acesso em abr 2014]. Disponível em: http://animalscience.tamu.edu/files/2012/04/equine-estimating-horse-body-weight5.pdf. 2012.

Gibbs PG, Scott BD. Feeding the arena performance horse [Acesso em jul 2013]. Disponível em: http://www.animalscience.tamu.edu/files/2012/04/equine-feeding-arena-performance3.pdf. 2012.

Gibson GR, Roberfroid BM. Dietary modulation of the human colonic flora: introducing the concept of prebiotics. J Nutr. 1995;125(6):1401-12.

Gieche JM. How to assess the equine periodontium. In: Proceedings of the Annual convention of the American Association of Equine Practitioners. Baltimore: 2010;56:441-9.

Giger-Reverdin S. Review of the main methods of cell wall estimation: interest and limits for ruminants. Animal Feed Science and Technology. 1995;55(4):295-334.

Glade MJ, Sist MD. Supplemental yeast culture alters the plasma amino acid profiles of nursing and wealing horses. J Equine Vet Sci. 1990;10:369-79.

Gobesso AAO, Etchichury M. Digestibilidade précecal diurna e noturna em equinos fistulados alimentados com diferentes concentrados. Rev Bras Saúde Prod An. 2009;10(4):885-92.

Godoi FN, et al. Consumo, cinética digestiva e digestibilidade de nutrientes em equinos atletas alimentados com dietas contendo óleo de soja. Rev Bras Zootec. 2009a;38(10):1928-37.

Godoi FN, et al. Perfil hematólogico e características das fezes de equinos consumindo dietas hiperlipidêmicas. Cienc Rural. 2009b:39(9):2571-7.

Godoi FN. Óleo de soja em dietas para equinos atletas [dissertação]. Seropédica: Universidade Federal Rural do Rio de Janeiro, Curso de Zootecnia, Departamento de Produção Animal; 2008.

Goioielli LA. Óleos e gorduras vegetais: composição e tecnologia. Rev Bras Farmacognosia. 1996;5(2):211-32.

Gonçalves CA, et al. Comparação de cultivares e híbridos de capim-elefante. Pesq Agropec Bras. 1979;14(4):359-64.

Gonçalves DG, et al. Produção e valor nutritivo de gramíneas do gênero cynodon em diferentes idades ao corte durante o ano. Acta Scientiarum. 2002;24(4):1163-74.

Gonçalves GD, et al. Determinação das frações de proteína e de carboidratos de gramíneas do gênero cynodon em idades ao corte. Acta Scientiarum. 2001;23(4):789-94.

Gonçalves RN. Uso de óleos vegetais em dietas para éguas da raça crioula [monografia]. Santa Maria: Universidade Federal de Santa Maria; 2010.

Gonzaga IVF. Suplementação com óleo de arroz semirrefinado com alto teor de gamaoryzanol na dieta de garanhões [dissertação]. Pirassununga: Universidade de São Paulo, Curso de Medicina Veterinária, Departamento de Nutrição e Produção Animal, Faculdade de Medicina Veterinária e Zootecnia; 2008.

Greiwe-Crandell KM, et al. Vitamin A repletion in thoroughbred mares with retinyl palmitate or betacarotene. J Anim Sci. 1997;75(10):2684-90.

Grundy D et al. Fundamentals of neurogastroenterology: basic science. Gastroenterology. 2006;130(5):1391-411.

Guy SP, Snow DH. The effect of training and detraining on muscle composition in the horse. J Physiol. 1977;269(1):33-51.

Hall JE. Tratado de fisiologia médica. Rio de Janeiro: Elsevier; 2011.

Hansen JT, Koeppen BM. Atlas de fisiologia humana de Netter. Porto Alegre: Artmed; 2003.

Hansen MB. The enteric nervous system i: organization and classification. Pharmacol Toxicol. 2003;92(3):105-13.

Hapgood A. A better weigh for horses: equine weight estimation. Oklahoma Junior Academy of Sciences; 2001.

Hartman L, Esteves W. Tecnologia de óleos e gorduras vegetais. In: Fundação Tropical de Pesquisa e Tecnologia. Tecnologia Agroindustrial. São Paulo: Secretaria da Indústria, Comércio, Ciência e Tecnologia; 1982.

Herdt TH. Fisiologia e metabolismo gastrointestinal. In: Cunningham JG. Tratado de fisiologia veterinária. Rio de Janeiro: Elsevier; 2008.

Hintz HF, Hogue DE, Walker EF Jr, Lowe JE, Schryver HF. Apparent digestion in various segments of the digestive tract of ponies fed diets with varying roughage-grain ratios. J Anim Sci. 1971;32(2):245-8.

Hintz HF. Alimentando o cavalo atleta [anais]. I Simpósio Internacional do Cavalo de Esporte; 1997. Belo Horizonte: Escola de Veterinária UFMG; 1997. p. 49-57.

Hoehn K, Marieb EN. Anatomia e Fisiologia. Porto Alegre: Artmed; 2009.

Hoffman RM, et al. Hydrolyzable carbohydrates in pasture, hay, and horse feeds: direct assay and seasonal variation. J Anim Sci. 2001;79:500-6.

Honda CS, Honda AM. Cultura da alfafa. Cambará: Iara Artes Gráficas; 1999.

Hothersall B, Nicol C. Role of diet and feeding in normal and stereotypic behaviors in horses. Veterinary Clinics of North America: Equine Practice. 2009;25(1):167-81.

Hudson C, et al. Effects of exercise training on the digestibility and requirements of copper, zinc and manganese in thoroughbred horses. In: Proceedings of the 16th Equine Nutrition and Physiology Society Symposium; 2001. Lexington, Kentucky, EUA; 2001. p. 138-40.

Huthmann S, et al. Masticatory forces occurring on the cheek tooth battery. J Biomech. 2009;42:67-70.

Huthmann S, Staszyk C, Jacob HG, Rohn K, Gasse H. Biomechanical evaluation of the equine masticatory action: calculation of the masticatory forces occurring on the cheek tooth battery. J Biomech. 2009;42(1):67-70.

Jackson SG. Trace minerals for the performance horse known biochemical roles and estimates of requirements. Aust Eq Vet. 1997;16(3):119-26.

Janicki KM, et al. The effect of dietary selenium source and level on broodmares and their foals. Proceedings of the Ker Nutrition Conference for Feed Manufacturers; 2000. Lexington, EUA; 2000.

Jansen WL. Fat intake and apparent digestibility of fibre in horses and ponies [dissertação]. Utrecht: Universiteit Utrecht; 2001.

Jobim CC, et al. Desidratação de cultivares de cynodon spp durante o processo de fenação. Acta Scientiarum. 2001;23(4):795-9.

Julliand V, et al. Feeding and microbial disorders in horses: 3-effects of three hay:grain ratios on microbial profile and activities. J Equine Vet Sci. 2001;21:543-6.

Jung HG, Vogel KP. Influence of lignin on digestibility of forage cell wall material. J Anim Sci. 1986;62(6):1703-12.

KER – Kentucky Equine Research, corn oil in equine diets. 2011 [Acesso em mar 2013]. Disponível em: http://www.equinews.com/article/corn-oil-in-equine-diets.

KER – Kentucky Equine Research, gastric ulcers in stressed horses. 2012 [Acesso em abril 2014]. Disponível em: http://www.equinews.com/article/gastric-ulcers-stressed-horses.

Kichel AN, Miranda CHB. Uso da aveia como planta forrageira. 2000a [Acesso em 16 jan 2013]. Disponível em: http://www.cnpgc.embrapa.br/publicacoes/divulga/gcd45.html.

Kichel AN, Miranda CHB. Uso de milheto como planta forrageira. 2000b [Acesso em 21 jan 2013]. Disponível em: http://www.cnpgc.embrapa.br/publicacoes/divulga/gcd46.html.

Kienzle E, et al. Serum response of ponies to α-carotene fed by grass meal or a synthetic beadlet preparation with and without added dietary fat. J Nutr. 2002;132(6):1774s-1775s.

Kim BJ, Kwon YK, Kim E, So I. Effects of histamine on cultured interstitial cells of cajal in murine small intestine. Korean J Physiol Pharmacol. 2013;17(2):149-56.

King SS, Nequin LG. An artificial rearing method to produce optimum growth in orphaned foals. J Equine Vet Sci. 1989;9(6):319-22.

Klugh DO. A review of equine periodontal disease. In: Proceedings of the Annual Convention of the American Association of Equine Practitioners; 2006. Orlando, EUA; 2006;52:551-8.

Knottenbelt DC. Systemic effects of dental disease. In: Easley KJ, Baker GJ. Equine Dentistry. London: Saunders; 1999. p. 127-38.

Kohnke JR. Feeding and nutrition. Birubi Pacific Copyright; 1992.

Kronfeld DS, et al. Studies of fat adaptation and exercise. Recent Advances in Equine Nutrition; 1998. Kentucky, EUA. Proceedings. Kentucky Equine Research; 1998. p. 37-39.

Kuhl J, et al. Effects of oral supplementation with β-carotene on concentrations of β-carotene, vitamin a and a-tocopherol in plasma, colostrum and milk of mares and plasma of their foals and on fertility in mares. Journal of Animal Physiology and Animal Nutrition. 2012;96(3):376-84.

Lana RP. Nutrição e alimentação animal: mitos e realidades. Viçosa: Suprema Gráfica e Editora; 2007.

Landes AD, et al. Fecal sand clearance is enhanced with a product combining probiotics, prebiotics, and psyllium in clinically normal horses. J Equine Vet Sci. 2008;28(2):79-84.

Lewis LD. Nutrição clínica equina: alimentação e cuidados. São Paulo: Roca; 2000.

Lima MR, et al. Atividade ureática. [Acesso em 11 jan 2008]. Disponível em: http://pt.engormix.com/ma-avicultura/nutricao/artigos/soja-atividade-ureatica-tratamento-termico-t275/141-p0.htm.

Lins LA, et al. Osteocondrite dissecante em potros da raça crioula: relato de caso. Ciência Animal Brasileira. 2008;9(4):1017-21.

Lopes BA. O capim-elefante [seminário]. Viçosa: Universidade Federal de Viçosa; 2004 [Acesso em 28 dez 2012]. Disponível em: http://www.forragicultura.com.br/arquivos/capimelefantebruna.pdf.

Löscher W, et al. Pharmacokinetics of ascorbic acid in horses. Equine Vet J. 1984;16(1):59-65.

Lowder MQ, Mueller POE. Dental embryology, anatomy, development and aging. Vet Clin North Am. 1998;14(2):227-46.

Lowder MQ. Dental disease and nutrition. J Equine Vet Sci. 2004;24(4):169-70 [Acesso em 4 ago 2013]. Disponível em: http://www.ivis.org.

Machado LP, et al. Metabolismo do ferro em equinos atletas. Cienc Rural. 2010;40(3):703-11.

Maczulak AE, Dawson K, Baker JP. Nitrogen utilization in bacterial isolates from the equine cecum. Appl Environ Microbiol. 1985;50(6):1439-43.

Marcenac LN, Aublet H. Encyclopedia du Cheval. Paris: Maloine; 1964.

Marlin DJ, et al. Changes in circulatory antioxidant status in horses during prolonged exercise. J Nutr. 2002;132(6):1622s-1627s.

Marqueze A, Kessler AM, Bernardi ML. Aumento do nível de óleo em dietas isoenergéticas para cavalos submetidos a exercício. Cienc Rural. 2001;31(3):491-6.

Martin-Rosset W. L'Alimentation des chevaux. Paris: INRA; 1990.

Martin-Rosset W. Nutrition et alimentation des chevaux. Versailles: Editions Quae; 2012.

Martins CB. Adaptações do músculo glúteo médio em equinos submetidos a treinamento de resistência e suplementados com diferentes concentrações de óleo de soja [tese]. Jaboticabal: UNESP, Faculdade de Ciências Agrárias e Veterinárias; 2007.

Mattos F, et al. Uso de óleo na dieta de equinos submetidos ao exercício. Rev Bras Zootec. 2006;35(4):1373-1380.

McGowan C, et al. Animal physiotherapy. assessment, treatment and rehabilitation of animals. Victoria: Blackwell Publishing; 2007.

McIlwraith CW. Equine digestive system. In: Jennings PJ. The practice of large animal surgery. Philadelphia: W.B. Saunders; 1984. p. 554-80.

McKiernan B. Estimating a horse weight. Prime Facts 494. Production Research, Orange. Australia: NSW Agriculture; 2007.

Medeiros MA, et al. Utilização de vagens de prosopis juliflora na alimentação de bovinos e equinos. Pesq Vet Bras. 2012;32(10):1014-6.

Medina B, et al. Effect of a preparation of saccharomyces cerevisiae on microbial profiles and fermentation patterns in the large intestine of horses fed a high fiber or a high starch diet. J Anim Sci. 2002;80(10):2600-9.

Melo HA, et al. Monitoramento clínico e dos parâmetros hepático e renal de éguas da raça Mangalarga Marchador alimentadas com três tipos de silagem. Experimento de 2007 [Acesso em 7 jul 2015]. Disponível em: http://www.sovergs.com.br/conbravet2008/anais/cd/resumos/R0707-1.pdf.

Merçon F. O que é uma gordura trans? Rev Química Nova na Escola. 2010;32(2).

Mertens DR. Análise da fibra e sua utilização na avaliação de alimentos e formulação de rações [anais]. Lavras: Reunião Anual SBZ; Simpósio Internac. de Rum; 1992.

Meyer H, et al. Investigations of saliva production and chewing in horses fed various feeds. Proceedings of the 9th ENPS; 1985. East Lansing, EUA; 1985. p. 38-41.

Meyer H, et al. Praecaecale und postileale Verdaulichkeit von Mengen-(ca, p, mg) und Spurenelementen (cu, zn, mn) beim Pferd. Fortschritte in der Tierphysiologie und Tierernahrung; 1982.

Meyer H. Alimentação de cavalos. São Paulo: Varela; 1995.

Meyer H. Nutrition of the equine athlete. Eq Exerc Phys. 1987;2:644-673.

Meyers MC, et al. Physiologic and metabolic response of exercising horses to added dietary fat. J Equine Vet Sci. 1989;9(4):218-223.

Milner J, Hewitt D. Weight of horses: improved estimates based on girth and length. Can Vet J. 1969;10(12):314.

Milss DS, Nankervis KJ. Comportamento equino: princípios e práticas. São Paulo: Roca; 2005.

Mistura C, et al. Disponibilidade e qualidade do capim-elefante com e sem irrigação adubado com nitrogênio e potássio na estação seca. Rev Bras Zootec. 2006;35(2):372-9.

Mitaru BN, et al. Improvement of the nutritive value of high tannin sorghums for broiler chickens by high moisture storage (reconstitution). Poultry Science. 1983;62(10):2065-72.

Moreira AMFO. Avaliação da aceitabilidade e digestibilidade de dietas para equinos com diferentes tipos de óleo vegetal [dissertação]. Pirassununga: Universidade de São Paulo, Departamento de Nutrição e Produção

Animal, Faculdade de Medicina Veterinária e Zootecnia; 2008.

Moretto E, Feet R. Tecnologia de óleos e gorduras vegetais na indústria de alimentos. São Paulo: Varela Editora e Livraria; 1998.

Morgado E, Galzerano L. Utilização de óleos em dietas para equinos. Revista Eletrônica de Veterinária – REDVET 2006;8(10) [Acesso em 3 maio 2010]. Disponível em: http://www.veterinaria.org/revistas/redvet/n101006/100603.pdf.

Morgado ES. Digestão dos carboidratos de alimentos e dietas em equinos [dissertação]. Seropédica: Universidade Federal Rural do Rio de Janeiro, Instituto de Zootecnia; 2007.

Morgan LM, et al. Effect of yeast culture supplementation on digestibility of varying forage quality in mature horses. J Eq Vet Sci. 2007;27(6):260-5.

Moura RS, et al. Eficiência alimentar de potros da raça manga-larga marchador suplementados com probióticos ou fitase. Rev Bras Zootec. 2009;38(6):1045-50.

Moura RS. Probióticos ou fitase na dieta de potros manga-larga marchador [tese]. Belo Horizonte: Universidade Federal de Minas Gerais, Zootecnia, Escola de Veterinária; 2010.

Mozzer OL, et al. Competição de variedades e híbridos de capim-elefante (pennisetum purpureum) para formação de capineiras em solo de cerrado. Pesq Agropec Bras. (Série Agronomia). 1970;5:395-403.

Mozzer OL. Avaliação e seleção de forrageiras para a zona da mata de Minas Gerais. In: Relatório técnico do Centro Nacional de Pesquisa de Gado de Leite, 1981-1985. Coronel Pacheco: Embrapa-CNPGL; 1986. p. 81-8.

Muhonen S, et al. Effects of crude protein intake from grass silage-only diets on the equine colon ecosystem after an abrupt feed change. J Anim Sci. 2008;86(12):3465-72.

Müller C, et al. Tocopherol and carotenoid levels in baled silage and haylage in relation to horse requirements. J Anim Feed Sci Technol. 2007;137(1):182-97.

Murray MJ. Pathophysiology of peptic disorders in foals and horses: a review. Equine Vet J Suppl. 1999;(29):14-8.

Nadeau JA, et al. Evaluation of diet as a cause of gastric ulcers in horses. American Journal of Veterinary Research. 2000;61(7):784-90.

National Research Council (NRC). Nutrients requirements of horses. Washington: The National Academies Press; 2007.

Nunez MC, et al. Effect of dietary nucleotides on intestinal repair in rats with experimental chronic diarrhea. J Parent Ent Nutr. 1990;14(6):598-604.

Okeson JP. Anatomia funcional. In: Okeson JP. Tratamento das desordens temporomandibulares e oclusão. São Paulo: Artes Médicas; 2000. p. 3.

Oldham SL, Potter GD, Evans JW, et al. Storage and mobilization of muscle glycogen in exercising horses fed fat-supplemented diet. J Equine Vet Sci. 1990;10(5):353-9.

Oliveira AS. Tecnologia de fabricação de biocombustíveis II – Capítulo 1. Óleos vegetais, composição química. Instituto Federal de Educação, Ciência e Tecnologia; Campus de Apodi [Acesso em set 2013]. Disponível em: www.slideshare.net/samuelalvesoliveira/capitulo-1-leos-vegetais-composio-qumica.

Oliveira JEG. Planejamento otimizado da alimentação para um sistema de produção de equinos em pastejo [dissertação]. Brasília: Universidade de Brasília; 2007.

Oliveira Júnior AR. Glutamina, ácido glutâmico e ou extrato de levedura na dieta de leitões desmamados [dissertação]. Uberlândia: Universidade Federal de Uberlândia; 2008.

Oliveira K, et al. Valor nutritivo e estudo cinético do trato digestivo de dietas contendo grãos secos ou ensilados de sorgo de baixo e alto tanino para equinos. R Bras Zootec. 2007;36(6):1809-19.

Oliveira K, et al. Parâmetros sanguíneos de cavalos alimentados com concentrados lipídicos submetidos a treinos aeróbicos montados. Rev Bras Saúde Prod Anim. 2013;14(1):67-76.

Oliveira PA, et al. Avaliação de equações para predição do valor energético de dietas com torta de amendoim (Arachis hypogaea). Rev Cient Prod Anim. 2012;14(2):199-202.

Oliveira R, et al. Avaliação hematológica e bioquímica de equinos suplementados com óleo de arroz semirrefinado, rico em gamaoryzanol. Arq Bras Med Vet Zootec. 2010;62(5):1043-7.

Pagan JD, Burger I, Jackson SG. The long term effects of feeding fat to 2-year-old thoroughbreds in training. Equine Vet J. 1995b;suppl. 18:343-8.

Pagan JD, et al. Feeding management of horses under stressful conditions. Advances in equine nutrition III. 2005. p. 107-20.

Pagan JD, et al. The effect of chromium supplementation on the metabolic response to exercise in thoroughbred horses. Proc Equine Nutr Physiol Soc Symp. 1995a.

Pagan JD. Carbohydrates in equine nutrition. In: Advance on equine nutrition. Equinews - Kentucky Equine Research. Versailles, EUA; 2001a.

Pagan JD. Factors affecting mineral digestibility in horses. Proceedings of the Ker Nutrition

Conference for Feed Manufacturers; 1998. Lexington, EUA; 1998.

Pagan JD. Feeding management of athletic horses in stressful conditions. In: Equinews – Kentucky Equine Research. Versailles, EUA; 2012 [Acesso em jun 2012]. Disponível em: www.equinews.com/article/feeding-management-athletic-horses-stressful-conditions.

Pagan JD. Forages for horses: more than just filer. In: Advance on equine nutrition. Equinews – Kentucky Equine Research. Versailles, EUA; 2001b.

Pagan JD. Micromineral requirements in horses. In: Pagan JD, Geor RJ, editors. Advances in Equine Nutrition II. Nottingham: Nottingham University Press; 2001c. p. 317-7.

Pagliosa GM. Aspectos fisiopatológicos e terapêuticos das odontopatias adquiridas: doenças periapical, periodontal e infundibular [anais]. 6º Congresso Brasileiro de Cirurgia e Anestesiologia Veterinária; 2004. Minicurso de odontologia equina. Indaiatuba: Faculdade de Jaguariúna; 2004. p. 37-52.

Paragon BM, et al. Suivi zootechnique de 439 poulains en région basse-normandie: croissance pondérale, staturale et estimation du poids. 26e Journée de la Recherche Équine; 2000, 1 mars. Paris: Les Haras Nationaux; 2000. p. 3-11.

Pastori WT. Suplementação com óleo de soja para equinos [dissertação]. Pirassununga: Universidade de São Paulo, Curso de Medicina Veterinária, Departamento de Nutrição e Produção Animal, Faculdade de Medicina Veterinária e Zootecnia; 2007.

Pedroso BG, Araripe P. Emprego de farelo de amendoim na alimentação de bovinos. 2012 [Acesso em mar 2016]. Disponível em: http://www.portalklff.com.br/publicacao.asp?id=1052&EMPREGO%20DE%20FARELO%20DE%20AMENDOIM%20NA%20ALIMENTA%C3%87%C3%83O%20DE%20BOVINOS.

Pellegrini LG, et al. Produção e qualidade de azevém-anual submetido a adubação nitrogenada sob pastejo por cordeiros. Rev Bras Zootec. 2010;39(9):1894-904.

Peltier MM, et al. Effect of α-carotene administration on reproductive function of horse and pony mares. Theriogenology. 1997;48(6):893-906.

Pereira AFC. Determinação simultânea de acidez, índice de refração e viscosidade em óleos vegetais usando espectrometria NIR, calibração multivariada e seleção de variáveis [dissertação]. João Pessoa: Universidade Federal da Paraíba; 2007.

Pereira ES, et al. Determinação das frações proteicas e de carboidratos e estimativa do valor energético de forrageiras e subprodutos da agroindústria produzidos no nordeste brasileiro. Semina: Ciências Agrárias. 2010;31(4):1079-94.

Pessoa AFA, et al. Cólica em equídeos no semiárido do nordeste do Brasil. Pesq Vet Bras. 2012;32(6):503-9.

Pestana VR, et al. Farelo de arroz: características, benefícios à saúde e aplicações. B CEPPA. 2008;26(1):29-40.

Pimentel AS, et al. Composição de ácidos graxos e tocoferóis em óleos especiais. II Congresso Brasileiro de Plantas Oleaginosas, Óleos, Gorduras e Biodiesel; 2005 [anais]. Varginha: Universidade Federal de Lavras; 2005.

Pimentel LFRO, Zoppa ALV, Alves GES, Amaral RF. Equine dental disorders: review of 607 cases. Pesquisa Veterinária Brasileira. 2007;27:111.

Pimentel LFRO. Análise de parâmetros oclusais e clínicos para o ajuste oclusal em equinos (equus caballus) estabulados [dissertação]. São Paulo: Universidade de São Paulo, Faculdade de Medicina Veterinária e Zootecnia; 2008.

Pimentel LFRO. Determinação da oclusão funcional ideal. 7º Congresso Brasileiro de Cirurgia e Anestesiologia Veterinária; 2006 [anais]. Santos: Minicurso de odontologia equina; 2006. p. 29-36.

Pimentel LFRO. Estudo biomecânico de flexão (ex-vivo) em ostetomia no diastema de mandíbulas de equinos estabilizada com placas bloqueadas e implantes transdentários. Avaliação histológica e tomográfica de elementos dentários submetidos ao implante [tese]. São Paulo: Universidade de São Paulo, Faculdade de Medicina Veterinária e Zootecnia; 2012.

Pimentel LFRO. Odontologia equina: guia prático de diagnóstico para residentes. São Paulo: Universidade de São Paulo, Faculdade de Medicina Veterinária e Zootecnia; 2010.

Potter GD, et al. Digestion of starch in the small or large intestine of the equine. Pferdeheilkunde. 1992;1:107-11.

Potter GD, Webb SP, Evans JW. Digestible energy requirements for work and maintenance of horses fed conventional and fat supplemented diets. J Eq Vet Sc 1990;10(3):214.

Prates RC, et al. Heart rate of mangalarga marchador mares under marcha test and supplemented with chrome. Rev Bras Zootec. 2009;38(5).

Pupo NIH. Manual de pastagens e forrageiras. Campinas: Instituto Campineiro de Ensino Agrícola; 1985.

Raff H, Levitzky M. Fisiologia médica: uma abordagem integrada. Porto Alegre: Artmed; 2012.

Ralston S, et al. Glucose/insulina response to IV dextrose versus oral concentrate challenges following chromium supplementation in geriatric mare. Proceedings of the 16th Equine Nutrition and Physiology Symposium; 1999, 2 to 5 june. North Carolina State University, Raleigh, EUA; 1999.

Ralston S. Influence of management on equine digestion. Rev Bras Zootec. 2008;37:211-4.

Reese RE, Andrews FM. Nutrition and dietary management of equine gastric ulcer syndrome. Vet Clin Equine. 2009:79-92.

Resende Júnior T, et al. Efeito do nível de óleo de milho adicionado à dieta de equinos sobre a digestibilidade dos nutrientes. Arq Bras Med Vet Zootec. 2004;56(1):69-73.

Rezende ASC, et al. Efeito de dois diferentes programas nutricionais sobre o desenvolvimento corporal de potros manga-larga marchador. Rev Bras Zootec. 2000;29(2):495-501.

Ribeiro RM. Inclusão de gordura na alimentação dos equinos [dissertação]. Pirassununga: Universidade de São Paulo, Curso de Medicina Veterinária, Departamento de Nutrição e Produção Animal, Faculdade de Medicina Veterinária e Zootecnia; 2007.

Rino AS. Resposta das fibras musculares esqueléticas de equinos da raça puro sangue árabe ao treinamento de enduro [dissertação de mestrado]. Botucatu: Faculdade de Medicina Veterinária e Zootecnia de Botucatu, Universidade Estadual Paulista; 2010.

Rocha SMB, et al. PB, FDN e FDA de estilosanthes Campo Grande a diferentes níveis de água no solo [anais]. Maringá: 6ª Reunião Anual da Sociedade Brasileira de Zootecnia; 2009.

Rose JR, et al. Plasma and sweat electrolyte concentrations in the horse during long distance exercise. Equine Vet J. 1980;12(3):132-6.

Rossi L, Tirapegui J. Implicações do sistema serotoninérgico no exercício físico. Arq Bras Endocrinol Metab. 2004;48(2):227-33.

Rossi L. Efeitos da suplementação com aminoácidos de cadeia ramificada e sua relação com a fadiga periférica e central [dissertação]. São Paulo: Universidade de São Paulo, Faculdade de Ciências Farmacêuticas; 2001.

Rossi P, et al. Nucleotídios na nutrição animal. Rev Bras Agrociência. 2007;13(1):5-12.

Rucker BA. Incisor and molar occlusion: normal ranges and indications for incisor reduction. Proceedings of the American Association of Equine Practitioners. 2004;7-12.

Sá Neto A, et al. Comportamento alimentar de potros da raça manga-larga marchador submetidos a dietas em cocheira e em pastagem de hemártria [anais]. Lavras: 45ª Reunião Anual da Sociedade Brasileira de Zootecnia; 2008.

Saliba EOS et al. Efeito das ligninas dos resíduos agrícolas de milho e soja submetidos à fermentação ruminal sobre a digestibilidade da fibra [anais]. Porto Alegre: Reunião Anual SBZ; Simpósio sobre Nutrição de Rum; 1999b.

Saliba EOS, et al. Caracterização microscópica da lignina dos resíduos agrícolas de milho e soja submetidos à fermentação ruminal sobre a digestibilidade da fibra [anais]. Porto Alegre: Reunião Anual SBZ; Simpósio sobre Nutrição de Rum; 1999a.

Sant'Ana DS. Adição de leveduras (saccharomyces cerevisae) na dieta de leitões desmamados [dissertação]. Uberlândia: Universidade Federal de Uberlândia; 2012.

Santana JR, et al. Avaliação de cultivares de capim-elefante (pennisetum purpureum, Schum) no sul da Bahia. 1. Agrossistema cacaueiro. Rev Bras Zootec. 1989;18(3):273-83.

Santos FA. Níveis de lisina, treonina e metionina + cistina digestíveis em rações para suínos machos castrados de alto potencial genético dos 95 aos 125 kg [tese]. Viçosa: Universidade Federal de Viçosa; 2008.

Santos VP. Avaliação metabólica do equino atleta. 2002 [Acesso em jul 2014]. Disponível em: http://www.ufrgs.br/lacvet/restrito/pdf/metabol_cavalo.pdf.

Sartori MA, et al. Análise de arranjo para extração de óleos vegetais e suprimento de usina de biodiesel. Rev Econ Soc Rur. 2009;47(2).

Schumacher J, Mair TS. Small colon obstructions in the mature horse. Equine Veterinary J. 1986;18:261-3.

Scott BD, et al. Efficacy of a fat-supplemented diet on muscle glycogen concentration in exercising thoroughbred horses maintained in varying body conditions. J Equine Vet Sci. 1992;2(2):109-13.

Scott BD, Potter GD, Green LW. Efficacy of a fat supplemented diet to reduce thermal stress in exercising thoroughbred horses. In: Proceedings of the Equine Nutr & Physiol Soc Symp. 1993;66-71.

Serrano AL, et al. Early and long-term changes of equine skeletal muscle in response to endurance training and detraining. Pflügers Archiv. 2000;441(2-3):263-74.

Siciliano PD, Wood CH. The effect of added dietary soybean oil on vitamin E status of the horse. J Anim Sci. 1993;71(12):3399-402.

Silva ADA, Dias FM. Utilização da mandioca na alimentação animal. IPA (Instituto Agronômico de Pernambuco) [Acesso em set 2014]. Disponível em: http://www.ipa.br/resp16.php.

Silva DJ, Queiroz AC. Análise de alimentos: métodos químicos e biológicos. Viçosa: Editora UFV; 2006.

Silva DM, et al. Plantas tóxicas para ruminantes e equídeos no seridó ocidental e oriental do Rio Grande do Norte. Pesq Vet Bras. 2006;26(4):223-36.

Silva LFA, et al. Energia digestível e digestibilidade aparente da fibra em detergente neutro e em detergente ácido do capim-elefante (pennisetum purpureum, Schum.) por equinos [anais]. Recife: 39ª Reunião Anual da Sociedade Brasileira de Zootecnia; 2002.

Silva LON. Sistema de qualidade (NB9000) em fábricas de rações [tese]. Campinas: Universidade de Campinas, Faculdade de Engenharia Agrícola; 1998.

Silva VJ. Desempenho produtivo e análise de crescimento de capins do gênero cynodon em resposta à frequência de desfolhação [dissertação]. Piracicaba: Universidade de São Paulo, ESALQ-USP; 2012.

Silverthorn DU. Fisiologia humana: uma abordagem integrada. Porto Alegre: Artmed; 2010.

Sindirações. Compêndio brasileiro de alimentação animal. São Paulo; 2005.

Smerdu V, et al. Enzyme and immunohistochemical aspects of skeletal muscle fibers in brown bear (ursus arctos). J Morphol. 2009;270:154-61.

Smythe RH. A psique do cavalo. International Data AS; 1990.

Snow DH, et al. Oral administration of ascorbic acid to horses. Equine Vet J. 1987;19(6):520-3.

Snow DH, Frigg M. Bioavailability of ascorbic acid in horses. J Vet Pharmacol Ther. 1990;13(4):393-403.

Snow DH, Frigg M. Oral administration of different formulations of ascorbic acid to the horse. J Equine Vet Sci. 1989;9(1):30-3.

Soncin MRSP. Utilização de óleo de arroz na alimentação de equinos em crescimento [tese]. Maringá: Universidade Estadual de Maringá, Curso de Zootecnia, Departamento de Zootecnia, Centro de Ciências Agrárias; 2012.

Soncin MRSP, et al. Digestibilidade aparente, crescimento folicular e concentração de metabólitos sanguíneos de éguas recebendo concentrado com semente de linhaça integral (Linum usitatissimum L.)-DOI: 10.4025/actascianimsci. v31i2. 598. Acta Scientiarum. Animal Sciences, v. 31, n. 2, p. 191-197, 2009.

Souza Corrêa K, et al. Enzimas musculares e eletrólitos em equinos submetidos a esforço físico prolongado, suplementados com acetato de tocoferol e selênio. Vet Zootec. 2012;17(1):85-93.

Stanback R. Study of miniature horse weights. Kentucky Equine Research Performs. Equinews. Sd;1(3) [Acesso em abril 2014]. Disponível em: http://www.ker.com/library/equinews/v1n3/v1n311.pdf.

Staniar, et al. Growth of thoroughbreds fed different levels of protein and supplemented with lysine and threonine. Proceedings of the 16th Equine Nutrition and Physiology Symposium; 1999, 2 to 5 June. Raleigh, EUA, North Carolina State University; 1999.

Staszyk C, et al. Measurement of masticatory forces in the horse. Pferdeheilkund. 2006;22(1):12-6.

Staszyk C, Gasse H. Oxytalan fibres in the periodontal ligament of equine molar cheek teeth. Anat Histol Embryol. 2004;33(1):17-22.

Staszyk C, Wulff W, Jacob HG, Gasse H. Collagen fiber architecture of the periodontal ligament in equine cheek teeth. J Vet Dent. 2006;23(3):143-7.

Stein RBS, et al. Uso do farelo de vagem de algaroba (prosopis juliflora (swartz) d.c.) em dietas para equinos. Rev Bras Zootec. 2005;34(4):1240-7.

Swyers KL, et al. Effects of direct-fed microbial supplementation on digestibility and fermentation end-products in horses fed low- and high-starch concentrates. J Anim Sci. 2008;86:2596-608.

Tamzali Y. Chronic weight loss syndrome in the horse: a 60 case retrospective study. Equine Vet Edu. 2006;18:289-96.

Taylor LE, et al. Acid-base variables during incremental exercise in sprinttrained horses fed a high-fat diet. J Anim Sci.1995;73:2009.

Teixeira FA. Bagaço de cana-de-açúcar na alimentação de bovinos. REDVET. Revista eletrônica de Veterinária. 2007;1695 [Acesso em em abr 2016]. Disponível em: http://www.veterinaria.org/revistas/redvet/n060607/060708.pdf.

Teixeira JC, Andrade GA. Carboidratos na alimentação de ruminantes [anais]. Lavras: Simpósio de Forragicultura e Pastagem; 2001.

Toit N. Gross equine dentition and their supporting structures. 50th Anual Convention of the American Association of Equine Practiners; 2004, Dec. Denver, EUA; 2004.

Traub-Dargatz JL, Salman MD, Voss JL. Medical problems of adult horses, as ranked by equine practitioners. J Am Vet Med Assoc. 1991; 198(10):1745-7.

Trombetta MF, et al. Effect of α-carotene supplementation on italian trotter mare peripartum. J Equine Sci. 2010;21(1):1-6.

Turatti JM. Óleos vegetais como fonte de alimentos funcionais. Rev Óleos & Grãos. 2000;56:20-7.

Valadares Filho SC, et al. Tabelas brasileiras de composição de alimentos para ruminantes. Viçosa: Editora UFV; 2015b.

Valadares Filho SC, et al. CQBAL 3.0. Tabelas brasileiras de composição de alimentos para bovinos; 2015a [Acesso em jan 2014]. Disponível em: www.ufv.br/cqbal.

Valentim JF, et al. Velocidade de estabelecimento de acessos de amendoim forrageiro na Amazônia ocidental. Rev Bras Zootec. 2003;32(6):1569-77.

Van Söest PJ, Moore LA. New chemical method for analysis of forages for the purpose of predicting nutritive value. In: Proceedings of the IX Inter. Grass. Cong. São Paulo; 1966.

Van Söest PJ, Robertson JB, Lewis BA. Methods for dietary fiber, neutral detergent fiber and nostarch polysaccharides in relation to animal nutrition. J Dairy Sci. 1991;74(10):3583-97.

Vervuert I, Coenen M, Watermülder E. Metabolic responses to oral tryptophan supplementation before exercise in horses. J Anim Physiol Anim Nutr (Berl). 2005;89(3-6):140-5.

Vetterle CP, Salerno AR. Competição de 3 cultivares de pennisetum purpureum com setaria anceps 'taiwan a-89' e panicum maximum 'rancharia' [anais]. Pelotas: 10ª Reunião Anual da Sociedade Brasileira de Zootecnia; 1983.

Vilela H. Alimentação de equinos com volumosos [Acesso em jan 2012]. Disponível em: http://www.agronomia.com.br/conteudo/artigos/artigos_alimentacao_equinos_volumosos.htm.

Wagner EL, Tyler PJ. A comparison of weight estimation methods in adult horses. J Equine Vet Sci. 2011;31(12):706-10.

Watson ED, et al. Failure of α-carotene absorption negates any potential effect on ovarian function in mares. Equine Vet J. 1996;28:233-6.

Weese JS, et al. Screening of the equine intestinal flora for potential probiotic organisms. Equine Vet J. 2004;36(4):351-5.

White NA. Equine colic (milne lecture). Proceedings of the AAEP Annual Convention. 2006;52:109-17 [Acesso em set 2014]. Disponível em: http://www.vetmed.vt.edu/emc/clinicalservices/docs/epidemiology_of_colic_naw.pdf.

Wilke WL, Fails AD, Frandson RD. Anatomia e fisiologia dos animais da fazenda. Rio de Janeiro: Guanabara Koogan; 2011.

Wolter R, et al. Magnésium et effort d'endurance chez le poney. Ann Zootech. 1986;35(3):255-64.

Wolter R. Alimentation du cheval. Paris: Éditions France Agricole; 1994.

Woodward AD, Holcombe SJ, Steibel JB, Staniar WB, Colvin C, Trottier NL. Cationic and neutral amino acid transporter transcript abundances are differentially expressed in the equine intestinal tract. J Anim Sci. 2010;88:1028-33.

Xue J, Askwith C, Javed NH, Cooke HJ. Autonomic nervous system and secretion across the intestinal mucosal surface. Auton Neurosci. 2007;133(1):55-63.

Yuki N, et al. Colonization of the stratified squamous epithelium of the nonsecreting area of horse stomach by lactobacilli. Appl Environ Microbiol. 2000;66(11):5030-4.

Yuyama T, et al. Evaluation of a host-specific lactobacillus probiotic in 359 neonatal foals. The Intern J Ap Res In Vet Med. 2004;2(360 n.1):26-33.

Zavarize KC, et al. Glutamina e nucleotídios na dieta de frangos de corte criados no sistema alternativo. Arch Zootec. 2011;60(232):913-20.

Índice Alfabético

A

Absorção
- de água, 34
- de carboidratos, 30
- de eletrólitos, 34
- de gorduras, 31
- de proteínas, 31
- intestinal, 28
Acetil-CoA, produção de, 49
Acetilcolina, 21, 23
Ácido(s)
- ascórbico, 116
- aspártico, 87
- clorídrico, 21
- fólico, 120
- glutâmico, 88
- graxos, 40
- - de cadeia longa, 53
- pantotênico, 120
Adenosina trifosfato (ATP), 42
Aditivos, 125, 141
- nutricionais, 143
- - rações, 302
- sensoriais, 143
- tecnológicos, 142
- - rações, 302
- zootécnicos, 143
Adubação do solo, 147
Aglomerantes, 143
Aglutinantes, 143
Água, 65
- absorção de, 34
Alanina, 88
Alfafa, 158
Algaroba, 133
Algodão, 137
Alimentação
- adequada, 190
- controlada, 97
- de cavalos de esporte, 261, 267
- - avaliação da intensidade do trabalho, 267
- - genética, 261
- - manejo, 266

- - - alimentar na competição, 279
- - necessidades
- - - em matéria seca, 269
- - - energéticas, 270
- - - minerais, 275
- - - proteicas, 272
- - - vitamínicas, 276
- - treinamento, 264
- de éguas reprodutoras, 225, 226
- - doadoras e receptoras de embrião, 244-245
- - em gestação, necessidades
- - - de matéria seca, 227
- - - energéticas, 229
- - - minerais, 233
- - - proteicas, 232
- - - vitamínicas, 234
- - em lactação, necessidades
- - - de matéria seca, 236
- - - energéticas, 238
- - - minerais, 242
- - - proteicas, 239
- - - vitamínicas, 242
- de equinos em manutenção, necessidades, 205
- - matéria seca, 205
- - energéticas, 207
- - minerais, 211
- - proteicas, 209
- - vitamínicas, 213
- de garanhões, necessidades, 215
- - de matéria seca, 216
- - energéticas, 217
- - minerais, 221
- - proteicas, 219
- - vitamínicas, 222
- de potros
- - doenças ortopédicas desenvolvimentares, 258
- - necessidades, 247, 248
- - - de matéria seca, 250
- - - energéticas, 251
- - - proteicas, 253
- - - minerais, 254

- - - vitamínicas, 254
- - potros órfãos, 257
- do cavalo idoso, 281
- - adaptação da dieta do cavalo idoso, 283
- - alterações
- - - fisiopatológicas, 282
- - - hormonais, 282
- - necessidades
- - - qualitativas, 284
- - - quantitativas, 284
- - sintomas do envelhecimento, 282
- equilibrada, 190-204
Alimentos
- básicos, 125, 133
- concentrados, 125, 131
- para equinos, 123
- - classificação para a indústria, 125
- - classificação segundo a literatura, 125
- proteicos, 137
- volumosos, 125, 161
Alumínio, 107
Amendoim, 138
- forrageiro, 159
Amido, 30, 78
Aminoácido(s), 40, 84, 85, 125
- de cadeia ramificada, 90
- essenciais, 86
- limitante, 91
- não essenciais, 87
- sintéticos, 140
Anabolismo, 40, 41
Análise(s)
- bromatológica, 67
- da fibra do alimento, 79
- de extrato etéreo, 68
- de matéria
- - fibrosa, 68
- - mineral ou cinzas, 68
- de proteína bruta, 67
- de umidade, 67
- de vitaminas, 69
- do solo, 146
- físicas, 67

332 Alimentação Equina | Nutrição, Saúde e Bem-estar

- laboratoriais, 67
Anti-inflamatórios não
esteroidais (AINE), 24
Antiaglomerantes, 143
Anticoccidianos, 144
Antiumectantes, 143
Arachis hypogaea L., 138
Arginina, 86
Áries, 154
Aromatizantes, 143
Arroz, 134
- óleo de, 183
Arsênio, 107
Aruana, 154
Aspartato, 87
ATP, 42
- balanço energético de, 52, 54
Avaliação
- da intensidade do trabalho,
267
- da qualidade nutricional dos
fenos, 168
- de produto nutricional, 309
- - baseada na aparência, 310
- - baseada na experimentação,
317
- - baseada no rótulo, 311
- dos dentes incisivos, 64
- dos nutrientes, 65, 67
- - análise(s)
- - - bromatológica, 67
- - - de extrato etéreo, 68
- - - de matéria fibrosa, 68
- - - de matéria mineral ou
cinzas, 68
- - - de proteína bruta, 67
- - - de umidade, 67
- - - de vitaminas, 69
- - - físicas, 67
- - - laboratoriais, 67
Aveia, 134
- preta, 156
- rações, 302
Avena sativa, 134
Azevém, 157

B

Bagaço de cana hidrolisado,
301
Bermudas, 151
βoxidação, 53
Beta vulgaris L., 135
Bioenergética, 39
Biotina, 121
Boro, 107
Branqueamento, 181

C

Cadeia
- carbônica, oxidação da, 56
- de transporte de elétrons, 50
- respiratória, 50
Cádmio, 107
Calagem do solo, 147
Calcário, 140
Cálcio, 97
- deficiência de, 98, 99
Calcitonina, 97
Cálculo
- de energia digestível, 72
- de necessidades de matéria
seca, 192
Canola, óleo de, 182
Capim-elefante, 155
Capineira, 127
Carboidratos, 77
- absorção de, 30
- digestão de, 30
Carboxipeptidase, 24, 25
Carnitina, 89
Casca(s), 130, 301
- de arroz, 134
- de aveia, 135
- de soja, 139
Catabolismo, 41
Cavalo, alimentação e nutrição
do,
- de esporte, 261, 267
- - avaliação da intensidade do
trabalho, 267
- - genética, 261
- - manejo, 266
- - - alimentar na competição,
279
- - necessidades
- - - em matéria seca, 269
- - - energéticas, 270
- - - minerais, 275
- - - proteicas, 272
- - - vitamínicas, 276
- - treinamento, 264
- idoso, 281
- - adaptação da dieta do cavalo
idoso, 283
- - alterações
- - - fisiopatológicas, 282
- - - hormonais, 282
- - necessidades
- - - qualitativas, 284
- - - quantitativas, 284
- - sintomas do envelhecimento,
282
Cavidade oral, exame da, 64

Ceco, 201
Células
- endócrinas intestinal, 9, 10
- intersticiais de Cajal, 11
- mucosas, 23
Cevada, 135
Chumbo, 107
Cianocobalamina, 119
Ciclo
- da alanina, 52
- da ureia, 56
- de Cori, 52
- de Krebs, 47, 50
- do ácido cítrico, 47
- mastigatório do equino, 60
Cinzas, análise de, 68
Circulação esplâncnica, 13
Cisteína, 88
Citocromos, 52
Cloreto de sódio, 99, 140
Coast-cross, 152
Cobalamina, 119
Cobalto, 104
Cobre, 102
Coenzima Q, 52
Colecistocinina, 11
Cólicas, 93
- gástricas, 201
- intestinais, 201
Colina, 121
Colipase, 33
Cólon, 18
Colonião, 153
Complementação nutricional,
198
Complexo(s)
- aminoácidos, 89
- de motilidade migratória
(CMM), 17
Concentrados, 285, 288
Consumo das pastagens, 163
Controle
- da secreção, 20
- de plantas indesejáveis, 165
Corantes, 143
Cortisol, 42
Creatina, 89
Cromo, 106
Cynodon spp., 151
- *dactylon*, 152, 153
- *plectostachyus*, 153

D

Defecação, 19
Deficiência
- de cálcio, 98, 99
- de cobalto, 104

Índice Alfabético **333**

- de cobre, 102
- de enxofre, 101
- de ferro, 102
- de fósforo, 98
- de iodo, 105
- de magnésio, 100
- de manganês, 104
- de potássio, 101
- de selênio, 104
- de vitamina D, 99
- de zinco, 103
- do solo, 97
Deglutição, 14
Degomagem, 181
Dentes, 200
- incisivos, 64
Desnaturação das proteínas, 90
Desodorização, 181
Dieta
- básica dos cavalos, 196
- - água, 197
- - complementação mineral, 197
- - volumoso, 197
- elaboração de, 303-307
Digestão
- de carboidratos, 30
- de gorduras, 31
- de proteínas, 31
- fermentativa, 36
- gástrica, 15
- glandular, 36
- intestinal, 28
- microbiana no intestino grosso, 35
Digestibilidade, 61
Dismicrobismo, 202
- cecocólico, 177
Dissacarídios, 78
Distensão gástrica, 17
Distúrbios mastigatórios, identificação de, 62
- anamnese, 62
- avaliação da mastigação, 63
- hábitos alimentares, 62
- inspeção
- - e apalpação do crânio e da mandíbula, 64
- - visual, 63
DL-metionina, 140
Doenças ortopédicas desenvolvimentares, 258

E

Efeito de lastro, 80
Éguas reprodutoras, alimentação de, 225, 226
- doadoras e receptoras de embrião, 244-245
- em gestação, necessidades,
- - de matéria seca, 227
- - energéticas, 229
- - minerais, 233
- - proteicas, 232
- - vitamínicas, 234
- em lactação, necessidades
- - de matéria seca, 236
- - energéticas, 238
- - proteicas, 239
- - minerais, 242
- - vitamínicas, 242
Elaboração de dieta, 303-307
Eletrólitos, 107
- absorção de, 34
Emagrecimento do animal, 93
Embalagem, 310
Energia, 71
- bruta, 71
- digestível, 71
- - cálculo de, 72
- - de cavalos de esporte, 271
- - de éguas
- - - em gestação, 229
- - - em lactação, 238
- - de equinos em manutenção, 207
- - de garanhões, 218
- - de potros, 251
- excessos de, 81
- líquida, 72
- - cálculo de, 73, 92
- - de cavalos de esporte, 272
- - de éguas
- - - em gestação, 231
- - - em lactação, 239
- - de equinos em manutenção, 208
- - de garanhões, 219
- - de potros, 252
- metabolizável, 72
- necessidades do cavalo idoso, 284
Enriquecimento vitamínico-mineral, rações, 302
Ensilagem, 166
Enterotoxemia, 93
Envelhecimento, sintomas do, 282
Enxofre, 101
Enzimas, 84
Epinefrina, 42
Equilíbrio
- físico dos cavalos, 189
- mental dos cavalos, 189

Equinos em manutenção, alimentação de, 205
- necessidades
- - de matéria seca, 205
- - energéticas, 207
- - minerais, 211
- - proteicas, 209
- - vitamínicas, 213
Esfíncter esofágico, 15
Esôfago, 14, 15, 200
Estanho, 106
Estase intestinal, 201
Estilosante Campo Grande, 159
Estômago, 200
Estresse, 203
Esvaziamento gástrico, 16
Exame da cavidade oral, 64
Excesso
- de energia, 81
- de fósforo, 99
Extrato etéreo
- análise de, 68
- rações, 302

F

Farelo(s), 301
- de arroz
- - desengordurado, 134
- - integral, 134
- de gérmen de trigo, 137
- de linhaça, 138
- de soja, 139
- de trigo, 137
Faringe, 14
Fenilalanina, 86
Feno, 130, 167, 301
Ferro, 102
Fibra(s), 78
- bruta, 68
- em detergente
- - ácido, 68
- - neutro, 68
- funções da, 80
- insolúveis, 79
- rações, 301
- solúveis, 79
Flavorizantes, 143
Florakirk, 152
Flúor, 106
Fluxo sanguíneo gastrintestinal, 13
Folacina, 120
Fonte de nitrogênio não proteico, 125
Formação das pastagens, 164
Formulação de ração, 285, 287
- cálculo linear, 300

334 Alimentação Equina | Nutrição, Saúde e Bem-estar

- método algébrico, 297
- método da tentativa e erro, 291
- método do quadrado de Pearson, 292
- uso de softwares na, 300
Fornecimento de energia por meio da ATP, 43
Forrageiras, 145
Forragens
- aquosas, 126
- secas, 130
Fosfato bicálcico, 140
Fosforilação oxidativa, 43, 50
Fósforo, 97
- deficiência de, 98
- excesso de, 99
Frequência do corte, 147

G

Garanhões, alimentação de, 215
- necessidade
- - de matéria seca, 216
- - energéticas, 217
- - minerais, 221
- - proteicas, 219
- - vitamínicas, 222
Gastrina, 11, 22, 23
Girassol, 138
- óleo de, 182
Glândula(s)
- gástrica, 21
- pilóricas, 23
Glicerol, 53
Glicídios, 77
Glicina, 88
Glicogênio,
- degradação, 46
- síntese, 46
Glicólise, 43
- fases da, 44
Gliconeogênese, 46
Glicose, metabolismo da, 43
Glucagon, 42
Glutamato, 88
Glutamina, 88
Glycine max, 139
Gorduras
- absorção de, 31
- digestão de, 31
Gossypium hirsutum L., 137
Grama estrela, 153
Gramíneas, 147, 151
- áries, 154
- aruana, 154
- *coast-cross*, 152
- colonião, 153

- *florakirk*, 152
- grama estrela, 153
- *jiggs*, 153
- massai, 154
- mombaça, 154
- *panicum*, 153
- tanzânia, 154
- tobiatã, 153
- vaquero, 153
Grão(s)
- achatado, aveia, 135
- de cereais, uso intenso de, 97
- de linhaça, 138
- integral, aveia, 135
- sem casca, aveia, 135
Grupo amino, remoção do, 56

H

Helianthus annuus, 138
Hepatócitos, 27
Hidrolases, 84
Hiperparatireoidismo nutricional secundário, 98
Histamina, 22, 23
Histidina, 86
Hordeum vulgare, 135
Hormônio(s), 41
- da paratireoide, 97
- gastrintestinais, 11

I

Indicação do produto, 312
Ingestão de oxalato, 99
Ingredientes
- de origem animal, 125
- de origem vegetal, 125
Insulina, 42
Intestino delgado, 200
- grosso, 200
- - digestão microbiana no, 35
- - movimentos do cólon, 17, 18
- motilidade, 17
Iodo, 105
Irrigação do solo, 147
Isoleucina, 86
Isomerases, 84

J

Jiggs, 153

K

Kikuyu, 156

L

L-lisina, 140
Laringe, 15

Lecitina de soja, 139
Leguminosas, 147, 157
Leucina, 86
Levedura, 139
Liases, 84
Ligases, 84
Lignina, 79
Linhaça, 138
- óleo de, 182
Linum usitatissimum, 138
Lipase pancreática, 32
Lipídios, 77
- metabolismo de, 53
Lisina, 86

M

Macrominerais, 95
Magnésio, 100
Mandioca, 136
Manejo
- alimentar do cavalo, 199
- de pastagens, 164
- na competição, 279
Manganês, 104
Manihot esculenta Crantz, 136
Manutenção do solo, 147
Marca, 310
Massai, 154
Mastigação, 13, 60, 61
- avaliação da, 63
Matéria
- fibrosa, análise de, 68
- mineral
- - análise de, 68
- - rações, 301
- seca, 191
- - cálculo de necessidades de, 192
- - necessidades de equinos em manutenção, 205
Melaço de cana, 139
Melhoramento genético, 96
Metabolismo
- bioquímico, 39
- da glicose, 43
- das proteínas, 54
- - etapas do, 55
- de lipídios, 53
Metionina, 87
Método
- de van Söest, 79
- de Weende, 79
Microingredientes, 140
Microminerais, 95
Milheto, 136, 156
Milho, 136, 157
- óleo de, 182

- rações, 302
Mineral(is), 95, 125
- aminoácido
- - complexo, 107
- - quelato, 107
- necessidades do cavalo idoso, 284
- proteinato, 107
- quelatos, 107
Molibdênio, 106
Mombaça, 154
Monossacarídios, 78
Motilidade
- do intestino delgado, 17
- gastrintestinal, 10
Motilina, 11
Movimento(s)
- constritivos, 12
- do cólon, 17, 18
- no sistema gastrintestinal, 12
- propulsivo, 12
Músculo liso intestinal, 10

N

Necessidade(s)
- alimentares em fibras, 191
- básicas, 189
- de matéria seca
- - de cavalos de esporte, 269
- - de éguas
- - - em gestação, 227
- - - em lactação, 236
- - de equinos em manutenção, 205
- - de garanhões, 216
- - de potros, 250
- energéticas, 80
- - de cavalos de esporte, 270
- - de éguas
- - - em gestação, 229
- - - em lactação, 238
- - de equinos em manutenção, 207
- - de garanhões, 217
- - de potros, 251
- minerais
- - de cavalos de esporte, 275
- - de éguas
- - - em gestação, 233
- - - em lactação, 242
- - de equinos em manutenção, 211
- - de garanhões, 221
- - de potros, 254
- proteicas, 93
- - de cavalos de esporte, 272
- - de éguas

- - - em gestação, 232
- - - em lactação, 239
- - de equinos em manutenção, 209
- - de garanhões, 219
- - de potros, 253
- reais, 190
- vitamínicas
- - de cavalos de esporte, 276
- - de éguas
- - - em gestação, 234
- - - em lactação, 242
- - de equinos em manutenção, 213
- - de garanhões, 222
- - de potros, 254
Neutralização, 181
Niacina, 119
Níquel, 106
Nível de garantia, 312
Núcleos bulbares, 14, 15
Nucleotídios, 94
Nutrição
- de cavalos de esporte, 261, 267
- - avaliação da intensidade do trabalho, 267
- - genética, 261
- - manejo, 266
- - - alimentar na competição, 279
- - necessidades
- - - em matéria seca, 269
- - - energéticas, 270
- - - minerais, 275
- - - proteicas, 272
- - - vitamínicas, 276
- - treinamento, 264
- de éguas reprodutoras, 225, 226
- - doadoras e receptoras de embrião, 244-245
- - em gestação, necessidades
- - - de matéria seca, 227
- - - energéticas, 229
- - - proteicas, 232
- - - minerais, 233
- - - vitamínicas, 234
- - em lactação, necessidades
- - - de matéria seca, 236
- - - energéticas, 238
- - - proteicas, 239
- - - minerais, 242
- - - vitamínicas, 242
- - de equinos em manutenção, necessidades, 205
- - de matéria seca, 205

- - energéticas, 207
- - minerais, 211
- - proteicas, 209
- - vitamínicas, 213
- de garanhões, necessidades, 215
- - de matéria seca, 216
- - energéticas, 217
- - minerais, 221
- - proteicas, 219
- - vitamínicas, 222
- de potros, 247, 248
- - doenças ortopédicas desenvolvimentares, 258
- - necessidades
- - - de matéria seca, 250
- - - energéticas, 251
- - - minerais, 254
- - - proteicas, 253
- - - vitamínicas, 254
- - potros órfãos, 257
- do cavalo idoso, 281
- - adaptação da dieta do cavalo idoso, 283
- - alterações
- - - fisiopatológicas, 282
- - - hormonais, 282
- - necessidades
- - - qualitativas, 284
- - - quantitativas, 284
- - sintomas do envelhecimento, 282
Nutrientes
- avaliação dos, 65, 67
- digestíveis totais, 75
- energéticos, 76

O

Obstrução intestinal, 203
Óleo(s), 179
- de arroz, 134, 183
- de canola, 182
- de girassol, 182
- de linhaça, 138, 182
- de milho, 182
- de origem
- - animal, 125
- - vegetal, 125, 140, 179, 183
- de palma, 183
- de soja, 181
- refinados, 181
- semirrefinados, 181, 182
Oligoelementos, 106, 141
Oryza sativa, 134
Osteodistrofia fibrosa, 98
Oxalato, ingestão de, 99
Oxidação da cadeia carbônica, 56
Oxirredutases, 84

P

P. americanum, 136
P. typhoides, 136
Palatabilizantes, 143
Palato mole, 14
Palhas, 131
Palma, óleo de, 183
Panicum, 153
- maximum, 153
Parede
- esofágica, 15
- intestinal, 7
Pastagem(ns), 126, 162
- consumo das, 163
- formação das, 164
- manejo de, 164
Pastejo
- alternado, 127
- contínuo, 127
- rotativo, 127
Pennisetum, 155
- glaucum, 136
Pepsinogênio, 23
Peptídio inibidor gástrico, 11
Período absortivo, 41
Peristaltismo, 12
Peso do equino, 193
Pigmentos, 143
Piridoxina, 118
Piruvato, destinos do, 44
Planta forrageira, 162
Plantio do solo, 147
Plexo
- mioentérico, 7
- submucoso, 7
Polissacarídios, 78
Polpa
- cítrica, 137
- de beterraba, 135
Potássio, 101
Potros, alimentação de, 247, 248
- doenças ortopédicas desenvolvimentares, 258
- necessidades
- - de matéria seca, 250
- - energéticas, 251
- - minerais, 254
- - proteicas, 253
- - vitamínicas, 254
- órfãos, 257
Pré-secado, 129, 166
Prebióticos, 173, 176
Preço, 311
Preensão, 13
Pregas palatofaríngeas, 14

Preparo do solo, 146
Probióticos, 173, 174
Produção de saliva, 61
Produto nutricional, avaliação de, 309
- baseada na aparência, 310
- baseada na experimentação, 317
- baseada no rótulo, 311
Prolina, 89
Prosopis juliflora, 133
Proteína(s), 83
- absorção de, 31
- bruta, 92
- - análise de, 67
- - de cavalos de esporte, 273
- - de éguas
- - - em gestação, 232
- - - em lactação, 239
- - de equinos em manutenção, 209
- - de garanhões, 219
- - de potros, 253
- da dieta, avaliação
- - qualitativa da, 91
- - quantitativa da, 92
- de primeira classe, 91
- de segunda classe, 91
- desnaturação das, 90
- digestão de, 31
- excessos de, 93
- funções das, 84
- líquida, 92
- - de cavalos de esporte, 274
- - de éguas
- - - em gestação, 233
- - - em lactação, 241
- - de equinos em manutenção, 210
- - de garanhões, 221
- - de potros, 254
- metabolismo das, 54
- - etapas do, 55
- necessidades do cavalo idoso, 284

Q

Qualidade das fezes do cavalo, 190
Quicuio, 156
Quilomícrons, 33
Quimotripsina, 24

R

Ração
- aditivos
- - nutricionais, 302

- - tecnológicos, 302
- aveia e milho, 302
- composição básica do produto, 316
- concentrada, comparação entre apresentações industrializadas da, 290
- de melhor qualidade, 302
- enriquecimento
- - por quilograma de produto, 312
- - vitamínico-mineral, 302
- extrato etéreo, 302
- extrusada, 289
- farelada, 288
- fibra, 301
- formulação de, 285, 287
- - cálculo linear, 300
- - método
- - - algébrico, 297
- - - da tentativa e erro, 291
- - - do quadrado de Pearson, 292
- - uso de softwares na, 300
- indicação do produto, 312
- laminada, 288
- limites de níveis nutricionais, 302
- matéria mineral, 301
- multicomponente ou multipartícula, 289
- níveis de garantia, 312
- peletizada, 288
- triturada, 288
- umidade, 301
Reações
- anabólicas, 40
- catabólicas, 41
Reguladores metabólicos, 41
Remoção do grupo amino, 56
Rhodes, 157
Riboflavina, 118
Rotas metabólicas, 43
Rotina diária, 189

S

Saccharomyces cerevisiae, 139
Sal(is)
- comum (NaCl), 99
- mineral(is), 141
- - na rotina diária dos cavalos, 108-110
Saliva
- produção de, 61
- secreção de, 20
Secreção(ões)
- biliar, 26, 27

Índice Alfabético

- de ácido clorídrico pelas células parietais, 21
- de pepsinogênio pelas células principais, 23
- gástrica, 20
- intestinais, 27
- no sistema gastrintestinal, 19
- pancreática exócrina, 24
- salivar, 20
Secretina, 11, 26
Selênio, 104
Serina, 89
Silagem, 128
- pré-secada, 129
Silício, 106
Síndrome cólica, 8, 200
Síntese do glicogênio, 46
Sistema
- de pastejo, 127
- de produção, 162
- digestório dos equinos, 5
- - controle autônomo, 8, 9
- - funções, 5
- - inervação simpática, 8
- - organização do, 5
- - processos básicos do, 7
Soja, 139
- adubação do, 147
- análise do, 146
- calagem do, 147
- extrusada, 139
- irrigação do, 147
- manutenção do, 147
- óleo de, 181
- plantio do, 147
- preparo do, 146
Sorghum
- *bicolor L. Moench*, 137

- *vulgare*, 157
Sorgo, 137, 157
Super Crac Equinos®, 305
Suplementos, 311
- nutricionais, 198
- proteicos, 125
Suprimento sanguíneo da vilosidade, 29

T
Tanzânia, 154
Taurina, 89
Tiamina, 117
Timpanismo, 93
Tirosina, 89
Tobiatã, 153
Transferases, 84
Transportadores de elétrons, 42
Treonina, 87
Trifosfato de adenosina, 42
Triglicerídios, 33
Trigo, 137
Triguilho, 137
Tripsina, 24, 25
Triptofano, 87
Triticum spp., 137
Trituração, 60

U
Ubiquinona, 52
Umectantes, 143
Umidade
- análise de, 67
- rações, 301

Unidade forrageira cavalo (UFC), 73, 208
Ureia, 56

V
Valina, 87
Valor biológico de um alimento, 91
Valva ileocecal, 17
Vanádio, 106
Vaquero, 153
Veículo inerte, 125
Vilosidade(s)
- intestinais, 13
- suprimento sanguíneo da, 29
Vitamina(s), 111, 125, 141
- A, 113
- análise de, 69
- B_1, 117
- B_2, 118
- B_6, 118
- B_{12}, 119
- C, 116
- D, 114
- - deficiência de, 99
- E, 114
- hidrossolúveis, 111, 116
- K, 115
- lipossolúveis, 111, 112
- necessidades do cavalo idoso, 284
- nomenclatura das, 112
Volumosos, 161

Z
Zea mays, 136, 157
Zinco, 103